Manual de Urgências e
Emergências em Pediatria
do Hospital Infantil Sabará

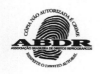

Manual de Urgências e Emergências em Pediatria do Hospital Infantil Sabará

Fátima Rodrigues Fernandes
José Luiz Setubal
Wagner Cordeiro Marujo

Sarvier, 1ª edição, 2010

Projeto Gráfico
CLR Balieiro Editores

Foto/Capa
Beatriz de Mattos Setubal

Revisão
Maria Ofélia da Costa

Impressão e Acabamento
Bartira Gráfica e Editora

Direitos Reservados
Nenhuma parte pode ser duplicada ou reproduzida sem expressa autorização do Editor.

sarvier

Sarvier Editora de Livros Médicos Ltda.
Rua dos Chanés 320 – Indianópolis
04087-031 – São Paulo – Brasil
Telefax (11) 5093-6966
sarvier@uol.com.br
www.sarvier.com.br

Dados Internacionais de Catalogação na Publicação (CIP)
(Câmara Brasileira do Livro, SP, Brasil)

Fernandes, Fátima Rodrigues
 Manual de urgências e emergências em pediatria do Hospital Infantil Sabará / Fátima Rodrigues Fernandes, José Luiz Setubal, Wagner Cordeiro Marujo. -- São Paulo : SARVIER, 2010.

Vários colaboradores.
Bibliografia
ISBN 978-85-7378-212-7

1. Emergências médicas 2. Hospital Sabará (SP) 3. Pediatria de urgência 4. Terapia intensiva pediátrica I. Setubal, José Luiz. II. Marujo, Wagner Cordeiro. III. Título.

10-08831
CDD-618.920025
NLM-WS 100

Índices para catálogo sistemático:
1. Condutas de urgência : Pediatria : Medicina   618.920025
2. Urgências pediátricas : Condutas : Medicina   618.920025

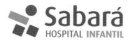

Manual de Urgências e Emergências em Pediatria do Hospital Infantil Sabará

Fátima Rodrigues Fernandes
Gerente do Centro de Ensino e Pesquisa do Hospital Infantil Sabará. Título de Pediatria pela SBP/AMB e de Alergia e Imunologia pela ASBAI/AMB. Mestre em Pediatria pela UNIFESP/EPM e MBA em Saúde pela IBMEC-INSPER. Diretora-Secretária da ASBAI – Regional São Paulo. Membro da Câmara Técnica de Pediatria do CREMESP

José Luiz Setubal
Diretor-Presidente do Hospital Infantil Sabará. Residência em Pediatria pelo Hospital sdas Clínicas da FMUSP. Pós-Graduação em Economia e Gestão da Saúde pela Universidade Federal de São Paulo.

Wagner Cordeiro Marujo
Diretor Técnico do Hospital Infantil Sabará. Doutor em Cirurgia pela Faculdade de Medicina da USP. Ex-Assistant Professor of Surgery – Departamento de Cirurgia da Universidade de Nebraska, EUA.

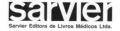

Colaboradores

Adriana Almeida de Jesus
Pós-Graduanda pela FMUSP. Médica Assistente da Unidade de Reumatologia do Instituto da Criança do Hospital das Clínicas da FMUSP.

Adriana Melo de Faria
Médica Pediatra e Infectologista do Hospital Infantil Sabará. Residência em Pediatria e Infectologia Pediátrica pela FMUSP. Título de Pediatria e Infectologia Pediátrica pela SBP. Mestre em Pediatria pela FMUSP.

Albert Bousso
Médico Chefe da UTI do Hospital Infantil Sabará. Especialista em Terapia Intensiva Pediátrica pela AMIB. Doutor pelo Departamento de Pediatria do Hospital das Clínicas da FMUSP.

Alessandra Miramontes Lima
Médica Pediatra Coordenadora do Pronto-Socorro do Hospital Infantil Sabará. Título de Pediatria pela SBP/AMB e de Alergia e Imunologia pela ASBAI/AMB.

Alessandra Ramos Souza
Médica Pediatra do Pronto-Socorro do Hospital Infantil Sabará. Título de Pediatria pela SBP. Mestre em Hematologia Pediátrica pela UNIFESP/EPM.

Ana Maria Cocozza
Médica Pediatra do Pronto-Socorro do Hospital Infantil Sabará. Título de Pediatria pela SBP e de Pneumologia Pediátrica pela Sociedade Brasileira de Pneumologia e Tisiologia.

Ana Paula Brecheret
Médica Membro da Equipe de Nefrologia do Hospital Infantil Sabará e do Hospital São Paulo. Título de Pediatria e Nefrologia Pediátrica pela SBP. Mestre pela UNIFESP/EPM.

Andréa Maria Cordeiro Ventura
Médica da UTI do Hospital Infantil Sabará. Assistente da UTI Pediátrica do Hospital Universitário da USP. Mestre em Medicina pela FMUSP.

Andréa Penha Rocha
Médica Pediatra Coordenadora do Pronto-Socorro do Hospital Infantil Sabará. Título de Pediatria pela SBP/AMB e de Alergia e Imunologia pela ASBAI/AMB.

Anelise Del Vecchio Gessulo
Médica Membro da Equipe de Nefrologia do Hospital Infantil Sabará e do Hospital São Paulo. Título de Pediatria e Nefrologia Pediátrica pela SBP. Mestre e Doutora em Pediatria pela UNIFESP/EPM. Professora Assistente do Departamento de Medicina da Faculdade de Medicina do ABC.

Ana Cristina Aoun Tannuri
Médica Assistente-Doutora do Serviço de Cirurgia Pediátrica do Instituto da Criança do Hospital das Clínicas da FMUSP.

Anna Julia Sapienza
Médica Pediatra da Unidade de Internação do Hospital Infantil Sabará. Título de Pediatria pela SBP. Especialista em Terapia Intensiva Pediátrica pela AMIB. Pós-Graduação *lato-sensu* em Aperfeiçoamento nos Cuidados do Paciente com Dor pelo Instituto de Ensino e Pesquisa do Hospital Sírio Libanês.

Antonio Luiz Pássaro
Médico Especialista em Cirurgia Plástica. Título de Cirurgia Plástica pela AMB.

Arthur Ferreira Soares
Médico Oftalmologista. Título de Oftalmologia pela AMB.

Augusto Uchida
Médico Assistente do Serviço de Eletrocardiologia do Instituto do Coração do Hospital das Clínicas da FMUSP. Doutor em Cardiologia pela FMUSP.

Beatriz T. Franco Renesto
Médica Responsável pela Equipe de Cirurgia Plástica do Hospital Infantil Sabará. Título de Cirurgia Plástica pela AMB.

Bernadete de Lourdes Liphaus
Médica Membro da Equipe de Reumatologia Pediátrica do Hospital Infantil Sabará. Doutora em Ciências pela FMUSP. Médica Assistente da Unidade de Reumatologia do Instituto da Criança. Médica do LIM 36 do Hospital das Clínicas da FMUSP.

Cacilda Rosa Barbosa Dias
Título de Especialista em Terapia Intensiva Pediátrica pela AMB e AMIB. Título Especialista em Pediatria. Médica Assistente da UNIFESP.

Carlos Augusto Takeuchi
Médico Neuropediatra do Hospital Infantil Sabará, do Laboratório de Neurodiagnóstico Spina França, do Hospital Israelita Albert Einstein, do Hospital Sírio Libanês e do Centro de Medicina Diagnóstica Fleury.

Clarissa Bueno
Médica NeuroPediatra do Hospital Infantil Sabará. Título de Neurologia Infantil pela SBNI. Doutorado em Fisiologia Humana pela FMUSP.

Clóvis Eduardo Tadeu Gomes
Médico Responsável pela Equipe de Pneumologia Pediátrica do Hospital Infantil Sabará. Título de Pediatria e Pneumologia Pediátrica pela SBP. Professor Assistente do Departamento de Pediatria da UNIFESP/EPM.

Conceição Campanario da Silva Pereira Almeida
Médica Neuropediatra do Hospital Infantil Sabará. Residência em Neuropediatria pela UNICAMP. Mestrado pela UNIFESP/EPM.

Cristiane Freitas Pizarro
Mestre em Pediatria pela FMUSP. Médica Assistente da UTI do Instituto da Criança do Hospital das Clínicas da FMUSP. Coordenadora da Pediatria e UTI Pediátrica do Hospital Estadual Vila Alpina – SP. Coordenadora da Pediatria do Hospital Estadual Sapopemba, São Paulo.

Dafne Cardoso Bourquignon da Silva
Médica Pediatra e Intensivista. Título de Pediatria e Terapia Intensiva Pediátrica pela AMB e SBP. Mestre em Pediatria pela FMUSP.

Eduardo Mekitarian Filho
Médico Pediatra Intensivista pela AMIB. Especialista em Resgate e Transporte Aeromédico pela Amil. Médico Plantonista de UTI Pediátrica dos Hospitais Santa Catarina e Sabará.

Eduardo Milner
Cirurgião-Dentista Responsável pela Equipe de Cirurgia e Traumatologia Bucomaxilofacial do Hospital Infantil Sabará. Especialista em Cirurgia e Traumatologia Bucomaxilofacial. Fellowship em Cirurgia Bucomaxilofacial pelo LIJMC (Long Island Jewish Medical Center, NY, USA). Pós-Graduado em Cirurgia Ortognática e da ATM pelo NYCOMS (Nem York Center for Orthognathic and Maxillofacial Surgery).

Emilia Barbosa Barata
Médica Pediatra. Coordenadora do Pronto-Socorro do Hospital Infantil Sabará. Título de Pediatria pela SBP. Especialista em Terapia Intensiva Pediátrica pela AMIB.

Eunice Komo Chiba
Médica Responsável pela Equipe de Broncoscopia do Hospital Infantil Sabará. Médica Assistente do Serviço de Endoscopia Gastrointestinal e Esofagoscopia do Hospital das Clínicas da FMUSP.

Eurico Ribeiro Mendonça
Médico Responsável pela Equipe de Endocrinologia Pediátrica

do Hospital Infantil Sabará. Título de Pediatria pela AMB e Endocrinologia Pediátrica pela SBEM.

Fabrizio Ricci Romano
Médico Responsável pela Equipe de Otorrinolaringologia Pediátrica do Hospital Infantil Sabará. Doutor em Otorrinolaringologia pelo Hospital das Clínicas da FMUSP.

Fernanda Ghilardi Leão
Médica Cirurgiã Pediátrica do Hospital Infantil Sabará. Assistente do Serviço de Urologia Pediátrica do Hospital Infantil Darcy Vargas.

Flavio Augusto Vercillo Luisi
Médico Membro da Equipe de Oncologia Pediátrica do Hospital Infantil Sabará. Título de Oncologia Pediátrica pela AMB. Mestrado e Doutorado pela UNIFESP/EPM.

Flávio Roberto Nogueira de Sá
Médico Intensivista Pediátrico. Plantonista do Pronto Atendimento do Hospital Israelita Albert Einstein. Coordenador da Pediatria e UTI Pediátrica do Hospital Estadual de Vila Alpina, São Paulo.

Florência Barbero Fuks
Médica Pediatra. Título de Pediatria pela SBP. Preceptora do Departamento de Endocrinologia Pediátrica do Instituto da Criança do Hospital das Clínicas da FMUSP.

Gilberto Sitchin
Médico Otorrinolaringologista com Residência na Clínica de Otorrinolaringologia do Hospital das Clínicas da Universidade de São Paulo. Membro da Equipe do Pronto Atendimento de Otorrinolaringologia do Hospital e Maternidade São Luiz.

Helder Henzo Yamada
Médico Membro da Equipe de Ortopedia do Hospital Infantil Sabará. Assistente do Departamento de Ortopedia e Traumatologia da Santa Casa de Misericórdia de São Paulo.

Janahyna Gomes Emerenciano
Médica Pediatra. Coordenadora do Pronto-Socorro do Hospital Infantil Sabará. Título de Pediatria pela SBP. Especialização em Hematologia Pediátrica pela UNIFESP/EPM.

Jane Oba
Médica da Equipe de Gastroenterologia Pediátrica e Endoscopia Digestiva do Hospital Infantil Sabará. Doutora em Pediatria pela FMUSP. Especialista em Pediatra e Gastroenterologia Pediátrica pela SBP.

João Fernando Lourenço de Almeida
Coordenador da UTI Pediátrica do Hospital Estadual de Vila Alpina, São Paulo. Médico do CTI Pediátrico do Hospital Israelita Albert Einstein.

João Gilberto Maksoud Filho
Médico Cirurgião Pediátrico do Hospital Infantil Sabará. Título de Cirurgia Pediátrica pela AMB. Doutorado pela FMUSP. Docente pela FMUSP.

José Fernando Cavalini
Médico Cardiologista do Hospital Infantil Sabará. Assistente da Unidade Clínica de Cardiologia Pediátrica e Cardiopatias Congênitas do Instituto do Coração do Hospital das Clínicas da FMUSP. Doutor em Cardiologia pela FMUSP.

José Ricardo Reggi
Médico Oftalmologista. Assistente do Departamento de Oftalmologia da Faculdade de Ciências Médicas da Santa Casa de São Paulo.

Jovelino Quintino de Souza Leão
Urologista Pediátrico do Hospital Infantil Sabará. Mestre e Doutor pela UNIFESP–EPM. Responsável pelo Serviço de Urologia Pediátrica do Hospital Infantil Darcy Vargas.

Lilian Maria Cristofani
Médica Responsável pela Equipe de Hematologia Pediátrica do Hospital Infantil Sabará. Título de Pediatria pela SBP/AMB e Oncologia pela SBC. Livre-Docente do Departamento de Pediatria da FMUSP.

Luis Eduardo M. Rebouças de Carvalho
Médico Oftalmologista. Assistente do Departamento de Oftalmologia da Faculdade de Ciências Médicas da Santa Casa de São Paulo.

Luiz Guilherme Florence
Médico Pediatra. Título de Pediatria pela SBP. Colaborador do Pronto-Socorro do Instituto da Criança do Hospital das Clínicas da FMUSP. Instrutor do Curso de Suporte Avançado de Vida em Pediatria da American Heart Association. Pediatra do Programa de Atendimento e Pesquisa em Violência (PROVE) da UNIFESP/EPM. Pediatra do Pronto Atendimento Infantil do Hospital Israelita Albert Einstein.

Marcelo Genofre Vallada
Médico Responsável pela Equipe de Infectologia Pediátrica do Hospital Infantil Sabará. Coordenador da Unidade de Vacinas e Imunobiológicos do Instituto da Criança do Hospital das Clínicas da FMUSP. Doutor em Pediatria pela FMUSP.

Márcia Camegaçava Riyuzo
Médica Pediatra do Hospital Infantil Sabará. Título de Pediatria e Nefrologia Pediátrica pela SBP. Mestrado e Doutorado pela UNESP. Professora do Departamento de Pediatria da UNESP – Botucatu.

Márcia Regina Monteiro
Médica Dermatologista. Título de Dermatologia pela SBD.

Marcos Jiro Ozaki
Médico Responsável pela Equipe de Gastroenterologia do Hospital Infantil Sabará. Título de Pediatria pela SBP.

Maria Cláudia Senatore
Médica Pediatra do Pronto-Socorro do Hospital Infantil Sabará. Especialista em Infectologia Pediátrica pela UNIFESP/EPM. Título de Pediatria pela SBP.

Maria Cristina de Andrade
Médica Membro da Equipe de Nefrologia do Hospital Infantil Sabará e do Hospital São Paulo. Título de Pediatria e Nefrologia Pediátrica pela SBP. Mestrado e Doutorado pela UNIFESP/EPM.

Maria Helena Bussamra
Médica Pediatra e Pneumologista do Hospital Infantil Sabará. Título de Pediatria e Pneumologia Pediátrica pela SBP. Mestrado e Doutorado pela FMUSP.

Mário Roberto Hischheimer
Médico Pediatra. Título de Especialista em Pediatra pela SBP, com habilitação para atuar nas Áreas de Endocrinologia pelas SBP e SBEM e Terapia Intensiva pelas SBP e AMIB. Coordenador da Unidade de Internação do Hospital Municipal Infantil Menino Jesus da PMSP. Responsável pelo Pronto Atendimento Pediátrico do Hospital e Maternidade São Cristóvão (São Paulo – SP). Membro do Núcleo de Estudos da Violência contra Crianças e Adolescentes da SPSP. Membro do Departamento de Bioética da SPSP. Membro do Departamento de Cuidados Hospitalares da SBP. Membro da Câmara Técnica de Pediatria do CREMESP.

Mônica Renesto Fontana do Amaral
Médica Membro da Equipe de Cirurgia Plástica do Hospital Infantil Sabará. Especialista pela Sociedade Brasileira de Cirurgia Plástica.

Nelson Elias Mendes Gibelli
Médico-Cirurgião Pediátrico do Instituto da Criança da FMUSP. Título de Cirurgia Pediátrica pela AMB. Doutorado em Clínica Cirúrgica pela FMUSP.

Nelson Kazunobu Horigoshi
Diretor Clínico do Hospital Infantil Sabará. Título de Pediatra pela SBP e de Terapia Intensiva Pediátrica pela AMIB.

Paschoal Napolitano
Médico-Cirurgião Pediátrico do Hospital Infantil Sabará. Responsável pela Divisão de Cirurgia Pediátrica da AACD – SP. Chefe do Serviço de Cirurgia Pediátrica do Complexo Hospitalar Edmundo Vasconcelos. Título de

Cirurgia Pediátrica pela Sociedade Brasileira de Cirurgia Pediátrica e pela Sociedade Brasileira de Cirurgia Videolaparoscópica – SOBRACIL.

Patrícia Maria de Morais Barros Fucs
Responsável pelo Serviço de Ortopedia e Traumatologia do Hospital Infantil Sabará. Doutora e Professora Adjunta da Faculdade de Ciências Médicas da Santa Casa de São Paulo.

Patrícia Alba Garcia de Miranda Salles
Médica Pediatra Coordenadora do Pronto-Socorro do Hospital Infantil Sabará. Título de Pediatria pela SBP/AMB.

Pedro Takanori Sakane
Médico Pediatra. Diretor Técnico de Divisão de Crianças Internadas do Instituto da Criança do Hospital das Clínicas da FMUSP.

Pilar Lecussan Gutierrez
Médica Responsável pela Psiquiatria do Hospital Infantil Sabará. Psiquiatra do Instituto da Criança do Hospital das Clínicas da FMUSP.

Raimar Weber
Médico Membro da Equipe de Otorrinolaringologia do Hospital Infantil Sabará. Doutorando em Medicina pelo Hospital das Clínicas da FMUSP.

Regina Grigolli Cesar
Médica com Título de Terapia Intensiva Pediátrica pela AMIB. Mestrado em Medicina (Pediatria) pela Faculdade de Ciências Médicas da Santa Casa de São Paulo. Professor da Faculdade de Ciências Médicas da Santa Casa de São Paulo. Coordenadora da UTI Pediátrica da Santa Casa de Misericórdia de São Paulo.

Renata Cristiane Piva
Médica Pediatra. Título de Pediatria pela SBP e Especialista em Nefrologia Pediátrica.

Renato Baracat
Médico Endoscopista Pediátrico Responsável pela Equipe de Endoscopia do Hospital Infantil Sabará e do Hospital Menino Jesus. Médico Assistente do Serviço de Endoscopia do Hospital das Clínicas da FMUSP.

Rogério Borghi Bühler
Médico Otorrinolaringologista. Doutor em Medicina pelo Hospital das Clínicas da FMUSP. Membro da Equipe do Pronto Atendimento de Otorrinolaringologia do Hospital e Maternidade São Luiz.

Ronaldo Arkader
Mestre e Doutor em Pediatria pela FMUSP. Professor Titular de Pediatria do Curso de Medicina

da UNISA. Médico da UTI Pediátrica do Hospital Professor Edmundo Vasconcelos.

Sérgio Tomaz Schettini
Médico-Cirurgião Pediátrico. Título de Cirurgia Pediátrica pela SBCP. Mestrado, Doutorado e Livre-Docência pela Escola Paulista de Medicina da UNIFESP/EPM.

Túlio Cesar di Piero
Médico Membro da Equipe de Cirurgia Plástica do Hospital Infantil Sabará. Título de Especialista em Cirurgia Plástica pela AMB.

Uenis Tannuri
Professor Titular. Regente da Disciplina de Cirurgia Pediátrica da Faculdade de Medicina da USP. Chefe do Serviço de Cirurgia Pediátrica do Instituto da Criança do Hospital das Clínicas da FMUSP. Chefe do Laboratório de Cirurgia Pediátrica (LIM-30) da FMUSP.

Vivian Aparecida Zanao
Médica Pediatra. Título de Pediatria pela SBP. Especialista em Oncologia Pediátrica.

Werther Brunow de Carvalho
Professor Titular de Terapia Intensiva e Neonatologia do Instituto da Criança do Hospital das Clínicas da Universidade de São Paulo. Chefe da UCI Pediátrica do Hospital Santa Catarina.

AMB: Associação Médica Brasileira
AMIB: Associação de Medicina Intensiva Brasileira
ASBAI: Associação Brasileira de Alergia e Imunopatologia
CREMESP: Conselho Regional de Medicina de São Paulo
FMUSP: Faculdade de Medicina da Universidade de São Paulo
PMSP: Prefeitura Municipal de São Paulo
SBCP: Sociedade Brasileira de Cirurgia Pediátrica
SBD: Sociedade Brasileira de Dermatologia
SBEM: Sociedade Brasileira de Endocrinologia e Metabologia
SBP: Sociedade Brasileira de Pediatria
SPSP: Sociedade de Pediatria de São Paulo
UNESP: Universidade Estadual Paulista "Júlio de Mesquita Filho".
UNICAMP: Universidade Estadual de Campinas
UNIFESP/EPM: Universidade Federal de São Paulo – Escola Paulista de Medicina
UNISA: Universidade de Santo Amaro
UTI: Unidade de Terapia Intensiva

Agradecimentos

A todos que colaboraram com a realização deste livro e, assim, contribuem com o estudo na área de pediatria.
Aos editores Dra. Fátima Rodrigues Fernandes e Dr. Wagner Cordeiro Marujo, que souberam selecionar os temas de clínica e de cirurgia pediátrica na urgência e emergência de interesse ao pediatra geral.
A todos os autores que colaboraram tão generosamente com seu tempo e empenho para que o Hospital Infantil Sabará pudesse compartilhar sua experiência de quase 50 anos nesta área.
À ACHÉ por acreditar neste projeto.
A Bia, minha filha, pela ajuda e pelas fotos que ilustram a capa.

José Luiz Setubal

"Se um homem ama a honestidade e não ama o estudo, a sua falta será uma tendência para desperdiçar ou transtornar as coisas.
Se um homem adora a simplicidade, mas não adora o estudo, a sua falta será puro prosseguimento na rotina.
Se um homem aprecia a coragem, e não aprecia o estudo, a sua falta será turbulência ou violência.
Se um homem elogia a decisão de caráter e não elogia o estudo, a sua falta será obstinação ou teimosa crença em si mesmo."

Confúcio

Agradecemos ao Laboratório Aché, colaborador do Centro de Ensino e Pesquisa do Hospital Infantil Sabará, pelo apoio que permitiu a confecção deste Manual.

Prefácio

Há cinco anos, quando vim para o Hospital Infantil Sabará, tinha a ideia de transformar este pequeno hospital pediátrico, com um bom nome no meio médico de São Paulo, em um centro de referência nacional na área de pediatria.

Nesses anos trabalhamos na realização desse projeto que se iniciou com a construção de um novo hospital, em que buscamos alinhar o conceito de hospital pediátrico completo, inovador e especializado no atendimento das crianças e adolescentes, com a vocação para ensino e pesquisa dos idealizadores do Pronto-Socorro Infantil Sabará – inaugurado há quase 50 anos por um grupo de nove pediatras, muitos dos quais, alguns anos depois, tornar-se-iam professores titulares nas universidades onde lecionavam e com grande prestígio na área acadêmica da pediatria paulista e brasileira.

Neste novo hospital, procuramos manifestar nossa responsabilidade social com a criação de um centro de ensino e outro de pesquisa, voltados à saúde das crianças e adolescentes brasileiros, sendo este livro o primeiro de uma série que pretendemos publicar, para o aprimoramento do profissional que atua nas diversas áreas da pediatria.

Aproveitando nossa vivência de quase 50 anos atendendo crianças no nosso Pronto-Socorro em São Paulo, com um movimento atualmente próximo de 100.000 atendimentos/ano e com a colaboração de vários profissionais do hospital que têm uma vida acadêmica, fizemos este manual. Nele colocamos nossa experiência e as mais recentes recomendações de uma medicina baseada em evidências, juntamente com as melhores práticas médicas, tudo isso adequado a nossa realidade brasileira.

Os capítulos têm foco na prática das emergências e urgências pediátricas como usualmente ocorre no Brasil, indo da triagem do pronto atendimento à terapia intensiva, passando pelos quadros mais comuns que vemos em nosso dia a dia, sejam eles simples ou complexos, clínicos ou cirúrgicos.

Enfim, acredito que pelo seu formato prático, apresentação didática, linguagem direta e objetiva e, sobretudo, pelo seu conteúdo, este será um livro que poderá ser muito útil ao socorrista pediátrico de todo o Brasil.

José Luiz Setubal
Diretor-Presidente do Hospital Infantil Sabará

Conteúdo

Parte I
Emergências em Pediatria

1. Triagem em Pronto-Socorro 3
   Fátima Rodrigues Fernandes
2. Transporte Pediátrico 9
   Werther Brunow de Carvalho • Eduardo Mekiterian Filho
3. Ressuscitação Cardiopulmonar 17
   Luiz Guilherme Florence
4. Choque 22
   Anna Julia Sapienza • Cristiane Freitas Pizarro
5. Sequência Rápida de Intubação 35
   Andréa Maria Cordeiro Ventura • Albert Bousso
6. Coma Não Traumático 53
   João Fernando Lourenço de Almeida
7. Traumatismo Pediátrico 65
   João Gilberto Maksoud Filho
8. Queimaduras 71
   Antonio Luiz Pássaro • Túlio Cesar di Piero
9. Anafilaxia 76
   Andréa Penha Rocha • Alessandra Miramontes Lima • Fátima Rodrigues Fernandes
10. Intoxicações 82
    Nelson Kazunobu Horigoshi • Dafne Cardoso Bourquignon da Silva
11. Analgesia e Sedação 88
    Anna Julia Sapienza

12. Urgências no Período Neonatal 101
    Sepse e Icterícias
    Werther Brunow de Carvalho

Parte II

Urgências Respiratórias

13. Asma 113
    Fátima Rodrigues Fernandes

14. Bronquiolite 123
    Cacilda Rosa Barbosa Dias • Werther Brunow de Carvalho

15. Pneumonias Comunitárias 131
    Clóvis Eduardo Tadeu Gomes

16. Pneumonias Complicadas 140
    Maria Helena Bussamra

17. Tosse 145
    Ana Maria Cocozza

Parte III

Urgências Cardiológicas

18. Insuficiência Cardíaca e Choque Cardiogênico 155
    Nelson Kazunobu Horigoshi • Regina Grigolli Cesar

19. Miocardite 165
    José Fernando Cavalini

20. Pericardite 168
    José Fernando Cavalini

21. Arritmias Cardíacas 171
    José Fernando Cavalini • Augusto Uchida

Parte IV

Urgências em Nefrologia

22. Infecção do Trato Urinário 179
    Márcia Camegaçava Riyuzo • Renata Cristiane Piva

23. Insuficiência Renal Aguda 188
Maria Cristina de Andrade • Ana Paula Brecheret • Anelise Del Vecchio Gessulo

24. Hipertensão 195
Maria Cristina de Andrade • Ana Paula Brecheret • Anelise Del Vechio Gessullo

25. Síndrome Nefrótica 212
Ana Paula Brecheret • Maria Cristina de Andrade • Anelise Del Vecchio Gessullo

26. Hematúrias 219
Maria Cristina de Andrade • Ana Paula Brecheret • Anelise Del Vecchio Gessullo

Parte V

Urgências em Infectologia

27. Febre Sem Sinais Localizatórios 227
Luiz Guilherme Florence

28. Meningites e Encefalites 232
Adriana Melo de Faria

29. Doenças Exantemáticas 236
Maria Cláudia Senatore

30. Doença de Kawasaki 245
Marcelo Genofre Vallada • Pedro Takanori Sakane

31. Adenopatias 249
Vivian Aparecida Zanao

Parte VI

Urgências em Neuropediatria

32. Cefaleias 257
Clarissa Bueno

33. Convulsões 262
Emilia Barbosa Barata • Carlos Augusto Takeuchi

34. Síncope 269
Conceição Campanario da Silva Pereira Almeida

35. Traumatismo Cranioencefálico 277
Conceição Campanario da Silva Pereira Almeida

Parte VII

Urgências em Gastroenterologia

36. Doença Diarreica Aguda 287
Ana Julia Sapienza • Patrícia Alba Garcia de Miranda Salles

37. Distúrbios Hidroeletrolíticos 295
Anna Julia Sapienza

38. Sangramento Gastrintestinal 312
Jane Oba • Nelson Elias Mendes Gibelli

39. Constipação Intestinal 315
Marcos Jiro Ozaki

Parte VIII

Urgências Cirúrgicas

40. Afecções Cirúrgicas de Urgência no Recém-Nascido 319
Uenis Tannuri • Ana Cristina Aoun Tannuri

41. Abdome Agudo Inflamatório 331
Sérgio Tomaz Schettini

42. Afecções Urológicas de Urgência 342
Jovelino Quintino de Souza Leão

43. Abdome Agudo Obstrutivo no Lactente e
    na Criança Pré-Escolar 349
Paschoal Napolitano

44. Afecções Agudas da Região Inguinoescrotal 358
Fernanda Ghilardi Leão • Jovelino Quintino Souza Leão

Parte IX

Urgências Onco-Hematológicas

45. Urgências Oncológicas 371
Flavio Augusto Vercillo Luisi

46. Doença Falciforme.. 378
    *Janahyna Gomes Emerenciano • Lilian Maria Cristofani
    • Alessandra Ramos Souza*

47. Abordagem das Neutropenias 383
    *Alessandra Ramos Souza • Janahyna Gomes Emerenciano
    • Lilian Maria Cristofani*

48. Púrpura Trombocitopênica Idiopática 388
    *Lilian Maria Cristofani • Alessandra Ramos Souza • Janahyna
    Gomes Emerenciano*

Parte X

Urgências em Otorrinolaringologia

49. Faringotonsilites 395
    Vivian Aparecida Zanao

50. Otites 401
    Gilberto Sitchin • Fabrízio Ricci Romano

51. Rinossinusites 406
    Andréa Penha Rocha • Fabrizio Ricci Romano

52. Laringites Infecciosas Agudas 410
    Fabrizio Ricci Romano • Raimar Weber • Rogério Borghi Bühler

Parte XI

Urgências Alérgicas e Dermatológicas

53. Dermatites Alérgicas 417
    Andréa Penha Rocha • Alessandra Miramontes Lima

54. Urticária e Angioedema 423
    Alessandra Miramontes Lima • Fátima Rodrigues Fernandes

55. Reações Adversas a Medicamentos 429
    Fátima Rodrigues Fernandes

56. Infecções Cutâneas: Bacterianas e Virais 439
    Márcia Regina Monteiro

57. Micoses Cutâneas 447
    Márcia Regina Monteiro

Parte XII

Urgências Endocrinológicas

58. Cetoacidose Diabética 453
    Florência Barbero Fuks • Eurico Ribeiro Mendonça
59. Crise Adrenal 458
    Ronaldo Arkader

Parte XIII

Urgências Ortopédicas

60. Contusões e Fraturas 465
    Patrícia Maria de Morais Barros Fucs • Helder Henzo Yamada
61. Pioartrites 470
    Patrícia Maria de Morais Barros Fucs • Helder Henzo Yamada
62. Osteomielites 472
    Patrícia Maria de Morais Barros Fucs • Helder Henzo Yamada
63. Dor de Crescimento 473
    Patrícia Maria de Morais Barros Fucs • Helder Henzo Yamada
64. Pronação Dolorosa 474
    Patrícia Maria de Morais Barros Fucs • Helder Henzo Yamada

Parte XIV

Urgências em Reumatologia

65. Diagnóstico Diferencial das Artrites 479
    Bernadete de Lourdes Liphaus • Adriana Almeida de Jesus

Parte XV

Urgências em Oftalmologia

66. Conjuntivites 491
    Arthur Ferreira Soares
67. Traumatismo Ocular 499
    Luis Eduardo M. Rebouças de Carvalho • José Ricardo Reggi

Parte XVI

Urgências Bucomaxilares

68. Traumatismo de Face 511
    Beatriz T. Franco Renesto • Mônica Renesto Fontana do Amaral
69. Traumatismo Dentoalveolar e Fratura Mandibular 516
    Eduardo Milner

Parte XVII

Urgências Psicossociais

70. Urgências Psiquiátricas 527
    Pilar Lecussan Gutierrez
71. Maus-Tratos 534
    Mário Roberto Hischheimer

Parte XVIII

Urgências Endoscópicas

72. Aspiração e Ingestão de Corpo Estranho 547
    Eunice Komo Chiba • Renato Baracat • Luiz Guilherme Florence

Parte XIX

Compêndio de Drogas

Tabelas e Bulário 559
    *Nelson Kazunobu Horigoshi • Flávio Roberto Nogueira de Sá
    • João Fernando Lourenço de Almeida*

ÍNDICE REMISSIVO 671

PARTE I — Emergências em Pediatria

CAPÍTULO 1

Triagem em Pronto-Socorro

Fátima Rodrigues Fernandes

INTRODUÇÃO

O termo "triagem" é derivado do verbo francês *trier* que significa escolher. Expressa uma classificação da situação do paciente, que caracteriza se o grau é alarmante, ou seja, se coloca em risco sua vida ou integridade e, portanto, se o tratamento imediato é necessário para aliviar os sintomas.

Os prontos-socorros transformaram-se no principal provedor de assistência médica quando os consultórios estão fechados, principalmente à noite, em fins de semana e feriados. Ao mesmo tempo, mais pediatras dedicam-se às especialidades do que a pediatria geral. Por essas razões, os prontos-socorros experimentam um aumento no volume de atendimentos. Este aumento também decorre da busca dos prontos-socorros para resolver problemas menos urgentes e de menor gravidade, em virtude do modo de vida nas sociedades atuais. Esta superlotação pode ocasionar tempos de espera prolongados, retardando o início do tratamento nos casos mais graves e colocando em risco a segurança dos pacientes. Assim, faz-se necessário estabelecer um sistema de classificação que permita identificar os pacientes que necessitam de tratamento imediato.

A triagem em pediatria supõe mais dificuldades e um tempo mais longo. É fundamental a participação de enfermeira competente que, em função do nível de detalhes necessários para a triagem, não gastará menos que 2 a 5 minutos para realizá-la. É esperado que se obtenha dados da história clínica, sinais vitais e questões específicas que possibilitem a tomada correta de decisão. A subtriagem coloca em risco o paciente que pode sofrer agravamento de seu estado enquanto aguarda atendimento, comprometendo sua segurança, por outro lado, a supertriagem ocasiona problemas de utilização inadequada dos recursos, limitando a disponibilidade de leitos para outro paciente que necessite de cuidados imediatos. Portanto, uma triagem rápida e precisa é a chave para o sucesso da operação nos prontos-socorros lotados.

PROTOCOLOS DE TRIAGEM

Historicamente, a triagem classifica os atendimentos em três níveis (Quadro I-1):
- Emergente: pacientes em risco de morte iminente ou perda de função.
- Urgente: pacientes com problemas significantes, com potencial risco de morbidade, dor ou trauma psicológico, mas que podem aguardar 1 a 2 horas.
- Não urgente: condição estável, a atenção não é crítica.

Quadro I-1 – Exemplos de sistemas de triagem.

2 níveis	3 níveis	4 níveis	5 níveis
Emergente	Emergente	Risco de morte	Ressuscitação
Não emergente	Urgente	Emergente	Emergente
	Não urgente	Urgente	Urgente
		Não urgente	Não urgente
			Referência

Entretanto, com a modernização e melhorias no gerenciamento de serviços de saúde, surgem protocolos de triagem mais detalhados que permitem subdividir a demanda em função da agilidade necessária ao atendimento – protocolo Manchester e Australasian Triage Scale (Quadro I-2). Outros permitem também classificar esta demanda em relação às necessidades de recursos a serem disponibilizados para cada caso, buscando aperfeiçoar a assistência (*emergency severity index* – ESI) (Fig. I-1).

Uma consequência desastrosa da demora no atendimento em prontos-socorros é a desistência do paciente antes de ser atendido. Muitos desses pacientes não possuem situações que caracterizam urgências e podem não apresentar nenhum dano por abandonarem o pronto-socorro. Alguns, entretanto, podem sofrer sérios riscos por não receberem tratamento imediato adequado. Ainda os pacientes que aguardam longos períodos podem apresentar piora do seu estado durante a espera.

A escolha de um sistema de triagem, alinhando um protocolo padronizado e pessoal adequadamente treinado, é ferramenta fundamental para garantir a segurança dos pacientes que procuram um serviço de emergência. O sistema escolhido deve proporcionar boa reprodutibilidade e estar validado para o perfil de atendimento do

Quadro I-2 – Sistemas de triagem em cinco níveis.

Sistema	País	Níveis	Tempo de espera previsto
Australasian Triage Scale (ATS)	Austrália Nova Zelândia	1 – Ressuscitação 2 – Emergência 3 – Urgência 4 – Semiurgência 5 – Não urgente	Nível 1 – 0 minuto Nível 2 – 10 minutos Nível 3 – 30 minutos Nível 4 – 60 minutos Nível 5 – 120 minutos
Manchester Triage System (MTS)	Inglaterra Escócia	1 – Imediato (vermelho) 2 – Muito urgente (laranja) 3 – Urgente (amarelo) 4 – Padrão (verde) 5 – Não urgente (azul)	Nível 1 – 0 minuto Nível 2 – 10 minutos Nível 3 – 60 minutos Nível 4 – 120 minutos Nível 5 – 240 minutos
Canadian Triage and Acuity Scale	Canadá	1 – Ressuscitação 2 – Emergência 3 – Urgência 4 – Pouco urgente 5 – Não urgente	Nível 1 – 0 minuto Nível 2 – 15 minutos Nível 3 – 60 minutos Nível 4 – 120 minutos Nível 5 – 240 minutos

serviço de saúde. As medidas que validam a eficiência do sistema de triagem são as taxas de mortalidade, de internação, de recursos utilizados e de alta do pronto-socorro.

O índice de gravidade na emergência (ESI) é uma escala de cinco níveis que associa o conceito de urgência do atendimento ao tipo e à quantidade de recursos necessários para aquele atendimento. Busca encaminhar o paciente ao recurso correto, no tempo e lugar certos, o que ajuda a melhorar o fluxo dos pacientes em um pronto-socorro. O julgamento para a classificação considera a estabilidade das funções vitais do paciente e circunstâncias de ameaça à integridade da vida ou de um órgão. Assim, faz-se uma previsão dos recursos necessários (exames e procedimentos necessários) e local de atendimento ideal (emergência, salas de observação, consultórios). Os recursos necessários podem ser de nenhum até 2 ou mais.

Uma vantagem do ESI é a rápida identificação de pacientes que necessitam de atenção imediata. Inicialmente, a enfermeira da triagem avalia quanto à gravidade e classifica os níveis 1 e 2 que deverão ser atendidos de imediato. Logo, avalia a expectativa de recursos necessários para determinar os níveis 3, 4 ou 5, baseada em experiências

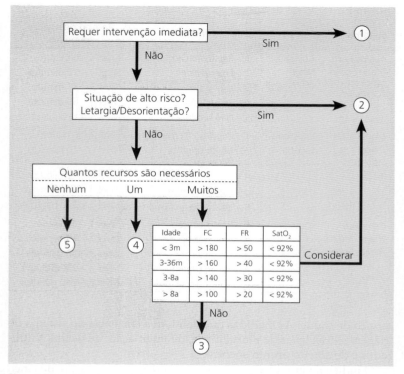

Figura I-1 – Algoritmo ESI (*emergency severity index*) para triagem pediátrica.

prévias com quadros semelhantes ou em protocolos institucionais. Com equipes treinadas, é alto o índice de concordância entre enfermeiras e médicos.

Por que fazer triagem:
- Permitir classificação da situação do paciente, identificando aquele que apresenta maior risco.
- Evitar desistências (com foco na segurança do paciente).
- Melhor previsibilidade do tempo de espera.
- Diminuir o tempo de permanência em pronto-socorro (evento sentinela da JCAHO, *Joint Commission on Accreditation of Healthcare Organizations*).

- Subtriagem: pode comprometer a segurança do paciente (prontos-socorros lotados).
- Supertriagem: ocupação indevida de leitos e uso inadequado dos recursos.

O que é necessário para a triagem:
- Sala reservada.
- Enfermeira treinada e ágil (2 a 5 minutos).
- Equipamento adequado e eficiente (termômetro, monitor FR, FC, Sat, PA).
- Sistema informatizado para registro de dados e consultas (mapa de leitos da observação, fila de pacientes).
- Protocolos padronizados de conduta. Exemplos em pediatria:
  - Febre sem sinais localizatórios + idade (0-3 meses) = exames + radiografia.
  - Febre + tosse + taquipneia = radiografia de tórax + inaloterapia.
  - Febre + disúria: exame de urina.
  - Traumatismo cranioencefálico + sinais neurológicos (vômitos/sonolência): tomografia computadorizada de crânio/neurologista.
  - Vômitos persistentes + diarreia: medicação por via IM ou IV.

Sucesso da triagem pediátrica:
- Educação continuada da equipe de enfermagem e médica.
- Adotar protocolos assistenciais e estimular a adesão das equipes.
- Avaliar os pequenos pacientes na triagem, mantendo-os ao lado de seu cuidador e colocando-se ao nível dos olhos do paciente, transmitindo segurança à criança e ao acompanhante.
- Validar os protocolos por meio da avaliação dos resultados do nível de triagem e desfecho do caso comparando, por exemplo, taxas de internação em UTI, internação em enfermaria, taxa de alta, uso de recursos.

BIBLIOGRAFIA

Agency for Healthcare Research and Quality (AHRQ). Emergency Severity Index, Version 4. Implementation Handbook. Acesso ao link: http://www.ahrq.gov/research/esi/esi1.htm

Durani Y, Brecher D, Walmsley D, Attia MW, Loiselle JM. The Emergency Severity Index Version 4: reliability in pediatric patients. Pediatr Emerg Care 2009;25:751-3.

Durani Y, Rodriguez-Henderson R, Travers D. New evidence is in, on ESI for pediatric triage. ED Nursing 2010;13:27-8.

Maldonado T, Avner JR. Triage of the pediatric patient em the emergency department: are we all in agreement? Pediatrics 2004;114:356-60.

Nelson KA, Boslaugh SE, Hodge D. Risk factors for extremely long length-of-stay among pediatric emergency patients. Pediatr Emerg Care 2009;25:835-40.

Van der Wulp I, Schrijvers AJP, van Stel HF. Predicting admission and mortality with the Emergency Severity Index and the Manchester Triage System: a retrospective observational study. Emerg Med J 2009;26:506-9.

CAPÍTULO 2

Transporte Pediátrico

Werther Brunow de Carvalho
Eduardo Mekitarian Filho

INTRODUÇÃO

A dinâmica atual dos serviços hospitalares, com grande demanda por consultas de urgência e consequentemente maior solicitação de internações, gera uma necessidade cada vez mais crescente da remoção de pacientes entre hospitais, seja pela indisponibilidade de vagas de internação, seja pela necessidade de intervenções diagnósticas e terapêuticas ou por solicitação da família.

O transporte do paciente grave é parte integrante do seu tratamento e é de fundamental importância que ele seja adequadamente planejado e realizado para garantir a estabilidade e a não deterioração do estado clínico da criança até chegar no serviço de destino. Infelizmente, o setor de transportes é um dos mais carentes de profissionais preparados para tal função. Em muitos serviços, o transporte é relegado a segundo plano e muitos profissionais acreditam ser ele apenas o momento de sentar na ambulância e passar o tempo. Não há conhecimento dos médicos sobre o estado clínico e histórico do paciente e, muitas vezes, ocorre piora do estado clínico da criança durante o trajeto sem diagnóstico precoce ou intervenção, o que pode piorar muito o prognóstico.

Falhas e intercorrências durante o transporte são passíveis de punições éticas e de análises legais com muita frequência. O objetivo deste capítulo é revisar as principais diretrizes e recomendações para o transporte adequado de crianças estáveis e gravemente doentes.

FASE PRÉ-TRANSPORTE

O preparo para o transporte é, sem dúvida, uma das mais importantes fases do procedimento e deve ser feito com o maior cuidado e riqueza de detalhes possíveis. É imprescindível o contato entre médicos do serviço de origem e destino e todas as condições do paciente (histórico, quadro clínico, diagnóstico, sinais vitais e exame físico, medicações habituais, sondas e cateteres, uso de drogas e exames subsidiários) devem ser anotadas em impresso próprio. Neste momento, o médico que irá receber o paciente deve identificar sua condição e cabe a este, inclusive, negar a transferência caso detecte instabilidade clínica importante ou possível piora durante o trajeto que venha contraindicar a transferência.

EXEMPLOS DE PACIENTES INSTÁVEIS SEM CONDIÇÃO DE REMOÇÃO IMEDIATA

– Criança de 5 anos, com quadro clínico de mal asmático, mantém após três inalações com β_2-agonista e corticosteroides por via intravenosa frequência respiratória de 60mpm, saturação de pulso de oxigênio de 84% com fração inspirada de 100% em máscara. Não há condições de sedação e intubação no serviço de origem.
– Criança de 10 anos, vítima de queda de cavalo em fazenda, apresenta pneumotórax bilateral, candidata a transporte aéreo sem possibilidade de drenagem de tórax prévia.

Em casos como estes, cabe ao médico receptor sugerir condutas terapêuticas e intervenções antes do transporte para minimizar os riscos. Se a equipe que receber ou aceitar o caso for ao encontro do paciente, pode também tomar estas atitudes no local de origem. Não há nenhuma infração ética em sugerir condutas ou tomá-las fora dos domínios da equipe de destino para trazer o bem à criança.

Do mesmo modo, a equipe que pede a vaga de transferência somente deve fazê-lo se perceber que a remoção é claramente útil e benéfica para a criança.

Devem-se anotar todos os telefones dos locais de origem e destino, os nomes dos médicos envolvidos no pedido de transferência e os endereços dos serviços, de modo a evitar perdas desnecessárias de tempo durante o trajeto, somados aos problemas corriqueiros de trânsito de grandes cidades atualmente. Quando o pedido do transporte é feito com muita antecedência, é prudente avisar o serviço de destino imediatamente antes da saída da equipe para que ele possa se preparar de maneira adequada.

É importante salientar que, em alguns serviços, todas as informações sobre as condições do paciente são passadas muitas vezes para profissionais que não são da área de saúde. É assim maior o risco de complicações e de diagnósticos não realizados. Quando são solicitados, por exemplo, transportes simples (sem necessidade de médico) para crianças estáveis, muitas vezes a equipe detecta condições mais sérias não observadas. Tal condição atrasa o transporte e pode acarretar complicações legais posteriores.

O transporte da criança é um ato médico e, como tal, deve obter consentimento de pais ou responsáveis antes de procedê-lo. Informar riscos, benefícios e possíveis complicações é fundamental.

REGRA FUNDAMENTAL 1:
APENAS TRANSPORTAR A CRIANÇA ESTÁVEL

Por criança estável não se entende criança sadia. Uma criança grave, porém adequadamente monitorada e manejada, tem condições plenas de transporte.

A garantia de uma via aérea pérvia é o passo inicial fundamental. Crianças em estágio avançado de insuficiência respiratória devem ser intubadas antes do transporte, pois sua própria dinâmica sempre piora as condições clínicas respiratórias. Não se deve hesitar em instalar drogas vasoativas ou fazer correções volumétricas; inclusive, durante o transporte, deve-se monitorar a criança e intervir se necessário. Emergências sempre podem ocorrer, porém parar uma ambulância para intubação que já era prevista, por exemplo, pode trazer sérios problemas. Em transportes aéreos, onde o espaço é ainda mais escasso, a situação é pior.

Philpot et al. analisaram, em 2008, de maneira prospectiva transportes de crianças graves entre hospitais e verificaram 10% de discordância entre o diagnóstico da origem e do destino, ocorrência de eventos não esperados em 2,6% dos casos e mortalidade de 6%, ratificando a necessidade da comunicação e estabilidade da criança antes do transporte.

Deve-se ressaltar que, uma vez entregue a criança no serviço de destino, é recomendável a entrega de relatório sobre o transporte de maneira detalhada. Esta é a única maneira de registrar de modo adequado intercorrências e o estado clínico do paciente na entrada do serviço de destino, para que tais informações não sejam confrontadas posteriormente.

REGRA FUNDAMENTAL 2: SOLICITAR EQUIPE ESPECIALIZADA

Crianças gravemente doentes devem ser transportadas por médico pediatra, preferencialmente intensivista, que é o profissional mais adequadamente preparado para lidar com as possíveis intercorrências e manejar o quadro clínico da criança. Isto deve ser explicitado no relatório de solicitação de transporte. Transportes simples, sem médicos, devem ser restritos a crianças estáveis com risco mínimo de piora clínica durante o transporte (pneumonia sem desconforto respiratório em uso de oxigênio, diarreia de forte intensidade). Lembrar sempre o motivo da transferência para ponderar a necessidade de médico – se você pede transporte para uma criança com traumatismo cranioencefálico para a realização de tomografia, por mais ativa e sorridente que ela esteja, deve-se lembrar o intuito diagnóstico. Se você pensar que é possível a ocorrência de coleção extradural, lembre-se que ela pode se manifestar com herniação infratentorial durante o trajeto, por mais curto que ele seja.

DECIDINDO O MEIO DE TRANSPORTE

Os meios disponíveis de transporte, sejam aéreos, sejam terrestres, têm peculiaridades próprias, vantagens e desvantagens, devendo-se ponderá-las antes da decisão. O quadro I-3 resume tais peculiaridades com comentários adicionais.

Usualmente, recomenda-se o uso de avião em trajetos com distâncias superiores a 600km (ida e volta). Lembrar que, de acordo com a lei de Boyle dos gases, considerando-se uma mesma temperatura, gases tendem a ocupar volumes até quatro vezes maiores quando em altitude acima de 15.000 pés, que é a capacidade máxima de pressurização de muitos aviões. Sendo assim, pneumotórax por exemplo, mesmo que pequenos, devem ser drenados antes da subida. O *cuff* das cânulas intratraqueais deve ser preferencialmente insuflado com soro fisiológico para que as variações de volume não causem lesão subglótica ou escape acentuado.

SELEÇÃO DO MATERIAL DE TRANSPORTE

Também fundamental, devendo ser extensamente verificado para que não ocorram surpresas durante o trajeto. Vale ressaltar a necessidade de baterias, cilindros de oxigênio e medicações de emergência

Quadro I-3 – Características dos principais meios de transporte.

Tipo de transporte	Vantagens	Desvantagens
Ambulância	• Maior disponibilidade e uso em nosso meio • Permite atendimento da criança durante o transporte • Espaço físico interno permite manobras e condutas com a criança • Permite a parada no caminho para atendimento ou atendimento em hospital intermediário	• Pouca praticidade em longos trajetos (usualmente além de 150km) • Interferência de situações climáticas e de trânsito • Difícil acesso a locais mais remotos
Helicóptero	• Rapidez e fácil acessibilidade	• Espaço interno restrito • Alto custo de manutenção • Necessidade de heliponto, nem sempre disponível em muitos hospitais • Limitação importante relacionada ao clima e ao horário (muitos não voam durante a noite) • Níveis muito altos de ruído e vibrações • Não para em intercorrências • Pode depender de uso de ambulância, dependendo do local de pouso
Avião	• Rapidez • Bem menos dependente de condições climáticas • Cabine pressurizada • Na maioria dos modelos, espaço interno adequado para atendimento	• Custo de manutenção muito elevado • Pouca oferta de equipes disponíveis especializadas • Necessidade de pista própria • Depende obrigatoriamente de ambulância para transporte complementar ao hospital

Quadro I-4 – Lista de materiais para transporte.

- Bolsas autoinfláveis e máscaras de diversos tamanhos
- Dispositivos de fornecimento de oxigênio – cateteres nasais, máscaras não reinalantes, material para nebulização
- Cânulas de Guedel, pinça de Magyll
- Laringoscópios, lâminas e cânulas traqueais de todos os tamanhos e formas.
- Pilhas e lâmpadas reservas para laringoscópio
- Nebulizador
- Material de punção venosa de diferentes tamanhos, torneiras e equipos
- Luvas estéreis, de procedimentos, aventais e máscaras, gorros, óculos de proteção
- Bombas de infusão
- Agulha de punção intraóssea
- Material de sutura, drenagem torácica, traqueostomia, cricotireoidostomia e dissecção venosa
- Sondas gástrica, de aspiração e vesical
- Maca, cobertores, travesseiro
- Foco e lanterna
- Aparelho portátil de ventilação mecânica
- Oxímetro de pulso, monitor cardíaco, esfigmomanômetro
- Desfibrilador
- Termômetro, estetoscópios
- Aparelho de glicemia capilar

em quantidade suficiente para prevenir o mau funcionamento dos equipamentos disponíveis. No quadro I-4, encontramos uma lista de materiais sugeridos para o transporte, que pode ser mais extensa, dependendo do caso.

A lista de medicamentos disponíveis deve ser ampla e contemplar drogas para reanimação, ressuscitação volêmica, sedativos, analgésicos e anticonvulsivantes. O uso de *kits* próprios nos serviços de transporte facilita o procedimento. Para cada caso específico, deve-se ponderar a necessidade de medicações não habituais ou inerentes ao caso (exemplo, uso de manitol por via intravenosa em casos de hipertensão intracraniana).

CHECK-LIST DO MATERIAL E CONDIÇÕES ANTES DA SAÍDA

Traiber et al. publicaram em 2006 artigo de revisão sobre transporte pediátrico e elaboraram uma lista de questionamentos e verificações muito útil antes de qualquer transporte (Quadro I-5).

Quadro I-5 – *Check-list* pré-transporte (adaptado de Traiber et al., 2006).

- **Via aérea**
  - A via aérea está segura?
  - É necessário intubação?
  - Tubo endotraqueal está bem posicionado? Com fixação adequada?
  - Material para aspiração de via aérea?
  - A quantidade de oxigênio é suficiente para o transporte?
- **Circulação**
  - Perfusão adequada?
  - Pressão sanguínea adequada?
- **Temperatura**
  - Hipo ou hipertermia?
- **Monitorização**
  - Os equipamentos estão funcionando?
  - Os limites de alarme estão ajustados?
  - Baterias estão carregadas? Existem baterias reservas?
- **Drogas/fluidos**
  - Sedação/analgesia adequadas?
  - Infusão com volume suficiente para o percurso?
  - Todos os medicamentos necessários estão presentes?
- **Procedimento**
  - Acesso por via intravenosa estabelecido?
  - Sonda nasogástrica? (obstrução intestinal/íleo/paciente ventilado)
  - Cateter uretral? (inconsciente/sedação)
  - Dreno de tórax?
- **Comunicação**
  - Os pais foram informados?
  - Copias de registros, exames e radiografias foram providenciados?
  - Hospital de referência foi informado do horário previsto de saída/tempo de transporte?

CONCLUSÕES

Vale ressaltar que a presença de uma equipe especializada e a prevenção de complicações com verificação adequada de materiais e medicamentos antes do transporte são de fundamental importância para o sucesso da transferência. Desse modo, inclusive crianças com graves quadros clínicos podem ser transportadas com segurança.

BIBLIOGRAFIA

Barry PW, Ralston C. Adverse events occurring during interhospital transfer of the critically ill. Arch Dis Child 1994;71:8-11.

Burton JH. Out-of-hospital endotracheal intubation: half empty or half full? Ann Emerg Med 2006;47(6):542-4.

Kissoon N. Pediatric critical care transport: diagnostic urcentainty – no worries, resource limitation – worry. Pediatr Crit Care Med 2008;9:116-7.

Macrae DJ. Paediatric intensive care transport. Arch Dis Child 1994;71:175-8.

Nichter MA. Medical errors affecting the pediatric intensive care patient: incidence, identification and practical solutions. Pediatr Clin North Am 2008;55:757-77.

Philpot C, Day S, Marcdante K, Gorelick M. Pediatric interhospital transport: diagnostic discordance and hospital mortality. Pediatr Crit Care Med 2008;9:15-9.

Stroud MH, Prodhan P, Moss MM, Anand KJS. Redefining the golden hour in pediatric transport. Pediatr Crit Care Med 2008;9:435-7.

Task Force on Interhospital Transport. Guidelines for air and ground transport of neonatal and pediatric patients. Philadelphia: American Academy of Pediatrics, 1999.

Traiber C, Andreolio C, Luchese S. Transporte inter-hospitalar de crianças criticamente doentes. Scientia Medica (PUC/RS) 2006;16(3):119-25.

Warren J, Fromm REJ, Orr RA, et al. Guidelines for the inter and intrahospital transport of critically ill patients. Crit Care Med 2004;32:256-62.

CAPÍTULO 3

Ressuscitação Cardiopulmonar

Luiz Guilherme Florence

DEFINIÇÃO

A ressuscitação cardiopulmonar (RCP) consiste em uma série de manobras realizadas por profissionais de saúde, ou por leigos, para reverter a parada cardiorrespiratória (PCR) e manter a oxigenação e perfusão tecidual adequadas. A RCP pode ser aplicada em ambientes hospitalares ou mesmo fora deles, sendo dividida em suporte avançado de vida (SAV) e suporte básico de vida (SBV), respectivamente. A ênfase em RCP de boa qualidade pode salvar vidas.

DIAGNÓSTICO

Nas crianças, a PCR decorre, principalmente, da hipóxia e acidose tecidual progressiva devido à falência respiratória ou choque. Existem sinais de alerta que podem preceder a parada, tais como cianose, taquipneia, taquicardia, bradicardia, má perfusão periférica, entre outros. A falta de percepção destes sinais pode levar à deterioração clínica do paciente, com ausência de resposta a estímulos, ausência de pulso central e apneia – quadro clínico característico da PCR. Para que estes sinais de alerta sejam detectados com mais consistência, desenvolveu-se uma sistematização em torno do diagnóstico e conduta diante de casos de emergências pediátricas. A seguir serão apresentados algoritmos com estas sistematizações para a conduta em casos de PCR (Figs. I-2 e I-3).

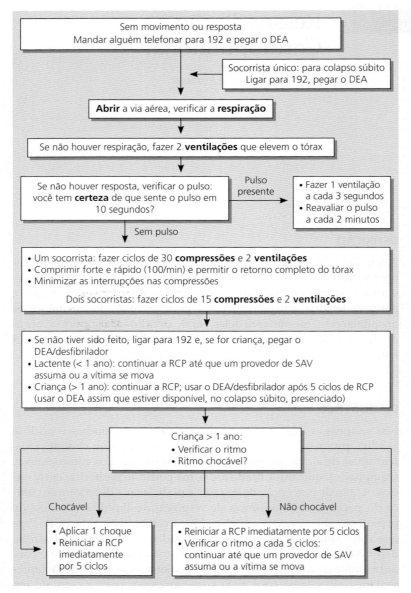

Figura I-2 – Suporte básico de vida. DEA = desfibrilador externo automático.

RESSUSCITAÇÃO CARDIOPULMONAR

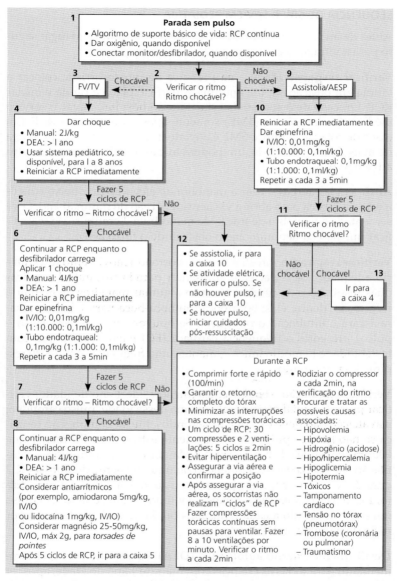

Figura I-3 – Suporte avançado de vida – parada sem pulso. FV = fibrilação ventricular; TV = taquicardia ventricular; AESP = atividade elétrica sem pulso.

SEQUÊNCIA DE SBV E SAV EM PEDIATRIA

Antes de iniciar as manobras de RCP, deve-se garantir um lugar seguro para a vítima, assim como para o socorrista.

Verificar responsividade – na presença de um socorrista, colocar a vítima em posição supina em uma superfície plana e rígida e iniciar RCP. Em caso de o socorrista estar fora do hospital, ativar o serviço médico de emergência (SME) somente após 2 minutos de RCP. Em casos de colapso súbito, o SME é ativado imediatamente. Na presença de mais de um socorrista, um poderá iniciar a RCP enquanto o outro ativa o SME.

Abrir as vias aéreas – usar a manobra de elevação do queixo e inclinação da cabeça para abrir a via aérea. Em caso de traumatismo, deve ser tentada a manobra de tração da mandíbula. Lembre-se de se certificar que não há nenhum objeto obstruindo o fluxo aéreo.

Verificar respiração – avaliar se está ocorrendo movimento respiratório adequado. Se o paciente apresentar parada respiratória, aplicar duas respirações de resgate. Existem algumas maneiras de manter a respiração, dentre elas: boca-boca (ou boca-boca-nariz), bolsa-valva--máscara e intubação orotraqueal. Se houver sinais de circulação – pulsos presentes e frequência cardíaca (FC) maior que 60bpm com instabilidade hemodinâmica –, manter uma frequência de 12 a 20 respirações por minuto.

Verificar circulação – em lactentes (menores de 1 ano de idade) verificar pulso braquial ou femoral, e acima dessa idade, pulso carotídeo; a avaliação não deve exceder 10 segundos. Iniciar compressão torácica se não houver pulso ou se o paciente estiver com FC menor que 60bpm com sinais de hipoperfusão. Manter relação compressão/ventilação sincronizada até a obtenção de uma via aérea definitiva (30:2 quando só há um socorrista presente ou quando a vítima for um adulto; 15:2 em dois socorristas quando a vítima for uma criança). O pulso deve ser verificado a cada 2 minutos ou 5 ciclos, de preferência por meio de monitor ou DEA.

Desfibrilador externo automático (DEA) – o uso do DEA está recomendado para todas as crianças com mais de 1 ano de idade, após ter sido realizado o primeiro ciclo de RCP. Utilizar antes disso, caso se trate de um colapso súbito.

Acesso vascular – obter o acesso vascular mais calibroso e mais rapidamente possível. As opções de acesso são: venoso periférico ou central, intraósseo e via cânula orotraqueal. A RCP não deve ser interrompida durante a obtenção do acesso venoso.

Terapia medicamentosa – as drogas utilizadas na RCP são: adrenalina (principal droga utilizada, dose de 0,01mg/kg ou 0,1ml/kg da diluição 1:10.000), amiodarona (em caso de fibrilação ou taquicardia ventricular, dose de 5mg/kg), vassopressina (não utilizada rotineiramente), lidocaína (1mg/kg) e bicarbonato de sódio.

Ritmo cardíaco – analisar por meio de um DEA ou de um monitor cardíaco se o ritmo é ou não chocável. Os ritmos chocáveis são a taquicardia ventricular sem pulso ou a fibrilação ventricular. Os ritmos não chocáveis são assistolia ou atividade elétrica sem pulso (AESP).

BIBLIOGRAFIA

American Heart Association. Guidelines for cardiopulmonary resuscitation and emergency cardiovascular care. Part 11: Pediatric basic life support. Circulation 2005;112(Suppl 24):IV156-65.

American Heart Association. Guidelines for cardiopulmonary resuscitation and emergency cardiovascular care. Part 12: Pediatric advanced life support. Circulation 2005;112(Suppl 24):IV167-87.

Berg MD, Nadkarni VM, Berg RA. Cardiopulmonary resuscitation in children. Curr Opin Crit Care 2008;14:254-60.

Lopes MCP. Ressuscitação cardiopulmonar pediátrica. In: Martins HS, Damasceno MCT, Awada SB. Pronto-socorro: diagnóstico e tratamento em emergências. São Paulo: Manole; 2008. p. 1877-85.

CAPÍTULO 4
Choque

Anna Julia Sapienza
Cristiane Freitas Pizarro

INTRODUÇÃO

A circulação é responsável pela perfusão e oxigenação de todos os órgãos. Relembrando os parâmetros cardiovasculares, sabemos que a pressão arterial (PA) é mantida pelo débito cardíaco (DC) e pela resistência vascular sistêmica (RVS). O DC é dependente da frequência cardíaca e do volume sistólico que varia de acordo com a pré-carga, contratilidade miocárdica e pós-carga. Diante de um quadro de instabilidade circulatória, os principais mecanismos circulatórios na criança se dão por meio do aumento da frequência cardíaca (FC) e da RVS, pois o tamanho das câmaras cardíacas impossibilita grande variação do volume sistólico. Quando os mecanismos compensatórios falharem em manter o DC adequado, ocorrerá a queda da PA que se manifesta após a perda de cerca de 25% da volemia, sendo um sinal tardio de choque. A síndrome do choque ocorre pela falência do sistema circulatório em fornecer O_2 e nutrientes aos órgãos vitais, não sendo obrigatória a alteração da PA.

CLASSIFICAÇÃO

Existem diversas causas e mecanismos que explicam os diferentes tipos de choque (Quadro I-6). O choque cardiogênico é descrito no capítulo 18.

CHOQUE SÉPTICO

DADOS EPIDEMIOLÓGICOS

Apesar dos avanços na terapia antimicrobiana, manejo de drogas vasoativas e novos métodos de suporte avançado de vida, o choque séptico permanece uma importante causa de morbimortalidade em unidades de terapia intensiva (UTI).

Quadro I-6 – Classificação do choque.

Tipos de choque	Mecanismo	Causas
Hipovolêmico	Diminuição do volume circulante no intravascular	Hemorragia Perdas renais/gastrintestinais Queimaduras *Diabetes mellitus*
Distributivo	Vasodilatação Sequestro venoso Diminuição da pré-carga	Sepse Anafilaxia Intoxicação Traumatismo raquimedular
Cardiogênico	Redução da contratilidade miocárdica	Insuficiência cardíaca congestiva Pós-operatório de cirurgia cardíaca Arritmias Isquemia miocárdica Intoxicação Distúrbios metabólicos
Obstrutivo	Obstrução ao fluxo sanguíneo	Tromboembolismo pulmonar Pneumotórax hipertensivo Tamponamento cardíaco
Dissociativo	Diminuição da capacidade de liberação de O_2 para os tecidos	Intoxicação por CO Meta-hemoglobinemia

DEFINIÇÕES

Os critérios para as definições de sepse, sepse grave e choque séptico foram recentemente substituídos por Goldstein et al. (PCCM, 2005) e estão exibidos no quadro I-7.

O quadro I-8 mostra os critérios para falência orgânica conforme a mesma referência.

MANIFESTAÇÕES CLÍNICAS DO CHOQUE

O reconhecimento precoce do choque tem relação direta com a sobrevida e deve ocorrer antes que se instale a hipotensão (choque descompensado), por meio dos seguintes critérios clínicos (Quadro I-9):

– Avaliação do estado geral.

Quadro I-7 – Definições de sepse segundo Goldstein et al. (PCCM, 2005).

Síndrome da resposta inflamatória sistêmica (SIRS)

A presença de pelo menos dois dos quatro critérios, sendo um deles anormalidade de temperatura ou contagem de leucócitos

- Temperatura central > 38°C **ou** < 36°C
- Frequência cardíaca > duas vezes o desvio-padrão da média para idade, durante meia hora até 4h, **ou** em crianças com menos de 1 ano de idade: bradicardia com FC abaixo do percentil 10, durante mais de meia hora
- Frequência respiratória > duas vezes o desvio-padrão da média para idade, **ou** necessidade de ventilação mecânica não relacionada à doença neuromuscular
- Contagem de leucócitos superior ou inferior ao normal para idade **ou** acima de 10% em formas jovens

Infecção

Suspeita ou comprovada (cultura, *polymerase chain reaction* – PCR) por qualquer patógeno **ou** síndrome clínica associada com alta probabilidade de infecção

Sepse

SIRS na presença de, ou como resultado de uma infecção suspeita ou comprovada

Sepse grave

Sepse associada a um dos seguintes sintomas: disfunção cardiovascular **ou** SDRA **ou** duas ou mais disfunções orgânicas outras – quadro I-8

Choque séptico

Sepse associada à disfunção cardiovascular

- Avaliação da função circulatória: frequência cardíaca, qualidade do pulso, temperatura da pele, perfusão (vasodilatação periférica – choque quente ou presença de extremidades frias – choque frio), pressão arterial.
- Avaliação da função e perfusão de órgãos:
  - Cérebro – nível de consciência.
  - Pele – tempo de enchimento capilar, coloração.
  - Rins – débito urinário (> 1ml/kg/h).

MONITORIZAÇÃO

A sobrevida do paciente em choque está na dependência de três fatores básicos:

- Diagnóstico precoce.
- Instituição imediata de tratamento agressivo e sistematizado.
- Monitorização clínica, laboratorial e hemodinâmica.

CHOQUE

Quadro I-8 – Critérios para falência orgânica segundo Goldstein et al. (PCCM, 2005).

Sistema orgânico	Critério
Cardiovascular	Apesar da administração de fluidos por via IV ≥ 40ml/kg em 1h, a presença de: – Hipotensão abaixo do percentil 5 para idade ou PAS abaixo de 2 desvios-padrão para idade; **ou** – Necessidade de droga vasoativa para manter PAM (dopamina > 5mcg/kg/min ou dobutamina, epinefrina ou norepinefrina em qualquer dose); **ou** Dois dos seguintes: – Acidose metabólica inexplicada com BE > 5mEq/l – Lactato arterial elevado acima de duas vezes o limite superior – Oligúria abaixo de 0,5ml/kg/h – TEC > 5 segundos – Gradiente de temperatura central – periférica > 3°C
Respiratório	– paO$_2$/FiO$_2$ < 300 torr na ausência de cardiopatia congênita ou pneumopatia preexistente **ou** – paCO$_2$ > 65 torr ou 20mmHg acima da paCO$_2$ de base **ou** – Necessidade de FiO$_2$ > 50% para manter SatO$_2$ ≥ 92% **ou** – Necessidade não eletiva de ventilação mecânica invasiva ou não invasiva
Neurológico	– Escala de coma de Glasgow ≤ 11 **ou** – Mudança aguda no nível de consciência com queda na escala de coma de Glasgow ≥ 3 pontos
Hematológico	– Plaquetas < 80.000/mm³ ou queda de mais de 50% na contagem do maior valor obtido nos últimos 3 dias **ou** – INR > 2
Renal	– Creatinina sérica > 2 vezes o limite superior do normal para idade ou aumento em duas vezes seu valor basal
Hepático	– Bilirrubina total > 4mg/dl **ou** – TGO maior que duas vezes o valor normal para a idade

PAS = pressão arterial sistólica; PAM = pressão arterial média; TEC = tempo de enchimento capilar; BE = excesso de base; TGO = transaminase glutâmico-oxalacética; paO$_2$/FiO$_2$ = relação entre pressão parcial de oxigênio e fração inspirada de oxigênio; paCO$_2$ = pressão parcial de dióxido de carbono; INR = índice internacional normalizado.

Quadro I-9 – Fases do choque séptico e sinais clínicos.

Choque quente	Choque frio
– Pele quente – TEC < 2 segundos ou *flash* – Taquicardia – Pulsos amplos – Alteração do nível de consciência (irritabilidade/sonolência) – Oligúria < 1ml/kg/h – PA adequada para idade ou hipotenso	– Pele marmórea e fria – TEC prolongado (> 2 segundos) – Taquicardia – Pulsos finos – Alteração do nível de consciência (irritabilidade/sonolência) – Oligúria < 1ml/kg/h – PA adequada para idade ou hipotenso

Monitorização clínica

A reavaliação clínica frequente permite determinar o estado hemodinâmico do paciente e a necessidade ou não de alterar a conduta. A monitorização clínica compreende a verificação dos seguintes aspectos:
– Frequência e ritmo cardíacos (Quadro I-10). A taquicardia é o sinal mais precoce de choque em crianças.
– Observação do padrão respiratório e ausculta pulmonar.
– Avaliação de pulsos:
  • Pulsos centrais:
    em lactentes: femoral ou braquial;
    em crianças maiores: carotídeo.
  • Comparar a qualidade de pulsos centrais com os periféricos; os pulsos periféricos são os primeiros a sofrerem modificação de amplitude ou desaparecerem na fase inicial do choque.
– Perfusão de pele:
  • Avaliar temperatura (considerar temperatura ambiente e grau de exposição corporal da criança).

Quadro I-10 – Valores normais de frequência cardíaca em pediatria.

Idade	FC mínima-máxima
RN-3 meses	85-200
3 meses-2 anos	100-190
2-10 anos	60-140
> 10 anos	50-100

- Avaliar tempo de enchimento capilar (normal < 2 segundos).
- Avaliar coloração (rósea, pálida, marmórea ou azulada).
- Avaliação da PA (com manguito adequado): o choque pode ser classificado como compensado quando o valor da PA estiver acima do percentil 5 de normalidade de acordo com a faixa etária da criança (Quadro I-11) ou descompensado quando o valor for inferior ao percentil 5.
- Perfusão renal: a taxa de filtração glomerular é dependente da perfusão renal, sendo a diurese um parâmetro importante de monitorização da evolução e resposta ao tratamento do choque.
- Débito urinário normal: 1-2ml/kg/h.
- Avaliação de sistema nervoso central (irritabilidade e sonolência): avaliação rápida do nível de consciência durante o choque pode ser feita pela regra mnemônica – AVDN:
  A – acordado;
  V – resposta ao estímulo verbal;
  D – resposta à dor;
  N – não responsivo.

Em casos de traumatismo, devemos avaliar também tamanho e reatividade das pupilas e escala de coma de Glasgow.

Quadro I-11 – Valores normais de pressão arterial em pediatria.

Idade	Percentil 5 da PA sistólica
0-1 mês	60mmHg
1 mês-1 ano	70mmHg
Acima de 1 ano	70mmHg + 2 × idade (em anos)

Os sinais precoces de choque são o aumento da FC e a piora da perfusão sistêmica. Os sinais tardios são os pulsos centrais filiformes, a diminuição do nível de consciência, a oligúria e a hipotensão.

Além dos dados de exame físico, exames laboratoriais são importantes no acompanhamento clínico do paciente. São de fundamental importância: gasometria arterial e venosa (para a mensuração da saturação venosa e arterial de O_2 e determinação do estado acidobásico), dosagem de lactato sérico, hemograma completo, dosagem de plaquetas, determinação de provas de coagulação, provas de atividade inflamatória, dosagem sérica de cálcio e glicose.

Monitorização hemodinâmica inicial no choque
- Oximetria de pulso.
- Monitorização cardíaca: ECG contínuo.
- Controle da pressão arterial.
- Monitorização da temperatura.
- Monitorização do débito urinário.

Monitorização hemodinâmica após primeira hora do choque
Além das monitorizações citadas acima, incluir:
- Monitorização da pressão arterial média invasiva (PAMI) por meio da cateterização arterial.
- Monitorização da pressão venosa central (PVC) por meio da cateterização venosa central (reflete a pré-carga do ventrículo direito).
- Monitorização da saturação venosa central de oxigênio por meio da coleta de gasometria venosa central (cateter em veia cava superior).
- Monitorização da pressão intra-abdominal para a detecção precoce da hipertensão intra-abdominal/síndrome compartimental.

Em pacientes com choque refratário às catecolaminas, de difícil controle, uma monitorização hemodinâmica mais fina pode ser necessária. Nesses casos, a monitorização pode ser alcançada pela passagem de cateter de Swang-Ganz (cateter de artéria pulmonar), bem como pela mensuração não invasiva do débito cardíaco por meio de ecocardiograma com Doppler.

TRATAMENTO

- A base do tratamento do choque séptico em pediatria está no reconhecimento e diagnóstico precoce da alteração da perfusão. Assim sendo, uma terapêutica agressiva e escalonada deve ser instituída da forma mais rápida possível, com a finalidade de diminuir a mortalidade (Fig. I-4).
- A abordagem deve visar à adequação da volemia de forma agressiva e na administração de drogas vasoativas, para restabelecer a pressão de perfusão e a oferta de oxigênio pela manutenção da saturação venosa central de O_2 ($SvcO_2$) acima de 70%.

As condutas iniciais no tratamento do choque são:
- Estabelecer uma via aérea adequada.

CHOQUE

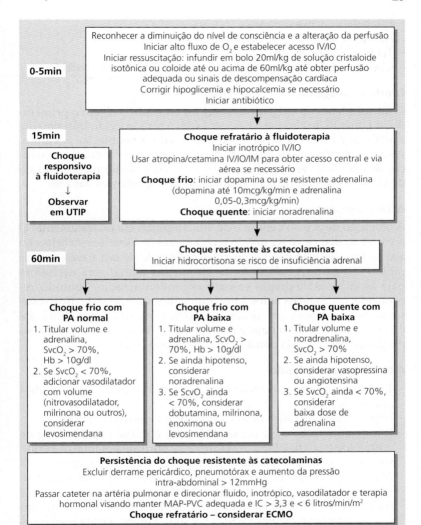

Figura I-4 – Recomendações para o manejo do suporte hemodinâmico em crianças com choque séptico – ACCM, 2009. UTIP = unidade de terapia intensiva pediátrica; IV = via intravenosa; IO = via intraóssea; IM = via intramuscular; PA = pressão arterial; MAP = pressão arterial média; Hb = hemoglobina; $SvcO_2$ = saturação venosa central de oxigênio; PVC = pressão venosa central; IC = índice cardíaco; ECMO = oxigenação de membrana extracorporal.

- Estabelecer acesso venoso.
- Restabelecer o volume circulante efetivo.
- Terapia vasopressora.
- Correção dos distúrbios metabólicos e acidobásicos associados.

Oferta de oxigênio

O fornecimento de oxigênio aos tecidos constitui o objetivo primário do tratamento do choque. O oxigênio deve ser fornecido inicialmente a 100% por meio de máscara, cânula nasal ou ventilação mecânica. Além da otimização da oferta de oxigênio, deve-se considerar a redução do consumo de oxigênio, por meio do controle térmico e redução do esforço respiratório com a utilização do suporte ventilatório.

Acesso vascular

A obtenção de acesso venoso é de vital importância no tratamento. O acesso vascular deve ser obtido imediatamente. Deve-se estabelecer o acesso intraósseo se não for possível a obtenção de um acesso venoso rápido e seguro. A colocação de um acesso central será necessária para as infusões de drogas vasoativas e monitorização. Contudo, recomendações mais recentes autorizam a infusão inicial de drogas vasoativas (dopamina em doses até 10mcg/kg/min, epinefrina até 0,3mcg/kg/min e dobutamina em qualquer dose) por acesso venoso periférico, até que seja obtido um acesso venoso central.

Administração de fluido

- Todas as crianças com choque necessitam de ressuscitação fluídica agressiva.
- Hipovolemia é a causa mais comum de choque em crianças.
- Esta ressuscitação deve ser iniciada com a infusão de 20ml/kg de cristaloide (soro fisiológico ou Ringer-lactato) até um total de 60ml/kg nos primeiros 10 minutos. Algumas crianças necessitam de até 200ml/kg na primeira hora do choque. O objetivo é otimizar a pré-carga e manter o débito cardíaco. Esta infusão de volume deve ser realizada em bolo, de forma rápida, até a normalização da perfusão, da pressão sanguínea e $SvcO_2 > 70\%$. Porém, a cada bolo o paciente deve ser reavaliado e o médico deve estar atento aos sinais de descompensação cardíaca (estertores, ritmo de galope, hepatomegalia e aumento de esforço respiratório).
- As soluções cristaloides são de eleição para a expansão inicial, apesar de ainda se discutir qual a solução ideal (cristaloide *versus* coloides).

- Plasma fresco congelado pode ser utilizado para corrigir o tempo de protrombina e o tempo parcial de tromboplastina ou em pacientes com choque hemorrágico, não devendo ser utilizado como expansor.
- A hemoglobina ideal a ser mantida no choque não está definida, sendo aceito em adultos o valor de 9mg/dl (lembrar que o transporte de oxigênio depende significativamente de sua concentração).
- Uma perda de fluidos e hipovolemia persistente secundária ao extravasamento capilar difuso podem continuar por dias no paciente em choque. Assim, a reposição contínua de fluidos pode ser necessária para manter a perfusão, o débito cardíaco e a pressão arterial.

Uso de drogas vasoativas (Quadro I-12)

- A contratilidade miocárdica pode ser melhorada pela correção de distúrbios metabólicos (hipoxia, acidose, hipoglicemia) e administração de agentes inotrópicos.
- Quando o paciente em choque não responde adequadamente à reposição volêmica, a administração de drogas inotrópicas e vasopressoras deve ser considerada.

Quadro I-12 – Efeito das catecolaminas nos diferentes receptores.

Droga	Dose infundida	Alfa	Beta-1	Beta-2	DA
Dopamina	Até 3mcg/kg/min	–	+	–	++
	5-10mcg/kg/min	+	++	–	++
	> 10mcg/kg/min	++	++	–	++
Noradrenalina	0,05-5mcg/kg/min	++++	+	+	–
Adrenalina	0,05-0,3mcg/kg/min	+	++	++	–
	> 0,3mcg/kg/min	+++	++	+++	–
Dobutamina	2-20mcg/kg/min	+/–	++	+	–

DA = dopaminérgicos.

- **Terapia vasopressora**:
- A dopamina ainda permanece como o vasopressor de primeira escolha para choques refratários à fluidoterapia, mas nos últimos consensos discute-se a introdução cada vez mais precoce da adre-

nalina para choque frio e noradrenalina para o choque quente (como drogas de primeira escolha). Em doses de 5 a 10mcg/kg/min tem efeito predominante no inotropismo e cronotropismo (beta-adrenérgico). Em doses de 10-20mcg/kg/min predomina o efeito vasoconstritor (alfa-adrenérgico).
- Choques resistentes à dopamina geralmente respondem ao tratamento com noradrenalina e adrenalina.
- A utilização da adrenalina pode ser considerada nos casos de choque séptico com hipotensão. Em doses baixas (< 0,3mcg/kg/min), estimula os receptores beta-1 cardíacos e beta-2 vasculares, aumentando o fluxo sanguíneo aos músculos esqueléticos com diminuição da pressão diastólica. Em doses mais elevadas (> 0,3mcg/kg/min), apresenta ação alfa-adrenérgica com elevação da pressão arterial.
- Em algumas crianças com choque resistente à noradrenalina, a vasopressina (em doses fisiológicas) ou a angiotensina podem agir independentemente dos receptores alfa-adrenérgicos, elevando a pressão arterial.

- **Terapia inotrópica**:
- Dobutamina: na dose de 5-20mcg/kg/min. Assim como em pacientes adultos, podemos usar a dobutamina ou dopamina em crianças como suporte inotrópico de primeira linha. O choque refratário à dopamina ou dobutamina pode ser revertido com infusão de adrenalina.

- **Terapia vasodilatadora**:
- Em pacientes pediátricos que permanecem em estado normotenso, com débito cardíaco baixo e alta resistência vascular, apesar do uso de adrenalina, deve-se considerar o uso de milrinona.
- Milrinona e amrinona são inibidores da fosfodiesterase, levando ao aumento do AMP cíclico. Tem efeito inotrópico e vasodilatador. Não é preconizada a dose de ataque, devendo ser utilizada apenas em infusão contínua. A amrinona vem sendo abandonada devido a seu frequente efeito adverso de trombocitopenia. Por causa da meia-vida longa, essas drogas devem ser descontinuadas ao primeiro sinal de taquiarritmia, hipotensão ou redução da resistência vascular sistêmica.
- O emprego de vasodilatadores, tal como o nitroprussiato de sódio, pode ser necessário quando se utiliza adrenalina em doses elevadas.

Reposição de glicose e cálcio

– A hipoglicemia precisa ser rapidamente diagnosticada e imediatamente tratada, pois pode causar danos neurológicos quando não identificada (glicose a 25% 2-4ml/kg em bolo).
– A hipocalcemia é um fator frequente e reversível que contribui para a disfunção cardíaca. Corrigir com gluconato de cálcio 1-2ml/kg em bolo.

Correção da insuficiência adrenal

– Estudos recentes mostram alta incidência de insuficiência adrenal absoluta e relativa em pacientes com choque refratário às catecolaminas. Nesses casos, estaria indicado o uso de hidrocortisona, assim como a realização do teste de estímulo com ACTH (250mcg) para guiar a terapêutica e não instituí-la.
– Membros do *American College of Critical Care Medicine* (ACCM) sugerem a terapêutica com hidrocortisona para todas as crianças que apresentem algum fator de risco para insuficiência adrenal (púrpura fulminante, síndrome de Waterhouse-Friderichsen, crianças que apresentam uma doença conhecida hipofisária ou adrenal, crianças que fazem uso de forma crônica de corticosteroides) e para aquelas que venham a desenvolver choque séptico refratário às catecolaminas.
– Sugere-se o uso de hidrocortisona na dose de 10mg/kg (máximo 200mg) de ataque em bolo seguida de 100mg/m^2/dia divididos de 6/6 horas durante cinco dias ou até a reversão do choque (desmame de drogas vasoativas).

Antibióticos

Antibióticos e antifúngicos devem ser administrados de acordo com os critérios de idade, apresentação do quadro infeccioso e padrão de resistência antimicrobiana da comunidade e do serviço intra-hospitalar.

Terapêuticas imunológicas

– Em crianças com linfopenia prolongada (superior a sete dias) tem sido descritas maior incidência de morte secundária à infecção e depleção de linfócitos. Este quadro geralmente está associado a hipoprolactinemia, hipogamaglobulinemia e diminuição na contagem de CD4. Assim sendo, estes pacientes talvez possam beneficiar-se da terapêutica com imunoglobulina intravenosa e drogas estimuladoras da prolactina.

– Pacientes com falência orgânica múltipla, superinfecção, podem evoluir com "desativação" de monócitos e beneficiar-se do tratamento com GM-CSF.

BIBLIOGRAFIA

Angus D, Linde-Zwirble WT, Clermont G, et al. The epidemiology of severe sepsis in children in the United States: analysis of incidence, outcome, and associated costs of care. Crit Care Med 2001;29:1303-10.

Goldstein B, Giroir B, Randolph A. International Pediatric Sepsis Consensus Conference: definitions for sepsis and organ disfunction in pediatrics. Pediatr Crit Care Med 2005;6(1):2-8.

Carcillo JA. Pediatric septic shock and multiple organ failure. Crit Care Clin 2003;19:413-40.

Carcillo JA, Fields AI, Task Force Committee Members. ACCM clinical practice parameters for hemodynamic support of pediatric and neonatal septic shock. Crit Care Med 2003;30:1365-78.

Brierley J, Carcillo JA, Choong K, et al. Clinical practice parameters for hemodynamic support of pediatric and neonatal septic shock: 2007 update from American College of Critical Care Medicine. Crit Care Med 2009;37:666-88.

Han YY, Carcillo JA, Dragotta MA, et al. Early reversal of pediatric-neonatal septic shock by community physicians is associated with improved outcome. Pediatrics 2003;112:793-9.

Rivers EP, Nguyen B, Havstad S, et al. Early goal-directed therapy in the treatment of severe sepsis and septic shock. N Engl J Med 2001b;345:1368-77.

Oliveira CF, Oliveira DSF, Gottschald AFC, et al. ACCM/PALS haemodynamic support guidelines for paediatric septic shock: an outcomes comparason with and without monitoring central venous oxygen saturation. Intensive Care Med 2008;34(6):1065-75.

Dellinger RP, Levy MM, Carlet JM, et al. Surviving sepsis campaign: international guidelines for management of severe sepsis and septic shock: 2008. Crit Care Med 2008;36:296-327.

Marik PE, Pastores SM, Annane D, et al. Recommendations for the diagnosis and management of corticosteroid insufficiency in critically ill adult patients: consensus statements from an international task force by the American College of Critical Care Medicine. Crit Care Med 2008;36:1937-49.

Pizarro CF, Troster EJ, Damiani D, Carcillo JA. Absolute and relative adrenal insufficiency in children with septic shock. Crit Care Med 2005;33:855-9.

Pizarro CF, Troster EJ. Função adrenal na sepse e choque séptico. J Pediatr 2007;83(5 Suppl):S1-8.

CAPÍTULO 5

Sequência Rápida de Intubação

Andréa Maria Cordeiro Ventura
Albert Bousso

INTRODUÇÃO

Em paciente vítima de parada cardiorrespiratória não há necessidade de intervenção farmacológica para a realização da intubação traqueal (IT), que deve ser imediata. Por outro lado, em um paciente combativo, a laringoscopia para IT pode induzir uma resposta do organismo que contribui para a deterioração do quadro de base.

O sistema respiratório é protegido por um arco reflexo neurológico com receptores sensoriais localizados na orofaringe, nasofaringe e vias aéreas proximais. A transmissão do impulso nervoso até o nervo vago é realizada através do nervo glossofaríngeo, nervo laríngeo superior e nervo laríngeo recorrente. A resposta eferente envolve a glote, o sistema cardiocirculatório e o sistema nervoso central, além de liberação sistêmica de catecolaminas pela suprarrenal, e é mediada por ramos do sistema nervoso simpático. Como consequências dessa estimulação, podem ocorrer: fechamento da glote (laringoespasmo) e edema pulmonar decorrente de esforços inspiratórios vigorosos contra a glote fechada, broncoespasmo e apneia. Hipertensão arterial, taquicardia e taquidisritmias com elevação do consumo de oxigênio pelo miocárdio são consequentes à estimulação simpática e à liberação de catecolaminas pela suprarrenal. Resposta parassimpática, caracterizada por bradicardia e hipotensão, parece predominar em crianças com menos de 5 anos de idade.

Com relação ao sistema nervoso central, a resposta à laringoscopia direta pode ter efeito secundário devido à redução da perfusão tecidual por queda do débito cardíaco, efeito direto sobre o fluxo sanguíneo cerebral decorrente da hipertensão sistêmica e efeito indireto decorrente da transmissão mecânica dos aumentos da pressão intratorácica e intra-abdominal durante a tosse e esforço respiratório. Pacientes com instabilidade neurológica apresentam alteração dos mecanismos autorregulatórios do fluxo sanguíneo, de modo que pequenos aumentos da pressão arterial podem induzir a elevações substanciais da pressão intracraniana. Hipercapnia, hipóxia e resposta motora durante laringoscopia direta também podem afetar a pressão intracraniana, independente de alterações no fluxo sanguíneo cerebral.

Atenuação ou eliminação das respostas reflexas à laringoscopia direta com o paciente acordado são os objetivos primários dos protocolos de sequência rápida de intubação (SRI) juntamente com rápido início de condições ideais para intubação e redução do risco de aspiração de conteúdo gástrico. Sequência rápida para indução anestésica foi diferenciada da SRI realizada em departamentos de emergência. No entanto, as técnicas são idênticas com indicações, objetivos e riscos similares.

INDICAÇÕES PARA SRI

Está indicada em crianças que necessitem de intubação, mas são consideradas de alto risco para aspiração pulmonar de conteúdo gástrico. No quadro I-13 estão citadas as indicações e contraindicações relativas para SRI em crianças de acordo com Gerardi et al.

ETAPAS DA SRI

A técnica de intubação por meio de sequência rápida consiste em um protocolo definido, modificado de acordo com considerações clínicas individuais e implementado em uma sequência lógica: avaliação, preparação, intubação, manejo do paciente intubado e algoritmo de falha da intubação, conforme explicitado na figura I-5.

A seguir discutiremos cada uma das etapas do procedimento.

AVALIAÇÃO

Anamnese dirigida deve ser conduzida visando identificar possíveis fatores complicadores para o procedimento. As etapas da anamnese podem ser aquelas sugeridas pelo programa de suporte avançado de vida em pediatria (PALS) da *American Heart Association* e incluem:

Quadro I-13 – Indicações e contraindicações relativas de IT por meio de SRI de acordo com Gerardi et al.

Indicações
Manutenção da permeabilidade da via aérea e sua proteção Traumatismo, queimaduras Perda dos reflexos protetores da via aérea (anestesia geral) Higiene brônquica Insuficiência respiratória Afecções do sistema nervoso central (traumatismo, intoxicações, infecções)
Suporte no tratamento e diagnóstico de outras condições Proteção cerebral (exemplo, hiperventilação) Choque (exemplo, redução do trabalho respiratório) Intoxicação (exemplo, proteção da via aérea) Procedimentos diagnósticos prolongados (exemplo, tomografia de crânio) Traumatismos abdominal e torácico graves
Contraindicações relativas
Respiração espontânea e ventilação adequada Possibilidade de insucesso da intubação ou ventilação com máscara e bolsa Traumatismo facial ou laríngeo graves Obstrução da via aérea superior Distorção da anatomia facial ou da via aérea (via aérea difícil)

A = *Allergies* (alergias);
M = *Medications* (uso de medicações);
P = *Past history* (história patológica pregressa);
L = *Last meal* (última refeição);
E = *Events* (eventos que conduziram a insuficiência respiratória e necessidade de intubação).

Previamente ao início do procedimento deve ser realizada avaliação da via aérea que pretende definir a possibilidade de ventilação com máscara e bolsa e a possibilidade de sucesso da intubação por via translaríngea. Devem ser avaliados:

– Presença de malformação da face, nariz ou boca, tais como micrognatia, retromicrognatia, fenda palatina, características do palato, condições dos dentes, entre outros.
– Abertura da boca.
– Mobilidade da articulação temporomandibular.
– Tamanho da mandíbula.
– Mobilidade do pescoço.

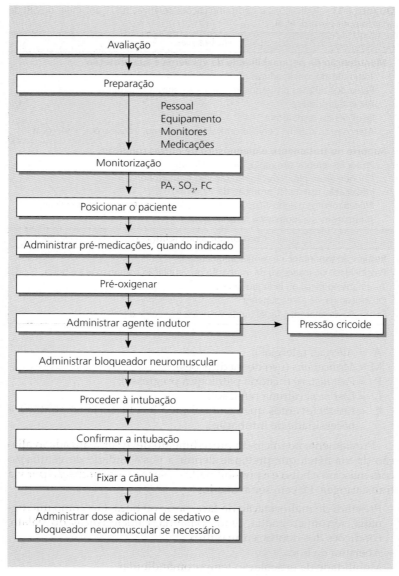

Figura I-5 – Etapas da intubação traqueal por meio de SRI. PA = pressão arterial; FC = frequência cardíaca; SO_2 = saturação de oxigênio.

Quando possível (paciente colaborativo, intubação eletiva) poderá ser aplicada a avaliação proposta por Mallampati para a definição de via aérea difícil (Fig. I-6).

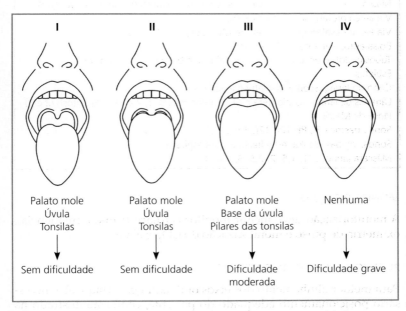

Figura I-6 – Escore de Mallampati para a definição de via aérea difícil.

PREPARAÇÃO

O preparo para o procedimento inclui a definição de funções, bem como seleção do equipamento. Um indivíduo, em geral aquele com mais experiência, fica responsável pela IT e posiciona-se na cabeceira do leito, onde realiza a avaliação da via aérea e define a existência de condições ótimas para a IT. Um indivíduo, geralmente profissional de enfermagem, fica responsável pelo preparo e administração da medicação, e fisioterapeuta ou enfermeiro pode ser responsável pelo preparo do equipamento e auxílio no procedimento.

O equipamento necessário para IT de acordo com a Academia Americana de Pediatria (AAP) encontra-se citado no quadro I-14.

Quadro I-14 – Equipamento para manejo de via aérea de acordo com a Academia Americana de Pediatria (AAP).

Fonte de oxigênio
Máscaras de oxigênio (convencionais e não reinalantes) de tamanhos variados
Via aérea orofaríngea (tamanhos 0-5)
Via aérea nasofaríngea (tamanhos 12F a 30F)
Bolsa autoinsuflante (450-1.000ml)
Tubos endotraqueais com (6,5 a 9mm) e sem balonete (2,5 a 6mm)
Estiletes
Cabo do laringoscópio (pediátrico e adulto)
Lâminas de laringoscópio (reta e Miller tamanhos 0, 1, 2 e 3) e Macintosh (2 e 3)
Pinça de Magill
Sonda gástrica 6F, 8F, 10F, 12F, 14F e 16F
Sondas rígidas (Yankauer) e flexíveis para aspiração
Máscara laríngea (1; 1,5; 2; 2,5; 3; 4 e 5)

MONITORIZAÇÃO

A monitorização deve incluir monitor cardíaco (ritmo e frequência), oximetria de pulso e monitorização do CO_2 exalado.

POSICIONAMENTO DO PACIENTE

Para melhor alinhamento dos eixos oral, laríngeo e traqueal, é necessário posicionamento adequado do paciente, conforme ilustrado na figura I-7. Para crianças com menos de 2 anos de idade, devemos posicionar um coxim abaixo das escápulas, enquanto para crianças com mais de 2 anos o coxim deve ser posicionado abaixo do occipício.

ADMINISTRAÇÃO DE AGENTES FARMACOLÓGICOS

Podem ser divididos em três grupos: drogas para SRI, drogas para reanimação cardiorrespiratória e drogas para sedação pós-intubação. O grupo de drogas para SRI inclui pré-medicação, agente sedativo--analgésico e bloqueador neuromuscular.

Pré-medicações – inclui-se a atropina, que está indicada no protocolo de SRI para todos os pacientes com idade inferior a 1 ano, para aqueles com idade entre 1 e 5 anos que receberam uma dose de succinilcolina e para crianças com mais de 5 anos que necessitaram de mais de uma dose de succinilcolina. A atropina parece minimizar a ocorrência de resposta vagal (bradicardia e assistolia) decorrente da laringosco-

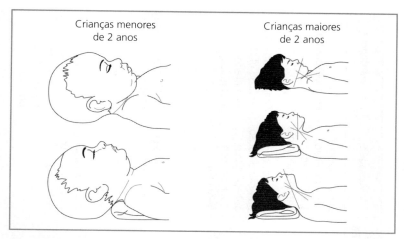

Figura I-7 – Alinhamento dos eixos oral, laríngeo e faríngeo.

pia, hipoxemia ou administração de succinilcolina, apesar de esse efeito não ser observado em todos os pacientes pré-medicados com atropina. A dose de atropina deve ser de 0,01-0,02mg/kg por via intravenosa com dose mínima de 0,1mg e máxima de 1mg. Por via intramuscular usar dose de 0,02mg/kg.

O aumento da pressão intracraniana induzido pela succinilcolina pode ser minimizado pelo uso prévio de lidocaína na dose de 1,5mg/kg por via intravenosa 3 minutos antes da succinilcolina. A lidocaína está fortemente indicada no paciente em risco de hipertensão intracraniana, embora o exato mecanismo de ação não esteja definitivamente estabelecido.

Agentes para sedação e analgesia – a escolha deve basear-se na experiência do indivíduo com cada medicação, nos efeitos desejados, efeitos adversos e a situação clínica do paciente. Recomenda-se acesso por via intravenosa seguro para a realização do procedimento, apesar de que algumas medicações possam ser infundidas por outras vias. No quadro I-15 estão citadas algumas características dos principais sedativos usados em SRI. No quadro I-16 são colocadas algumas opções de agentes sedativos de acordo com as situações clínicas específicas.

Quadro I-15 – Agentes sedativo-analgésicos usados em SRI.

Droga	Dose (mg/kg)	Início da ação (min)	Duração da ação	Efeito sobre PIC	Efeito sobre PA	Vantagens	Desvantagens
Tionembutal	2-5 (IM) 1-3 (IV)	1-5 5-15	15-60min 2-4h	Protetor ↓	↓	Rápido início e curta duração, ↓ PIC, ação anticonvulsivante	↓ PA, broncoespasmo
Midazolam	0,1-0,2 (IM) 0,1-0,4 (IV) 0,2-0,4 (IN) 0,5-1 (VR)	5-15 1-2 5-15 5-10	30-60min	Mínimo	Mínimo ou ↓	Amnésia, curta duração da ação, antiepiléptico, reversível com flumazenil	Grande variação da dose eficaz Sem efeito analgésico
Diazepam	0,1-0,2 (IV) 0,3-0,5 (VR)	2-3 5-15	30-90min 2-4h				
Cetamina	3-4 (IM) 1-4 (IV)	3-10 1-2	15-60min	↑	Pode ↑	Rápido início de ação, efeito broncodilatador, amnésia e analgesia	↑ PIC, ↑ secreção, efeitos psiquiátricos (alucinações)
Morfina	0,05-0,1 (IV)	5-10	2-4h	Pode ser protetor	↓	Efeito analgésico, reversível com naloxona	↓ PA, depressão respiratória, liberação de histamina, prurido

SEQUÊNCIA RÁPIDA DE INTUBAÇÃO

Droga	Dose (mg/kg)	Início da ação (min)	Duração da ação	Efeito sobre PIC	Efeito sobre PA	Vantagens	Desvantagens
Fentanil	2-4mcg (IV)	2-3	20-60min	Pode ↑	↓	Amnésia, efeito analgésico, pouco efeito hemodinâmico, reversível com naloxona	Risco de rigidez torácica, depressão respiratória, pode ↑ PIC
Etomidato	0,2-0,4 (IV)	1	3-10min	↓	Mínimo	Poucos efeitos hemodinâmicos e respiratórios, ação anticonvulsivante	Supressão de cortisol Mioclonias
Propofol	1-2 (IV)	1-2	3-5min	↓	↓	Rápido início e término de ação, efeito anticonvulsivante, amnésia	↓ PA Dor na injeção

↓ = reduzir; ↑ = aumentar; PA = pressão arterial; PIC = pressão intracraniana; IM = via intramuscular; IV = via intravenosa; VR = via retal.

Quadro I-16 – Situação clínica predominante *versus* sedativos.

Situação clínica	Sedativos
Normotensão, euvolemia	Tionembutal, midazolam, propofol, etomidato
Hipotensão leve ou hipovolemia com TCE	Tionembutal, etomidato, midazolam
Hipotensão leve sem traumatismo craniano	Etomidato, midazolam
Hipotensão grave	Etomidato
Estado de mal asmático	Midazolam, propofol, cetamina
Estado de mal epiléptico	Tionembutal, midazolam, propofol, etomidato
TCE sem alteração hemodinâmica	Tionembutal, etomidato, propofol
Paciente combativo	Midazolam, propofol, tionembutal, etomidato
Choque séptico	Cetamina

TCE = traumatismo cranioencefálico.

Bloqueadores neuromusculares – no quadro I-17 são citadas as principais características dos agentes neuromusculares comumente empregados em protocolos de SRI.

Uma característica de particular interesse dos bloqueadores neuromusculares quando empregados em protocolo de SRI diz respeito ao tempo para alcançar condições ideais para intubação. A succinilcolina, apesar de seus diversos efeitos adversos (Quadro I-18), permite condições para intubação no menor espaço de tempo em comparação aos demais bloqueadores neuromusculares (45-60 segundos), seguida pelo rocurônio (60 segundos), atracúrio (60-120 segundos) e vecurônio (90-240 segundos).

Em caso de uso da succinilcolina, recomenda-se a administração prévia de atropina.

REALIZAÇÃO DA IT

As tentativas de intubação devem ser breves (até 30 segundos) e interrompidas em caso de hipoxemia, cianose, palidez ou bradicardia. A

SEQUÊNCIA RÁPIDA DE INTUBAÇÃO

Quadro I-17 – Características dos bloqueadores neuromusculares usados para SRI.

Tipo	Dose IV (mg/kg)	Início da ação	Duração da ação (min)	Vantagens	Desvantagens
Succinilcolina	1-1,5 (IV) 2 vezes/dose (IM)	15-30s	3-12	Rápido início e curta duração de ação	Ver quadro I-18 Resposta vagal (bradicardia, assistolia) Hipertensão intracraniana
Atracúrio	0,5 (IV)	2-4min	25-40	Poucos efeitos CV, porém leva à liberação de histamina	Liberação de histamina pode causar ↓ PA, infusão rápida pode acentuar a ↓ PA
Vecurônio	0,1-0,2 (IV/IM)	30-90s	30-90	Poucos efeitos CV, < risco de liberação de histamina, curta duração de ação	Duração de ação mais prolongada em comparação à succinilcolina
Rocurônio	0,6-1,2 (IV)	1min	30-60	Mínimos efeitos CV	Efeito prolongado na insuficiência hepática
Pancurônio	0,1 (IV)	2-5min	45-90	Poucos efeitos CV e de liberação de histamina Útil nos estados de mal asmático	Longa duração de ação, paralisia prolongada, liberação de histamina

IV = via intravenosa; IM = via intramuscular; CV = cardiovascular; ↓ = redução; ↑ = aumento; FC = frequência cardíaca, PA = pressão arterial.

Quadro I-18 – Efeitos adversos e contraindicações para uso da succinilcolina em SRI.

Efeitos adversos	Contraindicações
Fasciculação muscular	Hipertensão intracraniana
Dor muscular	Lesão aberta de globo ocular
Rabdomiólise	Glaucoma
Mioglobinúria	Doenças neuromusculares
Hipercalemia	História pessoal ou familiar de hipertermia maligna
Hipertensão arterial	História de deficiência de colinesterase plasmática
↑ Pressão intracraniana	Lesões traumáticas
↑ Pressão intraocular	Traumatismo ou queimaduras
↑ Pressão intragástrica	Hipercalemia
Hipertermia maligna bradicardia, assistolia	Insuficiência renal

↑ = aumento.

via orotraqueal é preferível em situações de ressuscitação cardiorrespiratória, pois, em geral, é alcançada mais rapidamente em comparação com a via nasotraqueal. Em caso de intubação eletiva, a via nasotraqueal poderá ser utilizada. No quadro I-19 estão citadas as principais vantagens, desvantagens e contraindicações da intubação nasotraqueal.

Caso seja optado pela intubação orotraqueal com o laringoscópio na mão esquerda, deve-se avançar a lâmina na cavidade oral pelo lado direito deslocando a língua para o lado esquerdo e posicionando o laringoscópio na linha média. Uma vez que a ponta da lâmina alcançou a base da língua, avançá-la até a valécula (para lâmina curvas) ou até a epiglote (para lâminas retas). Realizar um movimento de elevação do laringoscópio, de modo a expor a fenda glótica anteriormente. Com a adequada visão da fenda glótica, pregas vocais e subglote, avançar a cânula a partir do lado direito da cavidade oral (evitar inserir a cânula pela fenda da lâmina, pois causaria obstrução do campo de visão). A cânula é inserida através da fenda glótica, de modo que o indivíduo visualize o posicionamento adequado entre as pregas vocais. Para a intubação nasotraqueal, o mesmo procedimento deve ser seguido, apenas deve ser precedido da passagem da cânula pela nari-

SEQUÊNCIA RÁPIDA DE INTUBAÇÃO

Quadro I-19 – Vantagens, desvantagens e contraindicações da intubação por via transnasal.

Vantagens	Desvantagens	Contraindicações
Pode ser realizada às cegas, sem laringoscopia	Requer cânula de menor diâmetro	Fraturas da base do crânio
Libera a cavidade oral para sucção e higiene	Pode aumentar o risco de sinusite em crianças maiores	Fraturas nasais
Permite um campo desobstruído para cirurgias orais	Erosão da asa do nariz	Epistaxe ativa
Menor risco de deslocamento da cânula	Pode aumentar o risco de epistaxe	Pólipos nasais
Propicia maior conforto		Situação de emergência

na. A laringoscopia é conduzida de forma similar, e com o auxílio da pinça de MacGill a cânula é avançada pela fenda glótica, conforme ilustrado na figura I-8.

O objetivo da pré-oxigenação é maximizar a $SatO_2$. A pré-oxigenação promove a retirada de nitrogênio criando um reservatório de oxigênio na capacidade residual funcional pulmonar. Consiste em ofertar oxigênio a 100% por 3 minutos, para o paciente respirando espontaneamente, antes do procedimento de intubação. É realizada com máscara aberta de tamanho adequado para cada faixa etária (envolver a base do nariz, toda a boca e adaptar-se ao queixo), conectada a uma fonte de oxigênio. Em caso de apneia, deve ser realizada ventilação com pressão positiva por meio da máscara conectada à bolsa. A duração recomendada é de 2 a 5 minutos, permitindo em adultos um

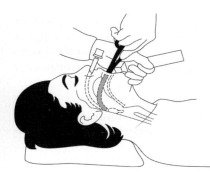

Figura I-8 – Intubação nasotraqueal.

período de apneia de 3-4 minutos, porém, em crianças este tempo é mais curto, apesar de não ser determinado por nenhum estudo. Em pacientes com respiração espontânea mas ineficaz ou naqueles em apneia deve ser realizada a ventilação com bolsa-máscara.

Compressão cricoide foi inicialmente introduzida na prática anestésica por Sellick em 1961. A técnica descrita consistia em pressão aplicada na região anterior do pescoço, estando o paciente com a cabeça e o pescoço em extensão. O autor demonstrou a eficácia da técnica em promover obliteração do lúmen do esôfago utilizando radiografias e meios de contraste. Portanto, o objetivo primário dessa manobra é a prevenção da aspiração de conteúdo gástrico em pacientes submetidos à intubação traqueal sem jejum prévio. Em protocolos de sequência rápida de intubação, a compressão cricoide é recomendada apenas se houver necessidade de ventilação com bolsa e máscara e é realizada após o início da indução anestésica. Seu uso ainda é bastante controverso. Alguns autores acham que a manobra é desnecessária, difícil de ser monitorizada, pode ser aplicada de forma inadequada contribuindo para dificultar a intubação e mais raramente pode acarretar perfuração esofágica. Por outro lado, Gerardi enfatiza que a manobra pode ter dupla utilidade durante a intubação: o movimento posterior da laringe tornaria a visualização das cordas vocais e a instalação do tubo mais fáceis, além de prevenir o refluxo de conteúdo gástrico para a boca. O paciente pediátrico parece ser tão suscetível à aspiração de conteúdo gástrico quanto os adultos. Fatores que contribuem para esse evento em crianças incluem: aerofagia excessiva durante o choro, atividade diafragmática excessiva durante a obstrução da via aérea, esôfago mais curto e menor gradiente hidrostático entre o estômago e a laringe.

CONFIRMAÇÃO DA IT

Uma vez realizada a intubação, o sucesso do procedimento pode ser confirmado por meio de métodos primários e secundários. Embora nenhum método seja 100% confiável, a associação desses métodos reduz os riscos de insucesso da intubação ou de mau posicionamento da cânula traqueal.

- **Métodos primários de confirmação da intubação**:
    - Visualização da expansibilidade simétrica do tórax.
    - Ausculta do murmúrio vesicular nas regiões axilares bilateralmente.

    Presença de vapor de água na cânula durante a exalação.

- **Métodos secundários de confirmação da intubação:**
  - Detecção de CO_2 no ar exalado (capnografia/capnometria): para aqueles pacientes que apresentam um ritmo perfusional, a capnografia/capnometria é um método tanto sensível quanto específico para a confirmação do posicionamento intratraqueal da cânula. Após a intubação, recomenda-se que sejam realizadas pelo menos seis ventilações para eliminar o CO_2 que possa estar presente no estômago ou esôfago. Após essas ventilações, o CO_2 detectado deve ser considerado proveniente da traqueia. Para pacientes em parada cardiorrespiratória, a detecção do CO_2 exalado pode não ser confiável para confirmar a intubação em função da perfusão pulmonar limitada. Outras condições que podem levar à exalação de CO_2 limitada e, portanto, dificultar a confirmação da intubação incluem os quadros obstrutivos graves como asma ou os quadros restritivos graves como a síndrome do desconforto respiratório agudo. Os monitores de detecção do CO_2 podem ser qualitativos ou quantitativos. Os dispositivos qualitativos detectam o CO_2 por meio de uma reação química. Na presença do CO_2, a cor do papel muda de roxo para amarelo-claro. Os dispositivos de capnografia são quantitativos e medem a concentração de CO_2 no ar exalado por meio de detectores de absorção infravermelho.
  - Oximetria: a intubação bem-sucedida deve ser acompanhada por melhora na oxigenação em comparação à situação antes do procedimento. Em pacientes com doença pulmonar grave, a melhora na oxigenação pode não significar ainda oxigenação adequada.
  - Radiografia do tórax: esse é o único método que permite a confirmação da intubação, assim como a verificação do posicionamento correto da cânula na traqueia. Após a intubação, devemos estar atentos para evitar o mau posicionamento da cânula, o que poderia resultar em intubação seletiva com atelectasia ou escape de ar.
  - Laringoscopia direta: caso os demais métodos de confirmação da intubação resultem em informações duvidosas, deve ser realizada laringoscopia direta que permite a visualização da cânula na fenda glótica.

ESTRATÉGIAS ALTERNATIVAS EM CASO DE INSUCESSO DA INTUBAÇÃO TRANSLARÍNGEA

O indivíduo responsável pela realização do procedimento de intubação deve ter sempre um plano alternativo preestabelecido para o caso de insucesso da intubação translaríngea que incluem o uso da máscara laríngea, intubação por fibroscopia ou uma via aérea cirúrgica (cricotireoidotomia ou traqueotomia).

Máscara laríngea – foi desenvolvida pelo anestesiologista britânico Archie Brain na década de 1980, com o objetivo primário de permitir a ventilação e manter a permeabilidade da via aérea de forma intermediária em termos de intensidade e invasibilidade entre a máscara facial e a cânula traqueal. O uso da máscara laríngea é recomendado tanto como opção inicial para ventilação naqueles pacientes com uma via aérea antecipadamente classificada como difícil quanto naqueles nos quais a intubação traqueal não foi alcançada com sucesso.

A máscara laríngea pode ser empregada tanto para manter a permeabilidade da via aérea e permitir a ventilação no paciente com diminuição do nível de consciência, quanto como conduto para a instalação de uma cânula traqueal (máscara laríngea Fastrach®) (Fig. I-9).

A máscara laríngea é introduzida na faringe e avançada até que se encontre uma resistência, o balonete é insuflado de modo a selar a hipofaringe e a extremidade distal da máscara se posiciona acima da fenda glótica.

Esse dispositivo é largamente empregado nas salas de cirurgia e foi recentemente sugerido como técnica para manter a permeabilidade da via aérea e a ventilação em departamentos de emergência, inclusive em crianças. Depois de treinamento adequado, o sucesso na instalação da máscara laríngea é superior a 95% após duas tentativas.

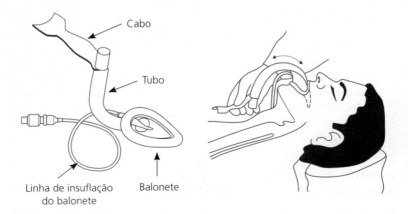

Figura I-9 – Máscara laríngea para intubação (Fastrach®).

- **Intubação por fibroscopia** – permite a visualização direta da via aérea durante o procedimento, é uma alternativa viável para pacientes com obstrução da via aérea, obesidade ou anatomia distorcida. Por outro lado, o equipamento é caro, requer manutenção e limpeza, assim como seu uso requer treinamento. Pode ser realizada por via oral ou nasal e requer anestesia local. Embora seja necessário um treinamento adequado, dados mostram que em departamentos de emergência as taxas de sucesso são elevadas.
- **Cricotirotomia** – consiste em procedimento invasivo que visa obter rapidamente um acesso à traqueia em caso de insucesso da intubação por via translaríngea. É realizada punção ao nível da cartilagem cricoide e com a técnica de Seldinger é instalada a cânula. Existem diversos *kits* no mercado com o material necessário para o procedimento (Fig. I-10).

A chave para o sucesso da intubação traqueal é a preparação adequada e a antecipação de problemas. No protocolo de SRI é essencial conhecer todas as etapas do procedimento, estabelecer um protocolo baseado no equipamento disponível no serviço em questão, adquirir experiência e planejar estratégias alternativas caso haja insucesso da intubação

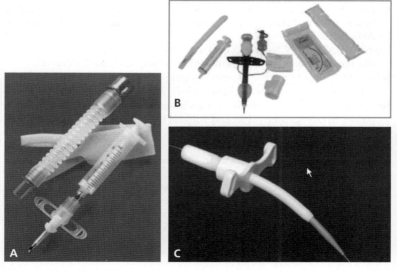

Figura I-10 – A) Rusch QuickTrach®. **B)** PCK – Portex®. **C)** Melker Emergency Cricothyrotomy Catheter Sets® – Cook.

BIBLIOGRAFIA

American Academy of Pediatrics. Care of Children in the Emergency Department: Guidelines for preparedness. Pediatrics 2001;107(4):777-81.

American Heart Association. 2005 American Heart Association (AHA) Guidelines for Cardiopulmonary Resuscitation (CPR) and Emergency Cardiovascular Care (ECC) of Pediatric and Neonatal patients. Pediatrics 2006;117:e1005-28.

Bean A, Jones J. Atropine: re-evaluating its use in paediatric RSI. Emerg Med J 2007;24(5):361-2.

Beebe D. Complications of tracheal intubation. Sem Anesth Periop Med Pain 2001;20(3):166-72.

Bledsoe GH, Schexnayde SM. Pediatric rapid sequence intubation. A review. Pediatr Emerg Care 2004,20(5):339-43.

Gerardi MJ, Sacchetti AD, Cantor RM, Santamaria JP, Gausche M, Lucid W, Foltin GL. Rapid-sequence intubation of the pediatric patient. Pediatric Emergency Medicine Committee of the American College of Emergency Physicians. Ann Emerg Med 1996;28(1):55-74.

Kil HK, Bishop MJ, Bedford RF. Physiological and pathophysiological responses to intubation. Anesth Clin North Am 1995;13:361-75.

Mallampati SR, Gatt SP, Gugino LD, Desai SP, Waraksa B, Freiberger D, et al. A clinical sign to predict difficult tracheal intubation: a prospective study. Can Anaesth Soc J 1985;32:429-34f.

Rothrock SG, Pagane J. Pediatric rapid sequence intubation incidence of reflex bradycardia and effects of pretreatment with atropine. Pediatr Emerg Care 2005;21(9):637-8.

Sagarin MJ, Chiang V, Sakles JC, et al. Rapid sequence intubation for pediatric emergency airway management. Pediatr Emerg Care 2002;18:417-23.

Sellick BA. Cricoid pressure to control regurgitation of stomach contents during induction of anesthesia. Lancet 1961;19:404-6.

Shribman AJ, Smith G, Achola KJ. Cardiovascular and catecholamine. Responses to laryngoscopy with and without tracheal intubation. Br J Anaesth 1987;59:295-9.

Takeda K, Tanigawa K, Tanaka H, et al. The assessment of three methods to verify tracheal tube placement in the emergency setting. Ressuscitation 2005;56:153-7.

Wadbrook PS. Advances in airway pharmacology. Emerging trends and evolving controversy. Emerg Med Clin North Am 2000;18(4):767-88.

Yamamoto LG, Yim GK, Britten AG. Rapid sequence anesthesia induction for emergency intubation. Pediatr Emerg Care 1990;6:200-13.

CAPÍTULO 6
Coma Não Traumático

João Fernando Lourenço de Almeida

INTRODUÇÃO

Alterações do nível de consciência em crianças gravemente enfermas são frequentes na terapia intensiva pediátrica. Essas alterações, também conhecidas como síndromes da disfunção cerebral global (SDCG), manifestam-se como disfunções agudas exemplificadas pelo coma ou delírio.

Podem ser secundárias a uma lesão cerebral direta ou a complicações de doenças sistêmicas graves como parada cardiorrespiratória, hipoxemia, sepse, intoxicações ou distúrbios metabólicos.

A avaliação do coma pediátrico torna-se complexa pelos seguintes fatores:
- múltiplas causas potenciais;
- ausência de história apropriada;
- curto espaço de tempo entre o início do quadro e o dano neurológico definitivo;
- deficiência de conhecimento básico de neurologia entre generalistas.

DEFINIÇÃO

Além da definição de coma propriamente dita, é importante ressaltar que a definição de consciência e de seus estágios intermediários é fundamental para o entendimento adequado das disfunções cerebrais. Para tornar mais fácil a compreensão, os termos serão colocados em ordem progressiva, iniciados a partir da consciência normal com progressão para estágios mais profundos de perda da consciência.

CONSCIÊNCIA

Consciência representa um estado de perfeito conhecimento de si próprio e do ambiente.

Existem dois componentes distintos da consciência que devem ser analisados e que auxiliarão na distinção anatômica de alguns tipos de lesões.

1. Nível de consciência – representa o grau de alerta comportamental ou o grau em que um indivíduo consegue interagir com o meio ambiente.
2. Conteúdo de consciência – reflete a profundidade e o conteúdo do grau de alerta. É a soma das funções cognitivas e afetivas do ser humano, como linguagem, praxia, memória, crítica, gnosias. O conteúdo da consciência diferencia o ser humano de outros animais.

COMA

É o estado em que o indivíduo não demonstra conhecimento de si próprio e do ambiente, caracterizado pela ausência ou extrema diminuição do nível de alerta comportamental, ou nível de consciência, permanecendo não responsivo aos estímulos internos e externos, com os olhos fechados, e que decorre da lesão ou disfunção do sistema reticular ativador ascendente (SRAA – responsável pelo despertar), da lesão ou disfunção cortical cerebral ou de ambas.

O quadro I-20 apresenta a definição dos estágios intermediários da consciência.

Quadro I-20 – Definições dos níveis de consciência (adaptado de Pearson-Shaver, 2006).

- Delírio – distúrbio da consciência caracterizado por atividade motora desorganizada, desorientação e alucinações (distorções do estímulo visual e auditivo)
- Obnubilação – redução do grau de alerta; indivíduo sonolento com resposta a estímulos táteis ou verbais
- Estupor – redução mais acentuada da consciência; indivíduo somente responsivo a estímulos dolorosos
- Coma – ausência de resposta a estímulos internos e externos

COMA NÃO TRAUMÁTICO

EPIDEMIOLOGIA

O traumatismo cranioencefálico é a principal causa de coma em crianças, com cerca de 140 casos para cada 100.000 habitantes. A incidência de coma não traumático em pacientes com menos de 16 anos de idade é de 30,8 casos para cada 100.000. A incidência é maior no primeiro ano de vida, com 160 casos por 100.000 crianças/ano.

ETIOLOGIA

O coma não traumático pode apresentar-se de três formas etiológicas distintas:

1. Como progressão de uma doença neurológica conhecida.
2. Como complicação esperada ou evolução imprevisível de doença sistêmica.
3. Como doença ou evento súbito e inesperado.

Devido a sua gravidade, o estado de coma geralmente está associado a uma grande comoção dos pais, dificultando a anamnese adequada e a determinação causal. O intensivista deve estar preparado para conseguir uma história detalhada, algumas vezes com vários membros da família ou acompanhantes.

Em poucos casos, a história e, consequentemente, a causa são óbvias e não há grande dificuldade em se obter as informações com os familiares. Em outros casos, a criança é trazida por estranhos e é difícil se obter informações seguras e confiáveis. É importante não liberar um acompanhante até que se tenha obtido o máximo possível de dados úteis.

Não são raras as situações, principalmente em adolescentes, em que a informação sobre uma provável intoxicação ou uso de alguma substância é adquirida com algum amigo ou colega da escola. Outro exemplo típico é a referência dos pais de não haver possibilidade de o filho ter ingerido alguma substância ou medicamento e algum empregado ou familiar referir o uso de algum remédio que os pais não tinham ciência.

Portanto, o conhecimento dos eventos e das circunstâncias que levaram ao estado de coma pode ser o diferencial para se definir ou não uma etiologia.

Deve-se perguntar sobre instalação do coma (abrupto ou lento), antecedentes do paciente e da família, existência de epilepsia ou traumatismos. No caso de suspeita de ingestão de algum medicamento, deve ser perguntado sobre a dose, a preparação e a quantidade ingerida.

A classificação do coma não traumático divide as causas em três grupos etiológicos:
1. Metabólico/tóxicas:
   a) Hipóxico-isquêmico.
   b) Distúrbios metabólicos.
   c) Distúrbios hidroeletrolíticos.
   d) Distúrbios endócrinos.
   e) Encefalopatia hipertensiva.
   f) Deficiência de vitaminas.
   g) Distúrbios mitocondriais.
   h) Toxinas exógenas e drogas.
   i) Envenenamento na síndrome de Munchausen.
   j) Infecção.
2. Distúrbios paroxísticos.
3. Estrutural/intrínseco:
   a) Abuso (traumatismo sem história típica).
   b) Neoplasias.
   c) Doenças vasculares.
   d) Infecção focal.
   e) Hidrocefalia.

AVALIAÇÃO DA CRIANÇA COMATOSA

A avaliação do paciente em coma não traumático inicia-se na avaliação clínica, que inclui a anamnese e o exame clínico, com enfoque no exame neurológico.

No exame neurológico, é realizada a tentativa de localização da lesão e classificação do coma. A seguir, será utilizada uma abordagem prática, adaptada da clássica avaliação de Plum e Posner, com foco em cinco parâmetros neurológicos principais: o nível de consciência (SRAA e córtex), a avaliação das pupilas (III nervo), o padrão respiratório (córtex e tronco cerebral), a movimentação ocular extrínseca (III, IV, VI e VIII nervos) e o padrão de resposta motora.

NÍVEL DE CONSCIÊNCIA

A escala de coma mais utilizada e universalmente aceita é a de Glasgow (Quadro I-21).

COMA NÃO TRAUMÁTICO

Quadro I-21 – Escala de coma de Glasgow e escala de coma de Glasgow modificada para crianças (adaptado de Scaramuzzi e Sampaio, 2006).

Escala de coma de Glasgow	Escore	Escala de coma de Glasgow modificada (James, 1985)
Abertura ocular		
Espontânea	4	Espontânea
Ao chamado	3	Ao chamado
À dor	2	À dor
Ausente	1	Ausente
Resposta verbal		
Orientado	5	Balbucio
Confuso	4	Choro irritado
Palavras inadequadas	3	Chora à dor
Palavras incompreensíveis	2	Gemido à dor
Nenhuma	1	Nenhuma
Resposta motora		
Obedece a comandos espontâneos normais	6	Movimentos
Localiza a dor	5	Retirada ao toque
Retirada inespecífica à dor	4	Retirada à dor
Flexão à dor (decorticação)	3	Flexão anormal
Extensão à dor (descerebração)	2	Extensão anormal
Nenhuma	1	Nenhuma

AVALIAÇÃO DAS PUPILAS

Pode ajudar na localização de algumas lesões causadoras de coma. Pode também auxiliar na determinação do prognóstico. As alterações do exame das pupilas são significativas pela proximidade que as vias de controle dos movimentos pupilares têm com as áreas responsáveis pela consciência e vigília (SRAA, tronco cerebral).

O exame das pupilas envolve a avaliação do seu diâmetro em milímetros, a simetria ou assimetria, o reflexo pupilar direto e consensual. É fundamental que esse exame seja bem feito à admissão e que as reavaliações sejam frequentes.

O sistema simpático do nervo oculomotor (III nervo) é responsável pela dilatação pupilar (midríase), e o sistema parassimpático pela constrição (miose).

As principais alterações pupilares estão resumidas na figura I-11.

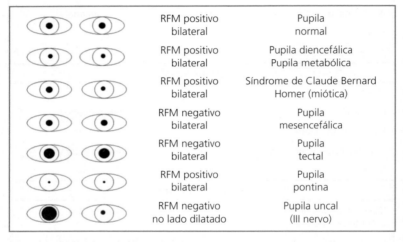

Figura I-11 – Alterações pupilares. RFM = reflexo fotomotor.

PADRÃO RESPIRATÓRIO

As alterações respiratórias típicas, classicamente descritas, podem ajudar na localização das lesões neurológicas no coma. As descrições encontram-se no quadro I-22.

MOVIMENTAÇÃO OCULAR EXTRÍNSECA

A avaliação da movimentação ocular extrínseca (MOE) pode auxiliar no diagnóstico do coma e tem maior potencial de localização da lesão. Os movimentos oculares dependem da musculatura extrínseca ocular e consequentemente dos nervos cranianos que as controlam. Os nervos oculomotor (III nervo), troclear (IV nervo) e abducente (VI nervo) estão envolvidos na MOE. Como esses nervos estão integrados no

Quadro I-22 – Principais padrões respiratórios neurológicos.

Padrão respiratório	Descrição	Localização
Cheyne-Stokes Diencéfalo	Respiração que alterna períodos de hiperventilação com amplitude inicialmente baixa com progressão em crescente e decrescente e períodos de apneia	Hemisférios cerebrais (córtex) Diencefálica Mesencefálica superior
Hiperventilação neurogênica central Mesencéfalo	Hiperpneia rápida e profunda sustentada	Mesencefálica superior Mesencefálica inferior
Respiração apnêustica Ponte	Inspiração profunda com pausa no final da inspiração seguida por expiração	Ponte
Respiração atáxica Bulbo	Padrão irregular com pausas e apneias	Bulbo Medula

tronco cerebral (pelo fascículo longitudinal medial), a alteração na MOE geralmente indica suspeita de lesões de tronco cerebral em vários níveis, como mesencéfalo e ponte.

PADRÃO DE RESPOSTA MOTORA

A presença de hemiparesia, associada a comprometimento facial, sugere lesão hemisférica contralateral. Já a presença de hemiparesia com comprometimento facial e paratonia pode representar lesão hemisférica contralateral com herniação central incipiente (Quadro I-23).

No padrão motor com predomínio de postura flexora, ou decorticação, o paciente apresenta-se com adução, flexão do cotovelo, punhos e dedos no membro superior e com postura extensora em membros inferiores (associada à flexão plantar e à rotação interna do membro inferior). Representa lesão supratentorial. Outro padrão motor importante a ser reconhecido é a postura de descerebração. Con-

Quadro I-23 – Síndromes de herniação e principais achados.

Nível de lesão	Respiração	Pupilas	Postura motora	Reflexos de tronco
Hérnia central				
Diencéfalo	Cheyne-Stokes	Mióticas e reativas	Decorticação	Presentes
Mesencéfalo	Hiperpneia neurogênica	Médias fixas	Descerebração	Presentes
Ponte	Apnêustica	Médias fixas	Flacidez	Ausentes
Bulbo	Atáxica	Médias fixas	Flacidez	Ausentes
Hérnia lateral ou uncal				
		Anisocoria	Hemiplegia ou hemiparesia	Presentes ou ausentes

siste na extensão e hiperpronação de membros superiores com extensão de membros inferiores. Pode estar associado ao opistótono e ao fechamento da mandíbula. É secundário a lesões de tronco cerebral superior. Finalmente, temos as respostas extensoras de membros inferiores associadas à flacidez, ou presença de flacidez com ausência total de resposta motora. Representam, respectivamente, lesão em ponte e lesão bulbar.

MANEJO E TRATAMENTO DA CRIANÇA COMATOSA

Para o manuseio da criança comatosa, será utilizada a abordagem de Kirkman, que resume as ações que devem ser tomadas em algumas perguntas fundamentais (algumas já comentadas ao longo do texto e outras que serão discutidas a seguir):

1. *A criança está inconsciente? E se está, qual o grau?*
   - Realizar avaliação do nível de consciência com as escalas de coma já discutidas anteriormente (principalmente a escala de coma de Glasgow), além da avaliação dos cinco parâmetros neurológicos mínimos.

2. *Existe aumento da pressão intracraniana (PIC)?*
   - Independente da causa de coma, nos casos não traumáticos a maioria das vezes a resposta é sim. Ainda existe controvérsia

quanto ao benefício da monitorização invasiva da PIC, ficando reservada para casos com diretrizes mais específicas, como no coma traumático com escala de coma de Glasgow < 8 ou no coma da hepatite fulminante (pré-transplante). A monitorização da PIC nas outras causas de coma não traumático deve ser indicada de acordo com critério clínico rigoroso e individualizado, geralmente para pacientes em coma com hipertensão intracraniana grave.

- A grande vantagem da monitorização da PIC está na manutenção de pressão de perfusão cerebral adequada (PPC) para se evitar isquemia cerebral, mantendo valores sempre acima de 40mmHg (de 40-65mmHg). PPC = PAM − PIC, onde PAM significa pressão arterial média.
- Em casos de coma traumático, já existem diversos estudos que comprovam que a presença de hipóxia e hipotensão à admissão aumentam a mortalidade e pioram o prognóstico dos pacientes. Esses dados podem ser extrapolados para o coma não traumático, devendo-se manter a PAM maior que o percentil 50 para a idade e saturação arterial de oxigênio maior que 90%.
- Para o diagnóstico de hipertensão intracraniana deve-se realizar o exame clínico, além da tomografia de crânio sem contraste.

3. *Qual é o tratamento emergencial do paciente inconsciente?*
   - Sempre realizar o ABC de acordo com as normas do Suporte Avançado de Vida em Pediatria (PALS) da *American Heart Association* (ver Capítulo 3), evitando hipóxia e hipotensão.
   - A intubação deve ser realizada nos casos de: escala de coma de Glasgow ≤ 8, inabilidade de manter a via aérea pérvia, ausência do reflexo de tosse, hipóxia ou hipercapnia (documentadas ou suspeitas) ou sinais de herniação. Alguns autores preconizam intubação mais precoce, com escala de coma de Glasgow < 12.
   - As principais situações em que o tratamento emergencial não deve ser retardado incluem a hipoglicemia, com necessidade de realização de glicemia capilar em todos os pacientes e glicose por via intravenosa, se necessário. Na suspeita de intoxicação por opioides ou benzodiazepínicos, não se deve retardar a infusão de naloxona ou flumazenil, respectivamente.
   - Outra situação típica é o choque de diversas causas, que pode estar associado a infecções graves de sistema nervoso central, devendo ser tratado de forma vigorosa com fluidos, inotrópicos e/ou vasopressores. Correções eletrolíticas também devem ser ime-

diatas, bem como a utilização de antídotos, se há conhecimento do fator desencadeante do coma tóxico/medicamentoso.
– Em casos de hipertensão intracraniana, utilizar manitol. Em suspeita de convulsão, não retardar a terapia anticonvulsivante com benzodiazepínicos, hidantal e barbitúricos.

4. Qual a provável causa do coma e quais exames indicar?
– Para crianças em coma e sem febre, o pediatra deve dar prioridade à realização da tomografia computadorizada (TC) de crânio. A TC auxilia no diagnóstico de lesões estruturais expansivas, como hidrocefalia aguda, hemorragia cerebral não traumática, cistos ou tumores, e a conduta deve ser emergencial e cirúrgica, com apoio do neurocirurgião.
– Nos casos de crianças comatosas e febris, o liquor deve ser colhido assim que a criança for ressuscitada na emergência e apresentar algum grau de estabilidade e depois de afastada clínica e tomograficamente a presença de hipertensão intracraniana. Convém reforçar que existem casos em que a TC não pode afastar hipertensão intracraniana e o médico deve utilizar a associação com parâmetros clínicos e sua experiência individual para decidir se deve ou não realizar a punção liquórica, ou se opta pela introdução de antibiótico empírico em detrimento do diagnóstico formal de infecção do sistema nervoso central.

5. O que fazer se a criança permanece inconsciente?
– Como o prognóstico de pacientes que permanecem inconscientes é pior do que o dos pacientes que recuperam algum grau de consciência após o atendimento inicial, justifica-se o emprego de condutas mais invasivas para esses casos. Esses pacientes geralmente têm algum grau de edema cerebral e, consequentemente, hipertensão intracraniana associada. Basicamente, devem ser submetidos aos seguintes procedimentos: monitorização da PIC, manutenção da PPC adequada e monitorização de crises convulsivas pela avaliação da atividade elétrica cerebral.
– O manuseio da criança com coma não traumático é resumido na figura I-12.

CONCLUSÃO

A avaliação do coma não traumático na faixa etária pediátrica é complexa e requer atenção especial e treinamento constante de pediatras

COMA NÃO TRAUMÁTICO

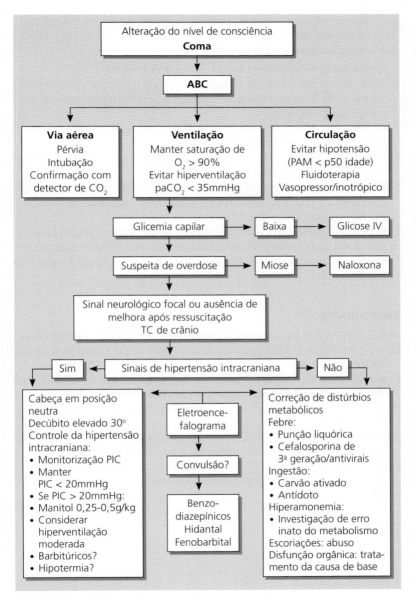

Figura I-12 – Algoritmo de manejo do coma em crianças.

que estão envolvidos no atendimento destes pacientes na emergência. Alguns pontos são fundamentais para a aplicação na prática clínica dos conhecimentos adquiridos neste texto:

1. Coma sempre representa uma emergência médica.
2. Uma escala de coma de Glasgow < 15 em crianças deve sempre alertar para diagnósticos potencialmente graves e passíveis de descompensação súbita.
3. O ABC (via Aérea, Boa respiração, Circulação) deve ser a prioridade no manuseio da criança em coma.
4. Punção liquórica pode e deve ser postergada até afastamento de suspeita de hipertensão intracraniana.
5. Glicemia capilar deve ser verificada imediatamente em crianças com coma (principalmente recém-nascidos e lactentes jovens).
6. Pupilas anisocóricas são sinais de herniação uncal.
7. O objetivo do tratamento é prevenir a lesão cerebral secundária.
8. Em casos com história inadequada ou escassa, sempre afastar causas traumáticas de coma (abuso em lactentes) ou uso de drogas (em adolescentes).

BIBLIOGRAFIA

Kirkman FJ. Non-traumatic coma in children. Arch Dis Child 2001;85:303-12.

Lehman RK, Mink J. Altered mental status. Clin Pediatr Emerg Med 2008;9: 68-75.

Pearson-Shaver AL, Metha R. Coma and depressed sensorium. In: Fuhrman BP, Zimmerman J. Pediatric critical care. 3rd ed. Mosby Inc; 2006.

Plum F, Posner J. The diagnosis of stupor and coma. 3rd ed. Philadelphia: Davis FA; 1980.

Scaramuzzi V, Sampaio LB. Coma. In: Carvalho WB, Hirschheimer MR, Matsumoto T. Terapia intensiva pediátrica. 3ª ed. São Paulo: Atheneu; 2006.

Wong CP, Forsyth RJ, Kelly TP, Eyre JA. Incidence, aetiology, and outcome of non-traumatic coma: a population based study. Arch Dis Child 2001;84: 193-9.

CAPÍTULO 7

Traumatismo Pediátrico

João Gilberto Maksoud Filho

INTRODUÇÃO

Frequentemente as crianças vítimas de acidentes são atendidas em hospitais e prontos-socorros gerais preparados para o atendimento do adulto. Se, por um lado, crianças de forma geral são mais bem atendidas em hospitais pediátricos, pouco destes possuem uma infraestrutura adequada para o atendimento complexo e multiprofissional de crianças vítimas de traumatismo.

No Brasil, como em muitos países, os acidentes (lesões não intencionais) são as principais causas de óbito em crianças com menos de 14 anos de idade. Hospitais que se propõem a atender crianças acidentadas devem contar com uma equipe multidisciplinar treinada para as necessidades específicas da criança.

A sofisticação dos equipamentos e a disponibilidade de pessoal determinarão o grau de complexidade e a gravidade do paciente que poderá ser aceito e posteriormente admitido para tratamento especializado. Entretanto, todos os centros que atendem às crianças acidentadas devem dispor de condições e equipamentos mínimos para o atendimento básico para posterior transferência da criança para um centro mais adequado após a estabilização clínica. Isto inclui a presença de um cirurgião pediátrico ou cirurgião de traumatismo e, no mínimo, uma enfermeira que possua treinamento em ressuscitação de crianças. O equipamento essencial (sondas, drenos e cateteres) deve estar separado e guardado em uma área preestabelecida.

Os princípios e a sequência lógica e ordenada para realizar o primeiro atendimento são bem estabelecidos e ensinados em cursos que seguem os moldes do *Advanced Traumatismo Life Suport* (ATLS) e *Pediatric Advanced Life Suport* (PALS) (ver Capítulo 3).

RESSUSCITAÇÃO E CUIDADOS INICIAIS

A sequência básica é a mesma na criança e no adulto, sendo conhecida pela sigla ABCDE, ou seja:

A – Via **A**érea
B – ***B**reathing* (ventilação)
C – **C**irculação
D – **D**ano neurológico
E – **E**xposição

PROTEÇÃO DA VIA AÉREA

O controle adequado da via aérea é a principal prioridade no atendimento inicial à criança acidentada. As características anatômicas da via aérea predispõem a criança a obstruções com mais frequência.

As manobras empregadas para a manutenção da permeabilidade das vias aéreas seguem três objetivos essenciais:

– permitir adequada oxigenação e ventilação;
– proteger a coluna cervical;
– evitar o aumento da pressão intracraniana.

Toda criança politraumatizada deve ser considerada portadora de traumatismo de coluna cervical até que se demonstre o contrário. A coluna deve ser protegida mantendo-se o alinhamento da cabeça em posição neutra, fixando-se manualmente a cabeça da criança ou com a ajuda de rolos de toalha ou lençol. A forma mais adequada de manutenção do alinhamento é a aplicação do colar cervical rígido, de tamanho apropriado.

As manobras para a manutenção da via aérea são em sequência: anteriorização da língua pela manobra de sustentação da mandíbula, sucção da orofaringe para a remoção de secreções e detritos e aplicação de oxigênio suplementar (5 a 10 litros/min).

Crianças comatosas ou que não estão possibilitadas de manter espontaneamente sua via aérea necessitam de manobras invasivas para a estabilização da via aérea. Deve-se dar preferência à intubação orotraqueal. Durante as manobras de intubação, deve-se atentar para a manutenção da coluna em posição neutra. Na criança vítima de traumatismo cranioencefálico devem-se utilizar drogas indutoras da anestesia. A cricotireoidostomia é indicada nas raras situações em que a intubação não é possível, como em traumatismos ou queimaduras orocervicais intensas.

RESPIRAÇÃO

A atenção deve ser voltada a identificar e corrigir as causas mecânicas que possam interferir com a ventilação adequada da criança. Essas são: contusões pulmonares ou hemopneumotórax. O diagnóstico deve ser feito rapidamente e baseado apenas em achados clínicos: ausência de murmúrios, desvio da traqueia e do icto cardíaco, percussão timpânica do hemitórax e presença de enfisema de subcutâneo são sinais claros de pneumotórax hipertensivo. Uma agulha de grosso calibre deve ser introduzida no quarto espaço intercostal, linha axilar média, sem que a comprovação radiológica seja necessária. O tratamento definitivo é a introdução de um dreno tubular pelo quinto espaço intercostal, na altura da linha axilar média, e colocado sob selo d'água com ou sem aspiração contínua.

A contusão pulmonar é tratada com suporte ventilatório de acordo com a extensão da lesão, enquanto o hemotórax deve ser tratado por meio da drenagem do hemitórax afetado com dreno tubular multiperfurado.

A drenagem inicial superior a 20ml/kg de sangue ou 2ml/kg/h é indicação de toracotomia para a realização de hemostasia.

CIRCULAÇÃO

Áreas que apresentem sangramento externo ativo deverão ser tratadas com compressão, evitando-se o uso de pinças hemostáticas "às cegas". O acesso venoso ideal consiste na cateterização de duas veias periféricas com cateteres curtos e de bom calibre do tipo jelco, de preferência em um membro superior e outro em membro inferior. No caso de insucesso, a opção por outra técnica de acesso vascular deve logo ser feita. O acesso percutâneo à veia femoral na região crural pela técnica de Seldinger é rápido e seguro quando realizado por profissionais experientes.

Não recomendamos o acesso central por punção de veia subclávia ou veia jugular nesta fase, pois a incidência de complicações é alta. A via intraóssea é uma excelente opção de rápido acesso vascular. É contraindicada em ossos fraturados ou caso a criança esteja consciente.

Na criança politraumatizada que apresenta sinais de choque hipovolêmico (taquicardia, diminuição da perfusão periférica, diminuição do turgor da pele), deve-se iniciar imediatamente a infusão de volume. Inicialmente, administram-se 20ml/kg de solução cristaloide, preferencialmente o Ringer-lactato (RL), ao fim do qual avalia-se a resposta ao tratamento. Um segundo e um terceiro bolo de RL pode ser administrado se não obtivermos resposta adequada. Caso o terceiro bolo não seja eficaz, deve-se administrar 10ml/kg de concentrado de hemácias ou 20ml/kg de sangue total.

A principal causa do choque na criança politraumatizada é a hipovolemia aguda. Não há indicação do uso de vasopressores nesta fase, a não ser em situações muito especiais, como no traumatismo raquimedular, no qual o choque é causado, além da hipovolemia, por vasoplegia reflexa. Se, apesar da administração rápida e adequada de volume, observarmos a persistência da hipotensão ou instabilidade hemodinâmica, outras fontes de sangramento ativo devem ser pesquisadas. Distensão abdominal progressiva na vigência de hipotensão é um sinal sugestivo de ruptura de víscera parenquimatosa que necessita de abordagem cirúrgica para hemostasia.

DANO NEUROLÓGICO

Embora a sobrevida geral seja melhor no traumatismo craniano infantil do que no adulto, a presença de lesão neurológica grave é fator determinante da mortalidade ou da incapacidade funcional permanente. O cérebro infantil é mais suscetível a lesões do tipo edema cerebral difuso, também conhecido como lesão axonal difusa. Devido à maior complacência da caixa craniana, raramente uma lesão expansiva como um hematoma extradural estará presente. Nos casos de lesão difusa, os cuidados iniciais são empregados para não agravar uma lesão já existente. Os princípios da assistência inicial são: manter a pressão de perfusão cerebral adequada e evitar a hipóxia. Portanto, o tratamento adequado do choque hipovolêmico tem importância crucial na manutenção da perfusão cerebral. As crianças comatosas requerem intubação orotraqueal imediata para a hiperventilação. Recomendamos a manutenção da pCO_2 em torno de 30 a 35mmHg, que leva à vasoconstrição e à diminuição da formação de edema cerebral.

EXPOSIÇÃO

A criança deve ser totalmente examinada, de forma a identificarem-se todas as lesões. Deve-se evitar a exposição excessiva da criança ao meio ambiente, realizando a exposição por etapas, minimizando a perda de calor e líquidos pela evaporação.

FASE DE TRANSIÇÃO

Durante a fase aguda, a criança é examinada e seus parâmetros verificados a cada 5 minutos. Somente após a estabilização completa devemos proceder à investigação complementar de lesões ou à transferência da criança para centros apropriados. Na criança inconsciente, intubada ou naquela que necessita de controle de via aérea, sonda nasogástrica deve ser introduzida para a descompressão do estômago. A sondagem vesical também é realizada, a menos que haja suspeita de lesão de uretra. Para identificar lesões que possam acarretar riscos de morte, solicitamos exames radiológicos na área de ressuscitação. As radiografias são: perfil da coluna cervical, tórax anteroposterior e pelve anteroposterior. A profilaxia contra o tétano e a antibioticoterapia profilática também devem ser realizadas nesta fase.

A necessidade de coleta de exames laboratoriais deverá ser avaliada individualmente.

INSPEÇÃO SECUNDÁRIA E INVESTIGAÇÃO COMPLEMENTAR

Uma vez estabilizada a criança, procedemos a um exame minucioso de todos os segmentos, ao mesmo tempo que se verificam os sinais vitais e a atividade do sistema nervoso central que pode ser mais bem acompanhada utilizando-se a escala de coma de Glasgow, modificada para lactentes.

Dos exames complementares existentes, a tomografia computadorizada (TC) é o mais frequentemente utilizado devido a sua precisão e rapidez no diagnóstico de lesões neurológicas, torácicas e abdominais. As crianças com suspeita de lesão neurológica têm indicação absoluta de realização do exame, assim que se obtenha estabilidade hemodinâmica.

A TC fornece detalhes anatômicos das lesões cerebrais, bem como evidencia sinais de aumento da pressão intracraniana, tendo-se tornado também o exame de eleição para o diagnóstico de lesões intra-abdominais. Hospitais que não possuem unidade de terapia intensiva pediátrica ou recursos essenciais para o tratamento de crianças acidentadas devem solicitar sua transferência após a estabilização inicial. Crianças portadoras de traumatismo de múltiplos órgãos que requeiram a intervenção ortopédica ou plástica extensas, grandes queimados ou que necessitem de tratamento em unidade de terapia intensiva são alguns exemplos de crianças que precisam de transferência para centros de atendimento terciário.

É fundamental o contato prévio com a instituição receptora para o fornecimento de informações, preparo adequado para o recebimento do doente e orientações adicionais. Nestes casos não se deve prosseguir com investigações diagnósticas que possam retardar a transferência.

BIBLIOGRAFIA

American College of Surgeons – The Committee of Trauma. Advanced Trauma Life Support Course. Chicago: American College of Surgeons; 2005.

Eichelberger MR. Pediatric trauma: prevention, acute care and rehabilitation. St Louis: Mosby; 1993.

Maksoud-Filho JG, Eichelberger MR. Princípios gerais do atendimento da criança traumatizada. In Maksoud JG (ed). Cirurgia pediátrica. 2ª ed. Rio de Janeiro: Revinter; 2003. pp. 190-98.

CAPÍTULO 8

Queimaduras

Antonio Luiz Pássaro
Túlio Cesar di Piero

INTRODUÇÃO

Queimaduras são lesões dos tecidos orgânicos em decorrência de traumatismo de origem térmica resultante da exposição a chamas, líquidos quentes, superfícies quentes, frio, substâncias químicas, radiação, atrito ou fricção.

CLASSIFICAÇÃO

– Profundidade da lesão.
– Extensão da lesão.
– Fases evolutivas.
– Etiologia.

PROFUNDIDADE

1º Grau: superficial, eritema, sem formação de flictenas. Com ou sem edema local. Presença de dor.
2º Grau: com destruição de toda a epiderme e de espessuras variáveis da derme. Presença de flictenas. Podem ser profundas ou superficiais. Presença de dor.
3º Grau: com destruição de toda a derme e eventualmente incluindo tecidos subjacentes. Em geral sem presença de dor pela destruição das terminações nervosas.

EXTENSÃO

A extensão da lesão é um dos dados importantes quanto à intervenção terapêutica a ser adotada e ao nível de gravidade do caso. O quadro I-24 permite calcular a porcentagem de área corporal atingida (desconsiderar 1º grau no cálculo).

Associando extensão e profundidade, a gravidade da queimadura pode ser dimensionada de acordo com os critérios do quadro I-25.

Quadro I-24 – Cálculo da porcentagem de superfície corporal queimada (adaptado de Lund e Browder, 1944).

Área	Até 1 ano	1 a 4 anos	5 a 9 anos	10 a 14 anos	> 15 anos
Cabeça	19	17	13	11	9
Pescoço	2	2	2	2	2
Tórax anterior	13	13	13	13	13
Tórax posterior	13	13	13	13	13
Glúteo direito	2,5	2,5	2,5	2,5	2,5
Glúteo esquerdo	2,5	2,5	2,5	2,5	2,5
Genitália	1	1	1	1	1
Braço direito	4	4	4	4	4
Braço esquerdo	4	4	4	4	4
Antebraço direito	3	3	3	3	3
Antebraço esquerdo	3	3	3	3	3
Mão direita	2,5	2,5	2,5	2,5	2,5
Mão esquerda	2,5	2,5	2,5	2,5	2,5
Coxa direita	5,5	6,5	8	8,5	9
Coxa esquerda	5,5	6,5	8	8,5	9
Perna direita	5	5	5,5	6	6,5
Perna esquerda	5	5	5,5	6	6,5
Pé direito	3,5	3,5	3,5	3,5	3,5
Pé esquerdo	3,5	3,5	3,5	3,5	3,5

QUEIMADURAS

Quadro I-25 – Classificação das queimaduras quanto à gravidade (adaptado de American Burn Association, 1990 e Hartford, 1996).

Tipo	Leve	Moderada	Grave
Critérios	Área de queimadura < 5% da área total de superfície corporal	5-10%	> 10%
	< 2% quando queimadura 3º grau (espessura total)	2-5%	> 5%
		Alta voltagem	Alta voltagem
		Suspeita de queimadura de vias aéreas	Queimadura de vias aéreas confirmada
		Queimadura circunferencial	Acometimento significante em face, olhos, orelhas, genitália ou articulações
		Doença anterior que predisponha à infecção (por exemplo *diabetes mellitus*)	Traumatismos associados como fraturas
Destino	Ambulatorial	Internação hospitalar	Serviço especializado

Fases evolutivas

1ª fase: de prevenção;
2ª fase: de agressão, inicial ou aguda;
3ª fase: de reparação;
4ª fase: de sequelas.

Etiologia

– Queimaduras produzidas exclusivamente pelo calor:
  • Substâncias aquecidas.
  • Substâncias inflamáveis.
– Queimaduras produzidas por outras formas de energia:
  • Elétrica.
  • Química.

- Mecânica.
- Radiação.
- Ultrassom.

Atendimento inicial em queimadura grave em crianças

Exame básico (PALS, ver Capítulo 3)

A – Vias Aéreas.
B – Boa Respiração.
C – Circulação.
D – Dano Neurológico.

Cuidados específicos

1º) Efetuar um bom acesso parenteral (veia de grosso calibre ou dissecção de vasos). As medicações serão administradas somente por via parenteral. Pode ocorrer edema intersticial reflexo sistêmico generalizado que dificulta a absorção de medicações por via intramuscular. Não utilizar a via oral, a não ser em pequenas queimaduras sem gravidade.

2º) Proceder à analgesia eficaz (por via intravenosa) para controle da dor, prevenindo o choque neurogênico que se caracteriza pelo desenvolvimento de um quadro sincopal de aparecimento súbito. Atenção à eventual depressão respiratória.

3º) Hidratação eficaz para a prevenção de choque hipovolêmico.

Fórmula de Parkland, para o cálculo de reposição de volume nas primeiras 24 horas:
- 4ml/kg multiplicado pela porcentagem da área total da superfície queimada.
- Infundir metade do volume calculado nas primeiras 8 horas.
- Infundir a metade restante nas próximas 16 horas.
- Em crianças menores de 5 anos, manter hidratação basal após as 24 horas.

4º) Sondagem vesical para o controle da hidratação e da função renal. Monitorizar diurese ideal de 1ml/kg/h em crianças.

5º) Nos casos de queimaduras de etiologia química (ácidos e álcalis) não utilizar neutralizantes que provocariam reação exotérmica piorando o quadro. Neste caso está indicada imediatamente lavagem abundante e prolongada com soro fisiológico (não deve ser frio pela possibilidade de hipotermia) ou mesmo água (por exemplo no chuveiro) para tentar a remoção do agente.

6º) Monitorização eletrocardiográfica nas queimaduras elétricas pela possibilidade de arritmias e disfunção cardíaca.

7º) Imunização do tétano.

8º) Queimadura moderada ou grave é potencialmente infectada, tratando-se de casos para internação em regime de isolamento.

Cuidados locais

– Lavagem com soro fisiológico, sem atrito e abundante quando há presença residual do agente.
– Remoção de corpos estranhos.
– Não utilizar nenhuma medicação tópica. Cobrir as áreas atingidas com compressas molhadas de soro fisiológico, até a chegada do especialista.

BIBLIOGRAFIA

American Burn Association. Hospital and prehospital resources for optimal care of patients with burn injury: guidelines for development and operation of burn centers. J Burn Care Rehabil 1990;11:97-104.

Barrow RE, Spies M, Barrow LN, Herndon DN. Influence of demographics and inhalation injury on burn mortality in children. Burns 2004;30:72.

Carlsson A, Uden G, Hakansson A, Karlsson ED. Burn injuries in small children, a population-based study in Sweden. J Clin Nurs 2006;15:129.

Hartford CE. Total burn care. Philadelphia: W.B. Saunders; 1996.

Drago DA. Kitchen scalds and thermal burns in children five years and younger. Pediatrics 2005;115:10.

National Center for Injury Preventions and Control www.cdc.gov/ncipc/wisqars (acessado em 4/12/07).

Sheridan RL, Remensnyder JP, Schnitzer JJ et al. Current expectations for survival in pediatric burns. Arch Pediatr Adolesc Med 2000;154:245.

Tse T, Poon CH, Tse KH, et al. Paediatric burn prevention: an epidemiological approach. Burns 2006;32:22.

CAPÍTULO 9
Anafilaxia

Andréa Penha Rocha
Alessandra Miramontes Lima
Fátima Rodrigues Fernandes

DEFINIÇÃO

Reação sistêmica grave, súbita e potencialmente fatal, decorrente da liberação de mediadores inflamatórios, desencadeada após exposição a uma substância à qual o indivíduo é suscetível. Ocorre em cerca de 1-3:10.000 habitantes.

FISIOPATOLOGIA

Classicamente, a reação anafilática é mediada por IgE após exposição a alérgenos. Mas existem também outros mecanismos imunológicos envolvidos e reações não imunológicas (reações anafilactoides). Na prática, a apresentação clínica e o tratamento são os mesmos, independente do mecanismo envolvido.

ETIOLOGIA

Em pediatria, a maior causa é a alergia alimentar e os principais alimentos envolvidos são: leite, ovo, trigo, amendoim, peixes e crustáceos.

Outros agentes: medicamentos (antibióticos, analgésicos, anti-inflamatórios, insulina), látex, insetos, extratos alergênicos para testes alérgicos e imunoterapia.

Alguns fatores estão relacionados com maior risco de anafilaxia:
- Sexo masculino na infância e sexo feminino em adultos.
- Administração parenteral da droga (relacionada com o aumento da frequência e da gravidade da reação).
- Atopia (fator de risco para os casos de antígenos ingeridos, alergia ao látex, reação a radiocontraste).

ANAFILAXIA

QUADRO CLÍNICO

- Cutâneo: rubor, prurido, urticária, angioedema.
- Oral: prurido, edema de lábios e língua, gosto metálico.
- Nasal: prurido, rinorreia, espirros, congestão.
- Respiratório: edema laríngeo, disfonia, opressão torácica, dispneia, sibilância, tosse.
- Cardiovascular: síncope, dor torácica, hipotensão e arritmia.
- Gastrintestinal: disfagia, náuseas, vômitos, dor abdominal, diarreia.
- Outros: sensação de morte iminente, sudorese, contrações uterinas e incontinência.

DIAGNÓSTICO CLÍNICO

Os sintomas são imediatos e surgem, em geral, de 1 a 30 minutos após a exposição ao alérgeno, podendo variar quanto à intensidade. Estudos recentes classificam a anafilaxia como doença que acomete dois sistemas (respiratório e circulatório) e sua progressão se não tratada prontamente pode levar à morte em poucos minutos. O diagnóstico é clínico e baseia-se em critérios que se encontram no quadro I-26.

DIAGNÓSTICO LABORATORIAL

Alguns exames podem auxiliar o diagnóstico etiológico, como a dosagem de IgE específica (RAST) e testes cutâneos de leitura imediata, nos casos mediados por IgE. A dosagem de triptase sérica e a da histamina urinária podem confirmar o diagnóstico na crise, entretanto são usadas apenas em pesquisas.

TRATAMENTO

Os estudos sugerem que a anafilaxia seja subdiagnosticada e subtratada e, devido ao risco de morte, o tratamento deverá ser instituído mesmo sem a certeza diagnóstica, quando se preenche um dos três critérios indicados no quadro I-26.

PRÉ-HOSPITALAR

Devido à falta de protocolos padronizados, ainda há poucas evidências da eficácia e segurança do uso da adrenalina autoinjetável por paramédicos no cenário pré-hospitalar. Pacientes que já apresentaram

Quadro I-26 – Critérios para o diagnóstico clínico de anafilaxia (adaptado de Sampson et al., 2006).

Critério	Importância clínico-epidemiológica
Anafilaxia é altamente provável se qualquer um dos critérios abaixo for preenchido	
1. Doença de início agudo (minutos a várias horas) com envolvimento da pele, mucosa ou ambos (urticária generalizada, prurido ou rubor facial, edema de lábios, língua e úvula). E pelo menos um dos seguintes: a) Comprometimento respiratório (dispneia, sibilância, estridor, redução do pico de fluxo expiratório, hipoxemia) b) Redução da pressão arterial ou sintomas associados de disfunção terminal de órgão (hipotonia, síncope, incontinência)	80% das anafilaxias são identificadas pelo critério 1
2. Dois ou mais dos seguintes, que ocorrem rapidamente após a exposição a provável alérgeno para determinado paciente (minutos ou várias horas): a) Envolvimento da pele, mucosa ou ambos (urticária generalizada, prurido e rubor, edema de lábios, língua e úvula) b) Comprometimento respiratório (dispneia, sibilância, estridor, redução do pico de fluxo expiratório, hipoxemia) d) Redução da pressão arterial ou sintomas associados de disfunção terminal de órgão (hipotonia, síncope, incontinência)	Sintomas cutâneos podem estar ausentes em cerca de 20% das reações anafiláticas por alergia alimentar e veneno de insetos. Assim, o critério 2 pode contribuir nos casos com história alérgica conhecida e possível exposição
3. Redução da pressão arterial após exposição a alérgeno conhecido para determinado paciente (minutos ou várias horas): a) Lactentes e crianças: pressão sistólica baixa (idade específica), ou mais que 30% de queda na pressão sistólica b) Adultos: pressão sistólica abaixo de 90mmHg ou queda maior que 30% do seu valor basal	Raramente a anafilaxia ocorre como episódio de hipotensão aguda isolada. Assim, o critério 3 é útil para os casos em que isto acontece após exposição a alérgeno conhecido

episódio anterior de anafilaxia devem ser orientados por médicos especialistas alergologistas sobre o uso da adrenalina autoinjetável em episódios posteriores.

INTRA-HOSPITALAR

Adrenalina é a droga de escolha, considerada essencial pela OMS. Deve ser administrada por via intramuscular (a via subcutânea deve ser evitada, devido à absorção ineficaz nos casos de choque com vasoconstrição periférica), na dose de 0,01mg/kg da solução 1:1.000 (0,1ml/kg de solução 1:10.000-0,1mg/ml) no volume máximo de 0,5ml, podendo repetir a dose após 5 minutos. Pode ser administrada por via intravenosa nos casos de parada cardíaca ou hipotensão grave.

Caso não ocorra melhora e exista acometimento sistêmico com progressão para hipotensão grave, bradicardia ou broncoespamo, deverão ser tomadas as seguintes medidas:

– Proceder à avaliação dos sistemas conforme os ABCs (Fig. I-13) recomendados pelo PALS (Capítulo 3) e administrar drogas específicas conforme os sinais e sintomas (adrenalina, broncodilatadores, corticosteroides).
– Manter permeabilidade de vias aéreas e oferecer fonte de oxigênio adequada.
– Repetir a dose inicial de adrenalina por via IM.
– Acesso venoso periférico e infusão de solução salina 20ml a 30ml/kg em 20 minutos.
– Em caso de persistência de hipotensão, administrar solução de coloides.
– Administração de drogas de suporte:
  • Anti-histamínicos por via intravenosa (maleato de clorfeniramina 0,1mg/kg; difenidramina 1-2mg/kg) – são considerados medicações de segunda linha e nunca devem ser usados isoladamente. Os anti-histamínicos por via oral não são recomendados pelo seu lento início de ação. A associação com ranitidina 1mg/kg tem melhor resposta pelo bloqueio de receptores H_2.
  • Broncodilatadores inalatórios (por exemplo: salbutamol, fenoterol) – indicados para casos de broncoespasmo.
  • Corticosteroides (por exemplo, hidrocortisona 10mg/kg, metilprednisolona 1-2 mg/kg) – devem ser usados para pacientes com asma e nas anafilaxias graves ou prolongadas, pelo potencial de prevenir recorrência.

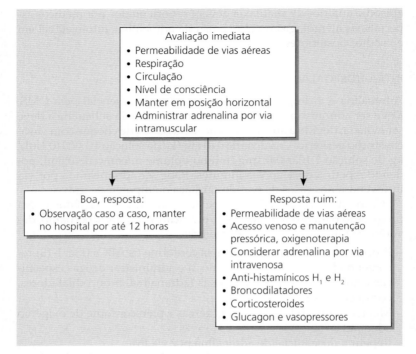

Figura I-13 – Manejo imediato da anafilaxia.

- Glucagon – crianças < 20kg: 0,5mg, e > 20kg: 1mg (ou 20-30mcg/kg). Indicado para pacientes que usam betabloqueadores, pois nesses casos não há resposta com adrenalina.
- Dopamina – hipotensão refratária a fluidos.

Após a estabilização do quadro, o paciente deve ser transferido para UTI e, mesmo nos casos em que houve regressão completa, deve-se manter observação clínica durante 24 horas pelo risco de recorrência (anafilaxia protraída) que ocorre até 12 horas após o primeiro surto.

Todo paciente que apresentou anafilaxia deve ser encaminhado a um especialista (alergista/imunologista) para melhor avaliação da etiologia e orientação das terapêuticas disponíveis e de como evitar futuros episódios.

TRATAMENTO A LONGO PRAZO

Encaminhamento ao especialista para estabelecer o diagnóstico etiológico e acompanhamento, incluindo orientação sobre como evitar os alérgenos e conduta em possíveis recorrências (Fig. I-14).

Importante destacar o diagnóstico e tratamento adequado de outras doenças associadas, que podem piorar o prognóstico de uma crise de anafilaxia (asma e mastocitose).

Emergência	Tratamento das comorbidades	Imunomoduladores
• Adrenalina autoinjetável • Identificação do alérgeno	• Asma • Doenças cardiovasculares • Mastocitose	• Imunoterapia (insetos e látex) • Terapia de dessensibilização a drogas

Figura I-14 – Manejo da anafilaxia.

BIBLIOGRAFIA

Joint Task Force on Practice Parameters, American Academy of Allergy, Asthma and Immunology, American College of Allergy, Asthma and Immunology, Joint Council of Allergy, Asthma and Immunology. The diagnosis and management of anaphylaxis: an updated practice parameter. J Allergy Clin Immunol 2005;115:S483-523.

Moneret-Vautrin DA, Morisset M, Flabbee J, Beaudouin E, Kanny G. Epidemiology of life-threatening and lethal anaphylaxis: a review. Allergy 2005;60: 443-51.

Sampson HA. Anaphylaxis and emergency treatment. Pediatrics 2003;111: 1601-8.

Sampson HA, Muñoz-Furlong A, Campbell RL, et al. Second symposium on the definition and management of anaphylaxis: summary report: Second National Institute of Allergy and Infectious Disease/Food Allergy and Anaphylaxis Network symposium. J Allergy Clin Immunol 2006;117:391-7.

Simons FER. Anaphylaxis. J Allergy Clin Immunol 2008;121:S402-7.

CAPÍTULO 10

Intoxicações

Nelson Kazunobu Horigoshi
Dafne Cardoso Bourquignon da Silva

ROTINA DE ATENDIMENTO DO PACIENTE INTOXICADO NA EMERGÊNCIA E/OU NA UNIDADE DE TERAPIA INTENSIVA PEDIÁTRICA

- Verificação dos sinais vitais à admissão do paciente: controle de frequência cardíaca, frequência respiratória, pressão arterial e temperatura.
- Maior número de informações possível sobre o agente tóxico: nome, volume, dose, horário da exposição e do início dos sintomas.
- Exame físico: retirar roupas e objetos contaminados, realizar higiene ocular e de pele quando indicado, observar hidratação, pele, diâmetro pupilar, reação pupilar à luz, orofaringe e hálito, odor e nível de consciência, padrão ventilatório e circulatório, perfusão periférica. Realizar glicemia capilar.
- Exames laboratoriais: glicemia, eletrólitos, provas de função renal e hepática, hemograma, coagulograma e gasometria.
- Reconhecimento toxicológico: realização importante, mas limitada, pelo custo elevado e demora na obtenção dos resultados. Entretanto, sempre deve ser feita quando disponível.
- Síndromes tóxicas: alguns sinais e sintomas podem auxiliar no diagnóstico do tipo de veneno ou grupo de drogas responsáveis pelo quadro clínico (Quadro I-27).

Quadro I-27 – Síndromes tóxicas.

Síndrome	Clínica	Principais agentes	Monitorar
Colinérgica	Vômitos, diarreia, cólicas, sialorreia, lacrimejamento, hipersecreção brônquica, incontinência urinária Muscarínicos: miose e bradicardia Nicotínicos: taquicardia, hipertensão	Inseticidas (organofosforados, carbamatos), acetilcolina, nicotina, cogumelos	Acompanhamento rigoroso da função respiratória Nível de consciência Avaliar resposta a antídotos
Anticolinérgica	Mucosas e pele secas, rubor, midríase, sede, hipertermia, delírio, retenção urinária, alucinações, insuficiência respiratória	Atropina e derivados, anti-histamínicos, antidepressivos tricíclicos	Nível de consciência, diâmetro pupilar, controle da temperatura, monitoração cardíaca
Simpaticomimética	Excitação de SNC, taquicardia, hipertensão, convulsões	Efedrina e derivados (descongestionantes tópicos e sistêmicos), aminofilina, cocaína	Monitoração cardíaca e da temperatura
Narcótica (opiácea)	Depressão do SNC, hipoventilação, miose, hipotensão, coma, edema pulmonar	Morfina e derivados, codeína, heroína	Acompanhamento da função pulmonar, nível de consciência, diâmetro pupilar, monitoração cardíaca e da temperatura
Barbitúrica	Depressão respiratória, coma, miose, hipotermia, vesículas cutâneas	Fenobarbital	Acompanhamento da função pulmonar, nível de consciência, diâmetro pupilar, monitoração cardíaca e da temperatura

Síndrome	Clínica	Principais agentes	Monitorar
Álcool	**Isopropanol** Atravessa a barreira hematoencefálica com facilidade, levando à depressão do SNC: depressão respiratória, coma, hipotensão Também gastrite hemorrágica e hematêmese **Metanol** Sintomas em até 72 horas da ingestão, com perda da visão. A amaurose pode ser permanente se não tratada precocemente **Etilenoglicol**: 3 fases. 1ª Fase, até 12 horas da ingestão: alteração do SNC (fala arrastada, ataxia, alucinações, coma, convulsões) 2ª Fase, 12 a 24 horas da ingestão: efeitos cardiopulmonares (taquicardia, taquipneia, hipertensão, ICC, insuficiência respiratória e choque) 3ª Fase, de 24 a 72 horas da ingestão: nefrotoxicidade toxicometabólica. Também pode haver precipitação de cálcio em cristais de oxalato de cálcio, gerando hipocalcemia, com tetania e prolongamento do intervalo QT ao ECG	Álcool doméstico (concentrações a 70% e a 91%), solventes industriais, tintas e tíneres, tônicos capilares Fluido de isqueiro, solventes industriais, aditivos de gasolina, tintas, solvente para extração ilegal de metanfetaminas Fluido de freio, detergentes, cosméticos, espuma, papel celofane, alguns tipos de tintas	Ver eletrólitos, ureia, creatinina, glicose, lactato, cálcio ionizável, ECG. Níveis de metanol e etilenoglicol, quando disponíveis Urina tipo I e gasometria Radiografia de tórax se suspeita de broncoaspiração Convulsões se hipocalcemia: ministrar benzodiazepínicos *Push* de glicose para hipoglicemia Tiamina e piridoxina como adjuvantes para etilenoglicol e ácido fólico ou folínico para metanol (1mg/kg, até 50mg) Só tratar hipocalcemia se sintomática

INTOXICAÇÕES

Benzodiazepínicos	Sonolência, incoordenação, fraqueza, hipotensão, nistagmo, depressão respiratória, hipotermia, confusão, coma	Diazepam, midazolam, clonazepam etc.	Acompanhamento da função pulmonar, nível de consciência, diâmetro pupilar, monitoração cardíaca e da temperatura
Salicilatos	Hiperpneia, febre, vômitos, acidose metabólica/alcalose respiratória, choque, hipoprotrombinemia, hiperglicemia, rabdomiólise
Podem formar concreções no estômago	Ácido acetilsalicílico	Hemograma, eletrólitos, gasometria, ureia, creatinina, glicemia, CK-MB, desidrogenase láctica e coagulograma
Salicilemia quando disponível:
45-65mg/dl: intoxicação leve
65-90mg/dl: intoxicação moderada
90-120mg/dl: intoxicação grave
Maior que 120mg/dl: geralmente letal
Exame de imagem (por exemplo, radiografia contrastada de estômago)
Paracetamol	Fase 1 (30min a 24h): mal-estar, náuseas, vômitos, anorexia
Fase 2 (24 a 72h): sonolência, hepatopatia (aumento de transaminases, bilirrubinas e tempo de protrombina), torpor e coma
Geralmente dose tóxica maior que 150mg/kg em crianças. Para menores de 6 anos, maior que 200mg/kg	Paracetamol (acetaminofeno)	Função hepática: transaminases, bilirrubinas, tempo de protrombina
Plaquetopenia
Função renal

SNC = sistema nervoso central; ECG = eletrocardiograma; ICC = insuficiência cardíaca congestiva.

MANEJO INESPECÍFICO

- Solicitar informações junto ao Centro de Controle de Intoxicações (CCI).
- Diminuir a absorção da droga: quando menos de 1 hora da ingestão (descontaminação do trato gastrintestinal): êmese, lavagem gástrica, carvão ativado.
- Aumentar a eliminação da droga: alcalinização da urina (para drogas de excreção renal que sejam ácidos fracos ou bases fracas como o fenobarbital), métodos dialíticos (peritoneal, hemodiálise, hemoperfusão, dependendo da droga).

PRINCIPAIS ANTÍDOTOS

Sempre entrar em contato com algum serviço de referência – Centro de Controle de Intoxicação (CCI) para orientação específica sobre doses e administração (Quadro I-28).

Quadro I-28 – Agentes tóxicos e antídotos.

Agentes tóxicos	Antídotos e doses
Paracetamol ou acetaminofeno	N-acetilcisteína: 140mg/kg, VO ou IV
Álcool (etilenoglicol, metanol)	Etanol a 10%: 8-10ml/kg, VO ou IV
Álcool (etilenoglicol, metanol)	Fomepizol
Anticolinesterásicos	Atropina: 0,01-0,05mg/kg, IV
Anticolinérgicos	Fisostigmina: 0,01-0,03mg/kg/dose
Benzodiazepinas	Flumazenil: 0,01-0,02mg/kg, IV (máximo 0,3mg)
β-Bloqueadores	Glucagon: 0,05mg/kg/, IV
Bloqueadores de canal de cálcio	Cálcio e glucagon Cloreto de cálcio: 20mg/kg/dose
Monóxido de carbono	Oxigênio hiperbárico
Cianeto	Nitrito de amila: via inalatória em 30 segundos Nitrito de sódio: 3%, 0,3ml/kg, IV Tiossulfato de sódio: 25%, 1,5ml/kg, IV Hidroxicobalamina

Agentes tóxicos	Antídotos e doses
Digoxina	Anticorpos específicos (fração Fab)
Ferro	Deferoxamina: 75mg/kg/dia, IM ou IV
Meta-hemoglobinemia	Azul de metileno: 1%, 1-2mg/kg, IV
Opiáceos	Naloxona: 0,01mg/kg, IV
Carbamatos	Atropina: 0,01-0,05mg/kg, IV
Organofosforados	Atropina, pralidoxima: 20-40mg/kg, IV
Metais pesados	Dimercaprol: 2-4mg/kg, IM EDTA: 30-50mg/kg/dia, IV ou IM Penicilamina (conforme metal)
Heparina	Protamina: 1mg para 100UI de heparina, IV
Cumarínicos	Vitamina K: 5-10mg, VO ou 1-5mg, IM

BIBLIOGRAFIA

Eldridge DL, Eyk JV, Kornegay C. Pediatric toxicology. Emerg Med Clin North Am 2007;15:283-308.

Erickson TB, Thompson TM, Lu JJ. The approach to the patient with an unknown overdose. Emerg Med Clin North Am 2007;25:249-81.

Henry K, Harris C. Deadly ingestions. Pediatr Clin North Am 2006;53:296-315.

Johns Hopkins: The Harriet Lane Handbook: A Manual for Pediatric House Officers. 17th ed. Elsevier: Mosby; 2005.

Kiper DJ, Severini MHA, Chiapin ML. Intoxicações agudas na infância. In: Piva JP, Carvalho PA, Garcia PC. Terapia intensiva em pediatria. 4ª ed. Medsi Editora; p. 546-69.

Mokhlesi B, Corbridge T. Toxicology in the critically ill patient. Clin Chest Med 2003;24:689-711.

CAPÍTULO 11

Analgesia e Sedação

Anna Julia Sapienza

INTRODUÇÃO

As crianças no pronto-socorro são frequentemente submetidas a recursos diagnósticos ou terapêuticos que causam dor ou apreensão. É necessário que, para cada paciente de acordo com sua capacidade cognitiva e faixa etária, sejam realizados os procedimentos necessários com menor grau de desconforto possível, com sedação e/ou analgesia adequadas conforme seu quadro clínico, evitando-se riscos.

CONCEITOS

Dor – sensação e experiência emocional desagradável relacionadas à lesão real ou potencial ou descritas em termos de tal lesão.

Analgesia – alívio da percepção dolorosa sem produção intencional de estado de sedação.

Sedação leve – diminuição da ansiedade (apreensão) com a manutenção da consciência.

Sedação moderada – é a sedação consciente; estado de depressão controlado durante o qual os reflexos de proteção e a permeabilidade das vias aéreas são mantidos. Paciente responde ao comando verbal e estímulo tátil.

Sedação profunda – estado de depressão da consciência controlado, no qual os reflexos e a permeabilidade das vias aéreas podem não estar presentes. Paciente não responde ao estímulo verbal ou tátil.

Anestesia – é estado de inconsciência induzido por drogas com perdas dos reflexos protetores, incapacidade de manter respiração espontânea ou responder a qualquer estímulo verbal, tátil ou doloroso.

ANALGESIA E SEDAÇÃO

AVALIAÇÃO DA DOR

A dor é multifatorial dependente não apenas do grau da lesão inicial que a ocasionou, como também das vivências dolorosas pregressas do paciente em questão, e ainda dos aspectos sociais, psicológicos, familiares e culturais nos quais se encontra inserido.

Quando falamos em criança, devemos acrescentar que não dependemos apenas do relato da dor de acordo com sua capacidade, mas também das suas respostas comportamentais, observadas por seus cuidadores, principalmente nas crianças na fase pré-verbal ou com algum déficit neurológico.

Não existe um método único para a avaliação da dor em criança, sendo necessária a adequação da escala conforme faixa etária, grau de cognição e situação clínica do doente.

Esta avaliação deverá ser realizada antes e após a sedação e/ou analgesia, para a avaliação de sua eficácia, bem como para o ajuste das doses de maneira adequada.

A seguir, citamos alguns métodos de avaliação utilizados.

Métodos	Vantagens	Desvantagens
Cognitivos (autorrelato)	Avaliam diretamente o conteúdo emocional da dor Aplicados em crianças acima de 3 anos	Não diferenciam dor de ansiedade ou medo Não refletem estado funcional do doente Não se aplicam em crianças com dificuldade de verbalização
Comportamentais	Aplicáveis em qualquer idade Incorporam o efeito da dor sobre o estado funcional do doente	Comportamentos iguais podem refletir outras situações (choro pode representar dor, medo, frio ou fome)
Fisiológicos	Aplicáveis em qualquer idade Podem ser usados em pacientes intubados ou imobilizados	Parâmetros refletem dor e também estresse fisiológico

ESCALAS DE AVALIAÇÃO DE DOR DE ACORDO COM AS FAIXAS ETÁRIAS

PERÍODO NEONATAL

Neonatal Infant Pain Scale – NIPS (dor > 3 pontos)

	0 ponto	1 ponto	2 pontos
Expressão facial	Relaxada	Contraída	
Choro	Ausente	Resmungo	Vigoroso
Respiração	Regular	Diferente do basal	
Braços	Relaxados	Fletidos/estendidos	
Pernas	Relaxadas	Fletidas/estendidas	
Estado de alerta	Dormindo ou calmo	Agitado/irritado	

Neonatal Facial Coding System – NFCS (dor > 3 pontos)

	0 ponto	1 ponto
Fronte saliente	Ausente	Presente
Olhos espremidos	Ausentes	Presentes
Sulco nasolabial aprofundado	Ausente	Presente
Lábios entreabertos	Ausentes	Presentes
Boca esticada	Ausente	Presente
Lábios franzidos	Ausentes	Presentes
Língua tensa	Ausente	Presente
Tremor de queixo	Ausente	Presente

CRIANÇAS DE 3-7 ANOS

Escala de copos

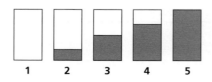

ANALGESIA E SEDAÇÃO

Escala do Cebolinha (faces)

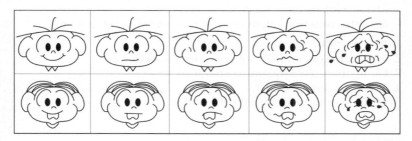

Escala de Wong-Baker (faces)

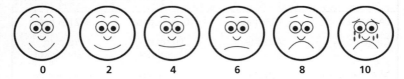

CRIANÇAS ACIMA DE 8 ANOS

Escala numérica da dor

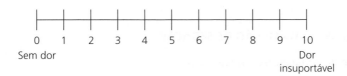

Escala visual analógica (0-10)

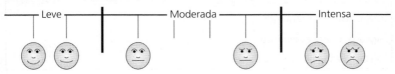

Questionário de dor pediátrica
– Avalia a intensidade e a localização da dor.
– Aspectos sensoriais afetivos: histórias, sentidos, sentimentos.
1. Está doendo?
2. Mostra-me onde dói – esquema corporal ou boneco.
3. Onde dói mais? Esquema corporal ou boneco.
4. Como é a dor?
5. Quando dói? (posição, hora, dia, atividade).

CRIANÇAS EM UTI DE 8 MESES A 13 ANOS

Escala objetiva de dor de Hannallah (dor ≥ 6 pontos).

	0	1	2
PA sistólica	≤ 10% basal	10-20% basal	> 21% basal
Choro	Ausente	Presente, consolável	Presente, inconsolável
Movimentação	Quieta	Sem repouso	Esperneando
Agitação	Calma ou adormecida	Leve	Histérica
Verbalização e postura	Adormecida ou sem relatar dor	Dor leve sem localização (flexão de extremidades)	Dor moderada e localizada (aponta local da dor)

ESCALAS DE AVALIAÇÃO DE SEDAÇÃO

Escala de sedação de Ramsay modificada

Nível de atividade	Pontos
Comatosa, não responsiva	1
Adormecida, desperta com estímulos	2
Calma, cateteres sem risco	3
Agitada, cateteres em risco	4
Agitação extrema, debatendo-se	5

Escala de Confort (1992)

Característica	Avaliar	Pontos
Estado de vigília	Muito sonolenta Levemente sonolenta Acordada Completamente acordada e alerta Hiperalerta	1 2 3 4 5
Agitação	Calma Levemente ansiosa Ansiosa Muito ansiosa Pânico	1 2 3 4 5
Resposta respiratória	Sem tosse Respiração espontânea com pouca resposta à ventilação Tosse ocasional com pouca resistência ao ventilador Respiração ativa contra o ventilador Competindo muito com o ventilador e com tosse	1 2 3 4 5
Movimentos físicos	Sem movimentos Leves movimentos ocasionais Leves movimentos frequentes Movimentos vigorosos limitados às extremidades Movimentos vigorosos, inclusive do dorso e cabeça	1 2 3 4 5
Pressão arterial (média)	Abaixo do basal Normal Aumentos raros de 15% do basal Aumentos frequentes de 15% do basal Aumentos sustentados acima de 15% do basal	1 2 3 4 5
Frequência cardíaca	Abaixo do basal Normal Aumentos raros de 15% do basal Aumentos frequentes de 15% do basal Aumentos sustentados acima da 15% do basal	1 2 3 4 5
Tônus muscular	Músculos totalmente relaxados Tônus muscular reduzido Tônus muscular normal Aumento do tônus muscular e flexão dos dedos Rigidez muscular extrema e flexão dos dedos	1 2 3 4 5
Tônus facial	Músculos faciais totalmente relaxados Músculos faciais normais Tensão evidente de alguns músculos faciais Tensão facial evidente Músculos faciais contorcidos	1 2 3 4 5

Sedação excessiva 8-16; sedação adequada 17-26; sedação insuficiente 27-40.

Escala de Confort-Behavior (2005)

Nível de consciência: alerta	
Sono profundo	1
Sono superficial	2
Letárgica	3
Acordada e alerta	4
Hiperalerta	5
Calma/agitação	
Calma	1
Ansiedade leve	2
Ansiosa	3
Muito ansiosa	4
Amedrontada	5
Resposta respiratória (apenas se paciente em ventilação mecânica)	
Ausência de tosse e de respiração espontânea	1
Respiração espontânea com pouca ou nenhuma resposta à ventilação	2
Tosse ou resistência ocasional ao ventilador	3
Respirações ativas contra o ventilador ou tosse regular	4
Compete com o ventilador, tosse	5
Choro (apenas se o paciente com respiração espontânea)	
Respiração silenciosa, sem som de choro	1
Resmungando/choramingando	2
Reclamando (monotônico)	3
Choro	4
Gritando	5
Movimento físico	
Ausência de movimento	1
Movimento leve ocasional	2
Movimento leve frequente	3
Movimento vigoroso limitado às extremidades	4
Movimento vigoroso que inclui tronco e cabeça	5
Tônus muscular	
Totalmente relaxada	1
Hipotônica	2
Normotônica	3
Hipertônica com flexão dos dedos e artelhos	4
Rigidez extrema com flexão de dedos e artelhos	5

Tensão facial	
Músculos faciais totalmente relaxados	1
Tônus facial normal, sem tensão evidente	2
Tensão evidente em alguns músculos faciais	3
Tensão evidente em toda a face	4
Músculos faciais contorcidos	5

Sedação excessiva 1-10; sedação adequada 11-22; sedação insuficiente 23-30.

TRATAMENTO NÃO FARMACOLÓGICO DA DOR

Algumas mudanças no ambiente hospitalar com adequação ao universo infantil já auxiliam na diminuição do grau de ansiedade e medo da criança, por sentir um ambiente menos ameaçador.

As orientações em relação ao tratamento e procedimentos a serem realizados devem ser claras para o paciente e/ou seus familiares, assim como as respostas às dúvidas pós-explanação inicial e sua participação conjunta nas decisões para melhor adesão ao tratamento.

Técnicas de relaxamento promovem relaxamento muscular e ansiedade, diminuindo a percepção dolorosa.

Algumas medidas de distração como música suave, brinquedos, leitura de histórias e bolhas de sabão auxiliam durante os procedimentos com diminuição do estresse psicológico.

Em recém-nascidos e lactentes de até 3 meses, a sucção não nutritiva e o uso de soluções de sacarose também diminuem a sensibilidade à dor.

TRATAMENTO FARMACOLÓGICO

Todos os medicamentos analgésicos ou sedativos apresentam efeitos adversos, sendo necessários alguns cuidados básicos para a profilaxia de riscos:
- Avaliação do quadro clínico de base: parâmetros fisiológicos pré--procedimento – nível de consciência, permeabilidade de vias aéreas, padrão respiratório (FR, oximetria de pulso), estado hemodinâmico (FC, PA, tempo de enchimento capilar), grau de hidratação, antecedentes mórbidos, alergias, medicações em uso, última ingestão de líquidos ou alimentos e histórico da doença atual.
- Monitorização adequada (FC, PA, FR, oximetria de pulso) antes, durante e após procedimento.
- Equipe treinada para suporte e avançado de vida, caso necessário.

ANESTÉSICOS TÓPICOS

Usados para anestesia de pequenas áreas de procedimento (punção venosa, arterial, suturas) ou em associação a analgésicos ou sedativos sistêmicos em grandes procedimentos (punção liquórica, torácica, passagem de cateteres venosos centrais, drenagem torácica).

- Prilocaína + lidocaína (Emla®): uso tópico em pele intata com cobertura por fita adesiva. Deve-se aguardar de 60-90 minutos para sua ação. Em menores de 3 meses, pode causar meta-hemoglobinemia.
- Lidocaína: infiltração cutânea local – deverá ser utilizada a 1%, mas em recém-nascido (RN), a 0,5%, preferencialmente sem vasoconstritor. Infiltração local – dose de 0,5-5mg/kg. RN: 0,5 = 1mg/kg; pode ser associada a bicarbonato de sódio para diminuir a dor da infiltração local: 9ml de lidocaína a 1% + 1ml de bicarbonato de sódio a 8,4%:
  - Infusão por via intravenosa inadvertida pode causar convulsão, letargia, arritmia cardíaca e depressão miocárdica.
  - Endotraqueal-*spray* a 10% – 1 dose = 10mg: 1-3mg/kg.
  - Lidocaína viscosa a 2% – indicada para úlceras orais. Dose máxima 5mg/kg.

ANALGÉSICOS NÃO OPIOIDES

- Paracetamol: antipirético e analgésico. Pico de ação em 1 hora. É contraindicado em deficiência de G6PD. É hepatotóxico em casos de sobredose:
  - VO, 10-15mg/kg, 4-6 vezes/dia.
  - VR, 20-35mg/kg, 4 vezes/dia.
- Dipirona: analgésico e antipirético potente. Ação entre 45 e 60 minutos. Pode causar agranulocitose, neutropenia, aplasia de medula e hipotermia:
  - VO/IV/VR, 12,5-25mg/kg/dose, 6/6h.
- Anti-inflamatórios não hormonais: contraindicados em casos de pacientes com hemorragias ou úlceras gastrintestinais, plaquetopênicos, anticoagulados, com hipersensibilidade à aspirina e com insuficiência renal ou hepática.
- AAS (ácido acetilsalicílico): anti-inflamatório não hormonal com ação analgésica e antipirética, pode causar reações de hipersensibilidade importantes como erupção cutânea e crises de broncoespas-

ANALGESIA E SEDAÇÃO

mo, causa antiagregação plaquetária irreversível. Por estar associado à síndrome de Reye, é contraindicado na varicela, infecções pelo influenza vírus e vírus da dengue:
- VO, 10-15mg/kg/dose, 4/4-6/6h.
- Dose máxima de 100mg/kg/dia ou 4g/dia.
- Ibuprofeno: anti-inflamatório não hormonal analgésico e antipirético:
  - VO, 5-10mg/kg/dose de 8/8 ou 6/6h; máximo de 40mg/kg/dia.
- Cetoprofeno: anti-inflamatório não hormonal; em crianças com mais de 12 anos de idade:
  - IV, 100-300mg, 1 vez/dia.
- Tenoxicam: anti-inflamatório não hormonal; em crianças com mais de 12 anos:
  - IV ou IM, 20-40mg, 1 vez/dia.
- Naproxeno: anti-inflamatório não hormonal:
  - VO, 5-7mg/kg/dose, 1-2 vezes/dia; máximo de 1g/dia.
- Ketorolac: em crianças com mais de 2 anos de idade:
  - IV ou IM, 0,5/kg/dose, 6/6h; máximo de 30mg/dose ou 120mg/dia.

ANALGÉSICOS OPIOIDES

- Codeína: opioide fraco. Pode causar liberação de histamina. Efeitos colaterais de náuseas e vômitos:
  - VO, 0,5-1mg/kg/dose; dose máxima de 2-6 anos, 30mg/dia; 6-12 anos, 60mg/dia; em crianças com mais de 12 anos de idade, 120mg/dia.
- Morfina: analgésico potente e sedativo. Efeitos colaterais de broncoespasmo, hipotensão, aumento da pressão intracraniana, depressão respiratória, midríase, vômitos, obstipação, prurido, retenção urinária. Em uso prolongado, iniciar retirada lenta para evitar abstinência:
  - VO, 0,2-0,5mg/kg/dose, 4/4 ou 6/6h.
  - IV, 0,05-0,1mg/kg/dose, 4/4 ou 6/6h, máximo 10mg/dose.
  - IV contínuo, RN, 12-20mcg/kg/h; crianças, 10-60mcg/kg/h.
- Fentanil: potente analgésico, sedativo e anestésico. Efeitos colaterais de rigidez torácica decorrente de infusão rápida. Causa também bradicardia, depressão respiratória, aumento da pressão intra-

craniana e prurido. Apresenta tolerância rápida durante infusão contínua, necessitando de aumento de doses:
- IV, 1-4mcg/kg/dose, 1-4h.
- RN pré-termo, 1mcg/kg/dose, 4/4h.
- IV contínuo, RN, 0,5-1mcg/kg/h; criança, 1-5mcg/kg/h.
- Transdérmico, 12,5 e 25mcg/h; início da ação entre 6 e 8 horas e duração de 72 horas.

– Meperidina: o uso prolongado deve ser evitado, pois seu metabólito, a normeperidina, predispõe a quadros de disforia, agitação e convulsão. Contraindicada em pacientes com asma, arritmias cardíacas ou aumento da pressão intracraniana. Pode causar náuseas, vômitos, depressão respiratória, prurido, palpitações, hipotensão, broncoespasmo, obstipação e letargia:
- IV, 1-2mg/kg dose, dose máxima 100mg.

– Tramadol: analgésico potente com menores efeitos colaterais que a morfina:
- VO/IV/VR/IM, 1-2mg/kg/dose 4/4 ou 6/6h, dose máxima 400mg.

– Metadona: utilizada em dor crônica ou na retirada de opioides de uso contínuo:
- VO/IV, 0,1mg/kg/dose a cada 4-12h.

– Naloxona: antagonista opioide que pode causar abstinência em pacientes em uso prolongado de opioides. Apresenta meia-vida mais curta do que os opioides, necessitando, às vezes, de repetição das doses para reverter as intoxicações:
- IV, 0,1mg/kg/dose.
- Crianças > 5 anos, 2mg/dose.

SEDATIVOS

– Hidrato de cloral: sedativo hipnótico de curta duração, utilizado para a sedação em procedimentos rápidos que não causam dor. Efeitos colaterais: irritação gástrica, agitação paradoxal, depressão respiratória e tolerância em uso prolongado:
- VO, 20-50mg/kg, 30-40min antes do procedimento.
- VR, 50-100mg/kg.

– Diazepam: sedativo e hipnótico sem ação analgésica. Contraindicado em pacientes com glaucoma de ângulo fechado, choque ou de-

ANALGESIA E SEDAÇÃO

pressão respiratória. Efeitos colaterais: depressão respiratória, hipotensão, bradicardia e excitação paradoxal. Causa dependência em uso prolongado;
- IV ou IM, 0,1-0,3mg/kg; dose máxima 10mg.
- VO, 0,1-0,8mg/kg/dia, 3-4 vezes.

– Midazolam: efeitos semelhantes ao diazepam. Causa amnésia anterógrada. Meia-vida curta:
- IM ou IV, 0,05-0,3mg/kg/dose.
- IV contínuo, 0,05-0,4mg/kg/h.
- Intranasal, 0,2-0,3mg/kg/dose.
- VO, 0,5-0,75mg/kg/dose.
- VR, 0,3-1mg/kg/dose.

– Flumazenil: antagonista dos benzodiazepínicos; reverte efeito sedativo em cerca de 1-3 minutos. Pode causar convulsões. Podem ser necessárias doses de resgate repetidas, pois sua meia-vida é de 1 hora:
- IV, 5-10mcg/kg a cada 30-45s; dose máxima 0,2mg/dose.

– Tionembutal: sedativo hipnótico barbitúrico, anestésico geral potente. Início rápido de ação. Indicado em suspeita de hipertensão intracraniana, mal convulsivo e traumatismo cranioencefálico. Contraindicado em porfiria aguda intermitente. Pode causar depressão respiratória, hiotensão, anafilaxia e depressão miocárdica:
- IV, 1-5mg/kg/dose.
- IV contínuo, 0,6-6mg/kg/h.

– Propofol: anestésico geral, uso para pacientes com idade superior a 3 anos. Efeitos colaterais em uso prolongado: acidose metabólica, depressão miocárdica, depressão respiratória e infecção bacteriana devido à solução lipídica. Flebite e dor à infusão:
- IV, 1,5-3mg/kg.
- IV contínuo, 5-18mg/kg/h.

– Cetamina: anestésico geral. Indicado para pacientes em mal asmático. Efeitos colaterais: hipertensão arterial e intracraniana, taquicardia, laringoespasmo, depressão respiratória, aumento de secreção salivar. Uso associado de benzodiazepínicos diminui os pesadelos e a disforia:
- IV, 0,5-2mg/kg.
- IV contínuo, 5-10mcg/kg/min.

- Dexmedetomidina: agonista alfa-2-adrenérgico com ação sedativa, analgésica e ansiolítica, não causa depressão respiratória ou queda de saturação. Infusão não pode ultrapassar 24 horas:
  - IV, 0,5-1mcg/kg em 10min.
  - IV contínuo, 0,2 -0,7mcg/kg/h.

OUTROS

Óxido nitroso (NO): agente anestésico inalatório, com efeitos ansiolítico e analgésico leves. Ideal para procedimentos rápidos. Habitualmente em mistura de 50% de NO e 50% de O_2, através de máscara com válvula de demanda controlada pelo paciente; é mais utilizado em crianças com mais de 6-8 anos de idade. Ao final do procedimento, deverá ser fornecido O_2 a 100% por 5 minutos para se evitar hipóxia após suspensão do NO. Por sua fácil difusão, o NO é contraindicado em pacientes com pneumotórax ou obstruções intestinais.

BIBLIOGRAFIA

Barbosa SMM, Santos E, Schvarstman C. Tratamento da dor aguda e crônica em crianças e adolescentes. In: Marcondes E, Vaz FAC, Ramos JLA, Okay Y. Pediatria Básica – Tomo II. 9ª ed. Sarvier; 2003.

Bursh B, Zelter LK. Tratamento da dor pediátrica. In: Tratado de Pediatria – Nelson. 17ª ed. Rio de Janeiro: Elsevier; 2005.

Carvalho WB, Troster EJJ. Sedação e analgesia no pronto-socorro. Pediatria 1999;75(Supl 2):294-306.

Hazinski MF. SAVP Manual para provedores. Rio de Janeiro: American Heart Association; 2003.

Takemoto CK, Hodding JH, Kraus DM. Pediatric dosage handbook. 14th ed. Lexi-comp; 2007.

Yang K. Analgesia and sedation. In: The Harriet Lane Handbook. 17th ed. Elservier; 2005.

CAPÍTULO 12

Urgências no Período Neonatal

Sepse

Werther Brunow de Carvalho

INTRODUÇÃO

Quando se avalia o recém-nascido com descompensação clínica, deve-se objetivar qual etiologia determinou a evolução do paciente. O diagnóstico diferencial no recém-nascido criticamente enfermo deve considerar as principais causas de deterioração durante o período neonatal: infecção, doença cardíaca congênita e alterações metabólicas. Entretanto, várias outras etiologias também devem ser consideradas, podendo-se utilizar a regra mneumônica NEO SECRETS, que possibilita uma identificação precoce da causa da piora do recém-nascido (Quadro I-29).

Quadro I-29 – Regra mneumônica para o diagnóstico diferencial do recém-nascido criticamente enfermo: NEO SECRETS.

N	Erros inatos do metabolismo – **N**ewborn
E	Alterações eletrolíticas – **E**lectrolyte
O	Intoxicação – **O**verdose
S	Convulsões – **S**eizures
E	Emergências gastrintestinais – **E**mergencies
C	Alterações cardíacas – **C**ardiac
R	Receitas – **R**ecipe
E	Alterações endócrinas – **E**ndocrine
T	**T**raumatismo
S	**S**epse

ETIOLOGIA

Na sepse neonatal, os micro-organismos mais comuns são: estreptococo de grupo B, *Listeria monocytogenes*, *Escherichia coli* e *Staphylococcus aureus*. História materna com a presença de estreptococo do grupo B e a utilização de profilaxia com penicilina, no momento do nascimento, pode ser útil, mas sepse tardia por estreptococo do grupo B pode ocorrer por aquisição da bactéria na comunidade. É importante ressaltar que o tratamento antibiótico intraparto ou no período neonatal precoce não previne a aquisição tardia do estreptococo do grupo B, ocasionando meningite, pneumonia ou sepse. À história materna de cerclagem cervical durante a gestação, esta pode aumentar o risco de sepse por gram-negativo, enquanto uma história de fluido amniótico de cor marrom pode sugerir a presença de *Listeria monocytogenes*.

Infecções virais, incluindo o vírus herpes simples e enterovírus, também podem acometer o recém-nascido e determinar infecção clinicamente indistinguível da sepse bacteriana. História de lesões genitais maternas ou sintomas respiratórios podem ser úteis, mas são frequentemente negativos. Considerar sempre a possibilidade de infecção viral e, adicionalmente as hemoculturas, enviar culturas de superfície e colher sangue e líquido cefalorraquidiano para PCR (*polymerase chain reaction*) viral.

CLASSIFICAÇÃO

A sepse neonatal é classificada como precoce ou tardia, dependendo do início que o recém-nascido apresenta os dados clínicos. É denominada precoce quando ocorre entre 48 horas e seis dias após o nascimento e tardia quando se apresenta após a primeira semana. A relevância clínica desta classificação é frequentemente devida aos micro-organismos adquiridos durante o nascimento. A sepse tardia é, ocasionalmente, determinada por transmissão vertical, sendo mais frequentemente causada por micro-organismos adquiridos após o nascimento (fonte comunitária ou intra-hospitalar). As características destes tipos de sepse neonatal estão resumidas no quadro I-30.

QUADRO CLÍNICO

Os sinais e sintomas de infecção no recém-nascido (Quadro I-31) são sutis, não específicos e mimetizam a semiologia encontrada em outras

URGÊNCIAS NO PERÍODO NEONATAL

Quadro I-30 – Caraterísticas da sepse neonatal.

	Início precoce (< 7 dias)	Início tardio (7 dias-3 meses)	Início muito tardio (> 3 meses)
Complicações intraparto	Frequentemente presente	Habitualmente ausente	Varia
Transmissão	Vertical: micro-organismo frequentemente adquirido do trato genital da mãe	Vertical ou ambiental	Habitualmente ambiental no período pós-natal
Manifestação clínica	Evolução fulminante, acometimento multissistêmico, é comum a presença de pneumonia	Insidiosa, infecção focal, meningite é comum	Insidiosa
Taxa de óbito	5-10%	5%	Baixa

Adaptado de Fanaroff, et al., 2006.

Quadro I-31 – Sinais e sintomas da sepse neonatal.

Instabilidade da temperatura: hipo ou hipertermia
Desconforto respiratório: taquipneia, apneia, cianose, gemido/batimento de asa de nariz/retrações
Alterações cardiocirculatórias: taquicardia, bradicardia, hipotensão, palidez, perfusão periférica ruim, enchimento capilar lento, pulsos fracos, diminuição do débito urinário
Letargia/irritabilidade/convulsões
Alterações da alimentação: aceitação ruim, vômitos, distensão abdominal, aumento de resíduo gástrico, diarreia
Icterícia: aumento da bilirrubina indireta e/ou direta
Alterações da pele: púrpura, eritema, petéquia, *rash*
Alterações metabólicas: acidose (metabólica e/ou respiratória), hipoglicemia e hipóxia

Adaptado de Venkatesh, et al., 2006.

condições neonatais (por exemplo, hipotermia, desconforto respiratório, doença cardíaca, hipoglicemia, alterações neurológicas, apneia primária da prematuridade).

Existem alguns sinais e sintomas preditivos de doença grave e necessidade de hospitalização em crianças com menos de 2 meses de idade, de acordo com os dados abaixo:
- História de dificuldade para se alimentar.
- Movimentação apenas quando estimulado.
- Temperatura < 35,5ºC.
- Temperatura ≥ 37,5ºC.
- Frequência respiratória > 60 respirações/minuto.
- Retração torácica grave.
- História de convulsões.

DIAGNÓSTICO

A presença de qualquer um desses sinais apresenta alta sensibilidade e especificidade para doença grave, necessitando de internação hospitalar.

Estudo diagnóstico (Quadro I-32) para sepse é necessário em todos os recém-nascidos que apresentam sinais e sintomas e/ou risco aumentado de sepse.

Entretanto, não existe teste laboratorial com 100% de sensibilidade e especificidade para sepse neonatal. Análise laboratorial normal não afasta a possibilidade de sepse.

Quadro I-32 – Componentes diagnósticos e laboratoriais da sepse do recém-nascido.

- Exame físico completo
- Leucograma com contagem diferencial e número de plaquetas
- Culturas de diversos locais (sangue, líquido cefalorraquidiano, urina, cavidade corporal fechada)
- Eletrólitos, glicemia, coleta de líquido cefalorraquidiano
- Gasometria arterial: avaliação do equilíbrio acidobásico, oxigenação
- Proteína C-reativa; dosagem de procalcitonina
- Testes para avaliar a presença de antígenos bacterianos/endotoxina
- Radiografia de tórax, abdome e articulações

Extraído de Venkatesh et al., 2006.

MANEJO

Recentemente, o *American College of Critical Care Medicine* publicou as linhas gerais para o manejo de recém-nascidos que se apresentam com choque séptico. Os objetivos deste fluxograma são de restaurar a circulação e a perfusão, seguindo uma intervenção baseada no tempo (Fig. I-15).

URGÊNCIAS NO PERÍODO NEONATAL

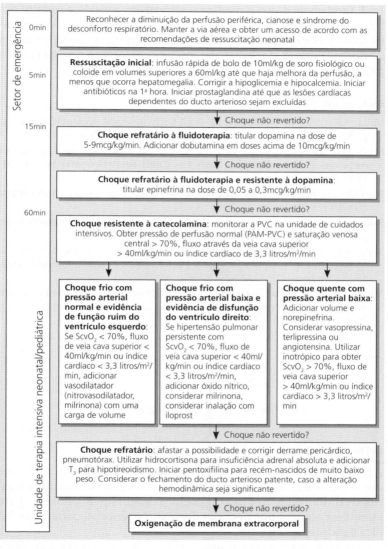

Figura I-15 – Algoritmo com a evolução de tempo e o passo a passo dos objetivos para o manejo do suporte hemodinâmico em recém-nascidos. PVC = pressão venosa central; PAM = pressão arterial média; ScvO$_2$ = saturação venosa central de oxigênio.

É fundamental que o médico emergencista considere sempre outras doenças que podem apresentar-se com choque no período neonatal, como, por exemplo, doenças cardíacas congênitas dependentes do ducto arterioso, e orientar sua conduta conforme a necessidade do paciente.

BIBLIOGRAFIA

Millar KR, Gloor JF, Wellington N, et al. Early neonatal presentations to the pediatric emergency department. Pediatr Emerg Care 2000;16:145-50.

Mishra UK, Jacobs SE, Doyle LW, et al. Newer approaches to the diagnosis of early onset neonatal sepsis. Arch Dis Child Fetal Neonatal Ed 2006;91: F208:12.

Ng PC, Lam HS. Diagnostic markers for neonatal sepsis. Curr Opin Pediatr 2006;18:125-31.

Robinson DT, Kumar P, Cadichon SB. Neonatal sepsis in the emergency department. Clin Pediatr Emerg Pediatr 2008;9:160-8.

Venkatesh M, Merenteins GB, Adams K, et al. Infection in the neonate. In: Meresteins GB, Gardner SL (eds.). Handbook of neonatal intensive care. 6th ed. St. Louis (MO): Mosby; 2006. p. 569-93.

Young Infantis Clinical Signs Study Group. Clinical signs that predict severe illness in children under age 2 months: a multi-center study. Lancet 2008;37:135.

Icterícias

Werther Brunow de Carvalho

INTRODUÇÃO

A icterícia é um achado clínico comum em recém-nascidos. A maioria dos casos de icterícia é benigna, mas, devido à potencialidade de toxicidade da bilirrubina, os recém-nascidos devem ser monitorados para identificar aqueles que poderão desenvolver encefalopatia bilirrubínica aguda ou kernicterus.

No recém-nascido que se apresente com icterícia no setor de emergência, deve-se suspeitar de alguns diagnósticos diferenciais, incluindo a icterícia fisiológica:

– Icterícia de início tardio e de progressão lenta.

- Pico entre o terceiro e quinto dias no recém-nascido a termo e entre o quarto e sexto dias no prematuro.
- Duração média de 7-10 dias no recém-nascido a termo e de 14 dias no prematuro.

DIAGNÓSTICO E CLASSIFICAÇÃO

Do ponto de vista do manejo do recém-nascido, é útil dividir em categorias a hiperbilirrubinemia grave, de acordo com o tempo de início, precoce ou tardia, independente de uma etiologia específica (Quadro I-33).

Em geral, a hiperbilirrubinemia grave de início precoce está associada a aumento da produção de bilirrubina, enquanto a hiperbilirrubinemia de início tardio está frequentemente associada à diminuição da eliminação de bilirrubina com ou sem aumento da produção de bilirrubina.

Alguns fatores podem potencializar a intensidade da icterícia:
- Pletora.
- Hipertensão arterial materna.
- Filho de mãe diabética.
- Jejum/hipoglicemia.
- Obstipação intestinal.
- Céfalo-hematoma/tocotraumatismo.
- Oferta inadequada de líquidos (baixa frequência de mamadas).
- Raça amarela.

EXAMES COMPLEMENTARES

Inicialmente, descartar a possibilidade de doença hemolítica se o curso clínico não sugerir icterícia fisiológica:
- Bilirrubina total e frações.
- Tipagem sanguínea (mãe e recém-nascido), Coombs direto/indireto, eluato.
- Hematócrito/hemoglobina.
- Contagem de reticulócitos (normal até 5-6%).
- DHL (desidrogenase láctica – considerar valores $\geq$ 2 a 3 vezes do normal em recém-nascido a termo saudável e ictérico).
- Dosagem de G6PD.
- Fragilidade osmótica nos pais.

A encefalopatia bilirrubínica aguda é influenciada pela idade pós--natal, maturidade, duração da hiperbilirrubinemia e taxa de aumento

Quadro I-33 – Diagnóstico diferencial da hiperbilirrubinemia neonatal de acordo com a fisiopatologia.

Hiperbilirrubinemia de início precoce (idade < 72 horas)	Hiperbilirrubinemia de início tardio (idade > 72 horas e < que 2 semanas)	
Primeiras 24 horas de vida	**Primeira semana de vida**	**> 1 semana de vida**
Coombs direto positivo: eritroblastose fetal isoimune • Incompatibilidade de antígeno Rh • Incompatibilidade de grupos sanguíneos menores • Incompatibilidade ABO (frequentemente o Coombs direto é negativo)	Icterícia idiopática benigna (fisiológica)	Icterícia idiopática prolongada (icterícia devido ao leite materno); bilirrubina total < 13mg/dl
	Sepse (viral ou bacteriana)	Sepse (viral ou bacteriana)
	Aumento da circulação êntero-hepática	Alteração funcional do trato gastrintestinal
Coombs direto negativo: • Deficiência de G6PD • Defeitos intrínsecos dos glóbulos vermelhos • Esferocitose • Eliptocitose • Hemoglobinopatias	Alterações do metabolismo da bilirrubina: • Síndromes de Crigler-Naajar: I e II • Síndromes de Gilbert • Polimorfismo genético UGITAI • Outras Alterações metabólicas: • Galactosemia • Deficiência de alfa-1-antitripsina • Doenças de depósito • Outras	
	Hemorragias: • Céfalo-hematoma • Hematomas	• Fibrose cística • Hipotireoidismo

da bilirrubina total. Alguns fatores (recém-nascidos próximos do termo, hipoalbuminemia, asfixia, traumatismo, hemólise, infecção e hipoglicemia) que interferem com a ligação da bilirrubina com albumina predispõem os recém-nascidos à encefalopatia com níveis mais baixos de bilirrubina total. O risco de kernicterus aumenta com os níveis de bilirrubina total > 19mg/dl. Os sinais clínicos da encefalopatia bilirrubínica aguda são sutis e não específicos. Os sinais precoces podem ser descritos em relação ao nível de consciência, tônus muscular e choro:

- Dificuldade de alimentação.
- Letargia, com alteração do padrão de sono – vigília.
- Irritabilidade, difícil de ser acalmado.
- Arqueamento intermitente.

MANEJO CLÍNICO

A Academia Americana de Pediatria publicou as orientações práticas para a indicação de fototerapia em recém-nascidos com 35 semanas ou mais de gestação (Fig. I-16).

Estas orientações não devem ser aplicadas em recém-nascidos pré-termo com menos de 35 semanas de gestação. Os recém-nascidos pré-termo apresentam risco maior de desenvolver hiperbilirrubinemia, comparativamente aos a termo. A decisão de iniciar a fototerapia

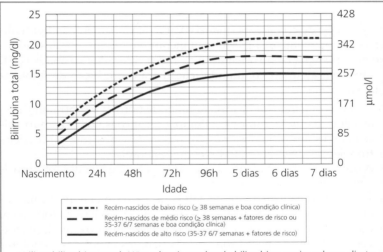

- Utilizar bilirrubina total. Não subtrair o valor da bilirrubina conjugada ou direta.
- Fatores de risco: doença hemolítica isoimune, deficiência de G6PD, asfixia, letargia importante, instabilidade da temperatura, sepse, acidose ou albumina < 3g/dl (caso mensurada).
- Para recém-nascidos com boa condição clínica, com 35-37 6/7 semanas, podem-se ajustar os níveis de bilirrubina total para intervenção ao redor da linha de médio risco.

Figura I-16 – Linhas gerais para a indicação de fototerapia em recém-nascidos hospitalizados com idade gestacional ≥ 35 semanas. Extraído de American Academy of Pediatrics, 2004.

Quadro I-34 – Linhas gerais para a utilização de fototerapia e exsanguineotransfusão em recém-nascidos pré-termo, de acordo com a idade gestacional.

Idade gestacional (semanas)	Níveis de bilirrubina total (mg/dl)		
	Fototerapia	Exsanguineotransfusão	
		Doente*	Boa condição clínica
36	14,6	17,5	20,5
32	8,8	14,6	17,5
28	5,8	11,7	14,6
24	4,7	8,8	11,7

*Doença hemolítica isoimune, asfixia perinatal, hipóxia, acidose, hipercapnia. Extraído de Maisels e Watchko, 2003.

neste grupo de crianças permanece variável e altamente individualizada. O tratamento da hiperbilirrubinemia em recém-nascidos de baixo peso pode ter como orientação os dados colocados no quadro I-34.

Existem algumas contraindicações para a utilização de fototerapia, tais como:

– Porfiria congênita ou história familiar de porfiria é contraindicação absoluta da utilização de fototerapia. Erupções bolhosas purpúricas graves têm sido descritas em recém-nascidos com porfiria eritropoiética congênita tratados com fototerapia.
– A utilização concomitante de medicamentos ou agentes fotossensíveis é contraindicação absoluta.
– Terapêutica concomitante com inibidores da metaloporfirina hemeoxigenase tem sido relatada resultar em eritema transitório leve.
– Embora recém-nascidos com icterícia colestática possam desenvolver "síndrome do bebê bronzeado" quando submetidos à fototerapia, a presença de hiperbilirrubinemia direta não é contraindicação para fototerapia.

BIBLIOGRAFIA

American Academy of Pediatrics – Clinical Practice Guideline. Management of hyperbilirubinemia in the newborn infant 35 or more weeks of gestation. Pediatrics 2004;113:297-316.

Maisels M, Watchko JF. Treatment of jaundice in low birth weight infants. Arch Dis Child Fetal Neonatal Ed 2003;88:F459-63.

PARTE II
Urgências Respiratórias

CAPÍTULO 13

Asma

Fátima Rodrigues Fernandes

INTRODUÇÃO

A asma é a doença crônica de maior prevalência na infância, acometendo 10 a 20% da população pediátrica, sendo a quarta causa de internação pelo SUS. Envolve uma complexa interação entre obstrução ao fluxo aéreo, hiper-responsividade brônquica e inflamação da mucosa. Caracteriza-se, clinicamente, por episódios recidivantes ou persistentes de tosse, sibilância e dispneia, que revertem total, parcial ou espontaneamente ou com o uso de broncodilatadores.

ATENDIMENTO NA CRISE

A crise de asma caracteriza-se por episódio de cansaço progressivo, taquipneia, tosse, sibilância e opressão torácica, ou ainda a combinação destes sintomas. Diversos fatores podem induzir à crise de asma: alérgenos, vírus, poluentes, fumo, alterações da temperatura, exercícios físicos, emoções e alguns medicamentos.

O protocolo de atendimento da asma em pronto-socorro deve buscar a máxima efetividade possível, com mínimos efeitos colaterais. Além disso, deve oferecer uma proposta de tratamento sequencial, visando evitar recaídas e retorno ao setor de urgências com risco de internação. Portanto, o manejo adequado das crises de asma em PS deve incorporar quatro aspectos: avaliação e monitoramento, uso de medicamentos, orientações dos fatores desencadeantes da crise e educação do paciente.

O roteiro abaixo é baseado em consensos de tratamento da crise de asma nacionais e internacionais que buscam elencar as ações efetivas, com níveis de evidência para recomendação.

CLASSIFICAÇÃO DA GRAVIDADE DA CRISE

A identificação do paciente de risco e a classificação da intensidade da crise são dados de extrema importância no atendimento, devendo ser avaliados no protocolo de triagem. Isto permite indicar condutas imediatas e abreviar etapas, contribuindo para uma evolução melhor e mais confortável ao paciente (Quadro II-1).

IDENTIFICAÇÃO DO ASMÁTICO DE ALTO RISCO

- Três ou mais visitas à emergência ou duas ou mais hospitalizações por asma nos últimos 12 meses.
- Uso frequente de corticosteroide sistêmico ou suspensão recente.
- Crise grave prévia, necessitando de IOT (intubação orotraqueal) ou internação em UTI.
- Uso de dois ou mais tubos de aerossol dosimetrado de broncodilatador ao mês.
- Problemas psicossociais levando à baixa aderência ao tratamento preventivo.
- Comorbidades: fibrose cística, broncodisplasia, imunodeficiências, cardiopatias.
- Asma lábil, com marcadas variações de função pulmonar (> 30% do PFE ou do VEF_1 previstos).
- Má percepção do grau de obstrução.

MANEJO DA CRISE EM PRONTO-SOCORRO

Exacerbações graves de asma são potencialmente fatais e os cuidados devem ser imediatos. Mesmo com o tratamento adequado, aproximadamente 10 a 25% dos pacientes necessitam de internação. Deve-se, portanto, realizar monitoramento da crise para o reconhecimento de critérios de internação ou transferência para a UTI. A figura II-1 demonstra o algoritmo do tratamento da crise de asma em pronto-socorro (PS).

Os serviços de urgência devem prover condições para o tratamento imediato das crises que incluem:

- Oxigenoterapia para alívio da hipóxia nas crises moderadas e graves: pode ser ofertada por cateter nasal (2 litros/min), máscara facial (6-8 litros/min) ou outras técnicas bem toleradas pelo paciente. A meta é manter $SatO_2$ > 95%, enquanto ocorre a ação dos broncodilatadores.

ASMA

Quadro II-1 – Classificação da intensidade da crise.

Achado	Leve	Moderada	Grave	Risco de morte
Geral	Sem alterações	Sem alterações	Cianose, sudorese, exaustão	
Estado mental	Normal	Normal/agitação	Agitação	Confusão, sonolência
Dispneia	Ausente/leve	Moderada	Intensa	Intensa
Fala	Sentenças	Frases incompletas Lactente: choro curto, dificuldade alimentar	Frases monossilábicas Lactente: dificuldade alimentar	
Musculatura acessória	Retrações intercostais leves ou ausentes	Retrações subcostais ou de fúrcula acentuada	Retrações acentuadas ou em declínio (exaustão)	Movimentos toraco-abdominais paradoxais
Sibilos	Moderados/localizados ou difusos, fim da expiração	Altos, durante expiração	Altos, durante ins e expiração	Ausentes, murmúrio vesicular diminuído
Frequência respiratória (ipm)*	Normal ou aumentada	Aumentada	Aumentada	Aumentada
FC (bpm)	≤ 110	> 110	> 140	Bradicardia
PFE (% previsto)	> 70%	40-69%	< 40%	< 25%
Saturação de O_2	> 95%	91-95%	≤ 90%	
paO_2	Normal	≥ 60mmHg	< 60mmHg	
$paCO_2$	< 42mmHg	< 42mmHg	> 42mmHg	

*FR em crianças normais: até 2 meses: < 60ipm, 2-11 meses: < 50ipm, 1-5 anos: < 40ipm, 6-8 anos: < 30ipm, > 8 anos = adulto.
ipm = incurssões por minuto; bpm = batimentos por minuto; FC = frequência cardíaca; PFE = pico de fluxo expiratório; paO_2 = pressão arterial de O_2; $paCO_2$ = pressão arterial de CO_2.
Obs.: a presença de vários parâmetros, mas não necessariamente todos, indica a classificação da crise.

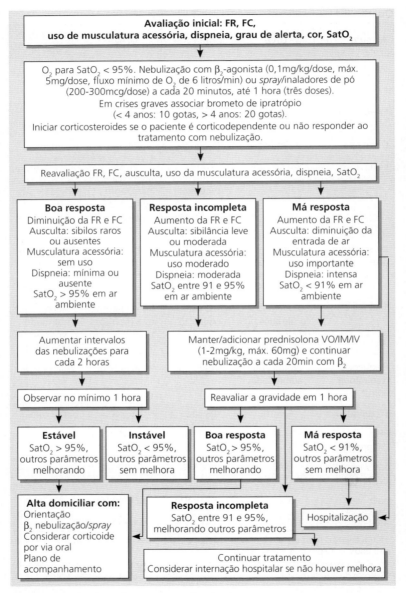

Figura II-1 – Algoritmo do tratamento da crise de asma em pronto-socorro.

- Broncodilatadores de ação rápida para o alívio da broncoconstrição são as drogas de primeira escolha no tratamento da crise (evidência A):
  - Doses adequadas e repetidas de β_2-agonista, por via inalatória, a cada 10-30 minutos na primeira hora (inicialmente). O início da ação terapêutica ocorre em 5 minutos (Quadro II-2).
  - O efeito do β_2-agonista por aerossol dosimetrado acoplado a espaçador é o mesmo que o obtido por nebulizador, mesmo nas crises moderadas e graves, e pode resultar em reversão mais rápida da obstrução. Em crianças, as doses são de 2-3 jatos a cada 20 minutos. O limite de dose deverá ser estabelecido observando-se o aumento exagerado da FC > 140bpm, tremor grosseiro e arritmias.
  - Nas crises graves, a nebulização contínua tem melhor efeito do que a intermitente.
  - Na crise grave, a primeira escolha deve ser a associação dos anticolinérgicos (brometo de ipratrópio) aos β_2-agonistas (salbutamol, terbutalina, fenoterol).
  - Quando não há resposta pela via inalatória, o uso da via intravenosa em crises graves pode prevenir a evolução para insuficiência respiratória e necessidade de suporte ventilatório.
- Corticosteroides sistêmicos nas crises moderadas e graves ou em pacientes que não respondem rapidamente aos broncodilatadores de rápida ação (evidência A):
  - Reduzem a inflamação, aceleram a recuperação e diminuem o risco de crise fatal. Reduzem também a necessidade de internação.
  - O uso do corticoide por via oral ou parenteral tem efeito equivalente. Não há evidências até o momento de que os corticoides inalados possam substituir os sistêmicos no tratamento da crise.
  - Doses recomendadas: prednisona ou prednisolona, por via oral, 1-2mg/kg/dia em 2 tomadas (máximo 60mg/dia) ou metilprednisolona, por via IV, 2-4mg/kg/dia, dexametasona, por via oral, 0,6mg/kg/dia.
  - Após a alta da emergência, prescrever por via oral durante 3 a 10 dias.
- Considerar tratamentos adjuvantes, como sulfato de magnésio (25-50mg/kg/dose, IV) ou heliox (mistura de O_2 em 60-70% e Hélio em 30-40%), nas exacerbações graves, não responsivas às medidas anteriores (evidência B).
- Monitorar a resposta terapêutica com medidas da função pulmonar ou oximetria de pulso. As medidas de função pulmonar (por exem-

Quadro II-2 – Drogas broncodilatadoras usadas na crise da asma.

Droga	Via	Dose	Duração do efeito	Reações adversas
Salbutamol	Inalatória	0,15-0,30mg/kg/dose (1 gota/2kg/dose, máximo 20 gotas) 0,5mg/kg/h em nebulização contínua	4-6h	Tremores Arritmias Taquicardia Hipotensão Distúrbios metabólicos
	IV	Ataque: 10mcg/kg, e manutenção: 0,2mcg/kg/min até dose máxima de 4mcg/kg/min		
	Aerossol	200-300mcg/dose (2-3 jatos/dose)		
	SC ou IM	0,01mg/kg/dose, máximo 0,3mg		
	Oral	0,1-0,15mg/kg/dose		
Fenoterol	Inalatória	0,1mg/kg/dose (1 gota/3kg/dose, máximo 10 gotas)	4-6h	Tremores Arritmias Taquicardia Hipotensão Distúrbios metabólicos
	Aerossol	2 jatos/dose		
	Oral	0,2mg/kg/dose		
Terbutalina	SC	0,01mg/kg/dose, máximo 2 vezes em 20min	4h	Tremores Arritmias Taquicardia Hipotensão Distúrbios metabólicos
	Oral	0,075mg/kg/dose	4-6h	
	IV	Ataque: 10mcg/kg, e manutenção: 0,2mcg/kg/min, aumentando 0,1mcg/kg até melhora clínica	Durante infusão contínua	
Adrenalina	SC	0,01mg/kg/dose da solução 1:1.000 (1mg/ml) até 3 vezes a cada 20 a 30min (máximo 0,5ml)	1h	Hipertensão Taquicardia Tremores Ansiedade
Brometo de ipratrópio	Inalatória	0,125-0,25mg/dose: ≤ 4 anos: 10 gotas > 4 anos: 20 gotas	6-8h	Náuseas Vômitos Hipersensibilidade

plo, pico de fluxo expiratório) são úteis em crianças maiores de 5-6 anos. Os valores de saturação arterial de O_2 ($SatO_2$) entre 92 e 94% após 1 hora de tratamento em PS tem valor preditivo de necessidade de internação (evidência B).

– Prevenir recaídas e recorrências por meio de medidas educativas: encaminhamento para ambulatório de seguimento, plano de ação para continuidade do tratamento domiciliar, orientações sobre técnica de uso de medicações inalatórias, considerar início de corticosteroides inalados após a alta do PS (evidência B).

TRATAMENTOS NÃO RECOMENDADOS PARA CRISE DE ASMA EM PRONTO-SOCORRO

– Metilxantinas (somente em pacientes graves hospitalizados).
– Antibióticos (exceto se houver evidências de infecção associada).
– Hidratação excessiva.
– Fisioterapia respiratória.
– Mucolíticos ou expectorantes.
– Sedação (exceto para pacientes com indicação de UTI).

AVALIAÇÃO DA RESPOSTA AO TRATAMENTO E COMPLICAÇÕES

A resposta ao tratamento inicial (entre 30 e 60 minutos) e a reclassificação do paciente quanto à gravidade representam os critérios mais úteis para determinar o prognóstico com respeito à admissão e alta e à necessidade de medicação posterior.

Em geral, a avaliação do paciente baseia-se em critérios clínicos, entretanto, em algumas situações, serão necessários exames complementares para detectar complicações ou comorbidades (Quadro II-3).

Na ausência de melhora no período de permanência no PS, verificar a existência de complicações como:

– Processo infeccioso: pneumonia associada, sinusite.
– Atelectasias.
– Pneumotórax e pneumomediastino.
– Distúrbios metabólicos: desidratação, distúrbio hidroeletrolítico.
– Toxicidade pelo uso de beta-adrenérgico (tremores, taquicardia, arritmias, hipo ou hipertensão).

Quadro II-3 – Exames complementares indicados nas complicações.

Exames complementares	Indicação
Gasometria	Sinais de gravidade, PEF < 30% ou $SatO_2 \leq 92\%$ pós-tratamento
Radiografia de tórax	Suspeita de pneumotórax, pneumonia ou necessidade de internação por crise grave
Hemograma	Suspeita de infecção (pode haver neutrofilia, após 4h do uso de corticosteroide sistêmico)
Eletrólitos	Coexistência de doenças cardiovasculares, uso de diuréticos ou altas doses de β_2

INDICAÇÃO DE TRANSFERÊNCIA PARA A UTI

Pacientes que apresentem no atendimento inicial exaustão, cianose, rebaixamento de consciência ou que durante o atendimento apresentem deterioração do quadro serão encaminhados à unidade de cuidados intensivos, seguindo os seguintes critérios:

– Exaustão, fadiga respiratória, incapacidade de falar.
– Alterações sensoriais: confusão, sonolência, torpor, inconsciência.
– FR > 40ipm, em ascensão.
– Silêncio respiratório (murmúrio vesicular ausente).
– Piora da obstrução (PFE < 100 litros/min em declínio).
– Acidose láctica não resolvida.
– Elevação progressiva da $paCO_2$ (> 42mmHg) ou queda da paO_2 (< 91%), mesmo em uso de oxigenoterapia.
– Parada respiratória.

Pode ser utilizado o escore de Wood-Downes para o monitoramento dos sinais (Quadro II-4). Pacientes com escore em ascensão ou ≥ 5 devem ser encaminhados à UTI.

ORIENTAÇÕES AO PACIENTE NA ALTA DO PRONTO-SOCORRO

– Fornecer plano de tratamento por escrito, orientando uso correto das medicações e possíveis efeitos colaterais.
– Observar sinais e sintomas de piora clínica.
– Técnica de uso da medicação inalatória.
– Consulta com especialista em até sete dias.
– Evitar fatores desencadeantes das crises.

ASMA

Quadro II-4 – Escore de Wood-Downes.

Variáveis	0	1	2
paO$_2$ (mmHg)	70-100 (ar ambiente)	< 70 (ar ambiente)	< 70 em 40% de O$_2$
Cianose	Ausente	Em ar ambiente	Em 40% de O$_2$
Murmúrio vesicular	Normal	Desigual	Diminuído/ausente
Uso de musculatura acessória	Não	Moderado	Intenso
Sibilos expiratórios	Ausentes	Moderados	Intensos
Nível de consciência	Normal	Deprimido/agitado	Coma

Escore < 5: crise leve.
Escore ≥ 5: falência respiratória iminente.
Escore > 7 + paCO$_2$ = 65: falência respiratória.

ERROS E DEFICIÊNCIAS MAIS COMUNS NO PRONTO-SOCORRO

– Durante atendimento:
- História e exame físico inadequados.
- Falta de parâmetros objetivos (oximetria, PEF) para a avaliação da gravidade inicial e da resposta ao tratamento.
- Não identificação do asmático de alto risco.
- Uso de aminofilina como tratamento principal.
- Subdoses de β$_2$-agonistas ou grande intervalo entre as doses.
- Dose insuficiente ou demora na administração de corticoides.

– Na alta:
- Liberação precoce do PS.
- Falta de orientação da técnica de uso dos aerossóis.
- Não orientar tratamento a longo prazo.
- Não orientar sobre retorno e sinais de piora.
- Não prescrever prednisona ou equivalente.
- Falta de encaminhamento ao especialista.

BIBLIOGRAFIA

Camargo Jr CA, Rachelefsky G, Schatz M. Managing asthma exacerbations in the emergency department: Summary of the National Asthma Education and Prevention Program Expert Panel Report 3 guidelines for the management of asthma exacerbations. J Allergy Clin Immunol 2009;124:S5-14.

Chipps BE, Murphy KR. Assessment and treatment of acute asthma in children. J Pediatr 2005;147:288-94.

Global Strategy for Asthma Management and Prevention. Global Initiative for Asthma – GINA Report, NIH/NHLBI, 2008. http://www.ginasthma.org

Expert Panel Report – EPR3: Guidelines for the diagnosis and management. National Asthma Education and Prevention Program, NAEPP. National Institute of Health, National Heart, Lung and Blood Institute, 2007. http://www.nhlbi.nih.gov

IV Diretrizes Brasileiras para o Manejo da Asma. Rev Bras Alerg Imunopatol 2006;29:222-43.

Kelly AM, Kerr D, Powell C. Is severity assessment after 1h of treatment better for predicting the need for admission in acute asthma? Respir Med 2004;98:777-81.

Kelly HW. What Is the dose of systemic corticosteroids for severe asthma exacerbations in children? Pediatr Asthma Allergy Immunol 2009;22:75-80.

Mehta SV, Parkin PC, Stephens D, et al. Oxygen saturation as a predictor or prolonged, frequent bronchodilator therapy in children with acute asthma. J Pediatr 2004;145:641-5.

Rowe BH, Spooner CH, Ducharme FM, Bretzlaff JA, Bota GW. Corticosteroids for preventing relapse following acute exacerbations of asthma. Cochrane Database Syst Rev 2001;(1):CD000195.

Wood DE, Downes JJ, Lecks HI. A clinical scoring system for the diagnosis of respiratory failure. Am J Dis Child 1972;123:227-8.

CAPÍTULO 14

Bronquiolite

Cacilda Rosa Barbosa Dias
Werther Brunow de Carvalho

INTRODUÇÃO

A bronquiolite aguda é uma afecção que acomete crianças em idades baixas, geralmente até o 2º ou 3º ano, com predomínio entre menores de 1 ano. Tem etiologia viral. Ocorre inflamação do tecido epitelial de bronquíolos levando à sua obstrução por formação de *plug* de muco e células epiteliais descamadas, além de edema da submucosa. É uma doença autolimitada, com maior prevalência em meses frios (outono e inverno), podendo ter padrão epidêmico.

Apresenta baixa taxa de mortalidade, inferior a 1%, exceto nos pacientes de maior risco. Nos EUA, tem sido relatada desde os anos 1990 taxa de 2/100.000 nascidos vivos.

Já a morbidade a longo prazo é considerável. Cerca de 50% dos pacientes com bronquiolite aguda apresentam outros episódios de chiados até o início da adolescência.

O grupo de maior risco inclui: crianças até 6 semanas de idade, prematuros, portadores de doença pulmonar crônica da prematuridade, doenças cardíacas congênitas, doenças neurológicas ou imunodeficiências.

A doença aparece como sintomas gripais inicialmente e evolui com sintomas mais específicos de comprometimento de sistema respiratório, podendo chegar à insuficiência respiratória.

ETIOLOGIA

Vários são os possíveis agentes etiológicos. O mais frequente deles é o vírus sincicial respiratório (VSR), mas também podem ser agentes adenovírus, parainfluenza, influenza, rinovírus, *Mycoplasma pneumoniae*, *Chlamydia pneumoniae*, metapneumovírus humano e coronavírus.

VSR apresenta duas cepas principais, A e B, sendo A a cepa dominante. Este vírus pode ser recuperado em luvas contaminadas com secreção nasal infectada, por ter estabilidade no ambiente hospitalar.

DIAGNÓSTICO

Nos primeiros três dias aparece infecção de vias aéreas superiores, com coriza nasal abundante geralmente clara e então surgem sintomas de comprometimento de vias aéreas inferiores. Aparecem tosse, batimento de asa de nariz, retração intercostal e subdiafragmática, taquipneia, dispneia, sibilos expiratórios que variam de intensidade ao longo do período de doença, ora com melhora, ora com piora, podendo evoluir com cianose e insuficiência respiratória, chegando, às vezes, à necessidade de ventilação pulmonar mecânica. Febre, diminuição de aceitação da dieta, prostração e repercussões destes sintomas também são observadas.

A doença pode durar de uma até três semanas, sendo de 10 dias o tempo mais frequente. Na infecção pelo VSR, o pico pior da doença gira em torno de quatro a cinco dias e a duração da obstrução nasal e dos sintomas ocorre de 8 a 12 dias após a infecção, quando a fase aguda de replicação viral e a cascata inflamatória já estão estabelecidas.

A radiografia de tórax não é um exame específico, não existindo um padrão radiológico típico, mas pode ser útil, conforme observamos retificação de arcos costais, hiperinsuflação pulmonar, espessamento peribrônquico. Áreas de atelectasia podem, eventualmente, ser observadas, já que o comprometimento da ventilação facilita o colapso de determinadas áreas pulmonares. Também, imagem radiográfica de condensação pode ocorrer na evolução, principalmente nas crianças menores, que estão sujeitas ao acúmulo de secreção, favorecendo o crescimento de micro-organismos.

O teste rápido de imunofluorescência direta de uma amostra de secreção nasofaríngea pode evidenciar a presença de VSR, o agente etiológico mais frequente (70% dos casos). É importante identificar o agente, pois poderá ser necessário o isolamento do paciente.

CRITÉRIOS DE INTERNAÇÃO

Pacientes que se enquadram no grupo de maior risco, além daqueles com baixa saturação de oxigênio (< 92%), letargia ou taquipneia importante (frequência respiratória maior que 70 incursões respiratórias por minuto).

DIAGNÓSTICO DIFERENCIAL

Doenças que cursam com desconforto respiratório por obstrução de vias aéreas altas e/ou baixas:

- Asma.
- Bronquite.
- Coqueluche.
- Pneumopatia crônica.
- Refluxo gastroesofágico (RGE).
- Distúrbios de deglutição.
- Aspiração de corpo estranho.
- Acidose metabólica.
- Malformação pulmonar.
- Cardiopatia congênita.
- Insuficiência cardíaca.
- Mucoviscidose.

TRATAMENTO

A maioria dos casos necessita apenas de tratamento sintomático com hidratação para fluidificar as secreções, facilitando sua eliminação das vias aéreas; controle de temperatura periodicamente para combater episódios de febre que aumentam as necessidades metabólicas tendo maior gasto energético; manter a criança em ambiente arejado, livre de fatores alergênicos que possam desencadear algum processo de broncoespasmo que eventualmente se some ao quadro, piorando a situação do paciente; soro fisiológico e aspiração de narinas no caso de obstrução nasal; manter decúbito elevado para evitar aspiração de secreções de vias aéreas e até gástricas, principalmente caso haja risco de RGE. Reavaliações diárias com o pediatra deverão ser programadas.

Em casos de maior comprometimento do paciente, avaliar os critérios de gravidade, não se esquecendo do grupo de maior risco.

Critérios de gravidade que indicam a necessidade de hospitalização:

- Pacientes do grupo de maior risco (pneumopatias crônicas, cardiopatias congênitas, neuropatias, imunodeficiências).
- Baixa saturação de oxigênio (< 92% em ar ambiente).
- Letargia e/ou toxemia.
- Taquipneia importante (frequência respiratória > 60 incursões respiratórias/minuto).
- Apneia e/ou cianose.

- Prematuridade < 34 semanas de idade gestacional e idade corrigida < 3 meses.
- Desidratação com perda acima de 5%.
- Problemas psicossociais.
- Comprometimento pulmonar observado à radiografia de tórax.

Quando a FR for maior que 80 movimentos por minuto e a hipóxia abaixo de 85%, o paciente tem indicação de internação em unidade de terapia intensiva pediátrica.

Podemos aplicar o escore de Wood-Downes adaptado para avaliar a gravidade (Quadro II-5).

Quadro II-5 – Escore de Wood-Downes adaptado.

Variável	0	1	2
paO$_2$ (mmHg)	70-100 (ar ambiente)	≤ 70 (ar ambiente)	< 70 (ar ambiente)
Cianose	Ausente	Presente (ar ambiente)	Presente (FiO$_2$ a 40%)
Murmúrio vesicular	Normal	Desigual	Diminuído/ausente
Uso de músculos acessórios	Ausente	Moderado	Máximo
Sibilos	Ausente	Moderado	Máximo
Função cerebral	Normal	Deprimido/agitado	Coma

Nos casos que necessitam de internação, o tratamento básico consiste de hidratação, oxigênio e manter o paciente calmo e até sedação se necessário, já que a agitação prejudica ainda mais seu quadro, pois aumenta o trabalho respiratório.

Hidratação

É importante garantir **hidratação adequada** ao portador de bronquiolite aguda, pois ocorre aumento da demanda hídrica com a febre e a taquipneia, e a ingestão fica prejudicada com a taquidispneia. Administração por via intravenosa de fluidos frequentemente é necessária, devendo-se sempre monitorizar a oferta hídrica para evitar sobrecarga e consequente congestão pulmonar. Alguns pacientes com maior grau de obstrução de vias aéreas podem desenvolver a síndrome de secreção inapropriada de hormônio antidiurético.

Oxigenoterapia

A **suplementação de oxigênio** também é necessária nos casos em que se detecte hipoxemia, objetivando saturação acima de 92%. A monitorização da saturação de oxigênio deve ser realizada por meio de oximetria de pulso. A oferta de oxigênio deve ser adequada, aquecida e umidificada por meio de cateter nasal de O_2, máscara de O_2, ou nos casos mais graves, em que se observe apneia ou insuficiência respiratória, com o auxílio de um aparelho de ventilação pulmonar mecânica, com a devida monitorização em unidade de terapia intensiva.

A via aérea deve permanecer pérvia, utilizando-se solução salina nasal e aspiração de secreções em vias aéreas superiores, visando facilitar a passagem aérea.

Os pacientes com infecção pelo VSR apresentam variados graus de obstrução da via aérea e chiado devido a vários fatores: aumento de secreções, descamação do epitélio lesado para dentro da via aérea, edema da mucosa e intersticial e possíveis mecanismos humorais ou neurogênicos que favoreçam a broncoconstrição.

A formação de *plug* de muco e a descamação de células epiteliais levam à obstrução das pequenas vias aéreas, favorecendo atelectasias.

Fisioterapia respiratória

A **fisioterapia respiratória** está indicada nos casos de bronquiolite, visando desfazer as atelectasias e evitar novas ocorrências, por meio de manobras específicas de desobstrução brônquica, desinsuflação pulmonar e recrutamento alveolar. É importante lembrar que o paciente deve ser mantido o mais tranquilo possível, pois poderá, caso contrário, apresentar maior desconforto respiratório. Podemos, caso o quadro clínico permita, deixar a criança confortável, na presença dos pais, também tentando diminuir a ansiedade do paciente e com isso melhorando seu padrão respiratório. Sedação pode trazer complicações ao padrão respiratório, piorando a insuficiência respiratória por depressão do centro respiratório e outros efeitos adversos, daí a necessidade de ponderação neste sentido.

Broncodilatadores

Quando ocorre a broncoconstrição levando ao broncoespasmo, o uso de **agonistas beta-adrenérgicos** (0,15mg/kg) pode ter eficácia. A resposta deve ocorre em até 60 minutos após a inalação da droga, caso contrário deve-se suspender a medicação.

A teofilina pode estar indicada para pacientes com apneia, mas poucos estudos avaliam essa terapêutica e sua eficácia.

Os anticolinérgicos (brometo de ipratrópio) têm pouca efetividade e não são superiores aos beta-agonistas, nem quando combinados.

A **adrenalina** racêmica está indicada apenas nos pacientes internados. A dose da adrenalina racêmica (2,25%) é de 0,1mg/kg, e da L-adrenalina (1%), de 0,05mg/kg a cada 4 horas, sendo necessária a monitorização eletrocardiográfica adequada. Por ser um agonista alfa-adrenérgico, pode ser mais efetiva na diminuição do edema da mucosa intersticial do que os agonistas beta-adrenérgicos.

Quando o processo inflamatório é predominante, o uso de anti-inflamatório pode ser útil.

Corticosteroides

O uso de **corticoides** está baseado na hipótese de que a ação anti-inflamatória desses agentes pode reduzir o edema bronquiolar, melhorando a obstrução da via aérea. Estudos realizados não demonstram benefício do uso de corticoides em bronquiolites leves ou moderadas. Seu uso em pacientes submetidos à ventilação pulmonar mecânica (VPM) pode estar relacionado a algum benefício nesta fase.

A fisiopatologia da bronquiolite causada pelo VSR sugere que a ação anti-inflamatória dos corticoides pode ser uma terapêutica efetiva, mas os estudos realizados até o momento não revelam alteração nos achados clínicos, na admissão hospitalar nem no tempo de internação desses pacientes.

DNase recombinante humana

É outra alternativa terapêutica. Seu uso se dá por nebulização ou pela cânula de intubação, duas vezes ao dia, até a melhora do paciente. Estudos mostraram que houve melhora clínica em até 2 horas e melhora radiológica em até 24 horas após o uso em pacientes sem fibrose cística e com atelectasia. Os pacientes com fibrose cística, bronquiestasias e bronquiolite pelo VSR apresentam grande quantidade de DNA extracelular dos leucócitos degenerados e de células epiteliais, o que aumenta a viscosidade e a aderência das secreções pulmonares. Nas infecções associadas a atelectasias, as secreções brônquicas e os *plugs* mucosos contêm alta concentração de DNA.

Ribavirina

É um antiviral que atua inibindo a síntese de proteínas dos vírus, reduzindo a replicação viral e a resposta da imunoglobulina E. Não é indicada para pacientes com imunidade normal, apenas para imunocomprometidos e com infecção grave pelo VSR. Seu uso ainda não está totalmente apoiado pela literatura.

Outras medidas podem estar relacionadas à terapêutica da bronquiolite:

- **Mistura hélio e oxigênio (heliox)**: diminui o trabalho respiratório e o chiado em crianças com obstrução. Pode ter efeito como terapêutica auxiliar, evitando a falência respiratória e intubação intratraqueal e deve ser utilizado apenas em unidade de terapia intensiva pediátrica.
- **Oxigenação de membrana extracorporal (ECMO)**: pode ser uma opção para pacientes que não podem ser mantidos em ventilação pulmonar mecânica, assegura suporte cardiocirculatório.
- **Surfactante**: pacientes com bronquiolite pelo VSR apresentam deficiência de surfactante, o que é importante para manter a tensão superficial dos alvéolos e a complacência pulmonar. Seu uso é restrito às unidades neonatais e UTI pediátricas.
- **Óxido nítrico**: melhora a oxigenação e a resistência do sistema respiratório nas crianças com infecção grave pelo VSR. Deve ser reservado para os casos de hipoxemia grave, refratária ao suporte ventilatório.
- **Ventilação pulmonar mecânica convencional**: indicada nos pacientes com padrão obstrutivo e hipoxemia. Prefere-se a modalidade de pressão controlada, podendo-se utilizar a modalidade mista realizando compressão regulada do volume controlado (PRVC), visando manter PEEP baixo (há possibilidade de PEEP intrínseco), iniciando em torno de 5cmH$_2$O, FR em torno de 20, com relação I:E de 1:3.
- **Ventilação com oscilação de alta frequência (VOAF)**: pacientes em VPM (ventilação pulmonar mecânica) convencional que evoluem com piora clínica ou extravasamento de gás (pneumotórax, enfisema intersticial, pneumopericárdio).
- **Ventilação não invasiva com pressão positiva**: indicada nos episódios de apneia. Podemos utilizar o CPAP (pressão contínua em vias aéreas) ou BIPAP (pressão em dois níveis). Mantém vias aéreas pérvias, melhora o fluxo expiratório, diminui a capacidade residual funcional, diminui o trabalho respiratório.

PROFILAXIA

A profilaxia deve ser realizada com o uso de vacinas (imunização ativa) e imunoglobulinas. As vacinas ainda se encontram sem resultados efetivos. A imunização passiva consta de anticorpos monoclonais (palivizumab) contra o VSR. A dose é de 15mg/kg/dose uma vez ao mês durante os meses epidêmicos. A eficácia é de 1:200; reduz a taxa de hospitalização pelo VSR em 55%. Prematuros sem doença pulmonar crônica apresentam maior benefício. É recomendada para prematuros e portadores de doença cardíaca congênita.

BIBLIOGRAFIA

Carvalho WB, Johnston C, Fonseca M. Bronquiolite aguda, uma revisão atualizada. Rev Assoc Med Bras 2007;53(2):182-8.

King JV, Viswanathan M, Bordley C, Jackman AM, Sutton SF, Lohr KN, Carey TS. Pharmacologic treatment of bronchiolitis in infants an children. Arch Pediatr Adolesc Med 2004;158:127-37.

Oliveira NF, Carvalho WB, Ferreira ACP. Asma e bronquiolite aguda. Terapia Intensiva Pediátrica. 3ª ed. São Paulo: Atheneu; 2006. p. 425-37.

Panitch H. Respiratory syncytial virus bronchiolitis: supportive care and therapies desined to overcome airway obstruction. Pediatr Infect Dis J 2003;22:S83-8.

Smyth RL, Openshaw PJM. Bronchiolitis (Seminar) (Disease/Disorder Overview). Lancet 2006;22:312-23.

CAPÍTULO 15
Pneumonias Comunitárias

Clóvis Eduardo Tadeu Gomes

DEFINIÇÃO

Processos infecciosos frequentemente agudos atingindo todas as estruturas pulmonares, e a pleura, eventualmente, e junto à bronquiolite, à bronquite são as infecções mais comuns do trato respiratório inferior.

CLASSIFICAÇÃO

São propostos critérios variados de pouca importância na prática clínica, pois no geral se correlacionam fracamente ao objetivo terapêutico e sistemas.

- Local de aquisição:
  - Na comunidade.
  - Em diversos ambientes intra-hospitalares (enfermarias, unidade de terapia intensiva – UTI, associadas à ventilação mecânica) com micro-organismos mais selecionados e frequentemente mais virulentos.
- Etiológica: de maior importância, pois leva à orientação terapêutica mais segura, mas, em função da dificuldade de recuperação do agente etiológico, a abordagem inicial das pneumonias é orientada pelos dados epidemiológicos (Quadro II-6).

No Brasil, evidenciamos escassez de estudos para definição mais clara da etiologia das pneumonias agudas comunitárias (PAC), mas os dados disponíveis mostram perfil epidemiológico com a seguinte distribuição em ordem de frequência.

Quadro II-6 – Agentes mais comuns nas pneumonias agudas comunitárias (PAC) em crianças.

Vírus	Vírus sincicial respiratório
	Influenza A e B
	Parainfluenza
	Adenovírus
Bactérias	*Mycoplasma pneumoniae*
	Chlamydia trachomatis
	Chlamydia pneumoniae
	Streptococcus pneumoniae
	Haemophilus influenzae
	Staphylococcus aureus
	Mycobacterium tuberculosis

- Bactérias – pneumococo, *Haemophilus influenzae*, gram-negativos e frequência relativamente pequena do *Staphylococcus aureus*.
- Vírus – vírus sincicial respiratório, influenza, parainfluenza e adenovírus (todos dependentes da sazonalidade).

No quadro II-7 apresentamos a relação da etiologia com a idade (dados internacionais).

DIAGNÓSTICO – o diagnóstico é clínico.

CLÍNICO

Infecção das vias aéreas superiores (IVAS) anterior é comum, febre, tosse seca e posteriormente produtiva, palidez, toxemia, irritabilidade, dor abdominal, dor torácica, ventilação dependente, presença de variados graus de dificuldade respiratória e taquipneia (Quadro II-8 – OMS).

RADIOLÓGICO

Não se correlaciona de forma eficiente com a etiologia, mas permite observar a presença de opacidades, áreas de hipertransparência, derrames etc. (evidência A).

Associada a dados clínicos, a radiologia pode ajudar na diferenciação da pneumonia viral da bacteriana. A presença de hiperinsuflação, aumento hilar e para-hilar de limites mal definidos, imagens reticulares e lineares centrífugas, atelectasias de grau variado e caráter não progressivo, ausência de derrame pleural são mais frequentes nas virais (evidência C).

PNEUMONIAS COMUNITÁRIAS

Quadro II-7 – Relação da etiologia com a idade (dados internacionais).

Idade	Agentes mais frequentes
Recém-nascido < 3 dias	Estreptococo do grupo B, gram-negativo (canal do parto)
Recém-nascido > 3 dias	*Staphylococcus aureus*, epidermidis, gram-negativos
1 a 3 meses	Vírus sincicial respiratório, *Chlamydia trachomatis*
3 meses a 2 anos	Vírus sincicial respiratório, pneumococo, *Haemophilus influenzae*, *Staphylococcus aureus*
2 a 5 anos	Vírus, pneumococo, hemófilo, *Mycoplasma pneumoniae*, *Chlamydia pneumoniae*, estafilococo
6 a 18 anos	Vírus, pneumococo, *Mycoplasma pneumoniae*

Quadro II-8 – Classificação clínica quanto à gravidade.

Sinal ou sintoma	Classificação
Cianose central	Pneumonia muito grave
Dificuldade respiratória grave (exemplo: movimentos involuntários da cabeça)	Pneumonia muito grave
Incapacidade de beber água	Pneumonia muito grave
Tiragem subcostal	Pneumonia grave
Respiração rápida > 60rpm em < 2 meses > 50rpm de 2 meses a 1 ano 40rpm de 1 a 4 anos	Pneumonia
Estertores crepitantes à ausculta pulmonar	Pneumonia
Nenhum dos sinais	Não é pneumonia

LABORATORIAL

Divididos em:

1. Avaliação do paciente: exames necessários diante do quadro clínico
   – Leucograma: pouco útil para diferenciar entre pneumonia viral e bacteriana (com exceção de poucas situações, como eosinofilia em 50% dos casos de *Chlamydia trachomatis*).
   – Proteína C-reativa junto a outros dados podem ajudar no diferencial entre pneumonias viral e bacteriana (evidência C).
   – Crioaglutininas: títulos > 1/64 sugestivos de micoplasma.

2. Recuperação do agente etiológico
   - Hemoculturas: colher duas amostras antes do uso de antibiótico.
   - Cultura de líquido pleural: boa recuperação e pode ajudar na orientação.
   - Aspiração broncoscópica com espécime protegido.
   - Broncoscopia com lavado broncoalveolar.
   - Testes de detecção rápida de antígenos em líquidos orgânicos:
     - Imunofluorescência indireta para pesquisa de antígenos virais.
     - Reação em cadeia de polimerase.
     - ELISA.
     - Culturas virais.
   - Punção aspirativa, biópsia pulmonar.

TRATAMENTO

Orientado sempre pelo conjunto de dados clínicos, laboratoriais e epidemiológicos e pode ser dividido em ambulatorial e hospitalar.

AMBULATORIAL

- Manter bom estado nutricional e hídrico.
- Uso de antitérmicos.
- Fluidificação de secreção e sua eliminação.
- Tratar eventual broncoconstrição.
- Escolha do antibiótico (Quadro II-9).

Quadro II-9 – Seleção de antibióticos por faixa etária.

Idade	Antibiótico inicial
2 meses e 5 anos	Penicilina ou betalactâmicos (amoxicilina)
6 a 18 anos	Penicilina ou betalactâmicos ou 2ª opção macrolídeos

O uso de macrolídeos em crianças maiores e adolescentes se fará na suspeita de micoplasmose ou *Chlamydia pneumoniae* e a associação de betalactâmicos e inibidores da inativação do anel betalactâmico pode justificar-se.

É importante acentuar que a resistência do pneumococo à penicilina ainda não é de importância no Brasil.

HOSPITALAR

Indicação clínica:

Critérios para hospitalização em crianças com pneumonia bacteriana:
- Baixa idade (< 2 meses).
- Desconforto respiratório (frequência respiratória aumentada).
- Necessidade de oxigenoterapia (SatO$_2$ < 92%).
- Toxemia e/ou instabilidade hemodinâmica.
- Incapacidade familiar para cuidar do paciente.
- Dificuldade alimentar.
- Falta de resposta terapêutica à medicação por via oral.
- Doença de base.
- Complicações pulmonares: derrame pleural, pneumotórax, piopneumotórax, abscesso etc.
- A indicação de internação em UTI se fará pelo conjunto de dados clínicos e laboratoriais.

TRATAMENTO DE SUPORTE

- Manter bom estado nutricional e hídrico.
- Decúbito elevado.
- Oxigenoterapia:
  - Uso de antitérmico.
  - Fluidificação da secreção e eliminação com fisioterapia respiratória.
  - Evitar broncoconstrição.

TRATAMENTO INICIAL

Antibioticoterapia inicial – no quadro II-10 apresentamos o tratamento inicial em pacientes internados.

Na figura II-2 descrevemos o algoritmo da conduta terapêutica nas pneumonias bacterianas, de acordo com a faixa etária.

COMPLICAÇÃO E FALHA TERAPÊUTICA

Devemos observar:
- Má evolução do estado clínico do paciente.
- Presença de febre.

Quadro II-10 – Antibioticoterapia inicial em pacientes internados.

Idade	Patógeno	Antibiótico
Todas as idades	Vírus	Sem indicação
Recém-nascido		
< 3 dias	Estreptococos do grupo B/BGN/listeria (raro)	Penicilina cristalina ou ampicilina ou cefalosporina de 3ª geração associada à amicacina ou gentamicina
> 3 dias	*Staphylococcus aureus/ Staphylococcus epidermidis*/BGN*	Penicilina cristalina ou ampicilina associada à amicacina ou gentamicina
1 a 3 meses	*S. pneumoniae Haemophilus influenzae S. aureus*	Betalactâmicos (penicilina cristalina, amoxicilina) Cloranfenicol (suspeita de *H. influenzae*) Oxacilina (suspeita de *S. aureus*)
	Chlamydia trachomatis/ Ureaplasma urealyticum	Macrolídeos
3 meses a 5 anos	*S. pneumoniae Haemophilus influenzae S. aureus*	Betalactâmicos (penicilina cristalina, amoxicilina) Cloranfenicol ou cefalosporina de 3ª geração (suspeita de *H. influenzae*) Oxacilina (suspeita de *S. aureus*)
6 a 18 anos	*Streptococcus pneumoniae/ Mycoplasma pneumoniae/Chlamydia pneumoniae*	Betalactâmicos (penicilina cristalina, amoxicilina) Macrolídeos

BGN = bacilo gram-negativo.

– Presença de derrame pleural: é a complicação mais frequente (40% dos hospitalizados). O pneumococo, o estafilococo e o hemófilo respondem pela maior parte dos casos.
Observar que a presença de derrame pleural torna a febre mais prolongada e que radiologia em decúbito lateral, ultrassonografia e tomografia de tórax podem ser úteis para o reconhecimento e avaliação das complicações. Na figura II-3 encontra-se a abordagem para os casos de derrame pleural.
– Presença de pneumatoceles, abscesso, pneumonia necrosante.

PNEUMONIAS COMUNITÁRIAS

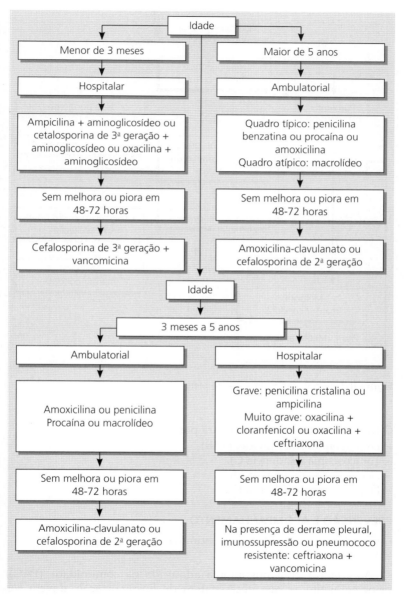

Figura II-2 – Algoritmo do tratamento das pneumonias de acordo com a idade.

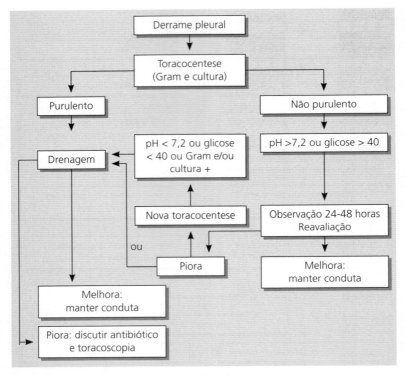

Figura II-3 – Abordagem do derrame pleural.

O tratamento do empiema se dará por:
- Drenagem tubular (evidência B).
- Toracoscopia (evidência C).
- Decorticação (evidência D).
- Fibrinolíticos (evidência D).

PREVENÇÃO E ACOMPANHAMENTO

- Boas condições de nutrição e moradia.
- Vacinações.

As crianças com pneumonia adquirida na comunidade (PAC), principalmente as que necessitarem de hospitalização, devem ser acompanhadas "pós-alta".

BIBLIOGRAFIA

Benguigui Y, ed. Controle das infecções respiratórias agudas: implementação, acompanhamento e avaliação. OPS: Washington DC: série HCT/AIEPI – 6.P; 1997. 226p.

Bogaert D, De Groot R, Hermans PW. Streptococcus pneumoniae colonisation: the key to pneumococcal disease. Lancet Infect Dis 2004;4:144-54.

Diretrizes Brasileiras em Pneumonia Adquirida na Comunidade em Pediatria – 2007. J Bras Pneumol 2007;33(Suppl 1):S31-50.

Juven T, Mertsola J, Waris M, et al. Etiology of community-acquired pneumonia in 254 hospitalized children. Pediatr Infect Dis 2000;19:293-8.

Palaflox M, Guiscafre H, Reyes H, et al. Diagnostic value of tachypnoea in pneumonia defined radiologically. Arch Dis Child 2000;82:41-5.

Ranganathan SC, Sonnappa S. Pneumonia and other respiratory infections. Pediatr Clin North Am 2009;56:135-56.

Sham F. The management of pneumonia in children in developing countries. Clin Infect Dis 1995;21(Suppl 3):S218-25.

Smith A, Carty H, Hart CA. Clinical predictors of hypoxemia in children with pneumonia. Ann Trop Paediatr 1998;18:31-40.

Wardlaw T, Salama P, Johansson EW, et al. Pneumonia: the leading killer of children. Lancet 2006;368:1048-50.

Williams BG, Gouws E, Boschi-Pinto C, et al. Estimates of world-wide distribution of child deaths from acute respiratory infections. Lancet Infect Dis 2002;2:25-32.

World Health Organization. The World Health Organization report 2005. Available at: http://www.who.int/whr/en. 2005. Accessed July 2008.

Wubbel L, Muniz L, Ahmed A, et al. Etiology and treatment of community acquired pneumonia in ambulatory children. Pediatr Infect Dis J 1999;18:98-104.

CAPÍTULO 16
Pneumonias Complicadas

Maria Helena Bussamra

INTRODUÇÃO

As pneumonias agudas adquiridas na comunidade que cursam com complicações como derrame pleural, abscesso pulmonar, pneumatoceles ou pneumotórax necessitam de abordagem terapêutica específica, frequentemente em ambiente hospitalar.

PNEUMONIAS COM DERRAME PLEURAL

A avaliação inicial e a confirmação diagnóstica da coleção pleural são feitas por meio de radiografia de tórax. Os derrames subpulmonares de pequeno volume podem apresentar-se como elevação da cúpula diafragmática. Nesta situação, está indicada a incidência de decúbito lateral do lado afetado com raios horizontais. O exame ultrassonográfico pode ser útil na confirmação da coleção e orienta para os locais de maior acúmulo de líquido, passível de punção.

A punção pleural deve ser realizada em todos os pacientes para fins diagnósticos e terapêuticos, exceto quando há estimativa de coleção laminar. O material obtido deve ser enviado para as seguintes análises:
– pH.
– Bacterioscopia e cultura.
– Pesquisa de antígenos de *Streptococcus pneumoniae* e *Haemophilus influenzae*.
– Adenosina deaminase (ADA): nos casos com suspeita de tuberculose.

O tratamento abrange os seguintes aspectos fundamentais: 1. antibioticoterapia empírica inicial, que deverá ser ajustada de acordo com a evolução clínica e o achado microbiológico; e 2. drenagem pleural, que tem por objetivo permitir a reexpansão pulmonar e aliviar o desconforto respiratório.

ANTIBIOTICOTERAPIA EMPÍRICA INICIAL

Em pacientes com idade inferior a 2 anos, não toxemiados, sem sinais de insuficiência respiratória, com derrame pleural de pequena monta, recomenda-se a utilização de penicilina cristalina ou ampicilina. Em situações de maior gravidade clínica, com toxemia, comprometimento do estado geral e outras complicações radiológicas associadas, é prudente ampliar a cobertura utilizando-se a associação amoxicilina--clavulanato por via intravenosa ou a oxacilina associada à cefalosporina de segunda ou terceira geração. Naqueles com idade superior a 2 anos, o principal agente etiológico é o pneumococo e a penicilina é a droga de escolha. Nos casos mais graves, com outras complicações radiológicas associadas ou história de traumatismo ou quebra de barreira cutânea (varicela, por exemplo), deve-se ampliar a cobertura para *Staphylococcus aureus*.

A preocupação com a resistência dos pneumococos à penicilina é justa, mas ainda não determinou a mudança da conduta no tratamento inicial da pneumonia adquirida na comunidade brasileira. Durante o período de 1993 a 2004, houve acompanhamento da sensibilidade das cepas de pneumococos isoladas em doenças invasivas de crianças brasileiras, pneumonias e meningites. Não foi isolada nenhuma cepa com MIC (concentração inibitória mínima) > 4mcg/ml. A partir de 2000, a probabilidade de isolar um pneumococo resistente à penicilina foi quatro vezes maior e houve aumento significativo da média geométrica do MIC dos pneumococos, atingindo valor acima de 0,12mcg/ml em 2002 e 0,19mcg/ml em 2004. Ainda assim, do total de 6.470 cepas isoladas, apenas 3,7% foram resistentes à penicilina, considerando MIC ≥ 2mcg/ml, e 17,2% apresentaram resistência intermediária (MIC 0,12-1,0mcg/ml).

ABORDAGEM DA DRENAGEM PLEURAL

Os derrames pleurais de aspecto seroso costumam resolver após punção esvaziadora e antimicrobianos. Líquido pleural de aspecto purulento, ou com características laboratoriais de empiema, necessita de drenagem pleural. O pH < 7,1, glicose < 40mg/dl, bacterioscopia ou testes imunológicos positivos demonstram líquido pleural contaminado que evoluirá para empiema.

O método de escolha para drenagem é o sistema fechado sob selo d'água, com dreno rígido, tubular, multiperfurado. O procedimento deve ser feito sob sedação e na sequência deve ser realizada analgesia adequada. Cateteres de *pig tail* são mais confortáveis e de mais fácil colocação, entretanto podem ser ineficazes.

Nos empiemas pleurais complicados com loculações, fibrina no espaço pleural ou encarceramento pulmonar, são necessários procedimentos mais invasivos e eficazes do que a drenagem convencional. Nestas situações, é possível a utilização de fibrinolíticos ou a abordagem cirúrgica, como a videotoracoscopia ou a minitoracotomia para limpeza e drenagem do espaço pleural. A decisão da melhor conduta nesta situação dependerá da situação clínica, da disponibilidade de equipamentos e da habilidade da equipe cirúrgica na realização dos procedimentos.

Os fibrinolíticos não estão disponíveis em nosso meio, mas dados de literatura mostram que os resultados de sua utilização são comparáveis aos da toracoscopia, com menores custos. A proposta de abordagem inicial do empiema pleural com toracoscopia, limpeza do espaço pleural e drenagem sob visão direta parece abreviar a evolução de febre, da drenagem e da hospitalização.

ABSCESSO PULMONAR

O abscesso pulmonar é definido como uma cavidade circunscrita, de parede espessa, com conteúdo purulento, com diâmetro geralmente maior que 2cm, resultante de infecção pulmonar. Os abscessos pulmonares primários acometem pacientes previamente hígidos. Os abscessos são secundários quando ocorrem em pacientes com alguma doença de base. O fenômeno aspirativo parece ser preponderante no desenvolvimento de abscesso pulmonar, visto sua localização preferencial nos lobos superiores ou nos segmentos apicais dos lobos inferiores. Os anaeróbios estão envolvidos na etiologia de abscessos de origem aspirativa, como os que acontecem em neuropatas com disfagia, no refluxo gastroesofágico, após convulsões generalizadas, anestesia geral e procedimentos odontológicos.

A terapêutica antimicrobiana empírica inicial dos abscessos pulmonares deve ser dirigida contra o *Streptococcus pneumoniae*, o *Staphylococcus aureus* e os anaeróbios. O tratamento é prolongado, recomendando-se quatro a oito semanas de tratamento, sendo as três primeiras com medicação parenteral. Nos casos de infecção de aquisição intra-hospitalar, é prudente ampliar os espectro de cobertura para enterobactérias e *Pseudomonas* sp.

O tratamento clínico é resolutivo em 80 a 90% dos casos. Procedimentos cirúrgicos como a punção e/ou drenagem transtorácica ou a ressecção do lobo acometido são indicados excepcionalmente em situação de evolução desfavorável com a antibioticoterapia prolongada.

PNEUMATOCELE

Em cerca de 80% dos casos, as pneumatoceles já são observadas nas radiografias iniciais do processo pneumônico. A evolução é favorável apenas com observação clínica e a antibioticoterapia nas situações consideradas não complicadas: assintomáticas, ocupando 10 a 50% do hemitórax, redução progressiva do tamanho. Pode existir necessidade de abordagem cirúrgica das pneumatoceles consideradas complicadas: sintomas persistentes, volume maior que 50% do hemitórax, evolução para abscesso, atelectasia grave ou fístula broncopleural.

PNEUMONIA NECROSANTE

A pneumonia necrosante é uma complicação grave da pneumonia adquirida na comunidade, caracterizada pela liquefação e cavitação do parênquima pulmonar. A evolução é rápida e a cavitação pode aparecer em 48 horas no acompanhamento por tomografia computadorizada (TC). Normalmente, não há doença de base ou história de infecções prévias. Complicações associadas são frequentes, como o empiema e a fístula broncopleural. O diagnóstico requer TC de tórax e a fase constrastada evidencia a perda de vitalidade do parênquima. O exame está bem indicado nas pneumonias graves de evolução insatisfatória, apesar da terapêutica antimicrobiana adequada.

O agente etiológico mais frequente é o pneumococo, mas nos últimos anos foram descritos casos com *Staphylococcus aureus* meticilinorresistentes. Recomenda-se antibioticoterapia empírica inicial contra estes agentes e atualmente ceftriaxona associada à clindamicina é uma boa opção. O tratamento deve durar no mínimo quatro semanas.

Apesar da grave morbidade, da extensa destruição de parênquima pulmonar e da necessidade de hospitalização prolongada, o prognóstico é bom. O tratamento conservador da pneumonia e a resolução correta da complicação pleural associada promovem excelente recuperação e mínimas sequelas pulmonares.

BIBLIOGRAFIA

Brandileone MC, Casagrande ST, Guerra ML, Zanella RC, Andrade AL, DiFabio JL. Increase in numbers of beta-lactam-resistant invasive *Streptococcus pneumoniae* in Brazil and the impact of conjugate vaccine coverage. J Med Microbiol 2006;55:567-74.

Hale KA, Isaacs D. Antibiotics in childhood pneumonia. Paediatr Respir Rev 2006;7:145-51.

Kunyoshi V, Cataneo DC, Cataneo AJM. Complicated pneumonia with empyema and/or pneumatocele in children. Pediatr Surg Int 2006;22:186-90.

Patradoon P, Fitzgerald DA. Lung abscess in children. Paediatr Respir Rev 2007;8:77-84.

Sawicki GS, Lu FL, Valim C, Cleveland RH, Colin AA. Necrotising pneumonia is an increasingly detected complication of pneumonia in children. Eur Respir J 2008;31:1285-91.

Sonnappa S, Jaffe A. Treatment approaches for empyema in children. Paediatr Respir Rev 2007;8:164-70.

CAPÍTULO 17

Tosse

Ana Maria Cocozza

DEFINIÇÃO

A tosse é o mecanismo de defesa da árvore brônquica que impede a entrada de substâncias nocivas, de corpos estranhos e de alimentos e auxilia a expelir e remover as secreções e os detritos nela acumulados. Protege, ainda, contra arritmias potencialmente fatais ao originar aumento da pressão intratorácica.

CLASSIFICAÇÃO

TOSSE AGUDA

Em crianças é a que tem duração inferior a quatro semanas.

A causa mais comum são as infecções agudas das vias aéreas superiores, com frequência de etiologia viral e, portanto, de evolução autolimitada. Seguem-se as complicações destas como rinossinusites bacterianas e as exacerbações das doenças crônicas preexistentes como rinite alérgica e asma.

Em cerca de 10% dos casos a tosse aguda pode estar relacionada a doenças mais graves e que necessitam de terapêutica específica e/ou imediata. São sinais de alerta:

– Existência de características como rouquidão, abafamento, paroxismo (laringite, epiglotite, coqueluche/pneumonia afebril do lactente).
– Presença de sinais ou sintomas de acometimento de vias respiratórias inferiores, como taquidispneia, tiragem subcostal, ausculta pulmonar alterada (asma, pneumonia, insuficiência cardíaca).
– Presença de comprometimento do estado geral como toxemia, prostração, desidratação (pneumonia).
– Presença de história de engasgo/cianose (aspiração de alimento ou corpo estranho).

– Baixa idade (malformações do trato respiratório, digestório ou cardiovascular).

TOSSE CRÔNICA

É a que cursa com duração superior a quatro semanas.

Denomina-se tosse crônica específica quando acompanhada da presença de sinais e sintomas listados no quadro II-11 e denominados indicadores específicos que sugerem a presença de doença pulmonar ou sistêmica de base e indicam necessidade de investigação diagnóstica.

Considera-se tosse crônica inespecífica quando cursa com ausência dos indicadores, sendo a tosse o único sintoma. Acredita-se que esteja relacionada a processos virais e/ou aumento da sensibilidade dos receptores da tosse, geralmente sem gravidade e com resolução espontânea.

DIAGNÓSTICO

É sempre baseado na história e exame físico.

Nos quadros de tosse aguda, a presença de sinais de alerta impõe a necessidade de diagnóstico imediato, geralmente em complementação por radiografia de tórax.

Nos casos de tosse crônica, a presença de indicadores de tosse específica, a radiografia de tórax e a espirometria orientam a exploração diagnóstica e a abordagem terapêutica, conforme figuras II-4 e II-5.

TRATAMENTO

A tosse que acompanha as infecções de vias aéreas superiores desaparece espontaneamente em 50% das crianças em até 10 dias e em 90% dos pacientes em até 25 dias após o início do quadro.

O tratamento da tosse aguda ou crônica é direcionado ao controle da doença de base desencadeante da tosse e não visa ao simples controle do sintoma.

NÃO MEDICAMENTOSO

Está indicado na maioria dos casos:
– Afastar agentes irritantes e/ou alérgenos.
– Limpeza e desobstrução das vias aéreas superiores.

Quadro II-11 – Indicadores da presença de tosse específica.

Indicadores	Exemplos de etiologia
Alteração à ausculta pulmonar	Sibilos (obstrução intratorácica da via aérea, asma, traqueomalacia), crepitação (secreção, sequestro, tuberculose) ou doença parenquimatosa (doença intersticial), aspiração de corpo estranho
Alteração à semiologia cardíaca	Insuficiência cardíaca, anormalidade das vias aéreas associada, compressão brônquica
Dor torácica	Arritmias, asma, pneumotórax
Dispneia/taquipneia	Doença de vias aéreas (asma) ou parenquimatosa (pneumonia)
Deformidade do tórax	Doença de vias aéreas ou parenquimatosa
Baqueteamento digital	Doença pulmonar supurativa, fibrose cística, discinesia ciliar, cardiopatias
Tosse úmida diária	Doença pulmonar supurativa, bronquiectasia
Dispneia e exercício	Doença de vias aéreas ou parenquimatosa, asma, insuficiência cardíaca congestiva
Deficiência pondoestatural	Doença sistêmica grave associada à doença pulmonar (fibrose cística, pneumopatias intersticiais, pneumopatia da Aids)
Dificuldades na alimentação	Doença sistêmica grave, incluindo doença pulmonar, aspiração (incoordenação da deglutição, fístula traqueoesofágica, fendas laríngeas, doenças neuromusculares, compressão esofágica por vaso anômalo)
Hemoptise	Doenças pulmonares supurativas (bronquiectasia), anomalias vasculares
Cianose/hipóxia	Doenças de vias aéreas ou parenquimatosas
Imunodeficiência	Doenças pulmonares supurativas ou infecções atípicas
Anormalidade neuromotora	Doença pulmonar aspirativa por incoordenação da deglutição e/ou doença do refluxo gastroesofágico
Pneumonia recorrente	Imunodeficiência, doença pulmonar supurativa, infecções atípicas, anomalias pulmonares congênitas, fístula traqueoesofágica em H
Início no período neonatal	Malformações das vias respiratórias, digestiva e cardiovascular
Estridor	Laringite, laringotraqueobronquite

Fonte: II Diretrizes Brasileiras no Manejo da Tosse Crônica (modificado).

URGÊNCIAS RESPIRATÓRIAS

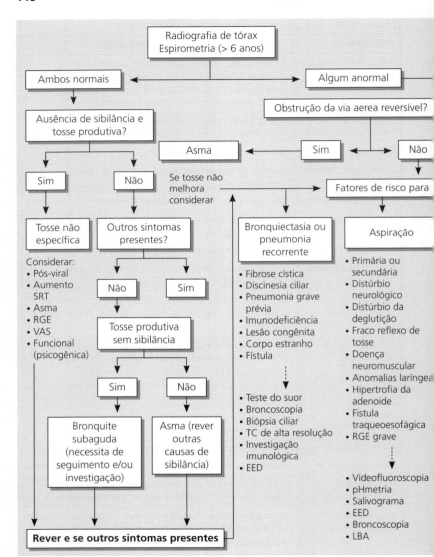

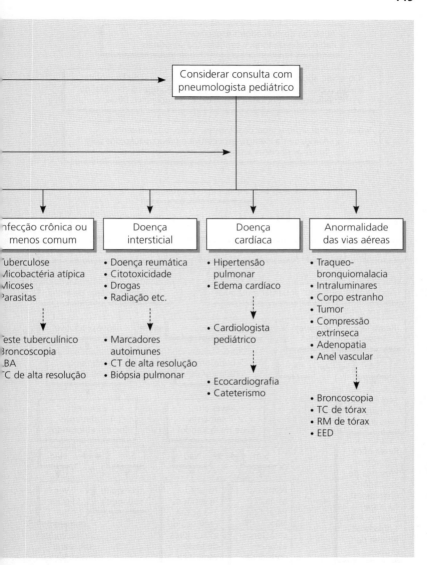

Figura II-4 – Diagnóstico de tosse crônica. RGE = refluxo gastroesofágico; VAS = vias aéreas superiores; TC = tomografia computadorizada; EED = radiografia contrastada de esôfago, estômago e duodeno; LBA = lavado broncoalveolar; SRT = sensibilidade dos receptores da tosse; RM = ressonância magnética.

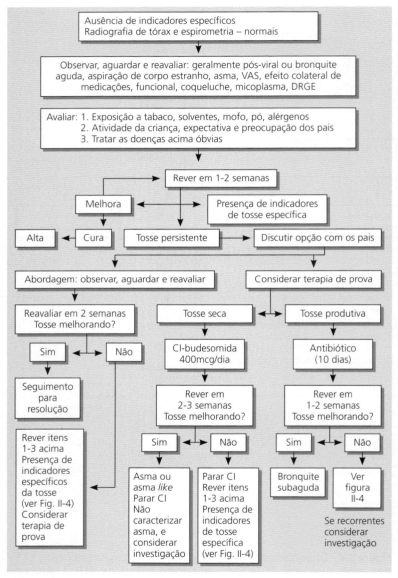

Figura II-5 – Abordagem da tosse crônica. VAS = vias aéreas superiores; DRGE = doença do refluxo gastroesofágico; CI = corticoide inalado.

- Hidratação das secreções.
- Fisioterapia respiratória.
- Mel ou substâncias doces podem produzir melhora da tosse noturna.

MEDICAMENTOSO

Estão, de modo geral, contraindicadas as drogas que visam apenas ao controle da tosse, exceto quando se optou por testes terapêuticos e nessas situações por curto período de tempo e com reavaliações frequentes.

Efeito placebo foi verificado em até 85% de pacientes adultos.

Mucolíticos – produzindo fluidificação das secreções, facilitariam a expectoração, sem interferir no mecanismo da tosse. Estudo de revisão sobre a eficácia de N-acetilcisteína e carboxicisteína nas infecções agudas do trato respiratório está sendo realizado pela Cochrane, ainda não concluído.

Brometo de ipratrópio – inalações três a quatro vezes ao dia, pode ser útil na tosse de origem viral por bloquear a secreção das glândulas mucosas.

Broncodilatadores – a melhora da sintomatologia após sua inalação sugere quadro de broncoespasmo mas não permite o diagnóstico de asma.

Corticoides inalatórios – podem ser indicados como terapia de prova nos casos crônicos em que se suspeita de asma e não foi possível realizar espirometria.

Antibióticos – estão indicados quando existe evidência de infecção bacteriana caracterizada pela presença de secreção purulenta. Podem ser indicados como terapia de prova nos quadros crônicos com suspeita de rinussinusopatia ou bronquite bacteriana.

Antitussígenos – a Academia Americana de Pediatria é contra a utilização de dextrometorfano e codeína, inclusive no tratamento da tosse seca, principalmente em pacientes de baixa idade, devido à significante morbilidade e mortalidade e à não evidência da sua eficácia em crianças.

No controle dos sintomas da tosse crônica de etiologia inespecífica, estudos de revisão não encontraram evidências que suportem o uso em crianças de drogas beta-agonistas, metilxantinas, drogas anticolinérgicas, cromonas inalatórias e antagonistas de receptor de leucotrienos.

Deve-se considerar que as crianças, assim como os adultos, podem, eventualmente, ter mais de uma causa, levando ao quadro clínico de tosse. Portanto, durante o processo de diagnóstico/tratamento, quando não houver melhora do sintoma, deve-se lembrar da possibilidade de mais uma etiologia colaborando para a manutenção da tosse.

BIBLIOGRAFIA

American College of Chest Physicians. Diagnosis and Management of Cough: ACCP Guidelines. Chest 2006;129(1):1S-292S.

Asilsoy S, Bayram E, Agin H, Apa H, Can D, Gulle S, Altinoz S. Evaluation of chronic cough in children. Chest 2008;134(6):1122-8.

Carr BC. Efficacy, abuse, and toxicity of over-the-counter cough and cold medicines in the pediatric population. Curr Opin Pediatr 2006;18:184-8.

Centers for Disease Control and Prevention (CDC). Infant deaths associated with cough and cold medications-two states, 2005. MMWR Morb Mortal Wkly Rep 2007;56:1-4.

Hay AD, Wilson AD, Fahey T, Peters TJ. The duration of acute cough in pre-school children presenting to primary care: a prospective cohort study. Fam Pract 2003;20(6):696-705.

Hay AD, Wilson AD. The natural history of acute cough in children aged 0 to 4 years in primary care: a systematic review. Br J Gen Pract 2002;52(Issue 478):401-9.

Landau LI. Acute and chronic cough. Paediatr Respir Rev 2006;7:S64-7.

Sociedade Brasileira de Pneumologia e Tisiologia. II Diretrizes Brasileiras no Manejo da Tosse Crônica. J Bras Pneumol 2006;32(Suppl 6):S403-46.

The Thoracic Society of Australia and New Zealand. Cough in children: definitions and clinical evaluation. Med J Aust 2006;398-403.

PARTE III

Urgências Cardiológicas

CAPÍTULO 18

Insuficiência Cardíaca e Choque Cardiogênico

Nelson Kazunobu Horiyoshi
Regina Grigolli Cesar

INTRODUÇÃO E DEFINIÇÕES

Quadros de insuficiência cardíaca congestiva (ICC) podem ser encontrados com certa frequência em unidades de terapia intensiva pediátrica. Pode ser definida como uma síndrome em que ocorre a incapacidade da bomba cardíaca em manter o débito cardíaco (DC) adequado à demanda metabólica do organismo, incluindo as relacionadas ao crescimento ou necessidade de aumento das pressões de enchimento das câmaras cardíacas para atingir tal objetivo. Tais quadros podem variar em espectro desde quadros crônicos e estáveis até choque cardiogênico (CC), com estado de hipoperfusão tecidual e hipotensão provocados pela descompensação cardíaca extremamente grave. O quadro clínico também pode variar conforme as várias doenças cardíacas, desde o período fetal (intraútero) até a adolescência, levando o sistema cardiovascular a situações de sobrecarga e insuficiência.

FISIOPATOLOGIA

Em situações de baixo débito cardíaco ocorre ativação de mecanismos compensatórios para tentar manter o metabolismo basal adequado.

Em relação à resposta neuro-humoral ocorre:
– Aumento da atividade adrenérgica: resposta inicial aumentada dos receptores beta-1-miocárdico e consequente aumento do crono e inotropismo.
– Ativação do sistema renina-angiotensina-aldosterona: a curto prazo, aumenta a resistência vascular periférica, promove a retenção

de sal e água e mantém a pressão sistêmica. A presença da angiotensina II estimula a hipertrofia do miocárdio e o remodelamento com formação de fibrose.
- Aumento da vasopressina.
- Aumento da endotelina.
- Aumento de peptídeos natriuréticos.

ETIOLOGIA

A falência cardíaca pode ser dividida em:

ICC intrínseca – resulta de processos como isquemia miocárdica, miocardite, tempo prolongado de clampeamento durante cirurgias cardíacas com circulação extracorporal, malformações congênitas.

ICC extrínseca – secundária a quadros sépticos, acidose, hipoxemia.

Em pacientes pediátricos, frequentemente encontramos falência do ventrículo direito, hipertensão pulmonar e hipoxemia.

O quadro III-1 exemplifica, por faixa etária, as principais causas de ICC.

Quadro III-1 – Principais causas de insuficiência cardíaca congestiva (adaptado de Cartolano SL, 2006).

Faixa etária	Causa de descompensação	
< 48 horas de vida	Disfunção miocárdica	Asfixia, sepse, miocardite, hipoglicemia/hipocalcemia
	Distúrbios hematológicos	Anemia, hiperviscosidade
	Disritmias	Taquicardia supraventricular, bloqueio AV total
	Anomalias anatômicas	Insuficiência tricúspide, insuficiência pulmonar
> 48 horas de vida	Anomalias anatômicas	PCA, síndrome do coração esquerdo hipoplástico, estenose aórtica grave, coartação da aorta, drenagem anômala total de veias pulmonares, estenose pulmonar grave
	Disfunção miocárdica	Miocardite
	Arritmias	Taquicardia supraventricular
	Distúrbios respiratórios	Displasia broncopulmonar, persistência do padrão fetal, hipoventilação por alteração do SNC

Faixa etária		Causa de descompensação
1 a 4 semanas de vida	Anomalias anatômicas	Transposição das grandes artérias, cardiopatias complexas sem estenose pulmonar, prematuros com CIV, PCA ou estenose aórtica
4 a 6 semanas de vida	Anomalias anatômicas	Defeito do septo AV
1,5 mês a 1 ano	Anomalias anatômicas	PCA, anomalia de coronária esquerda, CIV
	Outras	Miocardites, anemias, infecções/sepse, pós-operatório de cirurgia cardíaca (lesão de reperfusão por CEC), insuficiência renal, distúrbios metabólicos, eletrolíticos e acidobásicos
Crianças maiores		Cardiopatias adquiridas (miocardite, febre reumática, vasculites, doença de Kawasaki) Distúrbios metabólicos/eletrolíticos/acidobásicos Anemias Infecções/sepse Pós-operatório de cirurgia cardíaca (lesão de reperfusão por CEC) Insuficiência renal Tireotoxicose/hipertireoidismo Beribéri Insuficiência adrenal

AV = atrioventricular; PCA = persistência do canal arterial; SNC = sistema nervoso central; CEC = circulação extracorpórea; CIV = comunicação interventricular.

QUADRO CLÍNICO

Pode haver congestão venosa pulmonar e sistêmica, perfusão sistêmica diminuída e mecanismos compensatórios (particularmente os associados a aumento da atividade adrenérgica, retenção de fluidos e desenvolvimento de dilatação e hipertrofia ventricular).

Alterações decorrentes de baixo DC

Sintomas – dificuldade para alimentação, náuseas, desnutrição, hipoatividade e fadiga, irritabilidade alternando períodos de agitação e sonolência, sudorese profusa principalmente à alimentação, diminuição de débito urinário.

Sinais – taquicardia, precórdio hiperdinâmico, presença de terceira bulha, pulso paradoxal, alterações da perfusão: extremidades frias, pulsos débeis, enchimento capilar lentificado com "livedo reticular" e cianose periférica.

Congestão venosa pulmonar

Sintomas – tosse crônica, dificuldade respiratória, ortopneia e dispneia paroxística noturna em crianças maiores.

Sinais – taquipneia, tiragem intercostal e dificuldade respiratória, roncos, sibilos, estertores crepitantes, cianose.

Congestão venosa sistêmica

Hepatomegalia e, algumas vezes, icterícia e até esplenomegalia.

CLASSIFICAÇÃO DE GRAVIDADE DE ROSS MODIFICADA PARA A FAIXA ETÁRIA PEDIÁTRICA (QUADRO III-2)

Quadro III-2 – Classificação de gravidade de Ross modificada.

Classe	Características
I	Sem limitações para atividades habituais. Capaz de acompanhar crianças da mesma idade em atividades físicas escolares regulares
II	Limitações leves a atividades físicas. Confortável no repouso, apresentando palpitações, taquicardia e cansaço quando realiza atividades físicas próprias para a idade com moderado grau de dificuldade. Capaz de realizar atividades físicas escolares, porém não sendo capaz de acompanhar crianças da mesma faixa etária nestas atividades. Podem apresentar dificuldade de ganho de peso
III	Limitações graves a atividades físicas. Incapacidade de realizar atividades habituais sem apresentar dispneia, taquicardia e cansaço. Não é capaz de realizar atividades físicas escolares regulares. Podem apresentar dificuldade de ganho de peso
IV	Incapacidade em executar qualquer atividade física sem desconforto. Sintomas em repouso com piora relacionada ao esforço físico. Dificuldade de ganho de peso evidente

EXAMES SUBSIDIÁRIOS

A serem realizados de acordo com o quadro clínico.

– Hemograma, proteína C-reativa, ureia, creatinina, eletrólitos, enzimas hepáticas, urina tipo I, hormônio estimulante da tireoide/tiroxina livre.

- Eletrocardiograma: pode ajudar nos sinais específicos de determinadas cardiopatias congênitas.
- Radiografia de tórax: avalia área cardíaca e congestão pulmonar. Em casos mais graves, podemos observar sinais de edema agudo de pulmão e derrame pleural.
- Ecocardiograma: imprescindível para cardiopatias congênitas; avalia a função ventricular e o resultado da terapêutica empregada.
- Cateterismo: reservado para investigação de cardiopatias adquiridas sem boa definição anatômica ao ecocardiograma.
- Cintilografia: utilizada para avaliação fina da função ventricular e viabilidade miocárdica.

TRATAMENTO

MEDIDAS GERAIS

- Repouso, dependendo da gravidade do caso.
- Manter a temperatura normal (tratar hipertermia, pois pode causar aumento das necessidades metabólicas).
- Correções dos distúrbios hidroeletrolíticos, acidobásicos e metabólicos (a restrição salina não deve ser utilizada em crianças pequenas, podendo ser uma alternativa para adolescentes).
- Sedação leve, sempre com o paciente monitorizado. Pode auxiliar na diminuição do estresse e reduzir o gasto energético.
- Correções da anemia (melhora o transporte de O_2).
- Oferta de oxigênio.
- Inicialmente, manter período de pausa por via oral, mas evitar períodos prolongados de jejum (se necessário, nutrir por meio de sonda enteral). Restrição hídrica inicialmente 60% da necessidade basal nos casos em que há sobrecarga hídrica.
- Iniciar antibioticoterapia se houver infecção comprovada (coletar culturas antes).

Medicações específicas – podemos utilizar medicações que irão atuar:
- Pré-carga: diuréticos.
- Inotropismo: drogas vasoativas e digitálicos.
- Pós-carga: vasodilatadores.

Diuréticos – são importantes para a terapia aguda da insuficiência cardíaca (IC) com congestão sistêmica e pulmonar. Melhoram o desempenho hemodinâmico e a resposta periférica aos inotrópicos e vasodilatadores.

- Furosemida: tem ação rápida, mas de curta duração (0,5 a 2mg/kg/dose, de 2 a 4 vezes/dia, máximo 6mg/kg/dia), início de ação em até 5 minutos, efeito máximo em 30 a 45 minutos e duração de 2 a 4 horas. Infusão contínua: 0,05 a 0,4mg/kg/h – parece ser benéfico em pacientes com instabilidade hemodinâmica.
- Hidroclortiazida: 2 a 5mg/kg/dia, clortalidona 1 a 4mg/kg/dia, ação no túbulo distal, menos potente que os de alça, mas com ação mais duradoura; coadjuvantes nos casos graves e como droga única em casos leves.
- Espironolactona (antagonista da aldosterona): ação diurética fraca, importante para manter níveis séricos de K, 1 a 4mg/kg/dia em 2 a 3 doses. Efeitos adversos mais frequentes: hiperpotassemia, hiponatremia e acidose metabólica hiperclorêmica; menos frequentemente: cefaleia, letargia, ataxia, diarreia, vômitos e tontura, sangramento digestivo, ototoxicidade, nefrocalcinose ou supressão de medula óssea.

Catecolaminas – endógenas (dopamina, adrenalina, noradrenalina) e sintéticas (dobutamina e isoproterenol). Principais efeitos colaterais: cronotropismo excessivo com aumento do consumo de O_2 pelo miocárdio com possível isquemia miocárdica; taquiarritmias; aumento da pós-carga com ativação de receptores α-periféricos, que podem levar a isquemia celular e isquemia orgânica.

- Adrenalina: estimula receptores α e β; potente inotrópico e vasoconstritor; desvantagens: aumento do consumo de O_2 pelo miocárdio 0,05 a 4mcg/kg/min. Está indicada em casos de hipotensão sistêmica, disfunção miocárdica ou baixo DC ou ainda com efeito benéfico em associação com vasodilatador como nitroprussiato de sódio em pacientes com baixo DC após correção cirúrgica ou em choque séptico. A ação dos receptores β-adrenérgicos consiste em aumentar a contratilidade miocárdica e a frequência cardíaca, relaxar a musculatura lisa no leito vascular dos músculos esqueléticos e brônquicos.
- Noradrenalina: ação em receptores α (vasopressora potente); ação inotrópica menos importante com ação cronotrópica positiva. Aumenta o consumo miocárdico de O_2 de maneira significativa, 0,05 a 4mcg/kg/min. Raramente indicada como agente inotrópico em estados de baixo DC, sendo utilizada mais frequentemente em associação a agentes como dopamina e adrenalina, em situações com

choque séptico ou choque cardiogênico associado a hipotensão persistente e baixa resistência vascular sistêmica. Indicada no choque resistente à fluidoterapia com baixa resistência vascular sistêmica.
- Dopamina: precursor da noradrenalina, com efeitos α e β-adrenérgicos, bem como em receptores dopaminérgicos e indiretamente por liberação de terminais pré-sinápticos simpáticos. Se houver diminuição dos depósitos de noradrenalina (como em pacientes com ICC crônica), os efeitos inotrópicos da dopamina serão reduzidos (lactentes jovens podem apresentar efeito dopaminérgico inotrópico limitado, pois a inervação simpática do miocárdio ventricular pode estar incompleta). Doses e efeitos: 1 a 3mcg/kg/min, efeito dopaminérgico (vasodilatação renal e esplênica, mínima vasodilatação periférica); 3 a 10mcg/kg/min, efeito β-adrenérgico ($\uparrow$ FC com ação inotrópica +, $\uparrow$ volume sistólico e DC); > 10mcg/kg/min, efeito α-adrenérgico (vasoconstrição, $\uparrow$ pós-carga e $\downarrow$ perfusão periférica e renal). Por sua potencialidade em aumentar a pressão da artéria pulmonar (PAP) e resistência vascular pulmonar, deve ser usada também com cautela em crianças que já apresentem elevação de tais parâmetros (PAP e resistência vascular pulmonar). A dose deve ser ajustada após reavaliação do débito urinário, perfusão sistêmica e PA.
- Dobutamina: efeitos inotrópico e cronotrópico positivos e vasodilatação periférica leve, 2 a 20mcg/kg/min. Pode ser o agente de escolha para pacientes com hipertensão pulmonar, pois parece não aumentar a pressão vascular pulmonar em pacientes pediátricos após cirurgia cardíaca.
- Isoproterenol: catecolamina sintética, com efeitos apenas em receptores β-adrenérgicos; aumenta a frequência cardíaca (FC), a velocidade de condução atrioventricular, a contratilidade cardíaca e o consumo de O_2 pelo miocárdio. Ocasiona vasodilatação periférica, $\uparrow$ débito cardíaco e a pressão de pulso; promove broncodilatação. Importante agente inotrópico, cronotrópico, vasodilatador periférico e pulmonar, 0,05 a 0,5mcg/kg/min. Pode ser útil em pacientes com bradicardia ou bloqueio atrioventricular e no pós-operatório de transplante cardíaco. Indicado quando se quer $\uparrow$ FC de modo paliativo ou transitório. Deverá ser evitado em crianças com estenose subaórtica ou lesões de semelhante fisiopatologia.

Inibidores da fosfodiesterase – aumentam o inotropismo, causam vasodilatação secundária, aumentam o lusotropismo (melhoram o relaxamento durante a diástole). Vantagens sobre as catecolaminas: atuam positivamente sobre a função diastólica, aumentam o índice cardíaco, diminuem a pós-carga direita (RVP) e esquerda (RVS), não usam receptores β-adrenérgicos para exercer sua função (os quais estão diminuídos na IC) nem aumentam o consumo miocárdico de O_2.

- Amrinona: aumenta o índice cardíaco em crianças com baixo débito e disfunção miocárdica secundária à miocardiopatia dilatada ou após cirurgia cardíaca. Efeitos colaterais: hipotensão significativa (principalmente se a infusão contínua for precedida por bolo), trombocitopenia, taquiarritmias (não descritas em crianças), 0,75mg/kg, por via intravenosa em 2 a 3 minutos, infusão contínua: 5 a 10mcg/kg/min.
- Milrinona: efeitos positivos na contratilidade miocárdica, propriedades vasodilatadoras, aumenta o DC sem elevar a demanda de O_2 pelo miocárdio. Ao ser comparada com a amrinona, a milrinona parece não ter efeito inotrópico negativo no miocárdio de recém-nascidos. Dose: 0,25 a 0,5mcg/kg/min.

Vasodilatadores – atuam na camada média da vasculatura, diminuindo a resistência e aumentando a capacitância dos vasos gerando vasodilatação (reduz pós-carga). Utilizados em situações de baixo débito com níveis elevados de pressão arterial.

- Nitroprussiato de sódio: disponibiliza óxido nítrico nos vasos, com meia vida bastante curta (de 2 a 4min). Dose: 0,25 a 10mcg/kg/min. Útil no tratamento de ICC com edema pulmonar (reduz pré e pós-carga). O uso prolongado ou em pacientes com disfunção renal ou hepática promove o acúmulo de metabólicos tóxicos (cianeto e tiocianato, causando confusão mental, hiper-reflexia, náuseas, vômitos, convulsões e coma).
- Nitroglicerina: atua por liberação de óxido nítrico. Em doses baixas atua apenas na rede venosa, e em doses altas, igualmente na rede arterial. Não possui metabólitos tóxicos. Indicação precisa em cardiopatias congênitas com manipulação coronariana (como cirurgia de Jatene, correção de coronária anômala). Dose: 0,5 a 5mcg/kg/min.
- Isoproterenol (ler acima): efeito vasodilatador periférico e pulmonar. Dose: 0,05 a 2mcg/kg/min.
- Hidralazina: vasodilatação arteriolar e mínima vasodilatação venosa. Desvantagens: taquicardia reflexa, síndrome lupoide (reversível), neutropenia. Dose: 0,5 a 1mg/kg/dose por via intravenosa a cada 6 horas; 0,5 a 5mg/kg/dia por via oral a cada 8 horas (máximo 200mg/dia).

- Captopril: ação vasodilatadora venosa e arteriolar, diminui a pré e pós-carga. Desvantagem: neutropenia e proteinúria. Dose no recém-nascido: 0,1 a 0,4mg/kg/dia a cada 6 ou 8 horas; lactentes: 0,5 a 1mg/kg/dia a cada 8 horas; pré-escolar: 12,5mg/dose a cada 8 horas; adolescentes: 25mg/dose a cada 8 horas.
- Prazozina: inibidor competitivo de receptores α1-adrenérgico pós-sinápticos na parede vascular, induzindo à vasodilatação arterial e venosa. Desvantagens: taquicardia e hipotensão. Dose: 5 a 25mcg/kg/dose a cada 6 horas.
- Óxido nítrico: potente vasodilatador por via inalatória com efeito de relaxamento vascular pulmonar sem efeitos de vasodilatação sistêmica. Dentre as indicações, encontramos o tratamento de prematuros com mais de 34 semanas de idade gestacional e a termo com insuficiência respiratória hipoxêmica (associada à evidência de HP clínica ou ecocardiográfica); crianças com cardiopatia congênita com HP. Até momento, não foi aprovada sua utilização em pacientes com síndrome do desconforto respiratório do adulto. Pode produzir diversas substâncias tóxicas. São considerados tóxicos níveis superiores a 5ppm de dióxido de nitrogênio (NO_2). Dentre os efeitos colaterais, encontramos meta-hemoglobinemia, edema pulmonar, disfunção plaquetária. Normas de segurança: não ultrapassar a dose de 40ppm.

Concentrações de NO_2 e NO devem ser monitoradas continuamente no ramo inspiratório do circuito do aparelho, próximo à cânula traqueal do paciente, por meio de um analisador de quimioluscência ou eletroquímico. Se não for possível, níveis de meta-hemoglobina devem ser monitorados até 4 horas do início da terapêutica e subsequentemente a cada 24 horas.

Não há dados quanto ao tempo máximo seguro de aplicação de NO inalado. Em média, sua interrupção se dá em cinco dias do início de sua aplicação. A retirada do gás deve ser realizada o mais rápido possível após a estabilização do quadro, mas de forma lenta e gradual, para evitar o efeito rebote.

O gás exalado deve ser retirado por um sistema de válvulas para evitar a poluição ambiental.

A instalação do dispositivo deve ser feita em local arejado ou com sistema de ventilação.

Contraindicações absolutas: lactentes com cardiopatias dependentes do *shunt* direito-esquerdo e pacientes com deficiência de meta-hemoglobina redutase congênita ou adquirida.

Contraindicações relativas: anemia, trombocitopenia, leucopenia ou distúrbios de coagulação, edema agudo de pulmão e infecção pulmonar aguda. Pacientes com disfunção ventricular esquerda grave somente poderão receber NO inalatório combinado com outros agentes que melhorem o desempenho do ventrículo esquerdo.

Sempre após a introdução ou titulação de qualquer agente inotrópico ou vasoativo, devemos avaliar perfusão periférica, níveis pressóricos, aquecimento periférico, débito urinário, presença de acidose metabólica, saturação venosa central e nível de lactato sérico.

Lesões cardíacas que cursam com *shunt* esquerdo-direito têm contraindicação de uso de inodilatadores, uma vez que a diminuição da resistência vascular periférica acarretará aumento do *shunt* e, portanto, "roubo" sanguíneo da circulação sistêmica para a pulmonar. A plaquetopenia é contraindicação relativa.

MEDIDAS CIRÚRGICAS

São medidas utilizadas para melhorar a sobrevida e a qualidade de vida em pacientes em que a terapêutica medicamentosa chegou ao nível máximo, sem a resposta adequada. Entre elas podemos citar os equipamentos que assistem mecanicamente a circulação (balão intra--aórtico, equipamentos de assistência ao ventrículo – Jarvik, por exemplo). Deve-se citar como medida extrema, porém de indicação cada vez mais frequente e liberal, o transplante cardíaco.

BIBLIOGRAFIA

Cartolano LS. Insuficiência cardíaca. Terapia intensiva pediátrica. 3ª ed. Atheneu. 2006. p. 247-81.

Chang AC, McKenzie ED. Myocardial dysfunction, extracorporeal membrane oxygenation, and ventricular assist devices. In: Pediatric Critical Care. 3rd ed. Philadelphia: Elsevier/Mosby; 2006. p. 346-64.

Foronda G. Insuficiência cardíaca. In: Knobel E. Terapia intensiva em pediatria e neonatologia. São Paulo: Atheneu; 2005. p. 263-74.

Molossi S. Insuficiência cardíaca: causas e tratamento. In: Piva JP, Garcia PCR et al. Medicina intensiva em pediatria. São Paulo: Revinter; 2005. p. 269-97.

Vegas A. Assisting the failing heart. Anesthesiol Clin 2008;26:539-64.

Webster G, Zhang J, Rosenthal D. Comparison of the epidemiology and co-morbidities of the heart failure in the pediatric and adult populations: a retrospective, cross-sectional study. BMC Cardiovasc Disord 2006;6:23-30.

CAPÍTULO 19

Miocardite

José Fernando Cavalini

DEFINIÇÃO

- Processo inflamatório que acomete o miocárdio, podendo ser agudo ou crônico.
- Do ponto de vista clínico, considera-se aguda a miocardite com até seis meses de evolução, e crônica, a que se estende por mais de seis meses.
- Processo histológico agudo: infiltrado inflamatório miocárdico, predominantemente por células mononucleares, linfócitos, histiócitos e macrófagos; necrose celular e edema intersticial.
- Processo histológico crônico: além do infiltrado inflamatório, tem-se a presença de hipertrofia de fibras cardíacas e fibrose intersticial.
- É a causa mais frequente de miocardiopatia dilatada na infância.

ETIOLOGIA

- Agente infeccioso: vírus (adenovírus, Coxsackie vírus B), bactérias (estreptococo, estafilococo, salmonela, meningococo), protozoários (doença de Chagas, toxoplasmose), fungos e outros.
- Reação imunológica ou de hipersensibilidade: febre reumática.
- Agentes farmacológicos: adriamicina.
- Toxinas: difteria.

QUADRO CLÍNICO

- Insuficiência cardíaca congestiva (ICC): taquidispneia, pulso rápido e fino, hipofonese de bulhas, presença de galope protodiastólico (terceira bulha).
- Baixo débito cardíaco: sudorese e palidez cutaneomucosa, extremidades frias, estertoração pulmonar.

- Arritmias cardíacas: extrassistolia ventricular e/ou taquicardia ventricular.
  - Obs.: é comum criança menor ou lactente com febre e infecção das vias aéreas superiores e/ou febre de causa ainda não definida apresentar-se com ritmo cardíaco de galope pela frequência cardíaca aumentada, sem caracterizar presença de disfunção miocárdica.
- Hepatomegalia: estase jugular e edema periférico.

DIAGNÓSTICO DIFERENCIAL

- Com outras formas de miocardiopatia dilatada (idiopática ou não).
- Com outras causas de insuficiência cardíaca congestiva na infância: cardite reumática, arterite de Takayasu, doença de Kawasaki, cardiopatia congênita (coartação da aorta, estenose aórtica grave, origem anômala da artéria coronária esquerda do tronco pulmonar e insuficiência mitral congênita), taquimiocardiopatias.

EXAMES COMPLEMENTARES

- Eletrocardiograma: taquicardia sinusal, alteração difusa da repolarização ventricular, extrassistolia ventricular e/ou taquicardia ventricular nos casos mais graves, alargamento de QRS e até bloqueio atrioventricular total em alguns casos mais específicos.
- Radiografia de tórax: cardiomegalia e sinais de congestão venocapilar pulmonar.
- Ecocardiograma: dilatação e hipocinesia do ventrículo esquerdo, com comprometimento da função sistólica.
- Pesquisa de vírus: tentativa de isolar o vírus no sangue quando há suspeita de etiologia viral.
- Cintilografia miocárdica com gálio-67: nos casos positivos (presença de processo inflamatório em atividade), apresenta aumento da captação do radiofármaco na projeção do coração.
- Biópsia endomiocárdica: dá o diagnóstico anatomopatológico, diferenciando os casos agudos dos crônicos e orientando a terapêutica imunossupressora ou não.

TRATAMENTO

- Medidas gerais: repouso, decúbito elevado, oxigenoterapia, restrição hídrica.

- Suporte ventilatório nos casos mais graves.
- Diuréticos: furosemida, tiazídicos, espironolactona.
- Agentes inotrópicos: dobutamina, inibidores da fosfodiesterase, adrenalina.
- Vasodilatadores: hidralazina, nitroprussiato de sódio, inibidores da enzima conversora da angiotensina em angiotensinogênio.
- Betabloqueadores: carvedilol.
- Casos mais graves, sem resposta inicial: imunossupressão? (necessidade da biópsia de endomiocárdio).
- Combate ao agente etiológico específico: antivirais?
- Prevenção de complicações: anticoagulação.
- Casos refratários: otimizar o transplante cardíaco.

EVOLUÇÃO

- Casos mais graves, nos quais a agressão viral ao miocárdio é mais intensa, podem evoluir rapidamente para óbito (felizmente, em uma minoria dos casos).
- Boa parte dos casos evolui para a cura espontânea (alguns chegam a ficar sem diagnóstico do quadro cardiológico).
- Uma parte deles desenvolve miocardite ativa.

BIBLIOGRAFIA

Berstein D. Myocarditis. In: Behrman RE, Kliegnan R, Jenson HB. Nelson Textbook of Pediatrics. 16th ed. Philadelphia: W.B. Saunders Company; 2000. p. 1434-5.

Camargo PR, Azeka E, Ebaid M. Miocardites. In: Ebaid M. Cardiologia em Pediatria. Temas Fundamentais. São Paulo: Roca; 2000.

Towbin JA. Myocarditis. In: Allen HD, Gutgesell HP, Clark EB, Driscoll DJ. Moss and Adams' Heart Disease in Infants, Children and Adolescents. 6th ed. Philadelphia: Lippincott Williams & Wilkins; 2001.

CAPÍTULO 20
Pericardite

José Fernando Cavalini

DEFINIÇÃO

- Afecção intrínseca que acomete os folhetos visceral e parietal, causando a formação de exsudato líquido, fibrina ou células, dependendo da etiologia.
- Pericardite aguda: graus variáveis de derrame que pode ser seroso, hemorrágico, purulento ou quiloso.
- Pericardite crônica: pode ser consequente a qualquer tipo de pericardite aguda, porém as purulentas e as hemorrágicas são as que mais comumente cronificam.

ETIOLOGIA

- Idiopática: na sua grande maioria, não se consegue determinar um agente causador.
- Infecciosa:
  - Viral (Coxsackie A e B, Echo, adenovírus, influenza, parotidite, varicela, citomegalovírus, mononucleose infecciosa, vírus da imunodeficiência humana).
  - Bacteriana (principalmente *Staphylococcus aureus* e *Haemophilus influenzae*; ainda *Neisseria meningitidis*, *Pseudomonas aeruginosa*, *Salmonella* sp., *Listeria monocytogenes* e outros gram-negativos e anaeróbios).
  - Tuberculose.
  - Fúngica (*Candida*, *Aspergillus*, *Actinomycetos*).
  - Parasitária (*Entamoeba histolytica*, *Toxoplasma gondii*, *Trypanosoma cruzi*, *Echinococcus*).
- Associada a doenças de outros órgãos ou sistemas:
  - Doenças difusas do tecido conjuntivo (artrite reumatoide juvenil, doença reumática, lúpus eritematoso sistêmico).

- Estados de hipersensibilidade (síndrome pós-pericardiotomia, doença do soro).
- Afecção de órgãos contíguos (embolia pulmonar, pleurite).
- Alterações metabólicas (mixedema, uremia).
- Outras (doença de Kawasaki, Aids, talassemia, quilopericárdio).
– Secundárias a agentes físicos: traumatismo, radiação.
– Secundárias a agentes químicos: hidralazina, isoniazida, procainamida.
– Secundárias a neoplasias: primária e metastática.

QUADRO CLÍNICO

– Dependerá basicamente do agente etiológico e da quantidade e rapidez de formação de líquido no espaço pericárdico.
– Tríade dor torácica, febre e atrito pericárdico: característica marcante nas pericardites agudas.
– Tamponamento cardíaco:
  - Taquicardia.
  - Hipofonese de bulhas cardíacas.
  - Pressão venosa central elevada.
  - Pulso paradoxal: diminuição da amplitude do pulso periférico durante a inspiração profunda.
  - Baixo débito cardíaco.

EXAMES COMPLEMENTARES

– Eletrocardiograma:
  - Taquicardia sinusal.
  - Supradesnivelamento do segmento ST: a pericardite é sua maior causa em crianças.
  - Baixa voltagem dos complexos QRS nos grandes derrames.
  - Alternância elétrica dos complexos QRS.
  - Inversão da onda "T" com a cronificação do processo.
– Radiografia de tórax: aumento global da área cardíaca, com perda da silhueta do coração; congestão venosa pulmonar.
– Ecocardiograma: possibilita a quantificação do derrame e sua gravidade (comprometimento do enchimento atrial); útil na etiologia reumática, pela definição das lesões valvares presentes.
– Ressonância magnética: útil nos casos de pericardite crônica constritiva.

- Tomografia de tórax: de valor nos casos de anormalidades congênitas do pericárdio e nas neoplasias.

TRATAMENTO

- Depende do agente etiológico:
  - Sintomático, nas pericardites virais ou idiopáticas; anti-inflamatórios; repouso.
  - Específico, quando da identificação do fator causal.
- Atenção aos sinais de comprometimento do enchimento diastólico ventricular e consequentemente do débito cardíaco: a instalação rápida e progressiva de quantidades moderadas de líquido pericárdico compromete a função do coração, podendo levar a um quadro de tamponamento cardíaco.
- Punção pericárdica aliviadora e diagnóstica: principalmente nos casos de pericardite purulenta.
- Drenagem a céu aberto com biópsia do pericárdio: nos casos de provável etiologia viral ou idiopática.

EVOLUÇÃO

- A maioria apresenta resolução favorável com o tratamento.
- A pericardite tuberculosa, a purulenta e o hemopericárdio são as pericardites que mais frequentemente podem evoluir para a forma crônica constritiva.

BIBLIOGRAFIA

Bernstein D. Diseases of the pericardium. In: Behrman RE, Kliegman RM, Jenson HB. Nelson's Textbook of Pediatrics. 16th ed. Philadelphia: W.B. Saunders Company; 2000.

Rheuban KS. Pericardial diseases. In: Moss and Adams. Heart Disease in Infants, Children and Adolescents. 6th ed. Philadelphia: Lippincott Williams & Wilkins; 2001.

Tanaka ACS, Afiune JY, Mazzieri R. Pericardiopatias. In: Ebaid M. Cardiologia em pediatria. Temas fundamentais. São Paulo: Roca; 2000.

CAPÍTULO 21

Arritmias Cardíacas

José Fernando Cavalini
Augusto Uchida

BRADIARRITMIAS

DISFUNÇÃO SINUSAL

Bradicardia sinusal – frequência cardíaca (FC) abaixo do normal para a idade:
- Depende da faixa etária, mas, de modo geral:
  - FC abaixo de 60bpm nas crianças maiores.
  - FC abaixo de 70-90bpm nos lactentes e recém-nascidos.
- Tratar somente os casos sintomáticos:
  - Afastar a causa de base – processos intracranianos; distúrbios metabólicos, hidroeletrolíticos e infecciosos; hipoxemia; hipotermia.
  - Nas emergências, epinefrina ou atropina se tônus vagal exacerbado.

BLOQUEIO ATRIOVENTRICULAR (BAV)

BAV grau I – intervalo PR aumentado. O valor depende da faixa etária. Deve ser maior que 0,20s ou 200ms (condução atrioventricular retardada) nas crianças maiores:
- Presente em até 2% da população normal.
- Comum na cardite reumática, defeito do septo atrioventricular parcial e toxicidade pelo digital:
  - Tratar a causa de base, quando presente.

BAV grau II:
- Mobitz I (Wenckbach): aumento progressivo do intervalo PR até bloquear uma onda "P" sinusal:
  - Geralmente são assintomáticos.

- Mobitz II: onda "P" bloqueada subitamente (intervalo PR não muda):
  - Costuma evoluir para BAV mais avançado.
- Fixo: relação de bloqueio "P:QRS" fixa (2:1, 3:1, 4:1):
  - Casos de maior gravidade: monitorar com Holter e avaliar necessidade de marca-passo.
  - O teste de atropina define o prognóstico: a resposta ao teste pode demonstrar evolução para BAV Mobitz I ou Mobitz II.
- Avançado: relação "P:QRS" maior que 3:1:
  - Pode evoluir para BAVT: marca-passo.

BAV grau III – BAVT (completo):
- Dissociação atrioventricular: um ritmo para os átrios e outro para os ventrículos.
- Frequência de "P" maior que "QRS": os impulsos atriais não atingem os ventrículos.
- Com "QRS" estreito ou largo: depende da origem do ritmo de escape:
  - Ritmo de escape alto mostra um QRS estreito.
  - Ritmo de escape baixo mostra um QRS largo e tem maior gravidade.
- Pode ser congênito ou adquirido:
  - Congênito: filho de mãe com lúpus; isomerismo atrial esquerdo.
  - Adquirido: pós-operatório de cirurgia cardíaca congênita (manipulação do septo atrioventricular e/ou ventricular); difteria; miocardites; endocardites.
- Tratamento: depende da repercussão (idade do paciente, FC de base e duração do QRS) e da etiologia, podendo necessitar de marca-passo temporário ou definitivo.

TAQUIARRITMIAS

TAQUICARDIAS SUPRAVENTRICULARES

Com complexo QRS estreito.

Taquicardia sinusal – aumento da FC além dos limites da normalidade para a idade, com onda "P" normal (eixo no quadrante inferior esquerdo):

- Geralmente por causa extracardíaca: processos infecciosos e metabólicos, estresse, anemia:
  - Tratar a causa de base.

Taquicardia atrial – onda "P" com eixo, morfologia ou polaridade diferentes do normal ou com relação RP > PR (intervalo RP de maior duração que o intervalo PR):

- Incomum na criança pequena com coração estruturalmente normal.
- Relativamente comum em pós-operatório de cirurgias cardíacas congênitas pela manipulação cirúrgica do átrio direito.
- Geralmente frequência atrial abaixo de 250bpm:
  • Cardioversão elétrica (CVE), se sinais de baixo débito cardíaco.
  • Amiodarona, propafenona.
  • Drogas cronotrópicas negativas (bloqueiam a condução atrioventricular, diminuindo a frequência ventricular): betabloqueadores e bloqueadores de canais de cálcio.

Fibrilação atrial – ritmo irregular (intervalo RR irregular) e resposta ventricular variável. Onda "P" ausente. Presença de onda "F":

- Frequências atriais acima de 300bpm.
- Incomum na criança e no jovem com coração normal.
- Cardiopatias com grande aumento do volume atrial: síndromes restritivas, anomalia de Ebstein, insuficiência das valvas AV.
- Uso de drogas ilícitas:
  • CVE nos casos agudos com sinais de instabilidade hemodinâmica.
  • Amiodarona (cardioversão química).
  • Nos casos recorrentes, anticoagular.

Flutter **atrial** – ritmo regular, presença das ondas "F" (semelhante a um "serrilhado"):

- Frequência atrial superior a 250bpm:
  • Se condução AV 1:1 a FC será de 250bpm.
  • FC de 125bpm (condução AV 2:1).
  • Tratamento de eleição é CVE.
  • Amiodarona, propafenona na fase de manutenção.
- *Flutter* congênito: raro:
  • Considerar CVE.
  • Digoxina é a droga de escolha para a prevenção da recorrência.
- *Flutter* adquirido:
  • Pós-operatório de cirurgias cardíacas, pela manipulação atrial.
  • Amiodarona, propafenona.
  • Seguir tratamento como para a taquicardia atrial 2:1.

TAQUICARDIAS SUPRAVENTRICULARES

Por mecanismo de reentrada.

Taquicardia por reentrada nodal (Fig. III-1):
- Menos comum na faixa etária pediátrica.
- Maioria sem onda "P" no traçado ECG.
- Características: "pseudo-R" em V1, "pseudo-S" em D2, D3 e aVF:
  - Manobras vagais.
  - Adenosina nas crises (0,1mg/kg/peso, em bolo, por via intravenosa rápida: não diluir, pode ser repetido).
  - Betabloqueador, propafenona, amiodarona para o controle de recorrências.
  - Ablação por cateter de radiofrequência nos pacientes maiores.

Taquicardia por reentrada atrioventricular (reciprocante) (Fig. III-2):
- Presença de via anômala atrioventricular (síndrome de Wolff-Parkinson-White).
- Pré-excitação ventricular no ECG basal: onda "delta" (pode estar ausente nos casos de síndrome de Wolff-Parkinson-White oculto).
- Infradesnivelamento do segmento ST maior que 2mm ou inversão da onda "T" nas precordiais são sinais específicos.
- Alternância dos complexos QRS pode sugerir via anômala:
  - Adenosina nas crises.

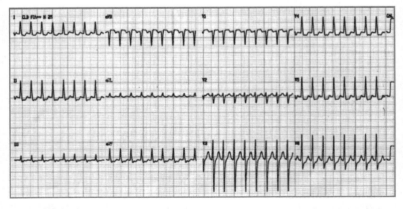

Figura III-1 – Taquicardia de reentrada nodal (TRN). Exemplo de taquicardia paroxística supraventricular com QRS estreito. Notar a presença de pseudo-S e pseudo-R que caracterizam esta arritmia.

ARRITMIAS CARDÍACAS

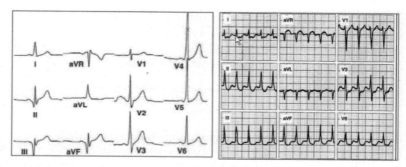

Figura III-2 – O traçado à esquerda mostra um portador de Wolff-Parkinson-White em ritmo sinusal. Nota-se PR curto e onda delta. O traçado à direita mostra episódio agudo de taquicardia atrioventricular (TAV) no mesmo paciente. Observar a depressão do segmento ST que indica a presença da taquicardia mediada por via anômala.

- Propafenona, amiodarona para controle de recorrências.
- Ablação por cateter de radiofrequência nos casos de difícil controle ou nas crianças de mais idade.

Taquicardia atrioventricular de Coumel:

– Taquicardia incessante, que cursa frequentemente com quadro de taquimiocardiopatia.
– Ondas "P" negativas e profundas em D2, D3 e aVF:
  - Estudo eletrofisiológico e ablação por cateter de radiofrequência.

Observação: pode ocorrer taquicardia supraventricular com condução aberrante (nesses casos, os complexos QRS são largos: diagnóstico diferencial com as taquicardias ventriculares).

TAQUICARDIAS VENTRICULARES

– Complexos QRS largos.
– Dissociação atrioventricular.
– Mais que três batimentos seguidos:
  - Não sustentada: duração inferior a 30 segundos.
  - Sustentada: duração superior a 30 segundos.
– Sintomatologia depende da FC (geralmente ≥ 120bpm):

- As de baixa frequência ventricular são bem toleradas.
- Se frequência ventricular muito alta: síncope ou morte súbita.
- Causas frequentemente envolvidas:
  - Displasia arritmogênica de ventrículo direito.
  - Síndrome do QT longo.
  - Distúrbios metabólicos.
  - Miocardiopatias e miocardites.
  - Tumores cardíacos.
  - Efeito pró-arrítmico das drogas antiarrítmicas: toxicidade.
  - Pós-operatório de cirurgia cardíaca (com ventriculotomia):
    CVE se sinais de baixo débito cardíaco (fibrilação ventricular).
    Lidocaína, amiodarona por via intravenosa.
    Propranolol (no QT longo).
    Estudo eletrofisiológico para a ablação por cateter de radiofrequência.
    Cardiodesfibrilador implantável (CDI): nos casos potencialmente mais graves com risco de morte súbita.
    Betabloqueador; amiodarona, sotalol.

FIBRILAÇÃO VENTRICULAR

- Raro na criança: exceto em casos de choque elétrico, miocardites graves e em reanimação cardiopulmonar:
  - Desfibrilação.

BIBLIOGRAFIA

Bernstein D. Disturbances of rate and rhythm of the heart. In: Behrman RE, Kliegman R, Jenson HB. Nelson's Textbook of Pediatrics. 16th ed. Philadelphia: W.B. Saunders Company; 2000.

Fish FA, Benson Jr DW. Disorders of cardiac rhythm and conduction. In: Moss, Adams. Heart disease in infants, children and adolescents. 6th ed. Philadelphia: Lippincott Williams & Wilkins; 2001.

Park MK, Guntheroth WG. In: Allen HD, Gutgesell HD, Clark EB, Driscoll DJ. How to read pediatric ECG's. 3rd ed. Mosby Year Book; 1992.

PARTE IV

Urgências em Nefrologia

CAPÍTULO 22

Infecção do Trato Urinário

Márcia Camegaçava Riyuzo
Renata Cristiane Piva

INTRODUÇÃO

A infecção do trato urinário (ITU) caracteriza-se pela multiplicação bacteriana em qualquer segmento do trato urinário. Acomete cerca de 12% de crianças até 12 anos de idade. Nas crianças de até 11 anos de idade, o risco de adquirir ITU foi 3% em meninas e 1% em menino, e 50% delas têm recorrências em um ano. Nos lactentes é a infecção bacteriana mais comum, principalmente nos primeiros meses de vida. Em lactentes e em especial nos recém-nascidos, é particularmente grave, pelo risco de formação de cicatriz pielonefrítica. No primeiro ano de vida, a ITU febril ($\geq 38,5°C$) pode corresponder à pielonefrite aguda em 90% dos casos. A prevalência é maior nos primeiros anos de vida, com pico de incidência no terceiro ou quarto ano de idade. Acomete com maior frequência o sexo feminino (3-4 até 20:1). Em recém-nascidos e lactentes até o 6º mês de vida, poderá incidir preferencialmente em meninos. Os recém-nascidos de mães que apresentaram ITU de repetição durante a gestação têm risco até 4 vezes maior de ter ITU no período neonatal, comparados aos normais.

PATOGÊNESE

No período neonatal, a infecção urinária ocorre por via hematogênica e após esse período, por via ascendente, o agente microbiano provém da flora intestinal e acomete o trato urinário (pielonefrite ou cistite).

AGENTE PATOGÊNICO

— *Escherichia coli* é a bactéria responsável por 80 a 90% dos casos de ITU.

- *Klebsiella* sp. são frequentes em recém-nascidos.
- *Proteus* sp. acometem 30 a 40% dos meninos.
- *Staphylococcus saprophyticus* ocorrem em 30% dos adolescentes de ambos os sexos.
- *Enterococos, Pseudomonas, Staphylococcus aureus* ou *epidermidis* ocorrem em crianças com malformação ou disfunção do trato urinário.

QUADRO CLÍNICO

As manifestações clínicas variam com a idade. Nos recém-nascidos os sintomas não são específicos: hipotermia/hipertermia, cianose, icterícia, convulsões, apatia, letargia, irritabilidade, alterações respiratórias e rejeição alimentar. Podem desenvolver sepse.

Após a idade neonatal, a febre é frequente. Os sintomas clássicos de dor lombar, disúria e aumento da frequência urinária tornam-se comuns com o aumento da idade. Enurese secundária e/ou hematúria macroscópica podem ocorrer em escolares e adolescentes.

DIAGNÓSTICO LABORATORIAL

- Exame de urina tipo I: pode revelar leucocitúria em aproximadamente 80% dos primeiros surtos de ITU. Leucocitúrias estéreis podem ocorrer na presença de processos infecciosos ou inflamatórios não associados à ITU, como leucorreia, vulvovaginite, balanopostite, glomerulonefrite, litíase etc.
- Urocultura: a coleta é imprescindível para a confirmação da ITU.

O método preferencial de coleta de urina para urocultura depende da presença ou não do controle esfincteriano.

Nas crianças com controle esfincteriano, a coleta pelo jato médio com contagem de 100.000UFC/ml de bactérias é considerada significativa. Contagens menores podem indicar contaminação na coleta e há necessidade de confirmação por novo exame de urocultura.

Nas crianças sem controle esfincteriano, a coleta de urina pode ser realizada por punção suprapúbica ou sondagem vesical. A punção suprapúbica é considerada o método ideal em lactentes no primeiro ano de vida. Presença de qualquer contagem bacteriana indica ITU. A sondagem vesical é um método com baixo risco de contaminação, considerado a opção segura e simples, requerendo apenas boa assepsia local. Presença de 1.000UFC/ml indica ITU.

Crianças com vulvovaginites ou balanopostites não devem proceder à coleta de urina por jato médio, devido à possível contaminação bacteriana da urina durante a coleta.

A coleta de urina de lactentes por saco coletor é o método habitualmente empregado nos diversos serviços. Existe alto risco de resultados falso-positivos de até 85%, sendo o resultado válido quando for negativo. Autores concluíram que a coleta por saco coletor poderia ser empregada apenas para exame inicial de triagem, que deve, quando positivo, ser confirmada por um método mais preciso, como punção suprapúbica ou sondagem vesical.

FATORES BACTERIANOS E DO HOSPEDEIRO QUE PREDISPÕEM À ITU

A virulência da *Escherichia coli* é determinada pela presença de fímbrias que confere à bactéria pouca aderência aos leucócitos e forte aderência às células uroepiteliais, facilitando a ascensão da bactéria e a persistência da bactéria no trato urinário, antígenos de sua parede e sua capacidade de produzir endotoxinas. Nas crianças os fatores de predisposição para ITU incluem:
- micção infrequente;
- vulvovaginite;
- presença de alta densidade de receptores na área periureteral e no uroepitélio que facilita a colonização bacteriana local;
- diminuição do teor de IgA secretora na urina;
- constipação intestinal;
- bexiga neurogênica;
- fimose (presença de prepúcio íntegro eleva o risco de infecção urinária entre 3,7 e 11 vezes);
- anormalidades do trato urinário como refluxo vesicoureteral.

TRATAMENTO

Diagnóstico e tratamento precoces da ITU reduzem o risco de formação de cicatrizes renais. A maioria das crianças pode ser tratada com antibióticos por via oral. Lactentes e crianças gravemente doentes ou apresentando vômitos requerem antibiótico por via intravenosa até a febre desaparecer, quando o tratamento por via oral pode substituir o por via intravenosa.

MEDIDAS GERAIS

- Orientar familiares para a realização de controle clínico e laboratorial periódico, pois a frequência de surto único de infecção urinária é baixa (20 a 30% dos casos).
- Tratar a constipação intestinal de forma efetiva e diagnosticar e tratar os distúrbios miccionais (aumento da frequência miccional, urgência, perda urinária).
- Tratar vulvovaginites, balanopostites e oxiuríase. Orientar boa higiene perineal. Autores revelaram que em 8% dos casos de leucorreia em meninas havia associação de infecção urinária e vulvovaginites, e em 30 a 40% dos casos houve associação com oxiuríase.
- Aumentar ingestão hídrica.
- Orientar micções regulares, esvaziar completamente a bexiga.

TERAPÊUTICA MEDICAMENTOSA

Tratamento por 10 dias erradica a bactéria. Na suspeita clínica de pielonefrite e criança em mau estado geral, o tempo de administração deve ser de 14 dias. O tipo de antimicrobiano depende do modelo de resistência do uropatógeno e do tratamento prévio efetuado. O antimicrobiano pode ser introduzido após a coleta adequada da cultura de urina e alterado de acordo com a resposta clínica e o resultado da urocultura em lactentes febris, história de ITU recorrente, anormalidades de exame urina (> 100 leucócitos/campo e/ou hematúria/bacteriúria).

- Crianças com sintomas de cistite e maiores de 3 meses com ITU (pielonefrite) sem toxemia podem ser tratadas com cefalosporinas, como cefalexina ou cefaclor, amoxicilina/clavulanato ou nitrofurantoína.
- Crianças menores de 3 meses ou com toxemia, desidratação e não aceitação por via oral, sugere-se a internação e a administração por via intravenosa do antimicrobiano.

GRUPOS DE MEDICAMENTOS

Antibióticos

Cefalosporinas – estão indicadas no tratamento de infecção urinária febril no recém-nascido e lactentes nos 6 primeiros meses de vida. As cefalosporinas de primeira e segunda gerações causam repercussão na flora intestinal quando administradas por longo período ou com breves intervalos.

Aminoglicosídeos – são considerados os melhores para o tratamento da pielonefrite devido a sua eliminação renal, podendo atingir altas concentrações no parênquima renal. São potencialmente nefrotóxicos e ototóxicos, devendo-se avaliar a função renal e, se necessário, corrigir sua dose de acordo com o *clearance* de creatinina. A associação de amicacina com ceftazidima é muito efetiva contra *Pseudomonas*.

Quimioterápicos antibacterianos

Nitrofurantoína – medicamento efetivo contra organismos como *Klebsiella* e *Enterobacter*, causa pouca alteração na flora intestinal, baixa frequência de surgimento de bactérias resistentes, é de baixo custo, podendo aumentar a adesão ao tratamento. Os sintomas gastrointestinais, dores abdominais e vômitos podem limitar a aceitação por via oral.

Ácido nalidíxico – medicamento efetivo contra bactérias gram-negativas, *E. coli, Enterobacter, Klebsiella* e *Proteus*, bem tolerado, com poucos efeitos colaterais e baixo custo. Consiste em quinolona de primeira geração e pode induzir à resistência bacteriana. Em lactentes, pode ocorrer abaulamento da fontanela, cujo sintoma melhora rapidamente, cerca de 48 horas, após a suspensão da medicação.

Fluoroquinolona – é efetiva contra bactérias gram-negativas (*E. coli, Klebsiella* e *Proteus*) e estafilococos. Sua utilização no tratamento de infecções urinárias por agentes multirresistentes reduziu a indicação e o tempo de hospitalização. É de fácil administração, excelente biodisponibilidade, mas pode causar gastrite medicamentosa.

Sulfametoxazol-trimetoprima – tem induzido o aparecimento de cepas resistentes em aproximadamente 50% dos casos. Sua administração é considerada não satisfatória em portadores de infecção urinária complicada e em menores de 5 anos de idade.

As doses dos antibióticos e os quimioterápicos antibacterianos utilizados no tratamento da infecção urinária estão apresentadas nos quadros IV-1 e IV-2.

Quimioprofilaxia

Indicações – todos os portadores de refluxo vesicoureteral com menos de 5 a 7 anos de idade, portadores de infecção urinária associada a doenças cirúrgicas até a correção (uropatias obstrutivas), pacientes com reinfecções de repetição (até 3 a 4 meses do último episódio) du-

Quadro IV-1 – Dosagem dos antimicrobianos para o tratamento de infecção urinária.

Droga		Nome genérico/comercial	Dose (mg/kg/dia)	Intervalo das doses (h)	Via de administração
Cefalosporinas	1ª geração	Cefalexina/Keflex susp 250mg/5ml, drágea 500 e 1.000mg	50	6	Oral
		Cefadroxila/Cefamox susp 250mg/5ml, caps 500mg, comp 1g	30	12	Oral
		Cefalotina/Keflin, amp 1.000mg	100	4-6	IV/IM
	2ª geração	Cefaclor/Ceclor susp 125, 250 ou 375mg/5ml, caps 250 e 500mg	20-40	8-12	Oral
		Cefuroxima acetil/Zinnat susp 125, 250mg/5ml, comp 125, 250 e 500mg	30	12	Oral
		Cefuroxima/Zinacef amp 750mg	75-150	12	IV/IM
	3ª geração	Ceftriaxona/Rocefin amp 500 e 1.000mg	50-100	12-24	IV/IM
		Ceftazidima/Fortaz amp 1.000 e 2.000mg	75-150	8	IV/IM
		Cefixina/Plenax susp 100mg/5ml, comp 400mg	8	12-24	Oral
	4ª geração	Cefepima/Maxcef amp 500mg, 1 e 2g	50	12	IV/IM

Quadro IV-2 – Dosagem dos antimicrobianos para o tratamento de infecção urinária.

Droga (nome genérico)	Nome comercial	Dose (mg/kg/dia)	Intervalo das doses (h)	Via de administração
Amoxicilina/Clavulanato	Clavulin/Novamox susp 125 ou 250mg/5ml, comp 500mg, amp 500mg/10ml	50	8	Oral
	Clavulin BD susp 200 ou 400mg/5ml, comp 875mg		12	Oral
Amicacina	Novamin amp 100, 250, 500mg/2ml	15	8	IV
Ácido nalidíxico	Wintomylon susp 250mg/5ml, comp 500mg	50	6-8	Oral
Nitrofurantoína	Hantina susp 25mg/5ml Macrodantina comp 500mg	5-7	6	Oral
Sulfametoxazol/Trimetoprima	Bactrin susp 200 + 40mg/5ml, comp 400 + 80mg, amp 400 + 80mg/5ml	40 sulfametoxazol + 8 trimetoprima	12	Oral
Ciprofloxacino	Cipro comp 250, 500mg,	20-30, máx. 1.500mg/dia	12	Oral
	Amp 200mg/100ml	10, máx. 800mg/dia	12	

rante a investigação pela uretrocistografia miccional. Podem ser prescritos: nitrofurantoína (1 a 3mg/kg/dia, uma vez à noite), ácido nalidíxico (7,5mg/kg/dia, duas doses), sulfametoxazol-trimetoprima (0,5ml/kg/dia, uma dose ao deitar ou trimetoprima 2mg/kg, à noite), cefalexina (25mg/kg/dia, duas doses), ciprofloxacino (1mg/kg/dia, uma dose).

INVESTIGAÇÃO POR IMAGEM

- Indicações:
    - todas as crianças com primoinfecção até os 3 anos de idade;
    - meninas > 3 anos com cistite após o segundo episódio;
    - crianças do sexo masculino;
    - infecções recorrentes;
    - suspeita de pielonefrite (em qualquer idade), bacteriemia ou sepse;
    - apresentação clínica não usual (meninos de mais idade);
    - sinais clínicos como jato fraco ou rins palpáveis;
    - curso clínico prolongado sem resposta à terapia antimicrobiana (48-72h);
    - micro-organismo não usual;
    - trato urinário dilatado (ultrassonografia antenatal).
- Ultrassonografia de rins e vias urinárias: pode ser realizada a partir de 72 horas do tratamento da pielonefrite. Método menos invasivo. Avalia presença, tamanhos, ecogenicidade dos rins, dilatação do trato urinário superior e dilatação ureteral.
- Uretrocistografia miccional: pode ser realizada quatro semanas após o tratamento da fase aguda. Diagnostica e classifica o grau do refluxo vesicoureteral, presença de obstrução infravesical (válvula de uretra posterior).
- Urografia excretora: realizada em casos selecionados nos quais as imagens à ultrassonografia necessitam de elucidação morfológica. Diagnostica malformações obstrutivas (estenose da junção pielocalicinal), informa sobre função renal e estado da bexiga.
- Exames com radioisótopos:
    - Cintilografia renal com DMSA (ácido dimercaptossuccínico) – a imagem de hipocaptação do radiosótopo fornece o diagnóstico de pielonefrite na fase aguda do tratamento da infecção urinária e de cicatriz renal após cinco a seis meses de terapia.

- Cintilografia renal com DTPA (ácido dietilenotriamino pentacético) e com MAG3 (ácido mercaptoacetiltriglicina, maior taxa de excreção do que DTPA) – indicadas nos casos de hidronefrose para avaliar a obstrução.

PROGNÓSTICO

A maioria das crianças tem bom prognóstico a longo prazo. Portadores de anomalias urinárias congênitas ou hereditárias constituem o grupo de risco para as complicações, como formação de cicatriz renal (lactentes, portadores de uropatias obstrutivas, refluxo vesicoureteral dilatado e refluxo intrarrenal, maior número de pielonefrites, tratamento tardio da infecção urinária, fatores de virulência da bactéria, bactéria incomum). Trinta a 50% das crianças com infecção urinária apresentam associação com refluxo vesicoureteral e aproximadamente 50% delas (principalmente entre 0 e 6 anos de idade) evoluirão com nefropatia por refluxo. A insuficiência renal crônica é diagnosticada em 5 a 21% de crianças com cicatriz renal. Hipertensão arterial ocorre em 6 a 13% de crianças com cicatriz renal, enquanto em 15 a 30% dos casos com lesão bilateral ela ocorre em 10 anos. Complicações na gestação: meninas com infecção urinária recorrente têm risco aumentado de novas infecções durante a gestação.

BIBLIOGRAFIA

Chang SL, Shortliffe L. Pediatric urinary tract infections. Pediatr Clin North Am 2006;53:379-400.

Hansson S, Jodal U. Urinary tract infection. In: Avner ED, Harmon WE, Niaudet P (eds). Pediatric nephrology. 5th ed. Philadelphia, USA: Lippincott Williams & Wilkins; 2004. p. 1007-25.

Marks SD, Gordon I, Tullus K. Imaging in childhood urinary tract infections: time to reduce investigations. Pediatr Nephrol 2008;23:9-17.

CAPÍTULO 23

Insuficiência Renal Aguda

Maria Cristina de Andrade
Ana Paula Brecheret
Anelise Del Vecchio Gessullo

DEFINIÇÃO

Diminuição abrupta do ritmo de filtração glomerular determinando aumento da concentração sérica de ureia e creatinina e inabilidade do rim em regular homeostase de fluidos, eletrólitos e equilíbrio acidobásico.

A perda súbita da função renal pode resultar de perfusão renal inadequada associada a:
– Diminuição na circulação sanguínea efetiva (insuficiência renal aguda – IRA – pré-renal).
– Lesão celular renal por lesão isquêmica, tóxica, imunológica ou infecciosa (IRA renal).
– Obstrução do fluxo urinário (IRA pós-renal).

É um importante fator que contribui para morbidade e mortalidade de crianças criticamente enfermas com incidência de 0,8 caso por 100.000 crianças.

ETIOLOGIA

– IRA pré-renal
  • Diminuição do volume intravascular:
    Desidratação.
    Perda gastrintestinal.
    Doença perdedora de sal renal ou adrenal.
    Diabetes insipidus central ou nefrogênico.
    Perda de fluidos para o terceiro espaço (sepse, tecidos traumatizados, síndrome nefrótica).

- Diminuição do volume intravascular efetivo:
  Insuficiência cardíaca congestiva.
  Pericardite, tamponamento cardíaco.
- IRA renal ou intrínseca
  - Doenças renais parenquimatosas (glomerulonefrites, síndrome hemolítico-urêmica, pielonefrite.)
  - Necrose tubular aguda:
    Isquemia-hipóxia prolongada.
    Drogas: aminoglicosídeos, contrastes radiológicos, cisplatina, ifosfamida, anti-inflamatórios não hormonais.
    Toxinas: Exógenas – metais pesados, etilenoglicol, metanol.
    Endógenas – mioglobina e hemoglobina.
- IRA pós-renal
  - Válvula de uretra posterior.
  - Compressões extrínsecas ao trato urinário.

QUADRO CLÍNICO

Aumento dos níveis de ureia e creatinina (no recém-nascido considerar IRA se creatinina > 1,5mg/dl ou aumento de 0,2 a 0,3mg/dl/dia) associada a hipercalemia, hiperfosfatemia, hipocalcemia e acidose metabólica. Pode apresentar-se na forma oligúrica (volume urinário < 1ml/kg/hora) ou não oligúrica.

No quadro IV-3 apresentamos os níveis de creatinina sérica normais em pediatria.

- IRA pré renal
  - História sugestiva de perda de volume.
  - Oligúria (volume urinário < 1ml/kg/hora).
  - Urina tipo I normal ou pouco alterada.
  - Alta osmolaridade urinária > 400-500mOsm.
  - Fração de excreção de sódio.

    $$FE\ Na\% = \frac{UNa \times PCr}{PNa \times UCr} \times 100 < 1\%\ (RN < 2,5\%)$$

    UNa = concentração urinária de sódio
    PCr = concentração plasmática de creatinina
    PNa = concentração plasmática de sódio
    UCr = concentração urinária de creatinina
  - Na urinário < 10mEq/l (RN < 20-30mEq/l).

Quadro IV-3 – Níveis de creatinina sérica normais em pediatria.

Recém-nascido	0,3-1,0mg/dl
Lactente	0,2-0,5mg/dl
Pré-escolar e escolar	0,3-0,7mg/dl
Adolescente	0,5-1,0mg/dl

- IRA renal ou intrínseca
  - Causas pré-renais persistentes, drogas, sepse.
  - Urina com alterações: cilindros, pigmentos, hematúria, proteinúria.
  - Oligúrica ou não oligúrica.
  - Osmolaridade < 350mOsm – (RN < 300mOsm).
  - FE Na > 2% – (RN > 2,5-3,0%).
  - Na urinário > 30-40mEq/l – (RN > 30-40mEq/l).
- IRA pós-renal
  - Massas abdominais, bexiga palpável.
  - Ultrassonografia sugestiva de processo obstrutivo: hidronefrose.

PREVENÇÃO

- Monitorização dos níveis séricos de creatinina quando do uso de drogas potencialmente nefrotóxicas.
- Manutenção do estado hemodinâmico quando houver risco de hipovolemia e isquemia renal.
- Hidratação adequada e alcalinização antes de quimioterapia.

OBJETIVOS DO TRATAMENTO

- Manutenção do equilíbrio hídrico, eletrolítico e acidobásico.
- Manutenção do equilíbrio de cálcio e fósforo.
- Uso racional de medicamentos nefrotóxicos.
- Tratamento de hipertensão arterial sistêmica.
- Suporte nutricional.
- Tratamento da doença de base e das complicações.
- Afastar processo obstrutivo do trato urinário baixo por meio de cateterização vesical.

CONTROLE HEMODINÂMICO

Balanço hídrico é fundamental para a manutenção da euvolemia e pressão arterial em crianças com perdas volêmicas. Devem-se repor as perdas gastrintestinais, urinárias e perdas insensíveis para se evitar o risco de hipovolemia e isquemia renal com piora do quadro inicial.

Em crianças edemaciadas e hipertensas, são necessários restrição hídrica e medidas de remoção de volume. Pode ser tentada a terapêutica com o diurético furosemida (2-5mg/kg/dia) para tentar induzir diurese e converter IRA oligúrica em não oligúrica. Deve ser suspenso se a criança não responder a esta terapêutica. Se a criança estiver anúrica e com repercussões hemodinâmicas como congestão cardiopulmonar, devem ser instituídas rapidamente as medidas de substituição renal.

HIPERCALEMIA

Além da monitorização com ECG, em casos graves requer tratamento imediato e, muitas vezes, é indicação de terapia de substituição renal de urgência.

- Para a estabilização da membrana da célula cardíaca e prevenção de arritmias, usa-se gluconato de cálcio a 10% por via intravenosa lenta, 0,5-1ml/kg, durante 5-10 minutos, com monitorização eletrocardiográfica, para a detecção de alterações do ritmo cardíaco.
- Para a promoção de movimentação de potássio do fluido extracelular para dentro da célula:
  - Administração por via intravenosa ou subcutânea de glicose e insulina em bolo (insulina regular humana: 0,05 unidade/kg com 2ml/kg de glicose a 10%) seguida de infusão contínua de insulina (0,1 unidade/kg/hora com 2-4ml/kg/hora de glicose a 10%).
  - Administração de bicarbonato de sódio (1-2mEq/kg por via intravenosa lenta em 5-10 minutos) principalmente quando houver acidose metabólica.
  - Administração de β-agonistas, preferencialmente por nebulização ou por via intravenosa: salbutamol (4-5mcg/kg por via intravenosa lenta, em 20 minutos, ou 2,5mg por nebulização).
- Para diminuir a absorção de potássio pelo trato gastrintestinal podem-se usar resinas iônicas como Kayexalate® ou Sorcal® 1g/kg por via oral ou retal. Deve ser evitado o uso nos pré-termo de baixo peso que podem desenvolver obstrução e perfuração cecal.
- Apesar de não estar provado benefício do uso de diuréticos no tratamento da IRA, estes podem ser usados para manter a diurese e contribuir para a eliminação de potássio (furosemida 1mg/kg/dose) em crianças com débito urinário mantido.

- Administração de dieta pobre em potássio.
- **Terapia de substituição renal deve ser instituída se as medidas anteriores não forem suficientes para a correção do distúrbio.**

ACIDOSE METABÓLICA

Compensação respiratória pode ser suficiente, porém pode ser necessária a administração de bicarbonato de sódio em casos de acidose grave e progressiva, com piora da hipercalemia. O objetivo é manter o pH > 7,2 e níveis de bicarbonato sérico > 10mEq/l. Deve ser corrigido determinando-se a dose de bicarbonato de sódio a ser administrado por meio das fórmulas:

1. Déficit de HCO_3^- (mEq) =

    $[HCO_3^-{}_{desejado} - HCO_3^-{}_{encontrado}] \times$ peso (kg) $\times$ 0,3

    onde $HCO_3^-{}_{desejado}$ = 15mEq

2. HCO_3^- (mEq) = BE (mEq/l) $\times$ 0,3 $\times$ peso (kg)

    onde BE = excesso de base

A solução de bicarbonato por via intravenosa deve ser a mais iso-osmolar possível (cerca de 1,5%), utilizando diluições necessárias de acordo com a apresentação oferecida (3%, 8,4% ou 10%, contendo 0,36, 1 e 1,2mEq/l, respectivamente). Idealmente, deve ser administrada por via central ou diluída com água destilada. Dependendo da gravidade, utilizamos metade da dose calculada, administrada entre 1 e 4 horas; devem ser realizadas nova coleta gasométrica e reavaliação clínica posterior à correção. O objetivo inicial é a manutenção do pH pouco acima de 7,20, retirando o paciente da situação de acidemia grave. A correção rápida em bolo deve ser evitada pelo risco de hipertensão, hipervolemia e hemorragia intracraniana, principalmente no período neonatal.

HIPERFOSFATEMIA E HIPOCALCEMIA

Quelantes de fosfato por via oral (carbonato de cálcio 10-60mg/kg/dia, por via oral) e restrição dietética de fósforo são usados para diminuir a absorção intestinal de fósforo.

Administração por via intravenosa de gluconato de cálcio pode ser necessária somente se a hipocalcemia for grave, sintomática e associada à acidose grave e à hipercalemia.

HIPERTENSÃO ARTERIAL SISTÊMICA

Pode ser secundária à vasoconstrição periférica e/ou hipervolemia, sendo a terapia inicial feita com diuréticos e vasodilatadores periféricos.

NUTRIÇÃO

A IRA é uma condição hipercatabólica e, portanto, nutrição inadequada pode ser o fator de piora desta situação com retardo da recuperação da função renal. Deve ser mantida a oferta apropriada de calorias e proteínas recomendada para cada faixa etária, segundo a RDA (*Recomended Dietary Allowances*).

TERAPIA DE SUBSTITUIÇÃO RENAL

Indicações:
- Uremia (pericardite, neuropatia, diminuição do estado de consciência).
- Hipervolemia (hipertensão, edema agudo de pulmão e insuficiência cardíaca congestiva refratários ao tratamento).
- Distúrbios eletrolíticos (hipercalemia, hipernatremia).
- Dificuldade de suporte nutricional devido à restrição de volume necessária, em função da anúria ou oligúria.
- Acidose metabólica.

Tipos de terapia de substituição renal:
- Hemodiálise: rapidamente muda a composição dos solutos plasmáticos e remove o excesso de volume, porém pode não ser bem tolerada em pacientes instáveis.
- Diálise peritoneal: mais lenta em mudar a composição plasmática de solutos e fluidos, porém pode ser realizada continuamente e é mais bem tolerada em pacientes hemodinamicamente instáveis.
- Hemodiafiltração: realizada de forma contínua e é uma forma de tratamento que vem aumentando seu uso em pediatria com bons resultados. Os solutos e fluidos são removidos lenta e continuamente, sendo mais bem tolerada do que a hemodiálise em pacientes instáveis.

BIBLIOGRAFIA

Andreoli SP. Acute renal failure. Curr Opin Pediatr 2002;14:183.

Andreoli SP. Clinical evaluation and managment of acute renal failure. In: Avner ED, Harmon WE, Niaudet P (eds). Pediatric nephrology. Philadelphia, USA: Lippincott Williams & Wilkins; 2004. p. 1233-51.

Bunchman TE, McBryde KD, Mottes TE, et al. Pediatric acute renal failure: outcome by modality and disease. Pediatr Nephrol 2001;16:1067.

Chan JC, Williams DM, Roth KS. Kidney failure in infants and children. Pediatr Rev 2002;23:47.

Filler G. Acute renal failure in children: aetiology and management. Paediatr Drugs 2001;3:783.

CAPÍTULO 24

Hipertensão

Maria Cristina de Andrade
Ana Paula Brecheret
Anelise Del Vechio Gessullo

INTRODUÇÃO

Estima-se o valor normal da pressão arterial (PA) em crianças e adolescentes baseando-se em percentis. Consideram-se valores normais os inferiores ao do percentil 90 para idade, sexo e percentil de estatura.

NORMATIZAÇÃO DOS VALORES DE PRESSÃO ARTERIAL

- **PA normal:** PA sistólica e diastólica < percentil 90 (P90).
- **Pré-hipertensão:** PA sistólica e/ou diastólica ≥ P90 e < P95. Adolescentes com PA ≥ 120 × 80mmHg (mesmo abaixo do P90) são considerados pré-hipertensos.
- **Hipertensão:** PA sistólica e/ou diastólica ≥ P95, medida em 3 ou mais ocasiões. Pode ser subdividida em 2 estágios:
  - Estágio 1 – PA sistólica e/ou diastólica entre P95 e P99 + 5mmHg.
  - Estágio 2 – PA sistólica e/ou diastólica em ≥ P99 + 5mmHg.
- **Hipertensão do avental branco**: PA ≥ P95 à consulta médica, mas normal fora do ambiente hospitalar, é um achado frequente na infância e deve ser investigada, se possível, com MAPA (monitorização ambulatorial da pressão arterial).

MENSURAÇÃO DA PA NA INFÂNCIA

- Rotina em toda criança com idade superior a 3 anos, em todas as consultas médicas.
- Método de escolha: auscultação.
- Essencial: manguito adequado para o braço da criança.

- PA elevada deve ser confirmada por meio de aferições repetidas, antes de se considerar a criança hipertensa.
- Nas crianças com menos de 3 anos de idade, orienta-se a avaliação no caso de antecedentes e/ou história de prematuridade, baixo peso ao nascer, ou outras complicações neonatais que tenham tido necessidade de cuidados intensivos, em criança portadora de cardiopatia congênita, de infecções urinárias de repetição, de hematúria ou proteinúria patológica, doença ou malformação nefrourológica, história familiar de nefropatia congênita, transplante de órgão sólido, doenças oncológicas, doenças associadas à hipertensão arterial (neurofibromatose, esclerose tuberosa etc.), hipertensão intracraniana e uso de medicação crônica associada à elevação de pressão arterial.

TÉCNICAS DE MEDIDA DE PA

Deve-se medir a pressão arterial no braço direito. Em crianças com mais de 2 anos de idade a aferição será feita com o paciente sentado, após repouso de 5 minutos, enquanto os lactentes (até 2 anos) devem ser avaliados em decúbito dorsal horizontal, lembrando que deve ser evitado o uso prévio de alimentos ou medicamentos excitantes. O braço deve estar localizado ao nível do precórdio e bem apoiado. A largura do manguito a ser utilizado deverá ser em torno de 40% da circunferência do braço, medida esta feita no ponto médio entre o acrômio e o olécrano, e o comprimento da borracha do manguito (parte inflável) deverá ser 80 a 100% da circunferência do braço. Em caso de dúvida quanto ao uso de um manguito um pouco maior ou menor que o citado acima, deve-se optar por utilizar o maior, pois, se o manguito for pequeno, serão obtidos valores pressóricos artificialmente mais elevados (Quadro IV-4).

O pulso radial deverá ser palpado. Em seguida, o manguito deverá ser insuflado até 20mmHg acima do ponto de seu desaparecimento. Em seguida, desinsufla-se o manguito lenta e gradativamente (2-3mmHg/s), até auscultar o primeiro som audível, que corresponde à pressão sistólica, sendo a diastólica a medida no momento do desaparecimento dos sons de Korotkoff (K5).

Em algumas crianças, os sons de Korotkoff podem ser ouvidos até 0mmHg. Nestas circunstâncias, utiliza-se o 4º som (K4), que corresponde ao abafamento das bulhas como a medida da pressão diastólica.

Quadro IV-4 – Dimensões recomendadas do manguito para braços de diferentes tamanhos.

Circunferência do braço	Denominação do manguito	Largura do manguito (cm)	Comprimento do manguito (cm)
10	Recém-nascido	4	8
15	Lactente	6	12
22	Criança	9	18
26	Adulto pequeno	10	24
34	Adulto	13	30
44	Adulto grande	16	38
52	Medida na coxa	20	42

Sempre que se constatar PA elevada em membros superiores, deve-se fazer a aferição em membros inferiores, com o paciente em posição deitada.

A pressão dos membros inferiores pode ser 5 a 10mmHg acima dos valores de pressão dos membros superiores. Pressão sistólica dos membros superiores maior do que a dos inferiores deve levar à suspeita de coartação de aorta.

TABELAS DE PRESSÃO ARTERIAL

– PA com base no sexo, idade e percentil de estatura
– Tabelas de PA – P50, P90, P95 e P99 – por sexo, idade e altura.

Como usar as tabelas de PA (Tabelas IV-1 a IV-3).

ETIOLOGIA

Podemos classificar a hipertensão arterial sistêmica (HAS) em crianças em dois grupos:

– Hipertensão essencial ou primária: sem causa definida. Causa comum de HAS em adolescentes, mas usualmente na infância é um diagnóstico de exclusão. É mais frequente nos adolescentes com história familiar de HAS, com sobrepeso ou obesidade e que apresentam hipertensão leve. Pode haver associação de apneia do sono com HAS e obesidade.

Tabela IV-1 – Exemplo de hipertensão arterial.

Idade (anos)	PA Percentil	PAS (mmHg) Percentil de altura							PAD (mmHg) Percentil de altura						
		P5	P10	P25	P50	P75	P90	P95	P5	P10	P25	P50	P75	P90	P95
5	P50	89	90	91	93	94	95	96	52	53	53	54	55	55	56
	P90	103	103	105	105	107	109	109	66	67	67	68	69	69	70
	P95	107	107	108	110	111	112	113	70	71	71	72	73	73	74
	P99	114	114	116	117	118	120	120	78	78	79	79	80	81	81

Exemplo: menina de 5 anos de idade com altura no P50 terá PA considerada normal se PAS < 105 e PAD < 68mmHg

HIPERTENSÃO

Tabela IV-2 – Valores de pressão arterial para meninos de acordo com a idade e percentil de estatura.

Idade (anos)	PA (percentil)	PA sistólica (mmHg) Percentil de estatura							PA diastólica (mmHg) Percentil de estatura						
		5	10	25	50	75	90	95	5	10	25	50	75	90	95
1	50	80	81	83	85	87	88	89	34	35	36	37	38	39	39
	90	94	95	97	99	100	102	103	49	50	51	52	53	53	54
	95	98	99	101	103	104	106	106	54	54	55	56	57	58	58
	99	105	106	108	110	112	113	114	61	62	63	64	65	66	66
2	50	84	85	87	88	90	92	92	39	40	41	42	43	44	44
	90	97	99	100	102	104	105	106	54	55	56	57	58	58	59
	95	101	102	104	106	108	109	110	59	59	60	61	62	63	63
	99	109	110	111	113	115	117	117	66	67	68	69	70	71	71
3	50	86	87	89	91	93	94	95	44	44	45	46	47	48	48
	90	100	101	103	105	107	108	109	59	59	60	61	62	63	63
	95	104	105	107	109	110	112	113	63	63	64	65	66	67	67
	99	105	106	108	110	112	113	114	61	62	63	64	65	66	66
4	50	88	89	91	93	95	96	97	47	48	49	50	51	51	52
	90	102	103	105	107	109	110	111	62	63	64	65	66	66	67
	95	106	107	109	111	112	114	115	66	67	68	69	70	71	71
	99	105	106	108	110	112	113	114	61	62	63	64	65	66	66
5	50	90	91	93	95	96	98	98	50	51	52	53	54	55	55
	90	104	105	106	108	110	111	112	65	66	67	68	69	69	70
	95	108	109	110	112	114	115	116	69	70	71	72	73	74	74
	99	105	106	108	110	112	113	114	61	62	63	64	65	66	66
6	50	91	92	94	96	98	99	100	53	53	54	55	56	57	57
	90	105	106	108	110	111	113	113	68	68	69	70	71	72	72
	95	109	110	112	114	115	117	117	72	72	73	74	75	76	76
	99	105	106	108	110	112	113	114	61	62	63	64	65	66	66

Idade (anos)	PA (percentil)	PA sistólica (mmHg) Percentil de estatura							PA diastólica (mmHg) Percentil de estatura						
		5	10	25	50	75	90	95	5	10	25	50	75	90	95
7	50	92	94	95	97	99	100	101	55	55	56	57	58	59	59
	90	106	107	109	111	113	114	115	70	70	71	72	72	74	74
	95	110	111	113	115	117	118	119	74	74	75	76	77	78	78
	99	105	106	108	110	112	113	114	61	62	63	64	65	66	66
8	50	94	95	97	99	100	102	102	56	57	58	59	60	60	61
	90	107	109	110	112	114	115	116	71	72	72	73	74	75	76
	95	111	112	114	116	118	119	120	75	76	77	78	79	79	80
	99	105	106	108	110	112	113	114	61	62	63	64	65	66	66
9	50	95	96	98	100	102	103	104	57	58	59	60	61	61	62
	90	109	110	112	114	115	117	118	72	73	74	75	76	76	77
	95	113	114	116	118	119	121	121	76	77	78	79	80	81	81
	99	105	106	108	110	112	113	114	61	62	63	64	65	66	66
10	50	97	98	100	102	103	105	106	58	59	60	61	61	62	63
	90	111	112	114	115	117	119	119	73	73	74	75	76	77	78
	95	115	116	117	119	121	122	123	77	78	79	80	81	81	82
	99	105	106	108	110	112	113	114	61	62	63	64	65	66	66
11	50	99	100	102	104	105	107	107	59	59	60	61	62	63	63
	90	113	114	115	117	119	150	121	74	74	75	76	77	78	78
	95	117	118	119	121	123	124	125	78	78	79	80	81	82	82
	99	105	106	108	110	112	113	114	61	62	63	64	65	66	66
12	50	101	102	104	106	108	109	110	59	60	61	62	63	63	64
	90	115	116	118	120	121	123	123	74	75	75	76	77	78	79
	95	119	120	122	123	125	127	127	78	78	80	81	82	82	83
	99	105	106	108	110	112	113	114	61	62	63	64	65	66	66

HIPERTENSÃO

Idade (anos)	PA (percentil)	PA sistólica (mmHg) Percentil de estatura							PA diastólica (mmHg) Percentil de estatura						
		5	10	25	50	75	90	95	5	10	25	50	75	90	95
13	50	104	105	106	108	110	111	112	60	60	61	62	63	64	64
	90	117	118	120	122	124	125	126	75	76	76	77	78	79	79
	95	121	122	124	126	128	129	130	79	79	80	81	82	83	83
	99	105	106	108	110	112	113	114	61	62	63	64	65	66	66
14	50	106	107	109	111	113	114	115	60	61	62	63	64	65	65
	90	120	121	123	125	126	128	128	75	76	77	78	79	79	80
	95	124	125	127	128	130	132	132	80	80	81	82	83	84	84
	99	105	106	108	110	112	113	114	61	62	63	64	65	66	66
15	50	109	110	112	113	115	117	117	61	62	63	64	65	66	66
	90	122	124	125	127	129	130	131	76	77	78	79	80	80	81
	95	126	127	129	131	133	134	135	81	81	82	83	84	85	85
	99	105	106	108	110	112	113	114	61	62	63	64	65	66	66
16	50	111	112	114	116	118	119	120	63	63	64	65	66	67	67
	90	125	126	128	130	131	133	134	78	78	79	80	81	82	82
	95	129	130	132	134	135	137	137	82	83	83	84	85	86	87
	99	105	106	108	110	112	113	114	61	62	63	64	65	66	66
17	50	114	115	116	118	120	121	122	65	66	66	67	68	69	70
	90	127	128	130	132	134	135	136	80	80	81	82	83	84	84
	95	131	132	134	136	138	139	140	84	85	86	87	87	88	89
	99	105	106	108	110	112	113	114	61	62	63	64	65	66	66

Fonte: The Fourth Report on the Diagnosis, Evaluation and Treatment of High Blood Pressure in Children and Adolescents, 2004.

Tabela IV-3 – Valores de pressão arterial para meninas de acordo com a idade e percentil de estatura.

Idade (anos)	PA (percentil)	PA sistólica (mmHg) Percentil de estatura								PA diastólica (mmHg) Percentil de estatura						
		5	10	25	50	75	90	95	5	10	25	50	75	90	95
1	50	83	84	85	86	88	89	90	38	39	39	40	41	41	42
	90	97	97	98	100	101	102	103	52	53	53	54	55	55	53
	95	100	101	104	104	105	106	107	56	57	57	58	59	59	60
	99	108	108	111	112	112	113	114	64	64	65	65	66	67	67
2	50	85	85	87	88	89	91	91	43	44	44	45	46	46	47
	90	98	99	100	101	103	104	105	57	58	58	59	60	61	61
	95	102	103	104	105	107	108	109	61	62	62	63	64	65	66
	99	109	110	111	112	114	115	116	69	69	70	70	71	72	72
3	50	86	87	88	89	91	92	93	47	48	48	49	50	50	51
	90	100	100	102	103	104	106	106	61	62	62	63	64	64	65
	95	104	104	105	107	108	109	110	65	66	66	67	68	68	69
	99	111	111	113	114	115	116	117	73	73	74	74	75	76	76
4	50	88	88	90	91	92	94	94	50	50	51	52	52	53	54
	90	101	102	103	104	106	107	108	64	64	65	66	67	67	68
	95	105	106	107	108	110	111	112	68	68	69	70	71	71	72
	99	112	113	114	115	117	118	119	76	76	76	77	78	79	79
5	50	89	90	91	93	94	95	96	52	53	53	54	55	55	56
	90	103	103	105	106	107	109	109	66	67	67	68	69	69	70
	95	107	107	108	110	111	112	113	70	71	71	72	73	73	74
	99	114	114	116	117	118	120	120	78	78	79	79	80	81	81
6	50	91	92	93	94	96	97	98	54	54	55	56	56	57	58
	90	104	105	106	108	109	110	111	68	68	69	70	70	71	72
	95	108	109	110	111	113	114	115	72	72	73	74	74	75	76
	99	115	116	117	119	120	121	122	80	80	80	81	82	83	83

HIPERTENSÃO

Idade (anos)	PA (percentil)	PA sistólica (mmHg) Percentil de estatura								PA diastólica (mmHg) Percentil de estatura							
		5	10	25	50	75	90	95		5	10	25	50	75	90	95
7	50	93	93	95	96	97	99	99		55	56	56	57	58	58	59
	90	106	107	108	109	111	112	113		69	70	70	71	72	72	73
	95	110	111	112	113	115	116	116		73	74	74	75	76	76	77
	99	117	118	119	120	122	123	124		81	81	82	82	83	84	84
8	50	95	95	96	98	99	100	101		57	57	57	58	59	60	60
	90	108	109	110	111	113	114	114		71	71	71	72	73	74	74
	95	112	112	114	115	116	118	118		75	75	75	76	77	78	78
	99	119	120	121	122	123	125	125		82	82	83	83	84	85	86
9	50	96	97	98	100	101	102	103		58	58	58	59	60	61	61
	90	110	110	112	113	114	116	116		72	72	72	73	74	75	75
	95	114	114	115	117	118	119	120		76	76	76	77	78	79	79
	99	121	121	123	124	125	127	127		83	83	84	84	85	86	87
10	50	98	99	100	102	103	104	105		59	59	59	60	61	62	62
	90	112	112	114	115	116	118	118		73	73	73	74	75	76	76
	95	116	116	117	119	120	121	122		77	77	77	78	79	80	80
	99	123	123	125	126	127	129	129		84	84	85	86	86	87	88
11	50	100	101	102	103	105	106	107		60	60	60	61	62	63	63
	90	114	114	116	117	118	119	120		74	74	74	75	76	77	77
	95	118	118	119	121	122	123	124		78	78	78	79	80	81	81
	99	125	125	126	128	129	130	131		85	85	86	87	87	88	89
12	50	102	103	104	105	107	108	109		61	61	61	62	63	64	64
	90	116	116	117	119	120	121	122		75	75	75	76	77	78	78
	95	119	120	121	123	124	125	126		79	79	79	80	81	82	82
	99	127	127	128	130	131	132	133		86	86	87	88	88	89	90

Idade (anos)	PA (percentil)	PA sistólica (mmHg) Percentil de estatura							PA diastólica (mmHg) Percentil de estatura						
		5	10	25	50	75	90	95	5	10	25	50	75	90	95
13	50	104	105	106	107	109	110	110	62	62	62	63	64	65	65
	90	117	118	119	121	122	123	124	76	76	76	77	78	79	79
	95	121	122	123	124	126	127	128	80	80	80	81	82	83	83
	99	128	129	130	132	133	134	135	87	87	88	89	89	90	91
14	50	106	106	107	109	110	111	112	63	63	63	64	65	66	66
	90	119	120	121	122	124	125	125	77	77	77	78	78	80	80
	95	123	123	125	126	127	129	129	81	81	81	82	83	84	84
	99	130	131	132	133	135	136	136	88	88	89	90	90	91	92
15	50	107	108	109	110	111	113	113	64	64	64	65	66	67	67
	90	120	121	122	123	125	126	127	78	78	78	79	80	81	81
	95	124	125	126	127	129	130	131	82	82	82	83	84	85	85
	99	131	132	133	134	136	137	138	89	89	90	91	91	92	93
16	50	108	108	110	111	112	114	114	64	64	65	66	66	67	68
	90	121	122	123	124	126	127	128	78	78	79	80	81	81	82
	95	125	126	127	128	130	131	132	82	82	83	84	85	85	86
	99	132	133	134	135	137	138	139	90	90	90	91	92	93	93
17	50	108	109	110	111	113	114	115	64	65	65	66	67	67	68
	90	122	122	123	125	126	127	128	78	79	79	80	81	81	82
	95	125	126	127	129	130	131	132	82	83	83	84	85	85	86
	99	133	133	134	136	137	138	139	90	90	91	91	92	93	93

Fonte: The Fourth Report on the Diagnosis, Evaluation and Treatment of High Blood Pressure in Children and Adolescents, 2004.

- Hipertensão secundária com causa específica: é mais comum em crianças do que em adultos. Se a HAS for confirmada, a pressão arterial deve ser mensurada em ambos os braços e nas pernas. Existem várias causas de HAS, e os sintomas específicos podem orientar para uma doença em particular. A frequência das possíveis causas de HAS estão citadas na tabela IV-4.

Tabela IV-4 – Causas de HAS secundária.

Doença	Frequência (%)
Renal	74
Coartação da aorta	15
Doença renovascular	7
Doenças da adrenal	1
Doenças do sistema nervoso central	1
Doenças sistêmicas	1
Tumores extra-adrenais	1

No quadro IV-5 são descritos os achados de exame físico mais comuns sugestivos de hipertensão.

INVESTIGAÇÃO DIAGNÓSTICA DA HIPERTENSÃO ARTERIAL EM CRIANÇAS (FIG. IV-1)

TERAPÊUTICA MEDICAMENTOSA

Deve ser iniciada em caso de:

- Hipertensão sintomática.
- Hipertensão secundária.
- Evidência de lesão de órgão-alvo (hipertrofia de ventrículo esquerdo, microalbuminúria, retinopatia hipertensiva).
- *Diabetes mellitus* tipo 1 ou 2.
- Hipertensão persistente não responsiva a terapêutica não farmacológica.

Quadro IV-5 – Achados de exame físico sugestivos de hipertensão. Fonte: The Fourth Report on the Diagnosis, Evaluation and Treatment of High Blood Pressure in Children and Adolescents, 2004.

	Achados	Etiologia provável
Peso/altura	Atraso do crescimento Obesidade (IMC alto) Obesidade de tronco	Doença renal crônica Hipertensão primária Síndrome de Cushing, síndrome de resistência à insulina
Sinais vitais	Taquicardia Diminuição de pulsos em MMII MMII com PA inferior à dos MMSS	Hipertireoidismo, feocromocitoma, neuroblastoma, hipertensão primária Coartação da aorta
Pele	Palidez, rubor e transpiração excessiva Acne, hisurtismo, estrias Manchas café com leite Adenoma sebáceo *Rash* malar *Acanthrosis nigricans*	Feocromocitoma Síndrome de Cushing e abuso de esteroide anabólico Neurofibromatose Esclerose tuberosa LES Diabetes tipo 2
Olhos	Alterações retinianas	Hipertensão grave, mais provavelmente associada à hipertensão secundária
Orelha, nariz e garganta Cabeça e pescoço	Hipertrofia adenotonsilar Fácies de lua cheia Pescoço alado Hipertrofia de tireoide	Sugere associação com apneia do sono e ronco Síndrome de Cushing Síndrome de Turner Hipertireoidismo
Tórax	Mamilos muito espaçados Sopro cardíaco Atrito pericárdico Elevação do icto	Síndrome de Turner Coartação da aorta LES (pericardite), doença do colágeno, doença renal crônica terminal com uremia Hipertrofia ventricular/ hipertensão crônica
Abdome	Massa Sopro em região epigástrica Rins palpáveis	Tumor de Wilms, neuroblastoma, feocromocitoma Estenose arterial renal Rins policísticos, hidronefrose, rim displástico multicístico, massa

	Achados	Etiologia provável
Extremidades	Edema articular Fraqueza muscular	LES, doença do colágeno Hiperaldosteronismo, síndrome de Liddie
Genitais	Ambiguidade/virilização	Hiperplasia adrenal

IMC = índice de massa corporal; MMII = membros inferiores; MMSS = membros superiores; PA = pressão arterial; LES = lúpus eritematoso sistêmico.

OBJETIVOS

– Hipertensão não complicada: redução da PA a valores inferiores ao P95 para idade cronológica, sexo e percentil de estatura.
– Hipertensão complicada (caracterizada por evidência de lesão de órgão-alvo, comorbidades ou presença de fatores de risco como dislipidemia): redução para valores abaixo do P90 para idade cronológica, sexo e percentil de estatura.

O quadro IV-6 apresenta as doses pediátricas para os hipotensores mais prescritos para o tratamento da hipertensão crônica. Crianças com hipertensão secundária devem ter a terapêutica medicamentosa adequada ao tratamento da doença de base.

EMERGÊNCIA HIPERTENSIVA

Pacientes que apresentam hipertensão arterial grave (> P99) ou elevação aguda da pressão arterial requerem atenção imediata em casos de urgência ou emergência hipertensiva. Uma urgência hipertensiva corresponde a uma situação na qual existe a possibilidade de evolução para emergência hipertensiva, necessitando, assim, da diminuição da pressão arterial a níveis aceitáveis em 12 a 24 horas. A emergência hipertensiva é definida pela elevação da pressão arterial, associada à lesão de órgão-alvo (cérebro, coração e/ou rins). As manifestações clínicas da emergência hipertensiva incluem, entre outras, encefalopatia hipertensiva, insuficiência cardíaca congestiva, edema pulmonar, insuficiência renal aguda, convulsões, infarto do miocárdio e crise adenérgica.

O tratamento visa à redução de 25% no nível da pressão arterial durante as primeiras horas e recomenda-se que não se diminua a pressão arterial média abaixo do P90 antes de 24 a 48 horas do início do quadro. A redução rápida da pressão arterial deve ser evitada por-

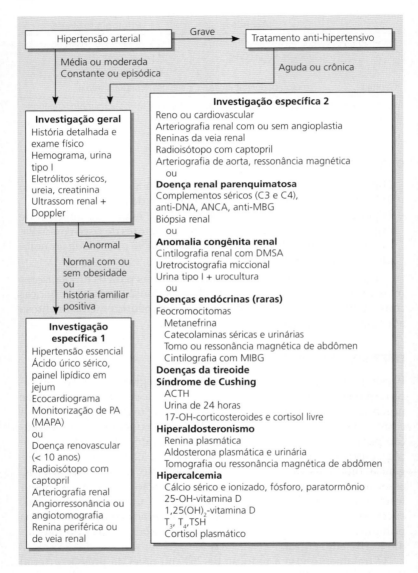

Figura IV-1 – Investigação diagnóstica da hipertensão arterial em crianças. Fonte: Adaptado de Evaluation of Hypertension in Childhood Diseases. Pediatric Nephrology, 2004.

Quadro IV-6 – Medicamentos orais mais utilizados para o tratamento da hipertensão arterial crônica em crianças.

Classe	Medicamento	Dose inicial (mg/kg/dose)	Dose máxima (mg/kg/dia)	Intervalo
Bloqueador de canal de cálcio	Amlodipino	2,5mg/dia	5mg/dia	24h
	Nifedipina XL	0,25-0,5	3 (máx: 120mg/dia)	12-24h
Inibidor da enzima conversora da angiotensina	Captopril	0,3-0,5	6	8h
	Enalapril	0,08	0,6	12-24h
Bloqueador do receptor de angiotensina	Losartano	0,7 (máx: 50mg/dia)	1,4 (máx: 100mg/dia)	24h
Betabloqueador	Propranolol	1-2	4 (máx: 640mg/dia)	8-12h
	Atenolol	0,5-1	2 (máx: 100mg/dia)	12-24h
Diuréticos	Furosemida	0,5-2	6	4-12h
	Hidroclorotiazida	1	3 (máx: 50mg/dia)	12h
	Triantereno	1-2	3-4 (máx: 300mg/dia)	12h
	Espironolactona	1	3,3 (máx: 100mg/dia)	6-12h
	Amilorida	0,1	0,3mg/kg/dia	8h
Agonista central alfa	Clonidina	0,2	2,4mg/dia	12h
Antagonista periférico alfa	Prazosina	0,05-0,1	0,5	8h
Vasodilatadores	Hidralazina	0,75	7,5 (máx: 200mg/dia)	6h
	Minoxidil	0,2	50-100 mg/dia	6-8h

que pode levar à diminuição do fluxo sanguíneo cerebral, desencadeando síncope, que pode evoluir para infarto do córtex cerebral, base do cérebro ou retina.

O medicamento mais utilizado em nosso meio para o tratamento da emergência hipertensiva é o nitroprussiato de sódio. Recomenda-se iniciar com dose baixa de 0,5-1mcg/kg/min, com aumento progressivo até 8mcg/kg/min, quando necessário.

O quadro IV-7 apresenta as drogas e respectivas doses utilizadas na emergência hipertensiva em pediatria.

Quadro IV-7 – Principais medicamentos e doses pediátricas utilizados para o controle da emergência hipertensiva.

Classe	Medicamento	Via	Dose	Início da ação
Vasodilatador	Nitroprussiato de sódio	IV	0,5-10mcg/kg/min	Segundos
Alfa e betabloqueadores	Labetalol	IV	0,25-3mg/kg/h	5-10min
Bloqueador de canal de cálcio	Nicardipina	IV	1-3mcg/kg/min	Minutos
Vasodilatador	Hidralazina	IV-IM	0,2-0,6mg/kg/dose em bolo	10-30min
Betabloqueador	Esmolol	IV	100-500mcg/kg/min	Segundos
Inibidor da enzima conversora de angiotensina	Enalaprilato	IV	0,05-0,1mg/kg/dose em bolo (até 1,25mg/dose) a cada 8-24h	15min

BIBLIOGRAFIA

Brewer ED. Evaluation of hypertension in childhood diseases. In: Avner ED, Harmon WE, Niadet P. Pediatric nephrology. 5th ed. Philadelphia: Lippincott Williams & Wilkins, 2004. p. 1179-97.

Carvalhaes JTA, Andrade MC. Urinário. In: Puccini RF, Hilário MOE. Semiologia da criança e do adolescente. Rio de Janeiro: Guanabara Koogan; 2008. p. 139-59.

Mastrocinque TH. Hipertensão arterial: aspectos clínicos na infância e na adolescência. In: Toporovski J, Mello VR, Martini Filho D, Benini V, Andrade OVB. Nefrologia pediátrica. 2ª ed. Rio de Janeiro: Guanabara Koogan; 2006. p. 360-71.

National High Blood Pressure Education Program Working Group on High Blood Pressure in Children and Adolescents. The Fourth Report on the Diagnosis, Evaluation, and Treatment of High Blood Pressure in Children and Adolescents. Pediatrics 2004;114:555-76.

Williams CL, Hayman LL, Daniels SR, Robinson TN. Cardiovascular health in childhood: a statement for health professionals from the Committee on Atherosclerosis, Hypertension, and Obesity in the Young (AHOY) of the Council on Cardiovascular Disease in the Young, American Heart Association. Circulation 2002;106:143-60.

CAPÍTULO 25

Síndrome Nefrótica

Ana Paula Brecheret
Maria Cristina de Andrade
Anelise Del Vecchio Gessullo

INTRODUÇÃO

A síndrome nefrótica caracteriza-se pela alteração na permeabilidade da membrana glomerular, resultando em proteinúria maciça, hipoalbuminemia e edema generalizado. Apesar de a síndrome nefrótica estar associada a muitas doenças renais, sua forma mais comum na infância (cerca de 90%) é a síndrome nefrótica primária ou idiopática (SNI), que se desenvolve na ausência de sintomas de nefrite (hipertensão arterial e hematúria macroscópica) e de doença primária extrarrenal.

Aproximadamente 80% dos casos de SNI são do tipo histológico com lesões mínimas, também chamada síndrome nefrótica por lesões mínimas (SNLM), apresentando aspecto morfológico normal à microscopia óptica e imunofluorescência, tendo como única alteração a fusão dos processos podais das células epiteliais da membrana glomerular, identificadas apenas à microscopia eletrônica. A SNLM é mais frequente em meninos do que em meninas (3:2); o primeiro episódio ocorre entre 2 e 6 anos de idade, com pico no terceiro ano de vida e incidência entre 2 e 7 casos por 100.000 crianças por ano.

Os outros 20% dos casos de SNI correspondem a um grupo histológico heterogêneo com vários tipos de lesões glomerulares, sendo mais frequente nesse grupo a glomerulosclerose segmentar e focal (GESF), que se caracteriza por lesões de esclerose, acometendo apenas segmentos de alguns glomérulos, podendo incluir a proliferação mesangial difusa.

FISIOPATOLOGIA

A fisiopatologia da SNI ainda não está bem estabelecida, mas sua alteração básica consiste na perda da capacidade da membrana glomerular de impedir a filtração de macromoléculas, com alteração de sua carga negativa, que normalmente é responsável pela sua seletividade. Existem evidências que relacionam a doença atópica com a alteração na membrana glomerular e outras que a associam com um mediador solúvel derivado do linfócito T. Ainda não está bem estabelecido se a SNLM e a GESF são entidades clínicas diferentes ou diferentes fases da mesma doença.

Outra forma de classificar a SNI faz-se observando a resposta ao tratamento com corticosteroides. As crianças com síndrome nefrótica corticossensíveis geralmente apresentam SNLM, mas inclui cerca de 20% das outras lesões histológicas, como a GESF. Por outro lado, as crianças que apresentam corticorresistência geralmente não apresentam SNLM à biópsia.

QUADRO CLÍNICO

No quadro IV-8 descrevem-se os aspectos importantes para avaliação do paciente nefrótico.

- **Edema**: principal manifestação clínica da síndrome nefrótica. Pode ter início abrupto e progressivo, evoluindo à anasarca com acometimento de cavidades serosas, ou início insidioso com apresentação periorbital notado principalmente pela manhã. Apresenta característica amolecida, sem sinais inflamatórios e movimentação gravitacional. Pode evoluir com ascite importante e derrame pleural.
- **Hipovolemia**: secundária à má distribuição do fluido extracelular. Pode apresentar sintomas inespecíficos em crianças pequenas, com dor abdominal e náuseas por vasoconstrição, taquicardia e extremidades frias. A pressão arterial geralmente é normal ou um pouco elevada pela vasoconstrição sistêmica. A hipotensão geralmente está presente quando a hipovolemia é grave, necessitando de reanimação fluídica.
- **Infecção**: pode ser viral, acometendo principalmente vias aéreas superiores e precedendo o quadro de descompensação nefrótica, ou bacteriana, como complicação frequente e grave da síndrome nefrótica. O paciente com síndrome nefrótica apresenta grande suscetibilidade a infecções bacterianas, por ter vários fatores predispo-

Quadro IV-8 – Aspectos importantes na avaliação do paciente nefrótico.

História da doença atual
- Idade
- Duração dos sintomas
- Aumento de peso
- Débito urinário — Normal/oligúria?
- História de doença viral?

Antecedentes pessoais
- Doença atópica? — Presente em 30-60% dos casos de SNLM
- Imunização — Varicela? Peumococo?

História familiar
- Síndrome nefrótica na família? — 3% tem história familiar de síndrome nefrótica
- Insuficiência renal crônica? — Pode sugerir mau prognóstico

Exame físico
- Peso e altura
- Pressão arterial
- Pulso e perfusão capilar
- Derrame pleural?
- Ascite?
- Edema

Complicações agudas?
- Hipovolenia?
- Infecção?
- Trombose?

Manifestações atípicas?
- Idade inferior a 1 ano e superior a 12 anos
- Hipertensão persistente
- Insuficiência renal persistente não relacionada à hipovolemia
- Hematúria macroscópica
- Diminuição do complemento sérico

nentes (defeito de opsonização, função da célula T alterada, diminuição da concentração de IgG, uso de terapia imunossupressora e fatores mecânicos como edema e ascite), principalmente a infecções por micro-organismos encapsulados. O *Streptococcus pneumoniae* é o agente mais frequente das infecções em nefróticos, como a peritonite bacteriana espontânea, celulites e sepse.

- **Fenômenos tromboembólicos**: a síndrome nefrótica aumenta o risco de trombose, por perda urinária de proteínas reguladoras da coagulação, como a antitrombina III, e por diminuição do volume intravascular, aumentando a viscosidade sanguínea. Esse mecanismo é potencializado pelo uso de diuréticos.
- **Oligúria e insuficiência renal aguda**: secundárias à hipovolemia.

CLASSIFICAÇÕES

O quadro IV-9 classifica a síndrome nefrótica de acordo com as principais causas.

ALTERAÇÕES LABORATORIAIS

- **Proteinúria**: de 24 horas maior ou igual a 50mg/kg/dia ou 40mg/m^2/h. Relação proteína/creatinina em amostra isolada maior que 2,0.
- **Hiperlipidemia**: aumento dos níveis plasmáticos de colesterol e triglicérides decorrente da elevação da síntese de proteínas pelo fígado, como resposta à diminuição da pressão oncótica e/ou perda urinária de substâncias reguladoras.
- **Hipoalbuminemia**: geralmente menor que 2,5g/dl.
- **Hematúria microscópica**: 25% dos casos.
- **Ureia e creatinina elevadas**: em casos de hipovolemia ou má evolução.
- **Hipocalcemia**: secundária à perda urinária de metabólitos da vitamina D, principalmente da proteína carreadora da 25-hidroxicolecalciferol.
- **Complemento sérico normal**.

MANIFESTAÇÕES ATÍPICAS

- Idade inferior a 1 ano e superior a 12 anos.
- Hipertensão persistente.
- Insuficiência renal persistente (aumento da ureia e creatinina séricas), não relacionada à hipovolemia.
- Hematúria macroscópica.
- Diminuição do complemento sérico.

Quadro IV-9 – Principais causas de síndrome nefrótica na infância.

Síndrome nefrótica primária
- Síndrome nefrótica congênita tipo finlandês
- Síndrome nefrótica por lesões mínimas
- Glomerulosclerose segmentar e focal
- Glomerulopatia membranosa
- Glomerulonefrite membranoproliferativa
- Glomerulonefrite proliferativa mesangial
    Depósito de IgM
    Depósito de IgA – doença de Berger

Síndrome nefrótica secundária
- Pós-infecciosa
    Sífilis, malária, tuberculose, varicela
    HIV, hepatites B e C
    Endocardite infecciosa
    Mononucleose, citomegalovírus, toxoplasmose
    Estreptococo β-hemolítico do grupo A
    Esquistossomose
- Colagenoses
    Lúpus eritematoso sistêmico
    Artrite reumatoide
    Poliarterite nodosa
- Púrpura de Henoch-Schönlein
- Síndrome de Alport
- Anemia falciforme
- *Diabetes mellitus*
- Neoplasias
    Leucemia
    Linfoma
- Drogas
    Mercúrio, ouro, anti-inflamatórios não hormonais, captopril, penicilina, heroína
- Hiperfiltração glomerular
    Adaptação renal à diminuição do número de néfrons
    Obesidade

INDICAÇÕES DE BIÓPSIA RENAL

– Manifestações atípicas.
– Corticorresistência.
– Recidivas frequentes.
– Evidência de doença sistêmica.

TRATAMENTO

- **Medidas dietéticas**: na síndrome nefrótica, a reabsorção de sódio no túbulo distal apresenta-se aumentada, piorando o edema. Dieta com restrição de sal é recomendada. Quantidade de sal de cozinha permitida: 0,5 a 1g/dia.

- **Corticoides**: tratamento inicial – prednisona ou prednisolona 60mg/m^2/dia por 4 semanas e depois 40mg/m^2/dia em dias alternados por mais 4 semanas. Realizar retirada lenta do corticoide.

- **Diuréticos**: devem ser usados com cuidado, evitando o uso quando a criança apresentar hipovolemia ou hemoconcentração, para não aumentar o risco de fenômenos tromboembólicos. Utilizam-se diuréticos tiazídicos quando a criança está edemaciada: hidroclortiazida 2mg/kg/dia.

- **Vermífugo**: tratar o estrongiloide antes de iniciar o tratamento com corticoide, para evitar infecção grave. Tiabendazol 25mg/kg de 12/12 horas durante 3 dias; ou albendazol 400mg/dia durante 3 dias.

- **Albumina**: indicada na hipoalbuminemia intensa associada à anasarca. A indicação é clínica nos casos em que o paciente apresenta desconforto respiratório decorrente de derrame pleural, ascite, edema escrotal intenso, peritonite ou rachaduras na pele ou nos casos de piora da função renal que sugira insuficiência renal pré-renal. Albumina humana 1g/kg em duas horas, associada à furozemida 0,5mg/kg no meio da infusão e 0,5mg/kg no final.

- **Hipocalcemia**: suplementação de cálcio por via oral – 60mg/kg/dia de cálcio elementar longe das refeições. Reposição de vitamina D – colecalciferol 4 gotas (1.000UI).

- **Infecção**: tratamento com antibióticos, com cobertura para germes capsulados, principalmente pneumococo e hemófilos.

- **Imunização**: vacinação contra varicela, pneumococo e influenza. A imunização é realizada quando o paciente está fora da recaída e já sem o uso de corticoide ou outros imunossupressores.

PROGNÓSTICO

No quadro IV-10 encontram-se as possíveis evoluções da síndrome nefrótica.

Quadro IV-10 – Definições usadas no acompanhamento da SNI.

Remissão	Negativação da proteinúria
Recidiva	Retorno da proteinúria após negativação prévia
SNI recidivante frequente	Duas ou mais recidivas nos 6 primeiros meses ou 4 ou mais no período de um ano
SNI corticodependente	Duas ou mais recidivas durante o tratamento com corticoide ou até 14 dias após
SNI corticorresistente	Manutenção da proteinúria, apesar do tratamento com corticoide

Ao redor de 60-80% das crianças com síndrome nefrótica corticossensível apresentarão um ou mais episódios de descompensação, e 60% delas terão mais de 5 episódios de recaída. Para essas crianças, o prognóstico a longo prazo é geralmente bom, e a maioria diminui o número de recaídas com o passar dos anos. Já para pacientes com síndrome nefrótica refratária ao tratamento, a progressão para a doença renal crônica é inevitável.

BIBLIOGRAFIA

Barratt TM, Avner ED, Harmon WE. Pediatric nephrology. 4th ed. Baltimore: Lippincott Williams & Wilkins; 1999.

Eddy AA, Bymons JM. Nephrotic syndrome in childhood. Lancet 2003;362:629-39.

Holt RCL, Webb NJA. Management of nephritic syndrome in childhood. Curr Paediatr 2002;12:551-60.

Soares V, Alves MAR, Barros RT. Glomerulopatias: patogenia, clínica e tratamento. 1ª ed. São Paulo: Sarvier; 1999.

CAPÍTULO 26

Hematúrias

Maria Cristina de Andrade
Ana Paula Brecheret
Anelise Del Vecchio Gessullo

DEFINIÇÃO

Define-se hematúria como a presença de quantidades anormais de hemácias na urina. Em nosso serviço, considera-se hematúria a presença de mais de 10.000 hemácias/ml.

A hematúria pode ser macro ou microscópica. É macroscópica quando a urina apresenta coloração marrom ou avermelhada e é achado relativamente raro na infância. A microscópica somente é percebida após elaboração do exame de urina.

No caso de hematúria microscópica assintomática e isolada (observada somente por meio do exame de urina), alguns autores preferem diagnosticar hematúria quando o exame de urina se encontra alterado em três determinações consecutivas, com intervalos de uma semana.

Uma das primeiras etapas na avaliação do paciente com hematúria é tentar distinguir entre sangramento de origem glomerular e extraglomerular. O grau de sangramento (macroscópico *versus* microscópico) não é útil nesta distinção, mas uma avaliação cuidadosa da urina, juntamente com história e exame físico detalhados, pode ajudar no estabelecimento do diagnóstico correto. A importância desta distinção é que a investigação do sangramento de origem glomerular ou extraglomerular é extremamente diferente.

Existem duas formas laboratoriais para a detecção de hematúria: o exame microscópico direto da urina e as fitas de papel impregnado por ortotoluidina (Dipstix®). A origem da hematúria pode ser de qualquer ponto, desde os capilares glomerulares até a extremidade distal da uretra. Hematúria dismórfica acompanhada de proteinúria anormal indica doença glomerular. Anormalidades do trato urinário levam à hematúria macroscópica (visível a olho nu) ou microscópica, porém normomórfica. Assim, hematúria macroscópica acompanhada por proteinúria 3+ ou mais, sem hemólise eritrocitária na urina, leva à suspeita de sangramento por doença glomerular. No quadro IV-11 apresentamos a distinção entre hematúria extraglomerular e glomerular.

Quadro IV-11 – Distinção entre hematúria extraglomerular e glomerular.

	Extraglomerular	**Glomerular**
Cor (se macroscópica)	Vermelha ou rosa	Vermelha, marrom-escura ou cor de "Coca-Cola"
Coágulos	Podem estar presentes	Ausentes
Proteinúria	< 500mg/dia	Pode ser > 500mg/dia
Morfologia das hemácias	Normal	Dismórfica
Cilindros hemáticos	Ausentes	Podem estar presentes

Exames laboratoriais a serem realizados para hematúria, dependendo de informações obtidas à anamnese e ao exame físico: urina tipo I, hemograma, ureia e creatinina séricas, eletrólitos, cálcio, fósforo, proteína total, albumina, ácido úrico e glicose sanguínea, proteinúria de 24 horas, relação proteína/creatinina, ultrassonografia renal, dosagem de complementos (C3, C4, CH50). Outros exames podem ser solicitados, diante da suspeita direta de um quadro específico.

No quadro IV-12 são demonstradas as etiologias associadas à hematúria na infância, e na figura IV-2, a sistematização da investigação da hematúria.

Quadro IV-12 – Etiologias associadas à hematúria na infância.

Associada à infecção do trato urinário

Associada às doenças glomerulares primárias e secundárias
- Glomerulonefrite aguda pós-infecciosa
- Nefropatia por IgA
- Glomerulonefrite membranoproliferativa
- Glomerulosclerose segmentar e focal
- Glomerulonefrite membranosa
- Glomerulonefrite proliferativa mesangial

Associada a doenças hereditárias
- Síndrome de Alport
- Doença da membrana fina
- Anemia falciforme
- Anormalidades do complemento
- Doenças de canais de transporte: síndrome de Dent
- Doença policística autossômica dominante
- Doença policística autossômica recessiva

Associada a doenças metabólicas
- Hiperexcreção urinária de cálcio e/ou de ácido úrico
- Hipoexcreção urinária de citrato e/ou de magnésio

Associada a nefrite intersticial
- Induzida por medicamentos
- Alérgica

Associada a malformações do trato urinário
- Doenças císticas
- Outras malformações (por exemplo, obstrução da junção ureteropélvica)

Associada a traumatismo abdominal

Associada a tumores
- Renais (Wilms)
- De bexiga

Associada a outras etiologias
- Hematúria associada a esforço físico extenuante
- Queimaduras
- Fístula arteriovenosa
- Hemangioma vesical
- Tuberculose
- Fenômeno *nutcracker*

Hematúria falsa
- Coloração anormal da urina por uso de corantes, medicações etc.

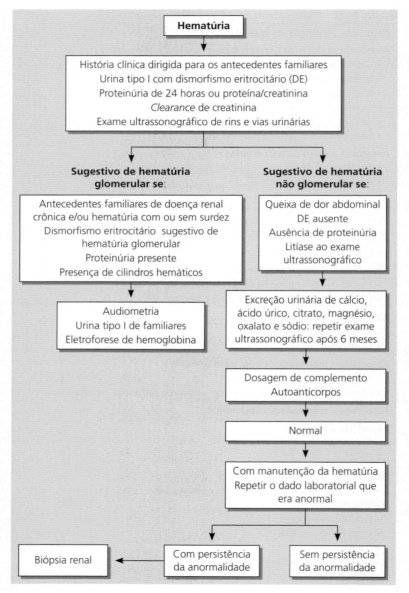

Figura IV-2 – Sistematização da investigação de hematúria.

BIBLIOGRAFIA

Andrade MC. Hematuria. In: Lopes FA, Campos Jr D. Tratado de Pediatria – Sociedade Brasileira de Pediatria.Tamboré: Manole; 2007. p. 1297-302.

Diven SC, Travis LB. A practical primary care approach to hematuria in children. Pediatr Nephrol 2000;14:65-72.

Greenfield SP, Williot P, Kaplan D. Gross hematuria in children: a ten-year review. Urology 2007;69(1):166-9.

Patel HP, Bissler JJ. Hematuria in children. Pediatr Clin North Am 2001;48(6):1519-37.

Toporovski J. Hematúrias na infância. In: Toporovski J, Mello VR, Martini Filho D, Benini V, Andrade OVB. Nefrologia pediátrica. Rio de Janeiro: Guanabara Koogan; 2006. p. 399-403.

Youn T, Trachtman H, Gauthier B. Clinical spectrum of gross hematuria in pediatric patients. Clin Pediatr (Phila) 2006;45(2):135-41.

PARTE V
Urgências em Infectologia

CAPÍTULO 27

Febre sem Sinais Localizatórios

Luiz Guilherme Florence

DEFINIÇÃO

Febre é uma das queixas mais comuns em pediatria, porém sua abordagem ainda é controversa. Atualmente, o maior desafio é diferenciar entre um episódio benigno e autolimitado e um episódio que possa evoluir para quadro infeccioso grave com alto risco de morbidade e mortalidade, pesando-se o custo-benefício do manejo desses pacientes.

A definição de febre sem sinais localizatórios (FSSL) é aquela com duração inferior a 7 dias, cuja história e exame físico não revelam sua causa.

DIAGNÓSTICO

Para iniciar a investigação diagnóstica da FSSL, a história e o exame físico do paciente devem ser minuciosos e a partir daí, se não for encontrada nenhuma justificativa para a ocorrência de febre, os exames complementares (laboratoriais e radiológicos) poderão ser solicitados de acordo com a faixa etária e o grau da temperatura.

Os exames complementares são de muita valia para a diferenciação entre episódios autolimitados e os com risco potencial de infecção grave. A **contagem de leucócitos** abaixo de 5.000/mm^3 e acima de 15.000/mm^3 está associada a aumento do risco de bacteriemia, assim como a **relação entre bastonetes e neutrófilos** maior que 0,2. A **hemocultura** deve ser colhida sempre que há risco de doença bacteriana grave (DBG). O **exame do liquor** é realizado sempre em recém-nascidos e em lactentes menores de 3 meses com alto risco para DBG;

nos lactentes de baixo risco seu uso é recomendado quando o antibiótico empírico for utilizado. A **radiografia de tórax** é recomendada sempre que houver sinais de acometimento respiratório ou quando, nas crianças de 3 a 36 meses, a contagem de leucócitos for maior que 20.000/mm^3, com febre acima de 39,5°C. O exame de **urina tipo I e a urocultura** devem ser realizados por cateterização, de preferência. Crianças que apresentam risco aumentado para infecção do trato urinário são aquelas menores de 1 ano, raça branca, meninas entre 1 e 2 anos e meninos não postectomizados. A **proteína C-reativa (PCR)** é utilizada como método complementar ao hemograma na avaliação do paciente com FSSL.

TRATAMENTO

O manejo do paciente com FSSL varia conforme sua idade. São três os grupos etários: recém-nascidos (0 a 28 dias de vida), lactentes (29 a 90 dias de vida) e crianças (3 a 36 meses de idade). Nas figuras V-1, V-2 e V-3 são demonstradas as sugestões do manejo desses pacientes, e no quadro V-1, os critérios de baixo risco para doença bacteriana grave em lactentes.

Quadro V-1 – Critérios de baixo risco para lactentes com FSSL.

Critérios laboratoriais
- Contagem de leucócitos entre 5.000 e 15.000/mm^3, bastonetes < 1.500mm^3, razão bastonete/neutrófilo < 0,2
- Urina tipo I: bacterioscopia negativa, ou esterase leucocitária e nitrito negativos, ou
  < 30 leucócitos por campo
- < 5 leucócitos por campo quando diarreia presente
- LCR: < 8 células/mm^3 ou bacterioscopia negativa

Critérios clínicos
- Recém-nascido a termo previamente hígido sem complicações no berçário
- Aparência clínica sem toxemia
- Sem infecção bacteriana aparente ao exame físico

LCR = líquido cefalorraquidiano.

FEBRE SEM SINAIS LOCALIZATÓRIOS

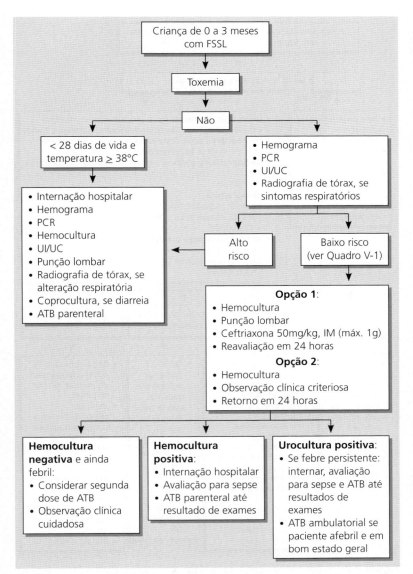

Figura V-1 – Algoritmo da conduta na FSSL em crianças de 0 a 3 meses sem toxemia. ATB = antibiótico; UI/UC = urina tipo I/urocultura; PCR = proteína C-reativa.

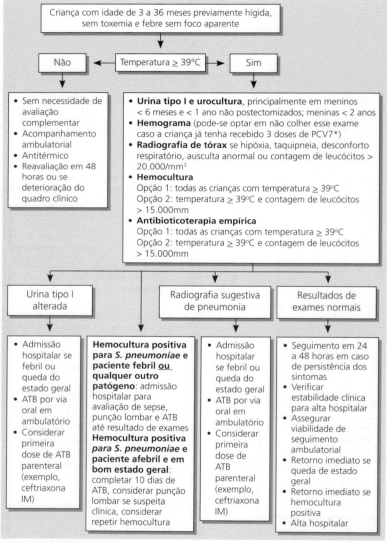

Figura V-2 – Algoritmo da conduta na FSSL em crianças de 3 a 36 meses sem toxemia. *A introdução da vacina antipneumocócica heptavalente (PCV7) contribuiu para o declínio das infecções bacterianas graves causadas pelo *Streptococcus pneumoniae*.

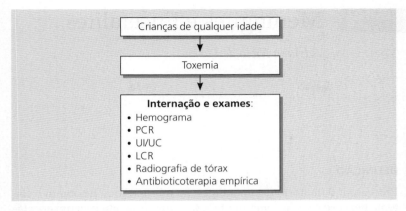

Figura V-3 – Algoritmo da conduta na FSSL em crianças de qualquer idade com toxemia.

BIBLIOGRAFIA

American College of Emergency Physicians. Clinical Policy for Children Younger than Three Years Presenting to the Emergency Department With Fever. Ann Emerg Med 2003;42:530-45.

Baraff LJ. Management of fever without source in infants and children. Ann Emerg Med 2000;36:602-14.

Fleisher GR, Ludwig S, Henretig FM, Fever. In: Textbook of pediatric emergency medicine. 5th ed. Philadelphia: Lippincott Williams & Wilkins; 2006. p. 295-306.

Ishimine P. Fever without source in children 0 to 36 months of age. Pediatr Clin North Am 2006;53:167-94.

Santos E. Febre sem sinais localizatórios. In: Martins HS, Damasceno MCT, Awada SB. Pronto-socorro: diagnóstico e tratamento em emergências. 2ª ed. São Paulo: Manole; 2008. p. 2005-9.

CAPÍTULO 28
Meningites e Encefalites

Adriana Melo de Faria

DEFINIÇÃO

Processo inflamatório das meninges, membranas que recobrem o sistema nervoso central – meningite –, se presente acometimento encefálico concomitante – meningoencefalite.

ETIOLOGIA

Viral – em torno de 85% dos casos são por enterovírus (enterovírus, poliovírus, echovírus, Coxsackie A e B). Outros: herpesvírus, varicela-zóster, vírus Ebstein-Barr, citomegalovírus (CMV), arbovírus, vírus do sarampo, da caxumba.

Bacteriana – *Neisseria meningitidis* (meningococo), *Haemophilus influenzae* e *Streptococcus pneumoniae* (pneumococo) principalmente.

Tuberculosa – *Mycobacterium tuberculosis* (bacilo álcool-ácido resistente).

Outras – *Cryptococcus neoformans*, *Candida*, *Toxoplasma gondii* etc.

DIAGNÓSTICO

CLÍNICO

Sinais e sintomas de meningite/meningoencefalite:
- Síndrome infecciosa: febre ou hipotermia, anorexia, apatia, toxemia.
- Síndrome de irritação meníngea: sinal de Kernig, Lasègue, Brudzinski.
- Síndrome de hipertensão intracraniana: cefaleia, vômitos em jato, edema de papila, abaulamento de fontanela.
- Síndrome encefalítica: sonolência, agitação, torpor, delírio, coma.
- Petéquias ou sufusões hemorrágicas.

MENINGITES E ENCEFALITES

LIQUOR

- Meningites bacterianas: aspecto turvo ou francamente purulento, pleocitose (centenas a milhares de células/mm^3), aumento de proteínas e diminuição de glicose.
- Meningites virais: aspecto normalmente claro, com menos de 500 células. No entanto, alguns vírus podem levar a aumentos mais importantes de celularidade, acima de 1.000 células. Inicialmente, o predomínio é neutrofílico, virando para linfomonocitário em 6 a 48 horas. Os valores de proteínas, glicose e cloretos estão normais ou levemente alterados.
- Comentários:
  - Podem ocorrer casos de meningite sem alteração de celularidade, mas com o micro-organismo presente: em imunodeprimidos, meningococcemia fulminante, meningites de repetição por pneumococo.
  - Há doenças do sistema nervoso central (SNC) que aumentam a celularidade, mas não são consideradas meningites: tumores, lúpus eritematoso sistêmico.
  - Acidente de punção: para cada 500 hemácias/mm^3 no liquor, subtrair uma célula. A cada hora entre coleta e processamento do liquor: consumo de 3 a 4mg/dl de glicose.

IDENTIFICAÇÃO DO AGENTE

- Bacterioscopia e cultura (sangue e liquor, principalmente), contraimunoeletroforese (CIE), aglutinação pelo látex, PCR (*polymerase chain reaction*), necropsia, vínculo epidemiológico.
- Outros
  - Reações sorológicas.
  - Radiografia de tórax – na suspeita de meningotuberculose.
  - Tomografia computadorizada (TC) e ressonância magnética (RM): lesões sugestivas de determinada etiologia, ex.: vírus herpes simples (hipotransparência temporal na TC).
  - Eletroencefalograma (EEG) – alterações sugestivas de meningoencefalite herpética.

MANEJO

- Inicialmente, abordar o paciente seguindo o "Suporte avançado de vida em pediatria" (ver Capítulos 3 e 4).

- Na suspeita de meningite bacteriana: instituir o tratamento antibiótico assim que possível, preferencialmente após as coletas de liquor e sangue para culturas.

Sem etiologia determinada:
- < 3 meses – ampicilina + cefalosporina de terceira geração/aminoglicosídeo.
- 3 meses a adolescentes – ceftriaxona (queda acentuada da incidência de hemófilos em crianças com idade inferior a 5 anos com a vacinação rotineira).

Com etiologia determinada:
- *Neisseria meningitidis* – penicilina G cristalina (300 a 500.000UI/kg/dia até 24.000.000UI/dia, IV, 4/4h) ou ampicilina (200 a 400mg/kg/dia até 15g/dia, IV, 4/4 ou 6/6h) durante 7 dias.
- *Haemophilus influenzae* – ceftrixona (100mg/kg/dia até 4g/dia, IV, 12/12 ou 24/24h), 7 a 10 dias.
- *Streptococcus pneumoniae*
  Sensível à penicilina – penicilina G cristalina (300 a 500.000UI/kg/dia até 24.000.000UI/dia, IV, 4/4h), 10 a 14 dias.
  Resistência intermediária à penicilina – ceftriaxona.
  Resistente à penicilina – vancomicina + ceftriaxona.
- *Mycobacterium tuberculosis* – esquema II de tratamento do Programa Nacional de Controle de Tuberculose (2 meses de rifampicina-R + isoniazida-H + pirazinamida-Z, seguido de mais 7 meses de R + H).

- O uso do corticoide ainda é discutível, havendo evidências de prevenção de sequelas na meningite por *Haemophilus influenzae* tipo b e estudos conflitantes em relação ao pneumococo, sendo um dos estudos prospectivo multicêntrico com redução de sequelas. Inicia-se antes da primeira dose de antibiótico. No caso da meningite tuberculosa, recomenda-se seu uso durante um a quatro meses do início do tratamento.
- Na meningite viral, o tratamento é essencialmente de suporte: antitérmicos, antieméticos, hidratação. O tratamento específico está indicado para a meningoencefalite herpética com aciclovir por via intravenosa (30mg/kg/dia, 8/8h) durante 14 a 21 dias.

ISOLAMENTO

Na meningite bacteriana, está indicado o isolamento do paciente nas primeiras 24 horas de tratamento antibiótico adequado.

QUIMIOPROFILAXIA

Está indicada para os contatantes íntimos ou profissionais de saúde que tiveram contato com secreções respiratórias do paciente (como durante intubação) com meningite meningocócica ou por *Haemophilus influenzae* tipo b. É feita com a rifampicina. Também está indicada para o paciente caso não tenha recebido tratamento com ceftriaxona.

BIBLIOGRAFIA

Guia de Vigilância Epidemiológica. Departamento de Vigilância Epidemiológica – Secretaria de Vigilância em Saúde – Ministério da Saúde. 6ª ed. 2005.

Meningite viral. BEPA nº 30, ano 3. Junho 2006. Centro de Vigilância Epidemiológica. Coordenadoria de Controle de Doenças. Secretaria de Estado de Saúde de São Paulo.

Meningites – Manual de instruções – Critérios de confirmação e classificação. Divisão de doenças de transmissão respiratória – Centro de Vigilância Epidemiológica – Secretaria de Estado de Saúde de São Paulo. Revisão – Março 2003.

Meningites bacterianas. BEPA nº 17, ano 2. Maio 2005. Centro de Vigilância Epidemiológica. Coordenadoria de Controle de Doenças. Secretaria de Estado de Saúde de São Paulo.

CAPÍTULO 29

Doenças Exantemáticas

Maria Cláudia Senatore

INTRODUÇÃO

As doenças exantemáticas da infância são de extrema importância para o médico plantonista de unidades de pronto atendimento, pois, muitas vezes, é o serviço de emergência o primeiro local de procura dos pais quando do aparecimento de seus sintomas e sinais.

É importante conhecê-las bem, pois, apesar das semelhanças, alguns detalhes da apresentação e evolução de cada doença podem ser extremamente úteis, às vezes até decisivos, no diagnóstico e condução de cada caso.

Serão apresentados resumidamente e de forma didática: rubéola, sarampo, varicela, exantema súbito e eritema infeccioso.

RUBÉOLA (*RUBELLA*)

ETIOLOGIA

Vírus RNA da família Togaviridae, sendo o homem a única fonte de infecção.

EPIDEMIOLOGIA

Maior incidência no inverno e início da primavera.

A transmissão faz-se desde alguns dias antes, até sete dias após o aparecimento de exantema.

O período de incubação é de 14 a 23 dias, usualmente 16 a 18 dias.

QUADRO CLÍNICO

Aproximadamente 25 a 50% das infecções são assintomáticas. As formas sintomáticas costumam ser suaves, caracterizando-se por febre baixa, exantema maculopapular eritematoso, não muito exuberante, acompanhado de linfadenopatia generalizada (comumente suboccipital, cervical e retroauricular, sendo este último bastante característico).

Podem ocorrer poliartralgia e poliartrite transitórias, mais comuns em adolescentes e adultos.

DIAGNÓSTICO

História e exame físico podem ser auxiliados por exames sorológicos, com determinação de títulos de IgM e IgG. Apesar da benignidade da doença para a criança avaliada, a precisão diagnóstica é essencial para a prevenção da síndrome da rubéola congênita, que pode ocorrer no caso de contato do paciente com gestantes, principalmente no primeiro trimestre de gravidez, com risco de aborto, óbito fetal ou inúmeras malformações congênitas.

A família deve ser indagada sobre possíveis contatos recentes com gestantes no momento da suspeita diagnóstica de rubéola, e orientações devem ser fornecidas para que possíveis contatantes procurem imediatamente seus ginecologistas.

TRATAMENTO

Medidas de suporte, apenas, são recomendadas para a criança acometida. As manifestações articulares, quando presentes, costumam melhorar em 7 a 10 dias, sem necessidade de corticoterapia.

ISOLAMENTO

Recomenda-se isolamento de contato e respiratório de 7 dias após o aparecimento do exantema.

PROFILAXIA

Recomendada vacinação de crianças a partir de 12 meses de vida, combinada às vacinas de sarampo e caxumba (tríplice viral). Uma dose de reforço é indicada na fase pré-puberal.

São contraindicações para a vacinação: gravidez (lembrar também que a mulher que recebeu a vacina deve ser orientada para não engravidar durante um mês); doença ou terapêutica imunossupressora; ter recebido transfusão de sangue, plasma ou gamaglobulina nos últimos três meses.

Aleitamento materno não é contraindicação para a vacinação da mãe.

SARAMPO (*MEASLES*)

ETIOLOGIA

Vírus RNA com um sorotipo, membro do gênero *Morbillivirus* da família Paramyxoviridae.

EPIDEMIOLOGIA

O homem é o único hospedeiro natural do vírus.

O contágio faz-se por contato direto, por meio de gotículas infectadas.

A doença ocorre mais frequentemente no inverno e na primavera. É doença de baixa incidência atualmente, devido ao sucesso dos planos de vacinação, mas deve ser bem conhecida, pois, quando presente, pode apresentar-se como doença extremamente grave.

O paciente é contagioso de 1 a 2 dias antes do aparecimento dos sintomas gerais (3-5 dias antes do exantema), até 4 dias após o aparecimento do exantema.

O período de incubação geralmente é de 8 a 12 dias.

QUADRO CLÍNICO

É doença aguda, extremamente contagiosa, caracterizada por febre alta, tosse, coriza, conjuntivite, exantema maculopapular eritematoso e exantema patognomônico (manchas de Koplik que aparecem antes da manifestação cutânea).

Podem ocorrer complicações, principalmente em crianças menores, tais como otite média, broncopneumonia, laringotraqueobronquite e diarreia.

Encefalite aguda, com frequente dano cerebral permanente, ocorre em 1 em cada 100 casos da doença. Óbito ocorre em 1 a 3 casos em 1.000 nos EUA.

DIAGNÓSTICO

Predominantemente clínico, porém, atualmente, em nosso país, devido ao sucesso da vacina, muitos médicos nunca estiveram diante de um paciente com sarampo, o que pode acarretar dificuldade no reconhecimento da doença.

A sorologia deve ser solicitada (IgM e IgG), mas a sensibilidade do teste IgM pode ser pequena nas primeiras 72 horas do exantema, devendo este ser repetido no caso de quadro exantemático de duração mais prolongada e forte suspeita diagnóstica da doença. IgM para sarampo pode ser detectada por pelo menos 1 mês após o aparecimento do exantema.

O sarampo é doença de notificação compulsória. Sua suspeita deve ser imediatamente informada, mesmo antes de resultados sorológicos, para que medidas epidemiológicas possam ser tomadas.

TRATAMENTO

É doença autolimitada. Não existe tratamento antiviral específico.

Administração de vitamina A é recomendada, dada sua associação com menor morbidade e mortalidade nos pacientes acometidos. A dose preconizada por via oral é de 100.00U por 2 dias para crianças de 6 meses a 1 ano de idade, e de 200.000U por 2 dias para crianças a partir de 1 ano.

ISOLAMENTO

Indicado por 5 dias após o aparecimento do exantema.

PROFILAXIA

A vacina está indicada a partir dos 12 meses de vida (tríplice viral), com uma dose de reforço aos 4-6 anos de idade.

Está indicada vacinação em suscetíveis expostos à doença, até 72 horas da exposição, o que pode abortar a viremia no período de incubação. Após este período, pode-se aplicar a gamaglobulina humana, por via intramuscular na dose de 0,25ml/kg (máximo 15ml), até o sexto dia de exposição. Crianças imunocomprometidas devem receber 0,5ml/kg (máximo 15ml).

Contraindicações à vacinação são: leucemia, linfomas, outras doenças malignas, deficiência de imunidade celular, imunossupressão, doenças febris graves, tuberculose não tratada, gravidez.

VARICELA (*CHICKENPOX*)

ETIOLOGIA

Vírus varicela-zóster, da família dos herpesvírus.

EPIDEMIOLOGIA

Os humanos são a única fonte de infecção. O contágio faz-se por contato do vírus com a mucosa do trato respiratório superior ou conjuntiva e, menos frequentemente, por contato com as lesões de pele, inclusive no zóster. A mãe infectada pode transmitir a doença ao feto por passagem transplacentária do vírus.

O pico de incidência acontece no fim do inverno e início da primavera.

A transmissão pode ocorrer a partir de 1 a 2 dias antes do início do exantema, persistindo até que todas as lesões estejam na forma de crosta.

O período de incubação é de 10 a 21 dias, mais frequentemente 14 a 16 dias. A doença pode ocorrer após 1 a 16 dias em recém-nascidos de mães com doença ativa no momento do parto.

QUADRO CLÍNICO

Doença extremamente contagiosa, tem início como um quadro gripal, com sintomas como febre não muito elevada e mal-estar, seguidos do aparecimento de exantema generalizado bastante pruriginoso característico. Cada lesão começa na forma de pápula, que evolui para vesícula, pústula e depois crosta. A presença de polimorfismo regional é bastante patognomônica, caracterizando-se por diferentes formas de lesão em uma mesma região do corpo da criança, representando diversas viremias.

As complicações que podem ocorrer incluem infecção de pele secundária, pneumonia, plaquetopenia, artrite, hepatite, ataxia cerebelar, encefalite, meningite e glomerulonefrite. Varicela hemorrágica é mais comum em pacientes imunocomprometidos. A doença tende a ser mais grave em adolescentes e adultos.

Outra complicação, menos frequente desde a redução do uso de salicilatos, é a síndrome de Reye.

As complicações da doença devem ser lembradas quando se orienta uma família a vacinar suas crianças, para que a importância da prevenção possa ser compreendida. Infelizmente, ainda há falsa ideia de que a doença só se manifesta de forma benigna, e muitas crianças que poderiam ser vacinadas ainda não são. A vacina não está disponível na rede pública no Brasil.

A criança vacinada pode apresentar doença sintomática, porém em forma mais leve, com poucas lesões e sem risco de complicações.

Após a remissão da doença, o vírus permanece latente no organismo e sua reativação é chamada de varicela-zóster, com quadro clínico de lesões variceliformes típicas agrupadas na distribuição de 1 a 3 dermátomos sensoriais.

DIAGNÓSTICO

Usualmente clínico.

TRATAMENTO

Tratamento de suporte.

O permanganato de potássio 1:40.000 no banho tem efeito antisséptico e secante das lesões. Talco mentolado ou calamina também podem ser utilizados para o alívio do prurido e, se necessário, anti-histamínicos por via oral.

Orientar as mães a manter as unhas das crianças curtas e limpas é importante para evitar a infecção secundária das lesões.

O uso de pomadas antibióticas pode ser preconizado, mas em caso de suspeita de infecção secundária mais extensa da pele é recomendada antibioticoterapia por via oral ou até intravenosa com penicilina ou cefalosporina de primeira geração.

O uso de salicilatos está contraindicado pelo risco de síndrome de Reye. Esta informação deve ser sempre passada à família.

O uso de antiviral (aciclovir) está indicado nos casos de formas graves da doença (encefalite, pneumonia, doença do recém-nascido) e nos pacientes imunodeprimidos. O tratamento deve ser por via intravenosa, na dose de 30mg/kg/dia, de 8/8 horas, durante 5 a 10 dias.

Nos casos de zóster, aciclovir por via oral está preconizado com bons resultados, mesmo para pacientes imunocompetentes.

ISOLAMENTO

Respiratório e de contato. Indicado no mínimo 5 dias após o aparecimento do exantema, mais precisamente enquanto houver lesões vesiculares.

PROFILAXIA

A vacina está indicada para todas as crianças suscetíveis, a partir dos 12 meses de idade. Deve ser orientada para pacientes suscetíveis expostos à doença, até 72 horas pós-exposição, para prevenir ou reduzir a gravidade da apresentação clínica.

A imunização passiva, pós-exposição (VZIG – globulina hiperimune antizóster), está indicada nos seguintes casos: recém-nascidos de mães que desenvolveram a doença 5 dias antes, até 2 dias após o parto, imunodeprimidos sem história de varicela ou vacinação, recém-nascidos prematuros e grávidas suscetíveis.

EXANTEMA SÚBITO OU ROSÉOLA OU SEXTA MOLÉSTIA (*EXANTHEM SUBITUM, SIXTH DISEASE, ROSEOLA*)

ETIOLOGIA

Herpesvírus 6 e 7 (HHV-6 e HHV-7).

EPIDEMIOLOGIA

Humanos são os únicos hospedeiros. Transmissão por contato com criança acometida ou portador assintomático do vírus.

Não existe período específico do ano para o aparecimento da doença.

O período de incubação é de 9 a 10 dias para HHV-6, desconhecido para o HHV-7.

Pico de incidência entre 6 meses e 24 meses de vida (a maioria das crianças é soropositiva após 4 anos).

QUADRO CLÍNICO

Febre caracteristicamente alta (> 39,5ºC) durante 3 a 7 dias (usualmente 3 dias), sem outros sintomas, seguida de exantema eritematomaculopapular difuso, com distribuição craniocaudal, que pode durar horas a dias.

Em 10 a 15% dos casos de primoinfecção pode ocorrer convulsão febril.

A doença pode manifestar-se mais de uma vez, por reativação do vírus latente, apesar de a identificação de um segundo episódio ser rara.

DIAGNÓSTICO

Clínico, baseado em história e exame físico.

TRATAMENTO

Medidas de suporte. Controle de temperatura para evitar incidência de convulsão febril.

ISOLAMENTO

Não é necessário.

ERITEMA INFECCIOSO OU QUINTA MOLÉSTIA (*ERYTHEMA INFECTIOSUM, FIFTH DISEASE*)

ETIOLOGIA

Parvovírus B19, vírus não envelopado com única fita de DNA, que se reproduz apenas em precursores eritrocitários humanos.

EPIDEMIOLOGIA

Transmissão por contato com secreções respiratórias, acidente percutâneo com sangue ou produtos sanguíneos, e transmissão vertical mãe-feto.

Pico de incidência entre pré-escolares e escolares.

A transmissão ocorre preferencialmente antes do aparecimento do exantema, sendo rara após este (exceto em pacientes com crise aplástica, nos quais pode ocorrer por mais de uma semana após o início dos sintomas).

O período de incubação é de 4 a 14 dias, até um máximo de 21 dias.

Exantema e sintomas articulares que podem ocorrer, em geral, aparecem 2 a 3 semanas após a infecção.

QUADRO CLÍNICO

Febre ocorre em apenas 15 a 30% dos pacientes, acompanhada de sintomas discretos como mal-estar, cefaleia e mialgia, 7 a 10 dias antes do aparecimento do exantema. O exantema é característico e inicia-se na face, com rubor intenso chamado de "fácies esbofeteado", evoluindo com um rendilhado simétrico em tronco, braços, nádegas e coxas. A intensidade do exantema pode variar diante de condições ambientais, intensificando-se com o aumento da temperatura ambiente, banho quente ou exposição solar. Flutuações na apresentação do *rash* podem ocorrer por semanas a meses.

Sintomas articulares podem ocorrer mais comumente em adultos.

A infecção durante a gravidez pode levar à hidropisia fetal e ao óbito, sendo maior o risco na primeira metade da gestação.

Pacientes com anemia hemolítica podem desenvolver crise aplástica na infecção por parvovírus B19, com duração de 7 a 10 dias, podendo ser necessário transfusão sanguínea.

DIAGNÓSTICO

A sorologia pode ser realizada (IgM e IgG), porém usualmente não é solicitada, a não ser em casos de possível risco para a gestante exposta.

TRATAMENTO

Medidas de suporte.

ISOLAMENTO

Desnecessário nos casos habitualmente vistos no pronto atendimento, já que o contágio se dá antes da manifestação exantemática.

Indicado cuidado com gestantes perante crianças acometidas que sejam imunodeprimidas ou com crise aplástica, nas quais o período de transmissão é maior. Nesses casos, orientar isolamento por 7 dias.

BIBLIOGRAFIA

American Academy of Pediatrics. In: Larry KP (ed). Report of the Committee on Infectious Diseases. 26th ed. Elk Grove Village; 2003. p. 3547-59, 459-61.

CDC. National, state, and urban area vaccination coverage among children aged 19-35 months–United States, 2004. MMWR Morb Mortal Wkly Rep. 2005;54(29):717-21.

Centers for Disease Control and Prevention. Immunization Schedules. CDC Recommended Vaccine Schedule. Available at http://www.cdc.gov/vaccines/recs/schedules/default.htm. Accessed December 18, 2007.

Mandell GL, Bennett JE, Dolan R. Principles and practice of infectious diseases. 5th ed. Philadelphia: W.B. Saunders; 2000. p. 1708-14.

CAPÍTULO 30

Doença de Kawasaki

Marcelo Genofre Vallada
Pedro Takanori Sakane

DEFINIÇÃO

- Doença inflamatória aguda caracterizada por panvasculite.
- Etiologia desconhecida.

EPIDEMIOLOGIA

- Cerca de 80% dos casos acometem crianças menores de 5 anos de idade.
- Meninos acometidos 1,5 vez mais que meninas.
- Crianças de famílias asiáticas mais acometidas.
- Presença de sazonalidade detectada em alguns países.

QUADRO CLÍNICO

- Febre alta que geralmente persiste por mais de 7 dias se não for iniciado o tratamento.
- Olhos:
  - Hiperemia conjuntival que pode ser de curta duração e não estar mais presente no momento do exame.
  - Uveíte.
- Pele:
  - Exantema polimorfo, de duração variável.
  - Hiperemia e enduração ao redor do BCG.
  - Hiperemia da região glútea.
- Mucosa oral
  - Eritema de mucosa e lábios e rachaduras no lábio.
  - Língua em framboesa, hiperemia de faringe.

- Alterações de extremidades:
  - Eritema palmar e/ou plantar.
  - Edema de mãos e pés.
  - Descamação de mãos e pés em dedos de luva (mais tardia).
- Adenomegalia cervical, geralmente unilateral e maior que 1,5cm.
- Musculoesqueléticas:
  - Artrite.
  - Artralgia.
- Gastrintestinais:
  - Vômitos e diarreia.
  - Hidropisia da vesícula biliar.
  - Alterações da função hepática.
- Sistema nervoso:
  - Grande irritabilidade.
  - Sinais meníngeos.
  - Perda da audição.
- Uretrite.
- Cardiovasculares:
  - Miocardite, pericardite, valvulite, insuficiência cardíaca congestiva.
  - Alterações coronarianas.

DIAGNÓSTICO

Na ausência de teste diagnóstico específico ou característica patognomônica, o diagnóstico baseia-se em critérios clínicos associados (Quadro V-2).

Quadro V-2 – Critérios diagnósticos da doença de Kawasaki.

Necessária a presença de 5 dos 6 critérios:

1. Febre, de duração maior que 5 dias
2. Hiperemia conjuntival bilateral
3. Alterações de mucosa oral
4. Alteração de extremidades
5. Exantema
6. Adenomegalia cervical

Fonte: Ministério do Bem-Estar e Família do Japão e Academia Americana de Pediatria. Newburger JW et al. Pediatrics 2004;114(6):1708-33.

Nota: existem raros pacientes que não preenchem cinco dos seis critérios acima, dificultando muito o diagnóstico. Trata-se da apresentação incompleta da doença de Kawasaki, e a avaliação destes casos deve ser feita com o auxílio de um especialista.

DOENÇA DE KAWASAKI

EXAMES LABORATORIAIS

Alterações inespecíficas, nem sempre presentes, mas que corroboram o diagnóstico de doença de Kawasaki.

- Elevação de velocidade de hemossedimentação e de proteína C-reativa sérica.
- Anemia.
- Leucocitose com desvio à esquerda.
- Hipoalbuminemia e hiponatremia.
- Leucocitúria com cultura de urina negativa.
- Aumento de transaminases.
- Pleocitose liquórica.
- Aumento de número de plaquetas após a primeira semana.
- Alterações ecocardiográficas:
  - Tortuosidade ou dilatação de coronárias.
  - Comprometimento de válvulas cardíacas.

DIAGNÓSTICO DIFERENCIAL

- Doenças exantemáticas virais: sarampo, adenovírus, enterovírus, mononucleose infecciosa.
- Escarlatina.
- Síndrome do choque tóxico.
- Síndrome da pele escaldada estafilocócica.
- Farmacodermia.
- Síndrome de Stevens-Johnson.
- Artrite reumatoide juvenil.
- Febre maculosa.

TRATAMENTO

- Gamaglobulina humana por via intravenosa:
  - Iniciar o mais precocemente possível, antes do término da febre.
  - Dose de 2g/kg infundida em 12 horas com monitorização hemodinâmica.
- Ácido acetilsalicílico:
  - Dose de 80-100mg/kg/dia, divididos em 4 tomadas, enquanto persistir febril.
  - Diminuir para 3-5mg/kg/dia, dose única, 72 horas após o término da febre.

COMPLICAÇÕES

– Aneurismas coronarianos.
– Insuficiência cardíaca congestiva.
– Infarto do miocárdio.

ACOMPANHAMENTO

– Ecocardiogramas periodicamente.
– Angiografia quando indicada.

BIBLIOGRAFIA

1. Burns JC, Capparelli EV, Brown JA, et al. Intravenous gamma-globulin treatment and retreatment in Kawasaki disease. Pediatr Infect Dis J 1998;17:1144-8.
2. Foronda A, Sakane PT. Doença de Kawasaki. Experiência de 20 anos. Rev Soc Cardiol Estado de São Paulo – Suplemento. 2001;11:29.
3. Newburger JW. Treatment of Kawasaki disease: corticosteroids revisited. J Pediatr 1999;135:411-3.
4. Newburger JW, Takashi M, Gerber MA, et al. Diagnosis, treatment and long term management of Kawasaki disease: a statement for health professionals from the Committee on Rheumatic Fever, Endocarditis and Kawasaki Disease, Council on Cardiovascular Disease in the Young. American Heart Disease Association. Circulation 2004;110:2747-71.

CAPÍTULO 31

Adenopatias

Vivian Aparecida Zanao

DEFINIÇÃO

Aumento do volume dos gânglios linfáticos decorrente da proliferação de linfócitos e histiócitos dos gânglios ou da infiltração por células inflamatórias ou neoplásicas. Ocorre com mais frequência nas crianças porque apresentam maior quantidade de tecido linfoide e resposta exacerbada aos antígenos externos.

CLASSIFICAÇÃO

QUANTO À LOCALIZAÇÃO

- Localizadas.
- Generalizadas (quando comprometem mais de duas cadeias ganglionares não contíguas).

QUANTO AO TEMPO DE APARECIMENTO

- Aguda (até 3 semanas).
- Subaguda.
- Crônica.

QUANTO À DISTRIBUIÇÃO

- Superficiais (áreas que permitam visualização ou palpação).
- Profundas.

DIAGNÓSTICO

CLÍNICO

- Lembrar que:
  - Os gânglios inguinais, axilares e cervicais são palpáveis em quase todas as crianças.
  - Normalmente não são palpáveis nos recém-nascidos.
  - São normalmente anormais os localizados nas regiões pós-auriculares, epitrocleares, poplíteas, supraclaviculares, mediastinais e abdominais.
- Caracterizar os gânglios quanto a tamanho, localização e seus limites, consistência, número, simetria, aderência a planos profundos, coalescência, mobilidade, sinais inflamatórios e supuração.
- Caracterizar na história a evolução do aumento ganglionar, comprometimento sistêmico do paciente com presença ou não de febre, visceromegalias, perda de peso, dor articular, empalidecimento, lesões de pele, sudorese.
- Investigar dados epidemiológicos que possam estar relacionados aos possíveis diagnósticos diferenciais.

LABORATORIAL

Iniciamos com 3 exames básicos:

- Hemograma: deverá ser avaliada a presença de anemia, leucopenia ou leucocitose com ou sem atipia linfocitária e granulocitopenia, eosinofilia, presença de blastos e plaquetopenia ou plaquetose.
- Radiografia de tórax: avaliará a presença de alargamento mediastinal.
- Ultrassonografia de abdome total: avaliar presença de alterações nas cadeias profundas.

Os demais exames serão solicitados de acordo com a suspeita diagnóstica. São eles: PPD (tuberculose), DHL (leucemias e linfomas), sorologias (mononucleose, toxoplasmose, rubéola, doença da arranhadura do gato etc.).

ETIOLOGIA

LOCALIZADAS

Occipitais – normais em 5% das crianças. Drenam a parte posterior do couro cabeludo e o pescoço: dermatite seborreica, pediculose, piodermites, rubéola.

ADENOPATIAS

Pré-auriculares – normalmente não são palpáveis. Drena a metade lateral das pálpebras, conjuntiva e pele da região temporal: infecções virais causadas por adenovírus, piodermite, celulites, conjuntivite, tracoma, doença da arranhadura do gato, tuberculose, rubéola.

Submandibular e submentoneana – drenam os lábios e a boca: abscessos dentários, cáries, gengivoestomatites, glossites, difteria, blastomicose, linfoma, rinofaringites.

Cervicais
- Superficiais: drenam orelha externa, língua, glândula parótida, ângulo da mandíbula: otite, parotidite, adenites inflamatórias agudas (estrepto e estafilococos), tuberculose ganglionar, linfomas, histiocitose, sarcoidose, micobacteriose atípica e viroses sistêmicas como mononucleose, toxoplasmose, citomegalovírus, Aids.
- Profundas: drenam toda a cabeça, pescoço, braços, parede torácica, pulmões e mediastinos – infecções de couro cabeludo, rubéola, mononucleose, toxoplasmose. Incluem os gânglios supraclaviculares (têm relação com o mediastino e ductos torácicos: neoplasias, arranhadura do gato).

Axilares – drenam mãos, braço, parede torácica, parte lateral da parede abdominal superior e parte das mamas: piodermite, celulite, abscessos, micose, reação à BCG, linfoma, sífilis, doença da arranhadura do gato.

Epitroclear – drena o lado ulnar da mão e o antebraço. Não são palpáveis na criança: sífilis, doença da arranhadura do gato, piodermite, celulite, micoses, abscessos.

Inguinais – drenam membros inferiores, escroto e pênis, vulva, mucosa vaginal, porção inferior da parede abdominal, região perianal e glútea: balanopostite, vulvovaginites, infecção e inflamações das regiões citadas.

Abdominais e pélvicos – linfomas, adenites agudas inespecíficas.

GENERALIZADAS

Normalmente associadas a outros sinais ou sintomas.
- Infecções sistêmicas:
  - Bacterianas (tuberculose, micobactéria atípica, sepse, sífilis).
  - Fúngicas (histoplasmose, blastomicose).

- Virais (mononucleose, Aids, citomegalovirose).
- Parasitárias (toxoplasmose, toxocaríase, Chagas, leishmaniose visceral).
– Doenças do colágeno (lúpus eritematoso sistêmico, artrite reumatoide).
– Anemias hemolíticas.
– Doenças de depósitos (Niemann-Pick e Gaucher).
– Neoplasias (leucemias, linfomas).
– Reações a drogas (doença do soro, isoniazida, fenil-hidantoína, alopurinol, hidralazina, fenilbutazona).

TRATAMENTO

Vinculado à etiologia (Figs. V-4 e V-5).

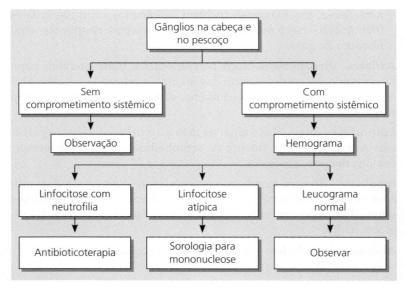

Figura V-4 – Abordagem da adenopatia localizada.

ADENOPATIAS

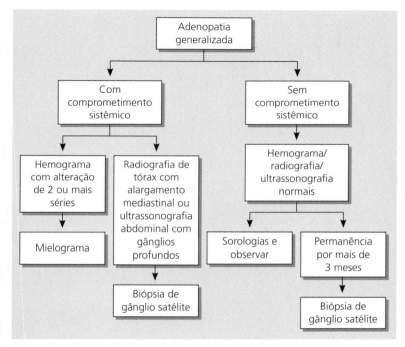

Figura V-5 – Abordagem da adenopatia generalizada.

BIBLIOGRAFIA

Goldman L, Ausiello L. Tratado de medicina interna. 22ª ed. Rio de Janeiro: Elsevier do Brasil; 2005.

Malogolowkin MH. Clinical assessment and differential diagnosis of the child with suspected cancer. In: Pizzo PA, Poplack DG. Principles and practice of pediatric oncology. 5th ed. Philadelphia, PA: Lippincott Williams & Wilkins; 2006.

Murahovschi J. Pediatria diagnóstico + tratamento. 5ª ed. São Paulo: Sarvier; 1995.

PARTE VI

Urgências em Neuropediatria

CAPÍTULO 32

Cefaleias

Clarissa Bueno

INTRODUÇÃO

A cefaleia é um dos sintomas mais frequentes na infância, sobretudo em escolares, e apresenta amplo espectro de causas.

O diagnóstico é fundamentalmente clínico e baseado em histórico detalhado sobre as características da dor. As causas podem ser benignas e fugazes (por exemplo, febre) ou de prognóstico reservado (por exemplo, secundárias aos tumores ou malformações vasculares cerebrais).

DIAGNÓSTICO DIFERENCIAL

O padrão descrito da dor pode orientar para as diferentes etiologias (Fig. VI-1).

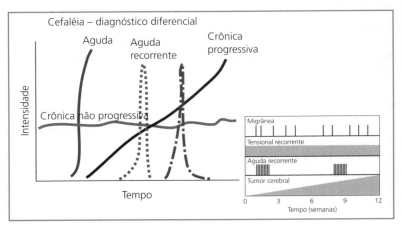

Figura VI-1 – Padrões de dor nas cefaleias.

ETIOLOGIAS

Cefaleias agudas – febre, infecções (sinusites, otites, faringites), migrânea, meningites, traumatismo, medicações, hemorragia subaracnóidea, hemorragia intracraniana, hipertensão arterial, tóxicos.

Cefaleias agudas recorrentes – migrânea, tensional (Quadro VI-1), variantes epilépticas, neuralgias, *cluster*, hipertensão, medicações, tóxicos.

Quadro VI-1 – Diagnóstico diferencial nas cefaleias primárias.

	Migrânea	Tensional
Localização	Unilateral	Bilateral
Tipo	Latejante	Pressão
Intensidade	Moderada/intensa	Leve/moderada
Duração	2-24 horas	30min-7 dias
Aura	20%	Ausente
Outros sintomas	Foto/fonofobia Náuseas, vômitos, anorexia Piora com a movimentação	Anorexia, náuseas, dor à palpação muscular cervical

Cefaleia crônica progressiva – hipertensão intracraniana (tumor, hipertensão intracraniana idiopática, trombose de seio venoso, malformações vasculares, infecção crônica do sistema nervoso central), migrânea em fase de piora, hipertensão, doenças autoimunes.

Cefaleia crônica não progressiva – tensional, pansinusite crônica, psicogênica, síndrome de Munchausen, malformação de Chiari, disfunção de articulação temporomandibular, doença do colágeno, glaucoma.

SINAIS DE ALERTA

- Cefaleia crônica progressiva é muito sugestiva de doença orgânica.
- Cefaleia matinal ou noturna.
- Vômitos matinais ou noturnos.
- Piora com exercício ou Valsalva.
- Cefaleia aguda: pior cefaleia da vida; cefaleia súbita e intensa.
- Episódios sugestivos de crises epilépticas.
- Sinais neurológicos: motores ou sensoriais, ataxia, paralisia de nervos cranianos, papiledema.

- Migrânea complicada: basilar, hemiplégica, oftalmoplégica, confusional.
- Síndromes periódicas da infância precursoras da migrânea: vômitos cíclicos, migrânea abdominal, vertigem paroxística benigna.

INVESTIGAÇÃO COMPLEMENTAR

NEUROIMAGEM: QUANDO REALIZAR?

- Presença de sinais de alerta.
- Idade < 5 anos, com cefaleias agudas, sem evidência de infecção, febre, meningite que possam justificar.
- Síndrome neurocutânea sem história de cefaleia primária prévia.
- Anemia falciforme sem história de cefaleia primária prévia.
- *Shunt* ventriculoperitoneal.
- Sinais meníngeos sem febre.
- Prioridade moderada: dor sempre no mesmo local; traumatismo cranioencefálico recente.

LÍQUIDO CEFALORRAQUIDIANO

Suspeita de meningite, hemorragia subaracnoidea, hipertensão intracraniana idiopática (pressão > 250mmH$_2$O).

Na figura VI-2 encontra-se um algoritmo da abordagem terapêutica nas cefaleias.

TRATAMENTO DA DOR

1ª opção: analgésico comum (dipirona, paracetamol, ibuprofeno), em migrânea: acrescentar antiemético se náuseas ou vômitos.
2ª opção: anti-inflamatórios não hormonais (naproxeno).
3ª opção: corticoide (dexametasona).
4ª opção: tramadol, trometamina de cetorolaco, codeína.

Observação: em migrânea, priorizar drogas de administração parenteral, devido à má absorção por via oral própria do quadro.

Outras opções de analgesia em migrânea: metoclopramida, derivados do ergot, di-hidroergotamina, sumatriptana. Associação dipirona + corticoide + antiemético.

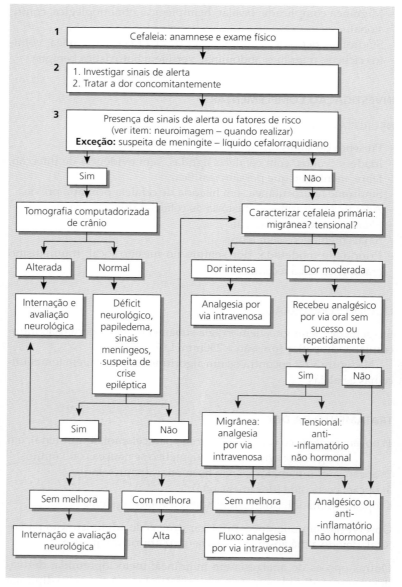

Figura VI-2 – Abordagem das cefaleias na infância e adolescência.

Doses

- Ibuprofeno: 1-12 anos – 10mg/kg, VO; > 12 anos – 200-400mg (máximo 1.200mg/dia).
- Naproxeno: 7mg/kg/dose (máximo 750mg/dia).
- Dexametasona: 1-2mg/dose.
- Tramadol: 1mg/kg/dose.
- Trometamina de cetorolaco: 0,5-1mg/kg, via IM ou IV, até de 6/6h.
- Codeína: 0,5-1mg/kg, até 4/4h (máximo 60mg/dose).
- Sumatriptana: 3mg < 30kg e 6mg > 30kg, via SC, ou 10-20mg por via intranasal.
- Zolmitriptana: 2,5-5mg/dose, VO.
- Clorpromazina: 1mg/kg, via IM (crises mais intensas).
- Metoclopramida: 0,1-0,2mg/kg (máximo 10mg).

BIBLIOGRAFIA

de Albuquerque RP, Santos AB, Tognola WA, Arruda MA. An epidemiologic study of headaches in Brazilian schoolchildren with a focus on pain frequency. Arq Neuropsiquiatr 2009;67:798-803.

Diament A, Cypel S. Cefaléias. In: Neurologia infantil. 4ª ed. São Paulo: Atheneu; 2005.

Lateef TM, Grewal M, McClintock W, Chamberlain J, Kaulas H, Nelson KB. Headache in young children in the emergency department: use of computed tomography. Pediatrics 2009;124:e12-7.

Lewis DW. Pediatric migraine. Neurol Clin 2009;27:481-501.

Subcomitê de Classificação das Cefaléias – Classificação Internacional das Cefaléias, The International Clasification of Headache Disorders, ICHD II. 2nd ed. Editora Segmento Farma; 2004. 272p.

CAPÍTULO 33

Convulsões

Emilia Barbosa Barata
Carlos Augusto Takeuchi

DEFINIÇÃO

É uma alteração involuntária e transitória da consciência, comportamento, atividade motora e função autonômica causada por uma atividade cerebral anormal. Estado de mal epiléptico é definido como crise contínua ou recorrente sem recuperação da consciência de duração superior a 30 minutos. Ocorre em até 10% da crianças, sendo a desordem neurológica mais comum.

CLASSIFICAÇÃO

– Generalizada: tônico-clônica (grande mal), tônica, clônica, mioclônica, atonicocinética, ausência (pequeno mal).
– Parcial: simples ou complexa.

ETIOLOGIA

É desconhecida em grande parte dos casos. As principais causas são infecciosas, neurológicas, metabólicas, traumáticas ou vasculares, idiopáticas ou epilépticas, toxicológicas, obstétricas e tumorais.

Febre é a causa mais frequente de crise convulsiva em crianças.

FISIOPATOLOGIA E QUADRO CLÍNICO

Ocorre descarga elétrica anormal de neurônios, o impulso propaga-se para as células vizinhas e aparece a crise. Na maioria das vezes, as células estabilizam-se e a crise cessa. Se há persistência da crise, ocorre aumento da atividade metabólica e do fluxo sanguíneo, para suprir a demanda de oxigênio e glicose, levando a taquicardia, hipertensão, hipoxemia, hiperglicemia até um determinado momento em que o requerimento exceder o suprimento e provocar hipoglicemia, hipotensão, hipertermia, hipercalemia, acidose láctica e hipercapnia. Também podemos observar mioglobinúria, necrose tubular aguda, insuficiência renal, leucocitose, pleocitose, traumatismos de extremidades, orofaringe e crânio.

DIAGNÓSTICO DIFERENCIAL

Com entidades clínicas que simulam crise convulsiva: apneia e síncope, arritmia cardíaca, enxaqueca, distonia aguda, tique, pseudocrise, narcolepsia, terror noturno, déficit de atenção, hiperventilação, histeria, ataque de pânico, síndrome de Sandifer e outras. Na maioria desses casos não há fase pós-comicial.

LABORATÓRIO

Considerar a idade e as etiologias prováveis. Níveis de glicose, eletrólitos, cálcio, fósforo e magnésio, ureia e creatinina, creatinofosfoquinase (CPK), gases arteriais, amônia e enzimas hepáticas, hemograma/hemocultura, nível sérico de anticonvulsivantes e *screen* toxicológico, dependendo da suspeita clínica. Estabilizar o paciente clinicamente antes de submetê-lo a exames como punção lombar e tomografia computadorizada de crânio. Coleta de liquor não é indicada em paciente alerta e orientado após uma primeira crise afebril.

Radiografia de crânio na suspeita de traumatismo. Ressonância magnética de crânio e EEG – não há evidência de benefício no uso rotineiro.

PROGNÓSTICO

Os fatores que mais influenciam no prognóstico são: tempo, idade, etiologia, hipóxia e hipoglicemia. Crises curtas raramente produzem danos no cérebro. A abordagem rápida e adequada reduz a morbimortalidade.

TRATAMENTO

Os objetivos do tratamento são:

Prevenção de lesão secundária: ABC (ver Capítulo 3)

Manter as vias aéreas pérvias posicionando a cabeça da criança adequadamente, afrouxar roupas, aspirar secreções e vômitos, instituir sonda nasogástrica se necessário, prevenir quedas e traumatismos, evitar contenções excessivas, fornecer oxigênio a 100% sob máscara facial, se necessário intubação, utilizar sequência rápida. Importante é a preparação adequada para o procedimento.

Monitorizar sinais vitais, oxigenação, perfusão, estado de hidratação, estabelecer acesso intravascular imediato. Se o acesso por via intravenosa for difícil, a via intraóssea pode ser uma opção terapêutica eficaz.

Diagnóstico e tratamento inicial da causa da convulsão

Deve-se obter história clínica (colhida de um acompanhante) e exame físico rápidos e completos, incluindo avaliação de sinais neurológicos focais e sinais de hipertensão intracraniana, caracterizar a crise desde antes do início até o evento em si, verificar sinais sistêmicos de doenças agudas ou crônicas, buscar fatores precipitantes como traumatismo, ingestões, imunização recente, febre, uso de medicações prévias, diagnóstico prévio de epilepsia. Adequação volumétrica e de temperatura e controle eletrolítico. Dextro – se glicose menor que 50mg/dl administrar 2-4ml/kg de glicose a 10-25%. Naloxona – 0,1mg/kg na suspeita de exposição a drogas. Piridoxina – 50-100mg/kg na deficiência de piridoxina ou na suspeita de ingestão de isoniazida.

Parar a crise e prevenir recorrência

O objetivo é obter um efeito terapêutico rápido e eficaz. É necessário averiguar o ABC a cada administração de drogas. A maioria das convulsões em crianças cessa espontaneamente em até 5 minutos, mas, caso haja persistência, iniciar os anticonvulsivantes:

Benzodiazepínicos – são as drogas de primeira linha por serem eficazes na supressão rápida da crise. Efeitos adversos são depressão respiratória e diminuição do nível de consciência. Iniciar com lorazepam (se disponível), midazolam ou diazepam nas doses preconizadas no quadro VI-2. Se nesse momento não houver acesso vascular, utilizar a via bucal ou retal. Se a crise não ceder, repetir benzodiazepínicos 1-2 vezes. Persistindo por 5-15min, administrar:

Fenitoína – droga de segunda linha, vantajosa em relação ao fenobarbital, por causar menos depressão respiratória. Efeito colateral, como hipotensão e arritmia cardíaca, relacionado à infusão rápida. Pode causar precipitação se diluída em soro glicosado.

CONVULSÕES

Quadro VI-2 – Doses dos agentes anticonvulsivantes.

Agentes	Dose	Apresentação	Efeitos adversos
Diazepam	0,2-0,5mg/kg/dose Máx. 10mg/dose Velocidade de infusão 1mg/kg/min, IO/IV/retal	Ampola de 10mg/ml	Depressão respiratória/ apneia, náuseas, agitação paradoxal, bradicardia
Midazolam	0,15-0,3mg/kg Máx. 10mg/dose Velocidade de infusão 4mg/min, IM/IV/nasal/VO/ Contínua 1-18mcg/kg/min	Ampola de 5mg/ml	Depressão respiratória/apneia, náuseas, agitação paradoxal, bradicardia
Lorazepam	0,05-0,1mg/kg Máx. 4mg/dose, IV/retal	Ampola de 2mg/ml	Depressão respiratória/apneia, náuseas, agitação paradoxal, bradicardia
Fenitoína	10-20mg/kg/dose Máx. 500mg Velocidade de infusão 1mg/kg/min	Ampola de 50mg/ml	Tromboflebite, necrose tecidual, arritmias, hipotensão, depressão do sistema nervoso central
Fenobarbital	20mg/kg/dose Velocidade de infusão 1mg/kg/min Máx. 300mg	Ampola de 200mg/ml	Depressão respiratória/apneia, hipotensão, *rash* cutâneo
Propofol	1-2mg/kg 2-10mg/kg/h	Frasco/ampola de 10mg/ml	Depressão respiratória, sedação, hipotensão, *rash* cutâneo
Tiopental	3-5mg/kg Máx. 500mg/dose Contínua 5-100mg/kg/min	Frasco/ampola de 500mg e 1g	Hipotensão, depressão miocárdica e respiratória

Fosfofenitoína é um derivado mais recente que diminui os efeitos colaterais, mas é muito mais caro. Persistindo de 15-30min administrar:

Fenobarbital – barbitúrico de vida média longa, é a droga de escolha no período neonatal. Efeitos colaterais: sedação, hipotensão, depressão respiratória, especialmente se concomitante com uso de benzodiazepínicos.

Em crise por mais de 30 minutos, considerar intubação e suporte hemodinâmico seguido de infusão contínua de midazolam, tiopental, pentobarbital ou propofol.

A crise persistente por mais de 1 hora requer monitorização contínua de EEG, bloqueador neuromuscular, anestesia geral e transferência para UTI.

Na figura VI-3 encontra-se um algoritmo da abordagem das convulsões e no quadro V-2 as doses dos medicamentos anticonvulsivantes.

CONVULSÃO NEONATAL

Por imaturidade do sistema nervoso central, as crises podem apresentar-se apenas como apneia, desvio de olhar, movimentos mastigatórios e de pedalar.

A causa mais comum nos primeiros dias de vida é encefalopatia hipóxico-isquêmica. Outras são infecções, hemorragia subaracnóidea, subdural e intravententricular, distúrbios hidroeletrolíticos, erros inatos de metabolismo, toxinas, traumatismos, deficiência de piridoxina, convulsão neonatal familiar benigna.

Além dos exames de rotina, sempre colher liquor e se houver suspeita de erros inatos colher nível de aminoácidos, amônia, lactato, piruvato, testes para ácidos orgânicos na urina. O manejo inicial é igual do da criança maior: ABC, correção dos distúrbios hidroeletrolíticos, glicemia, antibioticoterapia e antiviral, se a causa for infecciosa. Anticonvulsivantes – o fenobarbital é a droga de escolha, seguido de fenitoína e diazepam, se necessário. O prognóstico é variável, depende da causa.

CRISE CONVULSIVA FEBRIL

É a causa mais comum de convulsão em crianças. Mais frequente entre 6 meses e 5 anos. A probabilidade de recorrência é maior quanto menor for a criança. Fisiopatologia desconhecida, parece que a febre

CONVULSÕES

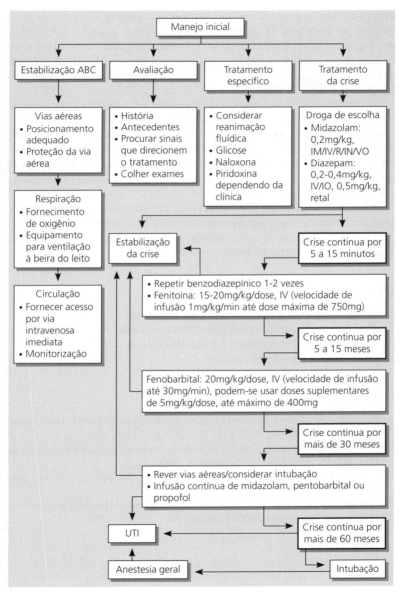

Figura VI-3 – Algoritmo da abordagem de convulsões.

diminui o limiar convulsivo em crianças suscetíveis. Pode haver predisposição genética. O manejo inicial é afastar a causa infecciosa, principalmente na primeira crise. É fortemente recomendada coleta de liquor em lactentes menores de 12 meses. Em crise febril típica sem sinais de alterações neurológicas ou doença sistêmica, a avaliação laboratorial extensa é desnecessária.

O tratamento inclui medidas ativas de redução da temperatura corporal com antipiréticos e outros métodos. Muitas vezes não há necessidade de anticonvulsivante porque a crise cessa espontaneamente, e se persistir mais de 5 minutos o manejo é igual ao das outras crises. Anticonvulsivante profilático não é recomendado a longo prazo em pacientes com crise única e simples. Antipirético profilático não reduz o risco de crise recorrente.

Observar o paciente por algumas horas no pronto-socorro e, se a crise for simples, pode ser dispensado com orientações, se prolongada com necessidade de anticonvulsivantes, deve ser hospitalizado. Tranquilizar e orientar os pais.

CONCLUSÃO

Convulsão em crianças é uma condição de risco de morte. Ainda são necessários mais estudos para determinar o que leva realmente a precipitar uma crise. No momento, para diminuir as complicações, o ideal ainda é o manejo rápido e eficaz.

BIBLIOGRAFIA

Appleton R, Choonara I, Martland T, et al. The treatment of convulsive status epilépticus in children. Arch Dis Child 2000;83:415-9.

Behrman RE, Kliegman R, Jenson HB. Nelson Textbook of Pediatrics. 16th ed. Philadelphia: WB Saunders Company; 2000.

Friedman MJ, Sharieff GQ. Seizures in children. Pediatr Clin North Am 2006;53(2):257-77.

Riviello JJ. Practice parameter: diagnostic assessment of the child with status epilepticus. Neurology 2006;67(9):1542-50.

CAPÍTULO 34

Síncope

Conceição Campanario da Silva Pereira Almeida

DEFINIÇÃO

Síncope é a perda súbita e transitória de consciência decorrente de hipoperfusão cerebral global. Caracteriza-se por ser de curta duração, início rápido e recuperação completa espontânea. Existe alta prevalência entre os 10 e os 30 anos de idade, sendo que o pico da incidência ocorre aos 15 anos, em 47% das mulheres e em 31% dos homens. A síncope reflexa é a forma mais comum, seguida daquela secundária a problemas cardiovasculares.

A perda de consciência transitória (PCT) divide-se em formas traumática e não traumática. As causas não traumáticas são síncope, crises epilépticas, pseudocrise psicogênica e outras.

DIAGNÓSTICO DIFERENCIAL

– Epilepsia (Quadro VI-3).
– Alterações metabólicas como hipoglicemia, hipóxia e hiperventilação com hipocapnia.
– Intoxicação.
– Ataque isquêmico transitório vertebrobasilar.

CLASSIFICAÇÃO

REFLEXA (MEDIADA NEURALMENTE)

Decorre da dificuldade do reflexo cardiovascular em manter a circulação em resposta a estímulos, resultando em vasodilatação e bradicardia, evoluindo para a queda da pressão sanguínea e da perfusão cerebral global.

Quadro VI-3 – Diferença entre convulsão de síncope.

	Convulsão	Síncope
Sintomas antes do evento	Aura	Náuseas, vômitos, desconforto abdominal, sensação de frio, embaçamento visual
Achados durante a perda de consciência	Movimentos tônico-clônicos prolongados e início junto com a perda de consciência, automatismos como mastigar, morder os lábios, face cianótica, morder a lingua	Movimentos tônico-clônicos de curta duração (menos de 15s) e início após a perda de consciência
Sintomas após o evento	Confusão mental prolongada e dores musculares	Confusão mental de curta duração e palidez, vômitos e náuseas

– Vasovagal: mediada por distúrbios emocionais, medo, dor e estresse ortostático. Em geral precedida por sintomas prodrômicos como suor, palidez, náuseas, sensação de calor.
– Situacional: tosse, espirro, estímulo gastrintestinal, pós-prandial, pós-exercício, miccional.
– Síncope do seio carotídeo pela manipulação mecânica desta região.

SÍNCOPE DECORRENTE DA HIPOTENSÃO ORTOSTÁTICA

– Falha autonômica primária: pura, atrofia sistêmica múltipla, doença de Parkinson, demência de corpos de Lewy.
– Secundária à falha autonômica: amiloidose, diabetes, uremia e lesões da medula.
– Induzida por drogas: diuréticos, antidepressivos, álcool, vasodilatadores e fenotiazinas.
– Depleção de volume: hemorragia, vômitos e diarreia.

CARDÍACA

Arritmia

– Bradicardia: disfunção de nodo sinusal, mau funcionamento de marca-passo, doença de condução do septo atrioventricular.

- Taquicardia: ventricular (secundária a doença estrutural do coração, canalopatias, idiopáticas), supraventricular.
- Induzidas por drogas.

Doença estrutural do coração

Infarto agudo do miocárdio, massa cardíaca, tamponamento cardíaco e doença pericárdica, anomalias congênitas das coronárias, disfunção valvular.

Investigação inicial

Anamnese, exame físico, medida da pressão arterial, eletrocardiograma. O teste ortostático (deitar para levantar ou *tilt test*) deverá ser realizado se há suspeita de mecanismo reflexo (Figs. VI-4 e VI-5).

Avaliação neurológica

- Falha autonômica primária causada por doença neurológica degenerativa, atrofia sistêmica múltipla, doença de Parkinson.
- Falha autonômica secundária por doenças como diabetes, polineuropatias, amiloidose.
- Induzidas por drogas: diuréticos, antidepressivos tricíclicos.
- Doenças cerebrovasculares como síndrome do roubo da subclávia na qual a obstrução ou estenose desta artéria desvia o fluxo sanguíneo para o braço através da artéria vertebral.
- Migrânea: a síncope ocorre mais frequentemente em pacientes com migrânea.
- Epilepsia: a síncope ocorre em crises tônicas, clônicas, tônico-clônicas e atônicas. O uso do eletrencefalograma (EEG) pode ser útil na suspeita de pseudocrise psicogênica.

TRATAMENTO

O objetivo do tratamento é evitar lesões secundárias e prevenir as recorrências dos episódios de síncope (Fig. VI-6).

- Síncope reflexa e secundária à falha no sistema nervoso autônomo: o tratamento inicial consiste em medidas de educação e segurança, considerando a natureza benigna:
  • Evitar o uso de agentes que diminuam a pressão sanguínea.
  • Cruzamento dos braços e pernas elevando a pressão sanguínea.

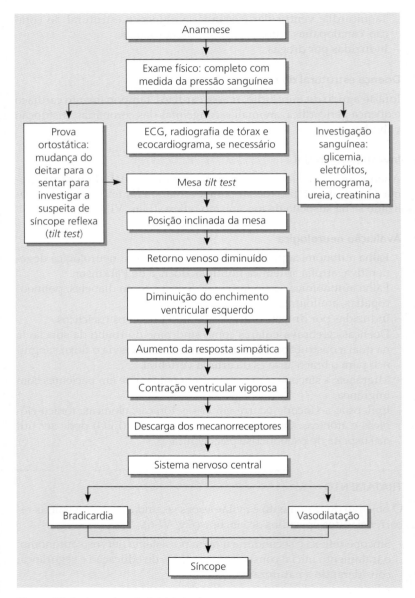

Figura VI-4 – Investigação inicial da síncope.

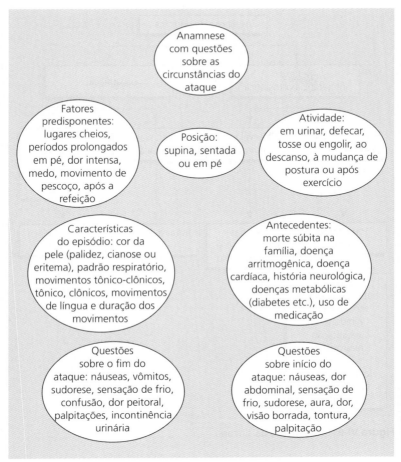

Figura VI-5 – Anamnese. Características clínicas da síncope.

- Treinamento *tilt* – treinamento de períodos prolongados de postura em pé.
- Farmacológico – betabloqueadores, escopolamina, inibidores da recaptação neuronal de serotonina, efedrina, teofilina, fludocortisona, clonidina.
- Marca-passo em casos raros.

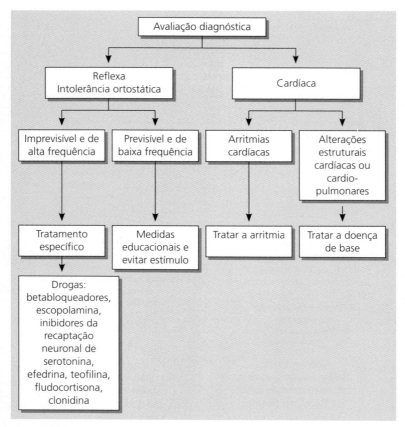

Figura VI-6 – Tratamento da síncope.

- Síncope secundária a arritmias cardíacas:
  - Disfunção do nodo sinusal – indicação de marca-passo.
  - Doença do sistema de condução atrioventricular – indicação de marca-passo.
  - Taquicardia paroxística supraventricular e ventricular – indicação de ablação, medicação para evitar o risco de morte súbita.
  - Disfunção do marca-passo.
- Síncope secundária a defeito estrutural do coração ou doença cardiovascular.

SÍNCOPE NOS PACIENTES PEDIÁTRICOS

DIAGNÓSTICO

A avaliação diagnóstica é semelhante à realizada em adultos, e a síncope reflexa é também a mais comum, sendo raras as causas de arritmia cardíaca ou anomalias estruturais. Devem ser sempre considerados os diagnósticos diferenciais como epilepsia e pseudocrise psicogênica. Estudo de crianças avaliadas em serviços de emergência da Bélgica, entre 1997 e 2005 (Massin et al., 2007), com quadro de síncope, mostrou como causas cardíacas primárias para síncope arritmia cardíaca, disfunção de marca-passo e síndrome do nodo sinusal. O ECG realizado ao exercício e o Holter proporcionaram informação adicional de alteração cardíaca em outros pacientes

As condições específicas na infância precoce são descritas abaixo:
- Ataques de síncope reflexa ou crises de perda de fôlego pálido ou crise reflexa anóxica: desencadeados por estímulo causando inibição cardíaca mediada pelo vago.
- Ataques de perda de consciência transitória tipo hipóxico-apneico ou crises de perda de fôlego cianótica, em que ocorre a perda da respiração na fase expiratória durante o choro, levando à cianose e à perda de consciência.

INVESTIGAÇÃO

- Anamnese: história familiar de síncope, história familiar de doenças cardíacas de condução elétrica.
- Exame físico.
- Eletrocardiograma.
- *Tilt test*.

TRATAMENTO

O tratamento na criança é o mesmo que nos adultos, apesar de estudos ainda não tão bem desenhados nesta população.
- Agentes farmacológicos.
- Medidas educacionais de treinamento.

BIBLIOGRAFIA

Kaufmann H. Neurally mediated syncope: pathogenesis, diagnosis, and treatment. Neurology 1995;45(Suppl. 5):s12-8.

Massin MM, Malekzadeh-Milani S, Benatar A. Cardiac syncope in pediatric patients. Clin Cardiol 2007;30(2):81-5.

Moyá A, Sutton R, Ammirati F, Blan J-J, Brignole M, Dahm JB, et al. Guidelines for the diagnosis and management of syncope. Eur Heart J 2009;30:2631-71.

CAPÍTULO 35

Traumatismo Cranioencefálico

Conceição Campanário da Silva Pereira Almeida

INTRODUÇÃO

O traumatismo cranioencefálico (TCE) é um problema comum na infância e uma das principais causas de morte e de sequelas em crianças e adolescentes no mundo. As crianças com TCE grave necessitam de internação em unidade de terapia intensiva (UTI). As taxas de mortalidade em crianças com TCE grave variam entre 10 e 50%.

CLASSIFICAÇÃO

- Mecanismo: lesão fechada (contusa) ou penetrante.
- Gravidade: baseada na escala de coma de Glasgow, que é utilizada como índice prognóstico e evolutivo.
  - Leve – escala de coma de Glasgow 14-15.
  - Moderada – escala de coma de Glasgow 9-13.
  - Grave – escala de coma de Glasgow 3-8.
- Morfologia:
  - Lesões extracranianas – lacerações de couro cabeludo.
  - Fraturas de crânio – lineares, cominutivas, com afundamento.
  - Lesões intracranianas – focais (hematomas extradural, subdural ou intraparenquimatoso) ou difusas (concussão, lesão axonal difusa ou edema e ingurgitação cerebral). As lesões difusas são comuns em crianças pela desproporção entre a cabeça e o tronco, favorecendo o movimento pendular, além da imaturidade encefálica que se apresenta com mielinização incompleta e maior conteúdo de água, e suscetibilidade às lesões secundárias.

TIPOS DE LESÃO

LESÕES PRIMÁRIAS

São aquelas lesões resultantes diretamente do impacto, por aceleração ou desaceleração.

LESÕES SECUNDÁRIAS

Decorrem da resposta fisiológica sistêmica ao traumatismo inicial. As causas comuns são:

- Anoxia pela apneia, risco de aspiração e de obstrução das vias aéreas.
- Isquemia e outras alterações metabólicas que podem comprometer ainda mais a lesão cerebral.
- Hipercapnia ou hipocapnia.
- Hipotensão arterial.
- Hipertensão intracraniana.
- Crises convulsivas.
- Hipertermia.
- Distúrbios eletrolíticos, com alteração de sódio e glicose.
- Distúrbios de coagulação sanguínea como a coagulação intravascular disseminada.

SINAIS DE AUMENTO DA PRESSÃO INTRACRANIANA (PIC)

- Letargia, vômitos e paralisia do VI e III nervos cranianos.
- Abaulamento de fontanela em lactentes, irritabilidade e sinais vitais alterados.
- Hemiparesia e paralisia do III nervo.
- Irregularidade respiratória.
- Alteração da temperatura.

AVALIAÇÃO DA CRIANÇA COM TCE

- Avaliar condições de oxigenação, intubação se necessário.
- Avaliar a coluna cervical pela possibilidade de associação de lesão.
- Manter perfusão adequada para a manutenção da PA (pressão arterial).
- Exame físico preciso, avaliando o tipo de traumatismo, se há sinais focais, se há progressão ou não do quadro.
- Avaliação do estado de consciência com a escala de Glasgow (Quadro VI-4).

Quadro VI-4 – Escala de coma de Glasgow.

Abertura dos olhos (O)	4
Abertura espontânea	3
Abertura da fala	2
Abertura da dor	1
Sem abertura	0
Melhor resposta motora (M)	**6**
Obedece	5
Localiza	4
Retira	3
Flexão anormal	2
Resposta extensora	1
Sem resposta	0
Resposta verbal (V)	**5**
Orientado	4
Confuso	3
Palavras inadequadas	2
Sons incompreensíveis	1
Sem resposta	0

Escore de coma (O + M + V) = 3 a 15.

ORIENTAÇÕES PARA O PACIENTE COM TCE

Observar nas primeiras 24 horas a presença de quaisquer dos seguintes sinais, que indicam necessidade de observação hospitalar:

– Sonolência ou dificuldade de acordar.
– Náuseas e vômitos.
– Convulsões.
– Anisocoria (uma pupila maior do que a outra), movimentos peculiares do olhar, dificuldade em focar ou outro distúrbio visual.
– Paresia ou formigamento e marcha anormal.
– Cefaleia intensa.
– Confusão mental ou mudança de personalidade.
– Inquietude incomum.
– Pulso muito lento ou muito rápido.
– Tontura.

CRITÉRIOS PARA ADMISSÃO HOSPITALAR

- Perda ou alteração de consciência.
- Déficit de memória.
- Sinais focais.
- Crises convulsivas pós-traumáticas.
- Vômitos persistentes.
- Febre.
- Cefaleia intensa.
- Fratura de crânio.
- Sem dados sobre a circunstância do traumatismo.

TRATAMENTO

O atendimento inicial compõe-se de:
- Abordagem das vias aéreas e imobilização da coluna cervical.
- Ventilação adequada.
- Abordagem da circulação e controle de sangramentos.
- Exame neurológico: escala de coma de Glasgow, pupilas, movimento dos quatro membros.
- Exposição e avaliação de todo o corpo.

No atendimento inicial em crianças com escala de coma de Glasgow menor que 8, deve-se assegurar a via aérea definitiva para evitar a hipóxia, a hipercapnia e a aspiração. Após a intubação, deve-se manter a $paCO_2$ em 35-40mmHg. A hipotensão deve ser corrigida.

Se houver sinais de hipertensão intracraniana (HIC), ou de herniação, as medidas a serem tomadas são o uso de manitol, intubação e hiperventilação moderada. Se o paciente está instável, considerar o uso de solução salina a 3% 0,1-1ml/kg/h.

Apesar de a monitorização da HIC ser difícil em crianças e estar associada a maior morbidade e pior recuperação neurológica em crianças pequenas e lactentes, é apropriada naquelas com escala de coma de Glasgow menor que 8.

Na presença de HIC, o tratamento deve ser iniciado se a pressão intracraniana (PIC) for maior ou igual a 20mmHg. A interpretação da PIC depende do exame clínico, da monitorização dos parâmetros fisiológicos e da tomografia computadorizada de crânio.

TRATAMENTO DA HIC (FIGS. VI-7 e VI-8)

- A pressão de perfusão encefálica (PPE) é a diferença da pressão arterial média (PAM) e a PIC, e deve ser mantida acima de 40mmHg em crianças com TCE grave.

TRAUMATISMO CRANIOENCEFÁLICO

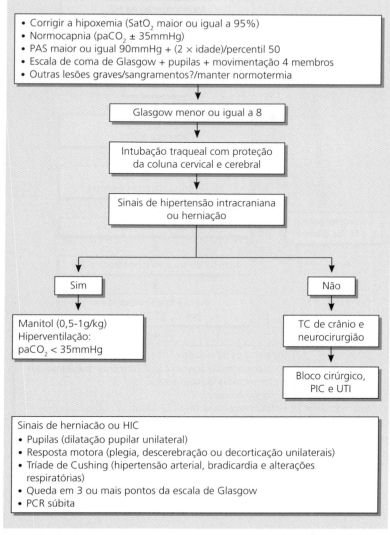

Figura VI-7 – Avaliação inicial e abordagem do TCE grave. PAS = pressão arterial sistólica; TC = tomografia computadorizada; PIC = pressão intracraniana; UTI = unidade de terapia intensiva; HIC = hipertensão intracraniana; PCR = parada cardiorrespiratória.

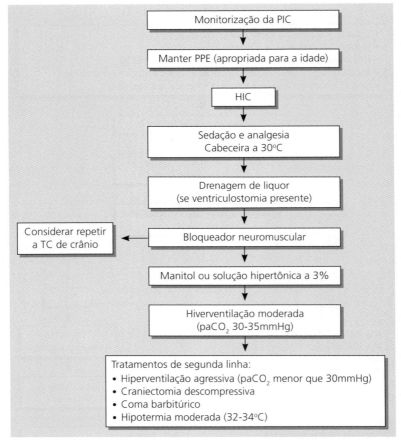

Figura VI-8 – Tratamento da hipertensão intracraniana. PIC = pressão intracraniana; PPE = pressão de perfusão encefálica; HIC = hipertensão intracraniana; TC = tomografia computadorizada.

- A drenagem liquórica deve ser considerada opção de tratamento para a HIC. As soluções salinas e o manitol devem ser considerados.
- A hiperventilação moderada (paCO$_2$ de 30-35mmHg) pode ser utilizada para o controle da HIC se não houve resposta ao uso da se-

dação, analgesia, bloqueio muscular, drenagem liquórica e terapia hiperosmolar.
- Nos casos de HIC refratária, a hiperventilação agressiva (paCO$_2$ menor que 30mmHg) pode ser utilizada em curtos períodos, se há piora neurológica ou casos de herniação cerebral.
- O coma barbitúrico pode ser considerado em pacientes estáveis com HIC refratária.
- A temperatura corporal deve ser sempre corrigida. O uso de hipotermia em criança ainda necessita de mais estudos para ser testada, porém após TCE grave parece ter efeito protetor no cérebro, sendo ainda necessário conhecer seus exatos mecanismos.
- Craniectomia descompressiva é realizada em HIC refratária e conforme os seguintes critérios:
  - Tomografia computadorizada de crânio com edema e ingurgitamento cerebral.
  - Primeiras 48 horas de traumatismo.
  - Ausência de episódios de PPE maior que 40mmHg por período prolongado.
  - Pontuação maior que 3 na escala de coma de Glasgow, em alguma avaliação.
  - Piora clínica secundária.
  - Síndrome de herniação cerebral.

BIBLIOGRAFIA

Adelson PD. Hypothermia following pediatric traumatic brain injury. J Neurotrauma 2009;26(3):429-36.

Carvalho LFA, Affonseca CA, Guerra SD, Ferreira AR, Goulart EMA. Traumatismo cranioencefálico grave em crianças e adolescentes. Revista Brasileira de Terapia Intensiva 2007;19(1):98-106.

Maldaun MVC, Zambelli HJL, Dantas VP, Fabiani RM, Marins AM, Brandão MB, et al. Analysis of 52 patients with head trauma assisted at pediatric intensive care unit: considerations about intracranial pressure monitoring. 2002;60(4):967-70.

Pellock JM, Myer EC. Neurologic Emergencies in infancy and childhood. 2nd ed. New York: Demos; 1993.

Swaiman KF. ed. Pediatric neurology. Principles and practice. 2nd ed. St Louis: Mosby; 1994.

PARTE VII

Urgências em Gastroenterologia

CAPÍTULO 36
Doença Diarreica Aguda

Anna Julia Sapienza
Patrícia Alba Garcia de Miranda Salles

DEFINIÇÃO

Doença caracterizada pela perda excessiva de água e eletrólitos através das fezes, resultando em aumento do volume e frequência das evacuações e diminuição da consistência das fezes, com duração menor que 14 dias.

EPIDEMIOLOGIA

A diarreia aguda é uma das principais causas de mortalidade nos países em desenvolvimento, especialmente em crianças com idade inferior a 6 meses. A diarreia mata por desidratação e causa morbidade por desnutrição.

Por ser uma doença autolimitada e de tratamento relativamente simples, a identificação correta, oferta hídrica necessária e manutenção da dieta são medidas que evitam a morte e a desnutrição.

No mundo, a disseminação do uso da terapia de reidratação oral diminuiu o perfil da morbimortalidade nas últimas décadas (relatório da OMS, 2002).

Mortalidade por diarreia em menores de 5 anos de idade:
- 1979 – 4,5 milhões/ano.
- 2002 – 1,6 milhão/ano.
- 2004 – 1,5 milhão/ano.

São consideradas situações de risco: crianças menores de 5 anos de idade, principalmente os lactentes, desnutrição, populações moradoras na periferia dos centros urbanos, áreas sem saneamento básico e moradias insalubres.

Os principais fatores agravantes para o aumento do risco de mortalidade são:

- Baixo peso ao nascer.
- Desidratação grave.
- Desnutrição grave.
- Lactente jovem.
- Febre elevada.
- Pneumonia.
- Pais com baixo grau de instrução.

CLASSIFICAÇÃO

Podemos classificar as diarreias de acordo com:

PATOGÊNESE

Osmótica – por adesão à mucosa causa lesão dos enterócitos da superfície, com redução da produção das dissacaridases (lactase) caracterizadas pela retenção de líquidos dentro do lúmen intestinal devido à presença de solutos (açúcares) osmoticamente ativos não absorvidos, que carreiam a água para dentro da alça intestinal e são metabolizados pela via anaeróbia, resultando na produção de radicais ácidos. Exemplo: rotavírus.

Secretora – a liberação de enterotoxina bloqueia o transporte ativo de água e eletrólitos do enterócito ocasionando o aumento da sua secreção intestinal, principalmente de ânions cloreto e bicarbonato. Exemplo: *E. coli* enterotoxigênica.

Invasora – a lesão da célula epitelial do intestino impede a absorção de nutrientes. Nesta situação, pode haver também um componente secretor, uma vez que a mucosa invadida produz substâncias (bradicinina e histamina) que estimulam a secreção de eletrólitos para o lúmen intestinal. Podem ocorrer invasão da mucosa causando diarreia com muco, pus e sangue nas fezes (exempo: *Salmonella*, *Shigella*) ou invasão da lâmina própria com disseminação hematogênica e sintomas sistêmicos (exemplo: *E. coli* enteroinvasora, *Salmonella*, cólera, shiguela, amebíase).

ETIOLOGIA

Viral – rotavírus, adenovírus, astrovírus, calicivírus, Norwalk vírus.

Bacteriana – *E. coli*, principalmente enteropatogênica clássica (EPEC), *Salmonella* sp., *Shigella* sp., *Yersinia* sp., *Clostridium difficile, Aeromonas, Vibrio cholerae, Campylobacter jejuni*.

Protozoários – *Giardia lambia, Entamoeba histolytica, Criptosporidium*.

QUADRO CLÍNICO

Pode ser leve, com discreta repercussão sistêmica, até formas graves de desidratação.

Cursam com febre, vômitos, tenesmo, flatulência, dor abdominal, distenção abdominal, tosse, coriza, anorexia, ocorrência de eliminações durante o sono, dejeções pós-alimentares, fezes explosivas e disúria.

COMPLICAÇÕES

– Desidratação é a complicação mais grave e frequente.
– Desnutrição.
– Distúrbio hidroeletrolítico.
– Acidose metabólica.
– Choque.
– Insuficiência renal aguda.

Como complicações extraintestinais temos:
– Artrite reativa.
– Síndrome de Guillain-Barré.
– Nefropatia por IgA.
– Síndrome hemolítico-urêmica.
– Anemia hemolítica.
– Eritema nodoso.

DIAGNÓSTICO

A parte mais importante do diagnóstico é baseada na anamnese e no exame físico. A maioria das crianças com diarreia aguda não necessita da realização de exames, mas em casos especiais com evolução grave, comprometimento do estado geral, imunodeprimidos ou em surtos em berçários e creches podem ser realizados.

Como exames complementares temos: exame macroscópico de fezes (com pesquisa de leucócitos e sangue), parasitológico de fezes, pesquisa de vírus, pesquisa de substâncias redutoras, coprocultura, hemograma, bioquímica (Na, K, Cl) e gasometria arterial.

TRATAMENTO

O manejo terapêutico visa evitar a desidratação e a desnutrição.

TERAPIA DE REIDRATAÇÃO ORAL (TRO)

A TRO é o tratamento de escolha das desidratações e geralmente determina a resolução do problema em curto espaço de tempo.

Atualmente, a orientação da OMS é a utilização dos sais de reidratação oral (SRO), solução hipotônica com osmolaridade de 245mOsm/l, onde:

- Sódio – 75mEq/l.
- Cloreto – 65mEq/l.
- Potássio – 20mEq/l.
- Citrato – 10mEq/l.
- Glicose – 75mMol/l.

Porém em nosso país, nos postos de saúde, ainda dispomos da SRO tradicional com osmolaridade de 330mOsm/l:

- Na – 90mEq/l.
- Cl – 80mEq/l.
- K – 20mEq/l.
- Citrato – 10mEq/l.
- Glicose – 111mMol/l.

A OMS também recomenda a administração de água adicional na proporção de uma parte de água para cada duas partes da solução, principalmente nas crianças com menos de 6 meses de idade que não recebem aleitamento materno, devido ao risco de hipernatremias.

Nas crianças sem desidratação, a TRO está indicada para sua prevenção, sendo oferecida sempre após as perdas, nas seguintes quantidades:

- Crianças menores 24 meses – 50 a 100ml.
- Crianças maiores 24 meses – 100 a 200ml.
- Adolescentes (maiores 10 anos) – à vontade.

Na criança com desidratação a quantidade de solução que deverá ser ingerida dependerá da sede da criança, mas como orientação inicial deverá ser oferecido 50ml/kg da solução no período de 4 horas nos quadros leves e até 100ml/kg em 4 horas nos quadros moderados (Quadro VII-1).

Quadro VII-1 – Quantidade aproximada a ser oferecida por peso do paciente.

Peso	Volume
Até 6kg	200-400ml
6-9kg	400-700ml
10-11kg	700-900ml
12-19kg	900-1.400ml

Após hidratação, poderá ser mantida a reposição das perdas por SRO 10ml/kg após cada episódio de evacuação diarreica.

A administração por sonda nasogástrica (gastróclise) deverá ser indicada nas seguintes situações:

- Perda de peso após 2 horas de TRO.
- Vômitos persistentes.
- Distensão abdominal persistente.
- Dificuldade de ingestão da TRO.

A administração dos SRO pela sonda deverá ser de 30 a 60ml/kg/hora até a reidratação.

Se a retenção de peso for menor de 20%, por 2 horas consecutivas, mesmo após gastróclise considerar hidratação por via intravenosa.

Cálculo de índice de retenção (%) = $\dfrac{\text{(Peso atual} - \text{Peso inicial)}}{\text{Volume ingerido de SRO}} \times 100$

DESIDRATAÇÃO GRAVE

A hidratação por via intravenosa está indicada em casos de choque, desidratação grave, vômitos incoercíveis mesmo após gastróclise, perdas fecais acima de 10ml/kg/h, íleo paralítico ou alteração do estado neurológico (coma) que não mantenha os reflexos de proteção das vias aéreas.

Nessa fase, o objetivo é o restabelecimento rápido da perfusão normal dos órgãos vitais eliminando o déficit de água e sódio: com recuperação dos pulsos periféricos, melhora de tempo de enchimento capilar, normalização da pressão arterial e recuperação do nível de consciência.

A solução habitualmente utilizada é soro ao meio 1:1 composta por partes iguais de solução glicosada a 5% e solução de cloreto de sódio a 0,9%, cuja concentração final será de 77mEq/l de sódio e cloro e 2,5% de glicose. A dose recomendada é de 50ml/kg na 1ª hora, reavaliando o paciente ao final de cada hora. Caso persistam os sinais de desidratação, administrar mais 50ml/kg na velocidade de 20-30ml/kg/h.

Nos casos de suspeita de hipernatremia, deve-se diminuir a velocidade de infusão inicial para 25ml/kg/h, com reavaliação após a 1ª hora de hidratação.

Nos casos de hiponatremia intensa, acidose grave ou choque hipovolêmico, utilizar soro isotônico (soro fisiológico ou Ringer-lactato) na velocidade de 20ml/kg em 20 minutos "aberto", com reavaliações frequentes, seguindo a orientação do PALS (*Pediatric Advanced Life Support*).

A fase de reparação acaba após o desaparecimento dos sinais de desidratação ou após a presença de diurese > 1ml/kg/h com densidade urinária < 1.020 e recuperação do peso quando hidratado.

ALIMENTAÇÃO

O aleitamento materno deve ser mantido durante a TRO, porém as crianças em aleitamento artificial devem receber a dieta após a reidratação.

A nutrição baseia-se em oferecer suporte calórico, em maior proporção que o habitual, utilizando alimentos com fácil digestibilidade e absorção, aumentando o número de refeições diárias para compensar as perdas. Não há nenhuma restrição alimentar às gorduras.

SUPLEMENTO DE ZINCO

Nos episódios diarreicos é grande a perda de zinco pelas fezes, sua suplementação interfere diminuindo o nível de gravidade e o tempo de duração do episódio diarreico e na prevenção de novos episódios nos próximos 2-3 meses, pela sua ação no sistema imunológico.

A OMS recomenda o uso de zinco para todas as crianças com diarreia, na dose de 10mg/kg para menores de 6 meses e 20mg/kg para maiores, iniciando o mais precoce possível e mantendo por 10 a 14 dias.

Sua suplementação deve ser iniciada assim que a criança puder ser realimentada e tiver completado 4 horas de hidratação.

ANTIBIOTICOTERAPIA

Devido à diarreia ser um processo infeccioso autolimitado, raramente é indicado o uso de antibióticos, com exceção nos casos de cólera, pacientes imunossuprimidos, evolução clínica para sepse ou na presença de desinteria prolongada e debilitante (Quadro VII-2).

O uso indiscriminado de antibióticos pode causar alteração da flora intestinal determinando evolução para diarreia prolongada ou colite pseudomembranosa.

Quadro VII-2 – Antimicrobianos e antiparasitários usados em diarreia.

Agente	Antibiótico ambulatorial	Antibiótico parenteral
Vibrio cholerae	SMZ + TMP 50mg/kg/dia em 2 doses, 3 dias	
Shigella	SMT + TMP 50mg/kg/dia em 2 doses, 5 dias	Ampicilina 150mg/kg/dia em 4 doses, 5 dias Ceftriaxona 75-80mg/kg/dia, 1 vez/dia, 5 dias
Salmonella	SMT + TMP 50mg/kg/dia em 2 doses, 5 dias Amoxicilina-50mg/kg/dia em 2 doses, 7 dias	Ceftriaxona 75-80mg/kg/dia, 5 dias
Campylobacter	Eritromicina 50mg/kg/dia em 4 doses, 7 dias	
E. coli • Enterotoxigênica • Enteropatogênica • Enteroinvasora	SMT + TMP 50mg/kg/dia em 2 doses, 7 dias	Ceftriaxona 75-80mg/kg/dia, 5 dias

Agente	Antiparasitário
Ameba	Metronidazol 30mg/kg/dia em 2-3 doses, 10 dias
Giardia	Metronidazol 15-20mg/kg/dia em 2-3 doses, 5 dias

SMZ = sulfametoxazol; TMP = trimetoprima.

BIBLIOGRAFIA

Anonymous. Water with sugar and salt. Lancet 1978;2:300-1.

Barbosa AP, Sztajnbok JJ. Distúrbios hidroeletrolíticos. Pediatr 1999;75(Supl. 2):223-33.

CDC Recommendations and Reports. Managing acute gastroenteritis among children. MMWR, CDC, 2003;52:RR-16.

Greenbaum LA. Terapia dos déficits. In: Nelson. Tratado de pediatria. 17th ed. Rio de Janeiro: Elsevier; 2005.

Pickering LK, Snyder JD. Gastroenterite. In: Nelson. Tratado de pediatria. 17th ed. Rio de Janeiro: Elsevier; 2005.

Provider Manual Pediatric Advanced Life Support-American Heart Association. Circulation 2005;112(Suppl 24):1-211.

WHO/UNICEF – Diarrhoea Treatment Guidelines including New Recomendations for use of ORS and Zinc supplementation for Clinic-based Healthcare Workers. 2005.

CAPÍTULO 37

Distúrbios Hidroeletrolíticos

Anna Julia Sapienza

INTRODUÇÃO

Os distúrbios hidroeletrolíticos são comuns na prática pediátrica e seu reconhecimento e tratamento adequados são essenciais para evitar situações de risco de morte ou sequelas para o paciente.

DESIDRATAÇÃO

Desidratação é a contração de volume extracelular secundária a perdas hidroeletrolíticas, cuja gravidade irá depender da importância do déficit de água e eletrólitos em relação às reservas corporais (Quadro VII-3).

TRATAMENTO

Cálculo de déficit de perdas

Déficit fluídico (L) = peso hidratado pré-doença (kg) – peso desidratado (kg)

Grau de desidratação (%) =

$$\frac{\text{(peso hidratado pré-doença – peso desidratado)}}{\text{peso hidratado pré-doença}} \times 100$$

Na figura VII-1 apresentamos um algoritimo para o tratamento da desidratação por via oral ou intravenosa.

Quadro VII-3 – Classificação clínica da desidratação.

	Leve 1º grau	Moderada 2º grau	Grave 3º grau
Estado geral	Irritada, com sede, consolável	Muito agitada, não dorme	Deprimida, comatosa
Mucosa oral	Seca, lábios vermelhos, língua saburrosa	Muito seca	Cianose
Olhos	Normais	Fundos	Muito encovados
Lágrimas	Presentes	Reduzidas	Ausentes
Fontanela	Normal	Pouco deprimida	Muito deprimida
Pele	Elasticidade normal, pele quente e seca	Extremidades frias e elasticidade diminuída	Fria, marmórea, turgor pastoso
Pulsos periféricos	Normais	Finos e taquicárdicos	Muito finos/ ausentes
Tempo de enchimento capilar	Normal	Até 2s	> 3s
Débito urinário	Normal	Diminuído	Anúrico
Déficit estimado	Lactentes: 25-50ml/kg Crianças maiores: 30ml/kg	Lactentes: 50-100ml/kg Crianças maiores: 60ml/kg	Lactentes: > 100ml/kg Crianças maiores: 90ml/kg
Perda de peso	Lactentes: 2,5-5% Crianças maiores: 3%	Lactentes: 5-10% Crianças maiores: 6%	Lactentes: > 10% Crianças maiores: 9%

Fase de manutenção ou fase II

Deve ser iniciada após expansão inicial, que em crianças sem sinais de choque pode ser de 50ml/kg/h na 1ª hora e depois diminuir a velocidade para 25ml/kg/h de acordo com os critérios clínicos e tipo de desidratação (iso, hipo ou hipernatrêmica). A fase de expansão termina quando a criança se apresenta clinicamente hidratada, com diurese superior a 1ml/kg/h.

DISTÚRBIOS HIDROELETROLÍTICOS

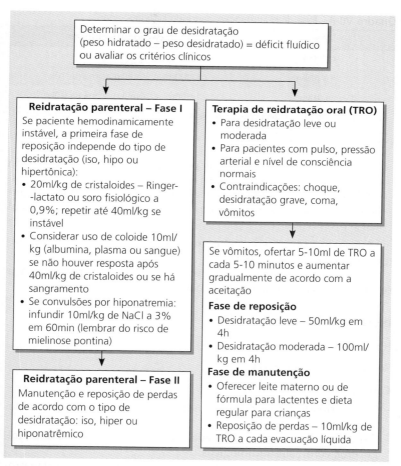

Figura VII-1 – Tratamento da desidratação.

No quadro VII-4 apresentamos o cálculo da fase de manutenção.

Fase de reposição

Esta fase visa repor as perdas que continuam, mesmo após correção da desidratação, durante o período de 24 horas.

– Perdas diarreicas leves a moderadas: utilizar reposição de 30-60ml/kg em soro glicofisiológico na proporção 1:1.

Quadro VII-4 – Fase de manutenção, segundo Holiday-Segar.

Peso	Necessidades hídricas
Até 10kg	100ml/kg
10-20kg	1.000ml + 50ml/kg acima de 10kg
> 20kg	1.500ml + 20ml/kg acima de 20kg
Necessidades diárias de eletrólitos e glicose a cada 100kcal: Na: 3mEq, K: 2,5mEq, Glicose: 8g	

- Perdas mais intensas: o volume pode chegar até 100ml/kg, sendo preferencialmente utilizado soro fisiológico. Há também necessidade de aumento da oferta de potássio nestes casos, podendo ser ofertado na quantidade de 2,5-5mEq/kg/dia, desde que a função renal esteja preservada.

A fase de reposição deverá correr em conjunto com a fase de manutenção ao longo de 24 horas.

O paciente deve sempre ser reavaliado clinicamente para observar se sua hidratação está sendo adequada.

DISTÚRBIOS DO SÓDIO

HIPONATREMIA

Sódio sérico < 130mEq/l

Causas

- Osmolaridade sérica normal (pseudo-hiponatremia): hiperlipidemia, hiperproteinemia.
- Osmolaridade sérica aumentada: hiperglicemia, uso de manitol, glicerol, contrastes radiológicos.
- Osmolaridade sérica baixa com diurese diluída: baixa ingestão proteica (desnutrição), hiper-hidratação.
- Osmolaridade sérica baixa com diurese concentrada ou normal:

Classificação

Normovolêmica

- Síndrome de secreção inapropriada de hormônio antidiurético (SSIADH):
  - Causas neurológicas – meningites, encefalites, tumores cerebrais, traumatismo cranioencefálico, hemorragia intracraniana.

DISTÚRBIOS HIDROELETROLÍTICOS

- Causas cardiopulmonares – pneumonias, ventilação mecânica, pós-cirurgia cardíaca, pericardites.
- Drogas – carbamazepina, morfina, vasopressina.
- Outras – doença de Addison, neoplasias.
– Insuficiência de suprarrenal.
– Hipotireoidismo.

Hipovolêmica
– Perdas extrarrenais: gastrointestinais (vômitos, diarreia), perdas para o interstício (queimaduras, traumatismo).
– Perdas renais: diuréticos, tubulopatias renais, insuficiência de suprarrenal, insuficiência renal aguda poliúrica.

Hipervolêmica
– Insuficiência cardíaca congestiva, síndrome nefrótica, cirrose hepática.

Diagnóstico clínico
Depende da condição volêmica do paciente:
– Se hipervolêmico ou normal: ganho de peso, edema, oligúria.
– Se hipovolêmico: sinais de desidratação como perda de peso, turgor pastoso, mucosas secas, taquicardia, oligúria.

As manifestações acentuam-se quando níveis séricos de sódio ficam < 120mEq/l, com sintomas neurológicos por edema cerebral: apatia, anorexia, vômitos, náuseas, letargia, convulsão, coma.

Tratamento
– Corrigir a fator desencadeante da hiponatremia e:
  - Se hipervolêmico ou normovolêmico – restrição hídrica, melhorar o débito cardíaco e a função renal (diuréticos se necessário).
  - Se hipovolêmico – aumento de oferta hídrica e reposição de sódio.
– A correção dos quadros agudos (< 24 horas) está indicada em níveis < 120mEq/l, e nos quadros crônicos (> 24 horas), em níveis < 110mEq/l:
  - Agudo – mEqNa = (130 – Na sérico) × 0,6 × peso.
  - Crônico – mEqNa = (120 – Na sérico) × 0,6 × peso.
– Pode ser utilizada solução de NaCl a 3% (1ml = 0,5mEq), não ultrapassando a velocidade de 5mEq/kg/h.

– O aumento rápido de sódio sérico pode causar desmielinização osmótica da ponte, conhecida como mielinose central pontina, não devendo elevar-se os níveis de sódio mais que 12mEq/dia.

HIPERNATREMIA

Sódio sérico > 150mEq/l

Causas

– Excesso de sódio: terapia de re-hidratação oral em excesso, elevada oferta de NaCl ou $NaHCO_3$ por via intravenosa, hiperaldosteronismo, síndrome de Cushing.
– Déficit de água: diminuição da ingestão – ingestão baixa, insensibilidade à hiperosmolaridade, distúrbios hipotalâmicos (hipodopsia).
– Perda de água superior à de sódio:
  • Extrarrenal – sudorese, diarreia, perda para o interstício (queimaduras, peritonites), perdas insensíveis (febre, calor radiante, hiperventilação).
  • Renal – diurese osmótica: diuréticos da alça, tubulopatias, glicose, manitol; diurese aquosa: *diabetes insipidus* central, *diabetes insipidus* nefrogênico, tumor de hipófise, traumatismo cranioencefálico, hipopotassemia, hipercalcemia.

Diagnóstico clínico

Náuseas, vômitos, letargia, agitação, irritabilidade, hiper-reflexia, tremores, ataxia e coma são frequentes na apresentação clínica. Podem ocorrer hemorragias cerebrais decorrentes da hiperosmolaridade (redução do volume cerebral com ruptura dos vasos sanguíneos do sistema nervoso central), assim como convulsão por edema cerebral (queda muito rápida da osmolaridade sanguínea).

Tratamento

– Inicialmente a condição volêmica deve ser avaliada e posteriormente será aumentada a oferta de água livre para o retorno da osmolaridade ao normal.
– Em casos de choque hipovolêmico, iniciar a reposição com soro fisiológico durante os primeiros 15-45 minutos, até melhora de perfusão; depois, trocar a solução para soro glicofisiológico na proporção 1:1 (15-20ml/kg/h) até o restabelecimento da diurese.

DISTÚRBIOS HIDROELETROLÍTICOS

- A seguir aplicar a fase de manutenção acrescida do déficit de água livre a ser reposto de acordo com o grau da hipernatremia:
- Déficit de água livre = 0,6 × peso × 1 − (145/Na sérico).
  - Na < 170mEq/l − correção em 48 horas.
  - Na > 170mEq/l − correção em 72 horas.
- A velocidade de queda da natremia deverá ser de 10-15mEq/l/dia.
- Monitorizar a variação do Na a cada 6 horas.
- Nos casos de excesso de oferta de solução salina, deve-se restringir a oferta de sódio, utilizar diuréticos de alça, e diálise peritoneal em casos refratários ao tratamento clínico.
- Nos casos de hipernatremia secundária, deve-se sempre tentar tratar a causa básica como *diabetes insipidus* central ou nefrogênica.

DISTÚRBIOS DO POTÁSSIO

HIPERPOTASSEMIA

Potássio sérico > 5,5mEq/l

Causas

- Oferta alta: ingestão elevada (enteral) ou administração excessiva por via intravenosa.
- Redistribuição interna (aumento da relação entre potássio intra e extracelular): redução dos níveis de insulina (diabetes), bloqueadores beta-adrenérgicos (propranolol), acidose metabólica hiperclorêmica, bloqueadores musculares despolarizantes (succinilcolina).
- Fontes endógenas: rabdomiólise, lise tumoral, hemólise.
- Pseudo-hiperpotassemia: trombocitose, leucocitose, hemólise *in vitro* (erro de coleta).
- Excreção inadequada: insuficiência renal, insuficiência suprarrenal, medicamentos (espironolactona, diuréticos poupadores de potássio, inibidores da enzima conversora da angiotensina, anti-inflamatórios não hormonais).

Quadro clínico

- Fraqueza muscular/paralisia.
- Alterações ECG típicas (onda T apiculada, bloqueio atrioventricular − BAV − 1º grau, alargamento do QRS).
- Arritmias ventriculares, como ritmo idioventricular, BAV total e assistolia.

Alterações do ECG

- Potássio: 6,5-7mEq/l: onda T apiculada estreita, encurtamento de intervalo QT.
- Potássio: 7-8mEq/l: QRS alargado, aumento de amplitude e largura de onda P.
- Potássio > 8mEq/l: fusão QRS-T, fibrilação, parada cardiorrespiratória.

No quadro VII-5 apresentamos o tratamento da hiperpotassemia.

Quadro VII-5 – Terapia, mecanismo de ação e doses na hiperpotassemia.

Tratamento		
Terapia	Ação	Cuidados/dose
Reposição de cálcio	Restaura a excitabilidade ao normal das membranas celulares	• Ação rápida, dose 0,5-1ml de gluconato de cálcio a 10% ou 0,2ml/kg de cloreto da cálcio a 10% em 15 minutos • Necessita de monitorização ECG para acompanhar o efeito • Pode repetir até obter o efeito desejado • Extremamente eficaz
Insulina e glicose	Movimenta o potássio para dentro das células	• 0,5-1g de glicose/kg • Associar 0,5-1U de insulina regular para cada 4g de glicose, IV, em 60min • Ação em 30-60min • Duração ~4h • Risco de hipoglicemia
HCO_3^-	Aumenta o pH, transferindo o potássio para dentro das células	• 1-2mEq/kg de HCO_3^- em 10min • Início da ação ~30-60min • Duração ~2h • Mais eficaz quando combinado com insulina/glicose • Pouco eficaz no paciente com insuficiência renal crônica
Beta-2 inalatório	*Shift* de potássio para dentro das células	• Via inalatória ou mesmo parenteral • Pacientes dialíticos são resistentes
Os efeitos das medidas acima são apenas transitórios e devem ser seguidos das medidas a seguir!		

DISTÚRBIOS HIDROELETROLÍTICOS

Tratamento		
Terapia	**Ação**	**Cuidados/dose**
Resina de troca iônica (Kayexalate®) ou (Sorcal®)	Remoção de potássio através da troca intestinal	• Para tal, deve-se associar água ou sorbitol pela via entérica para estimular o trânsito intestinal • Por via retal, na ausência de trânsito intestinal • 0,5-1g/kg de 4/4h ou 6/6h
Diurético de alça (furosemida)	Perda renal de potássio	• Medida facilmente empregada • Cuidado com a volemia • Doses variadas para a indução de natriurese e caliurese
Hemodiálise ou diálise peritoneal	Remove excesso de potássio (difusão e/ou convecção)	• Sem potássio no banho ou o mínimo de 1mEq/l • Diálise peritoneal não é eficiente na remoção rápida de potássio

HIPOPOTASSEMIA

Potássio sérico < 3,5mEq/l.

Causas

Depleção de potássio.

- Oferta baixa: baixa ingestão ou oferta por via intravenosa inadequada.
- Perdas aumentadas:
  - Renal – aumento da reabsorção de Na no néfron distal (Cushing, hiperaldosteronismo primário, uso de corticoides); redução da absorção de Na no néfron proximal (diuréticos de alça, tiazídicos, diurese osmótica por glicose ou manitol); aumento de ânions pouco absorvíveis no túbulo distal como perda de bicarbonato na acidose tubular renal, alcalose metabólica e compensação de alcalose respiratória; excreção de antibióticos (penicilinas, aminoglicosídeos, antifúngicos) e hipomagnesemia.
  - Extrarrenal – vômitos, diarreia, fístulas entéricas, sondas gástricas com drenagem, sudorese excessiva.

- Redistribuição interna de potássio (diminuição da relação entre o potássio extra e intracelular) – aumento dos níveis de insulina, agonistas beta-adrenérgicos (teofilina, broncodilatadores, catecolaminas), alcalose metabólica e respiratória.

Quadro clínico
- Fraqueza muscular e paralisia.
- Mialgia/rabdomiólise.
- Íleo paralítico, distensão abdominal e vômitos.
- Arritmias cardíacas (fibrilação atrial, taquicardia paroxística supraventricular, taquicardia ventricular e fibrilação ventricular).
- Intolerância à glicose.
- Fibrose intersticial renal (hipocalemia crônica).
- Poliúria (déficit de concentração urinária).
- Aumento da produção de NH_4^+, com risco aumentado de encefalopatia hepática.

Tratamento
No quadro VII-6 está citado o tratamento da hipopotassemia.

Quadro VII-6 – Conduta na hipopotassemia.

Aspecto	Medidas
Déficit de potássio	• Verificar ECG, medida sérica, sintomas
Sais de potássio disponíveis	• KCl é mais efetivo, principalmente se coexiste alcalose metabólica • Fosfato de potássio: útil se houver depleção de fósforo associada
Via de administração	• Via oral: é a preferida se houver trânsito intestinal, 3-5mEq/kg/dia • Via intravenosa: concentrações nunca superiores a 40-60mEq/l; pode ser mais concentrada no cateter central, mas a infusão não deve exceder 0,3-0,5mEq/kg/h por 3-5 horas. Indicada com sintomas, encefalopatia hepática, insuficiência cardíaca congestiva, arritmias, digitalizados
Outras observações para a correção eficaz	• Sempre corrigir hipomagnesemia associada • Corrigir volemia (e assim hiperaldosteronismo) • O tratamento da hipopotassemia geralmente é acompanhado da correção da alcalose metabólica associada • Considerar diuréticos poupadores de potássio (espironolactona, amilorida) se diuréticos são realmente necessários

DISTÚRBIOS DO CÁLCIO

HIPOCALCEMIA

Cálcio sérico < 8mg/dl ou cálcio iônico < 3,5mg/dl

Causas

- Depósito de cálcio em ossos e tecidos.
- Pancreatite, rabdomiólise, hiperfosfatemia.
- Diminuição de paratormônio: hipoparatireoidismo primário ou secundário, hipomagnesemia, deficiência de vitamina D, hiperparatireoidismo materno (recém-nascido – RN).
- Outras causas: baixa oferta enteral ou parenteral, sepse, pós-correção de acidose, pós-exsanguineotransfusão, diuréticos de alça (furosemida).

Quadro clínico

Os sintomas da hipocalcemia dependem, além do grau e da velocidade de queda do cálcio sérico, do estado acidobásico, da hipomagnesemia concomitante e da hiperatividade simpática. Os sintomas são mais comuns com calcemias menores que 7 a 7,5mg/dl ou cálcio iônico < 0,7mmol/l. As manifestações predominantes são irritabilidade neuromuscular com parestesias de extremidades e perioral, fraqueza muscular, tetania, sinais de Chvostek e Trousseau, hiper-reflexia, distúrbios de movimento e convulsões. Em termos cardiovasculares, as manifestações incluem prolongamento do intervalo QT que pode evoluir para fibrilação ventricular, bloqueio atrioventricular total e diminuição da contratilidade miocárdica com insuficiência cardíaca. O ECG mostra aumento do intervalo QT; em recém-nascidos a utilização do intervalo QT corrigido relaciona-se melhor com a fração ionizada (QTc = QT/RR): QTc > 0,19 em RN a termo ou QTc > 0,20 em RN pré-termo sugere cálcio iônico baixo.

Tratamento

- Se assintomáticos: aumento da oferta por 3-4 dias (gluconato de cálcio a 10% 4-6ml/kg/dia).
- Se sintomáticos: correção por via intravenosa com monitorização de ECG:
  - Gluconato de cálcio a 10% – 2ml/kg, por via intravenosa em infusão lenta; suspender infusão se frequência cardíaca < 80bpm.
  - Correção de distúrbios associados: hipocalemia, hipomagnesemia e hiperfosfatemia.

HIPERCALCEMIA

Cálcio sérico > 15,5mg/dl ou iônico > 5mg/dl

Causas

- Falha na regulação normal de cálcio: hiperparatireoidismo, hipoparatireoidismo materno.
- Ação semelhante ao paratormônio: carcinomas, metástases ósseas, adenomas.
- Aumento anormal de vitamina D: ingestão ou administração excessiva e doenças granulomatosas (tuberculose, sarcoidose).
- Outras: ingestão ou administração excessiva de cálcio, hipercalcemia idiopática infantil, hipertireoidismo, hipervitaminose A, imobilização prolongada, diuréticos tiazídicos.

Quadro clínico

Náuseas, vômitos, obstipação, cefaleia, dor abdominal, poliúria, polidipsia, dor óssea, artralgia, pancreatite, nefrocalcinose, úlcera gástrica, espessamento articular. Na crise hipercalcêmica (cálcio sérico > 15mg/dl) podem ocorrer desidratação, insuficiência renal, depósito de cálcio no parênquima renal, letargia, estupor, coma, bradicardias e arritmias com encurtamento do intervalo QT.

Tratamento

- Tratamento da doença de base e distúrbios hidroeletrolíticos e acidobásicos associados.
- Redução da oferta de cálcio por via enteral ou parenteral.
- Aumento de excreção por hidratação 20ml/kg de soro fisiológico a 0,9%.
- Uso de diurético de alça (furosemida) 1mg/kg de 6/6h ou 4/4h.
- Hidrocortisona: 3mg/kg/dia de 6/6h.
- Redução da mobilização do cálcio ósseo: calcitonina.
- Diálise nos casos refratários ao tratamento clínico.

DISTÚRBIOS DO MAGNÉSIO

HIPOMAGNESEMIA

Magnésio sérico < 1,4mEq/l

Causas

- Redução de oferta: baixa ingestão (desnutrição, erro alimentar), administração parenteral inadequada, hipomagnesemia materna (RN).

– Redução de absorção: síndrome da má absorção, ressecção intestinal maciça.
– Perdas excessivas: diarreia crônica, fístulas digestivas, sonda gástrica aberta por tempo prolongado, insuficiência renal crônica, medicamentos (diuréticos, anfotericina, aminoglicosídeos), excesso de vitamina D, exsanguineotransfusão com citrato (RN).
– Outras: pós-cirurgia cardíaca, pancreatite, hiperaldosteronismo, hipoparatireoidismo, hipertireoidismo, cetoacidose diabética, queimadura extensa, rabdomiólise.

Quadro clínico

As manifestaçõess clínicas da hipomagnesemia sobrepõem-se às da hipopotassemia e hipocalcemia, com consequências relacionadas ao sistema nervoso central e neuromuscular. Nos casos graves, alteração mental, espasticidade, hiper-reflexia e tetania (sinal de Chvostek e Trousseau) podem imitar hipocalcemia. As manifestações neuromusculares incluem hipotensão, fraqueza da musculatura respiratória, hipoventilação, disfagia e disfonia. Arritmias ventriculares (*torsade de pointes*, taquicardia ventricular), insuficiência cardíaca congestiva e tendência trombótica também podem ocorrer. A hipomagnesemia é comumente acompanhada por hipocalemia, hipocalcemia ou hipofosfatemia que também devem ser corrigidas. As alterações de ECG são: prolongamento do intervalo PR e QT, onda T achatada ou invertida, depressão de segmento ST e alargamento de QRS.

Tratamento

– Assintomático:
  - Reposição por via oral pela dieta e soluções de hidróxido de magnésio.
  - Reposição parenteral – 0,5-1mEq/kg/dia por via intravenosa ou intramuscular.
– Sintomático:
  - Reposição parenteral – sulfato de magnésio a 50%: 0,05-0,1ml/kg (2,5-5mg/kg de magnésio elementar) por via intravenosa em 15-20 minutos com monitorização cardíaca; após novo controle sérico poderá ser repetida a cada 8-12 horas.

HIPERMAGNESEMIA

Magnésio sérico > 2mEq/l

Causas

- Iatrogênica:
  - Enema de sulfato de magnésio.
  - Medicação por via oral com magnésio.
  - RN de mãe com eclâmpsia tratada com sulfato de magnésio.
- Doenças sistêmicas:
  - Insuficiência renal aguda.
  - Doença de Addison.
  - Hipotireoidismo.
  - Intoxicação por lítio.

Quadro clínico

- Sistema neuromuscular: hipotonia, arreflexia, depressão respiratória.
- Sistema nervoso central: sonolência, letargia, coma.
- Sistema cardiovascular: hipotensão, bradicardia, vasodilatação, parada cardiorrespiratória.
- Alterações de ECG: prolongamento de espaço PR, alargamento de QRS, aumento de amplitude de onda T, bloqueio atrioventricular.

Tratamento

- Retirar oferta excessiva de magnésio.
- Hiper-hidratação para o aumento de diurese.
- Gluconato de cálcio a 10%, por via intravenosa, 2ml/kg.
- Diurético: furosemida.
- Diálise em casos refratários.

DISTÚRBIOS DO FÓSFORO

Hipofosfatemia – nível sérico < 2,5mg/dl e em RN < 4,5mg/dl

No quadro VII-7 é mostrada a variação do fósforo sérico durante o crescimento.

Causas

- Diminuição de oferta: dietas pobres em fósforo, nutrição parenteral prolongada sem PO_4, uso de antiácidos, prematuridade.
- Distribuição anormal: administração de glicose, frutose, insulina, alcalose respiratória ou metabólica, transplante de medula óssea, realimentação após jejum prolongado.

Quadro VII-7 – Variação do fósforo sérico durante o crescimento.

Idade	Fósforo (mg/dl)
0-5 dias	4,8-8,2
1-3 anos	3,8-6,5
4-11 anos	3,7-5,6
12-15 anos	2,9-5,4
16-19 anos	2,7-4,7

– Aumento de excreção renal: acidose, hiperparatireoidismo, defeitos tubulares (síndrome de Fanconi), SSIADH, hiperaldosteronismo, diuréticos, glicosúria, transplante renal, glicocorticoides.
– Distúrbios do metabolismo da vitamina D: raquitismo carencial, dependente, resistente (raquitismo renal).
– Outras: sepse, diálise.

Quadro clínico
– A partir de níveis inferiores a 4,5mg/dl; sintomas clínicos abaixo de 3mg/dl.
– Hematológico: diminuição de 2,3-difosfoglicerato com desvio da curva de dissociação da hemoglobina para a esquerda com hipóxia tecidual, disfunção leucocitária, com suscetibilidade a infecção, hemólise e disfunção plaquetária.
– Sistema nervoso central: parestesia, fraqueza, convulsão e alteração de estado mental.
– Musculoesquelético: fraqueza muscular, com dificuldade ventilatória, mialgia, rabdomiólise, osteomalacia e osteoporose.
– Cardíaco: diminuição de contratilidade.

Tratamento
– Profilaxia para quadros de risco: 0,5-1,1mmol/kg/dia de fosfato monoácido de potássio a 25% (cada ml contém 2mEq de potássio e 1,1mmol de PO_4) por via enteral e na impossibilidade parenteral.
– Nos casos sintomáticos, ministrar o dobro da dose por via parenteral.

HIPERFOSFATEMIA

Fósforo sérico > 7mg/dl

Causas

- Diminuição da filtração glomerular: insuficiência renal aguda ou crônica.
- Sobrecarga de fosfatos:
  - Enteral – ingestão, intoxicação por vitamina D, enemas.
  - Parenteral – sangue estocado, nutrição parenteral prolongada.
- Distribuição anormal: acidoses respiratória, láctica e diabética e isquemia tecidual.
- Destruição celular: tratamento de neoplasias, hipertermia maligna e hemólise.
- Aumento do transporte de fosfato/ritmo de filtração glomerular: hipoparatireoidismo, pseudo-hipoparatireoidismo, hipertireoidismo, acromegalia, pós-menopausa, hemólise aguda, rabdomiólise, cetoacidose diabética, síndrome de lise tumoral, acidose láctica.
- Miscelânea: deficiência de magnésio, calcinose tumoral, hiperfosfatemia familiar, hiperostose cortical, enemas, intoxicação por vitamina D.

Quadro clínico

- Depende das alterações provocadas no metabolismo do cálcio (hipocalcemia).
- O depósito de cristais de cálcio-fósforo em tecidos moles depende do produto destes > 60 (insuficiência renal por nefrocalcinose e hipóxia por calcificação pumonar).

Tratamento

- Tratar a doença de base.
- Hiper-hidratação para aumentar a excreção renal.
- Acetazolamida: 5mg/kg/dia, 2-3 vezes/dia para a alcalinização da urina.
- Usar antiácidos com cátions divalentes ($CaCO_3$ ou hidróxido de alumínio) 5ml de 6/6 horas em lactentes e 10ml de 6/6 horas em crianças ou 1ml/3kg de peso de 6/6 horas.
- Diálise: nos casos refratários com insuficiência renal associada.

BIBLIOGRAFIA

Anonymous. Water with sugar and salt. Lancet 1978;2:300-1.

Barbosa AP, Sztajnbok JJ. Distúrbios hidroeletrolíticos. Pediatr 1999;75(Supl. 2):223-33.

CDC Recommendations and Reports. Managing acute gastroenteritis among children. MMWR, CDC, 2003;52:RR-16.

Greenbaum LA. Terapia dos déficits. In: Nelson. Tratado de pediatria. 17th ed. Rio de Janeiro: Elsevier; 2005.

Pickering LK, Snyder JD. Gastroenterite. In: Nelson. Tratado de pediatria. 17th ed. Rio de Janeiro: Elsevier; 2005.

Provider Manual Pediatric Advanced Life Support-American Heart Association. Circulation 2005;112(Suppl 24):1-211.

WHO/UNICEF – Diarrhoea Treatment Guidelines including New Recomendations for use of ORS and Zinc supplementation for Clinic-based Healthcare Workers. 2005.

CAPÍTULO 38

Sangramento Gastrintestinal

Jane Oba
Nelson Elias Mendes Gibelli

INTRODUÇÃO

Hemorragia digestiva em crianças é uma ocorrência frequente e alarmante. Denomina-se hemorragia digestiva alta (HDA) quando o sangramento é localizado acima do ângulo de Treitz e baixa (HDB) quando o sangramento é abaixo do mesmo ângulo (Quadro VII-8).

Quadro VII-8 – Causas de hemorragia digestiva alta e baixa.

Causas de HDA	Causas de HDB
Esofagites	Enterocolite necrosante
Gastrites de diversas etiologias	Infecções
Úlceras gastroduodenais	Fissura anal
Medicamentos (anti-inflamatórios não hormonais)	Divertículo de Meckel
Varizes	Colite alérgica e idiopática
Corpo estranho	Doenças inflamatórias (retocolite ulcerativa inespecífica, doença de Crohn)
Pólipo gástrico, hemangiomas, síndrome de Mallory-Weiss	Hemorragia digestiva alta
Coagulopatias	Lesões vasculares
	Pólipos e tumores
	Volvo, invaginação

QUADRO CLÍNICO

– Hematêmese: sangue eliminado pela boca, por meio de vômitos.
– Melena: sangue escuro nas fezes, alterado pela flora intestinal.
– Hematoquezia: sangue vermelho-vivo nas fezes.
– Sangue oculto: detecção de sangue nas fezes por técnica laboratorial.

- Dor abdominal alta.
- Choque por hipovolemia.

ANAMNESE

Idade, tosse e epistaxe, duração da perda de sangue, infecções, doenças e/ou medicamentos associados, sintomas extradigestivos, antecedentes familiares. Tipos de alimentos ingeridos.

EXAME FÍSICO

Estado geral, cor das mucosas, estabilidade hemodinâmica, icterícia, anemia, massa abdominal, linfadenopatias, visceromegalias, fissuras e/ou ulcerações anais, toque retal.

DIAGNÓSTICO

Preservar o equilíbrio hemodinâmico do paciente.

- Hemograma completo, coagulograma, eletrólitos, funções renal e hepática, cultura de fezes, reação em cadeia da polimerase (PCR), cultura de urina.
- Radiografia de abdome e imagens de medicina nuclear.
- Ultrassonografia.
- Endoscopia digestiva alta: identifica sangramentos altos. Permite a pesquisa de *Helicobacter pylori* e terapêutica.
- Proctossigmoidoscopia, ileocolonoscopia: permite identificar pólipos, angiodisplasia, edema e sufusões hemorrágicas, ulcerações, colites etc. e terapêutica.
- Tomografia computadorizada.

TRATAMENTO

A maioria das HDA não varicosas cessa espontaneamente.

- Sonda nasogástrica e lavagem. Estabilização hemodinâmica com fluidos por via oral e/ou intravenosa. Antibióticos se necessário. A colite eosinofílica responde com a retirada do antígeno agressor. Bloqueador H_2, inibidor de bomba de próton (omeprazol, pantoprazol). Somatostatina e octreotídio.
- Polipectomia dos pólipos juvenis. Banhos de assento e pomadas para as lesões anais. Tratamento cirúrgico.

BIBLIOGRAFIA

Espada JMR. Hemorragia digestiva alta: protocolo diagnóstico-terapéutico. An Esp Pediatr 2002;5:466-71.

Espada JMR. Hemorragia digestiva baja: protocolo diagnóstico-terapéutico. An Esp Pediatr 2002;5:472-9.

Ramsook C, Endom EE. Approach to lower gastrointestinal bleeding in children. 2008 UpToDate.

Villa X. Approach to upper gastrointestinal bleeding in children. 2008 UpToDate.

CAPÍTULO 39

Constipação Intestinal

Marcos Jiro Ozaki

DEFINIÇÃO

Constipação intestinal é um sintoma que se caracteriza pela eliminação com esforço ou desconforto de fezes ressecadas ou de consistência aumentada (duras, cíbalos, seixos ou cilindricos com rachaduras, calibrosas que entopem vasos), com frequência menor que 3 vezes por semana, com ou sem presença de escape fecal por duas ou mais semanas.

ETIOLOGIA

Causas não orgânicas

- Deficiência cognitiva.
- Fobia de toalete/toalete público.
- Intervenção excessiva dos pais.
- Abuso sexual.
- Depressão.
- Inércia do cólon.
- Falta de ingestão hídrica.
- Dieta pobre em fibras.

Causas orgânicas

- Malformações anatômicas (ânus imperfurado, ânus anteriorizado, estenose anal).
- Metabólica (hipercalcemia, hipocalemia).
- Endocrinológica (hipotireoidismo).
- Fibrose cística.
- *Diabetes mellitus*.
- Neurológicas (anormalidades e traumatismo de medula espinhal, doença de Hirschsprung, displasia neuronal intestinal).
- *Prune belly*.

- Gastrosquise.
- Síndrome de Down.
- Medicamentos (opiáceos, fenobarbital, antiácidos, anti-hipertensivos, antidepressivos, intoxicação por vitamina D).
- Botulismo.

COMPLICAÇÕES

- Dor abdominal.
- Prolapso retal.
- Fissuras anais.
- Infecção urinária.
- Problemas de relacionamento social.

TRATAMENTO

Desimpactação

- Enema de fosfatos (por exemplo, fosfoenema): uso em crianças com mais de 2 anos de idade, 6ml/kg até máximo de 135ml.
- Enema de solução glicerinada a 12% (uso hospitalar).
- Polietilenoglicol: para desimpactação usar 25ml/kg/h (até 1.000ml) por sonda nasogátrica até limpeza ou 20ml/kg/h por 4 horas diárias. Para a manutenção 5 a 10ml/kg/dia (por via oral).
- Óleo mineral: para desimpactação 15-30ml/idade em anos (até máximo de 240ml) por sonda nasogástrica. Manutenção: 1 a 3ml/kg/dia (por via oral) para crianças maiores de 1 ano de idade (não usar em menores de 1 ano e pacientes com neuropatias devido ao risco de aspiração).
- Supositório de glicerina: uso sem restrições.

Manutenção

- Lactulose 1 a 3ml/kg/dia, fracionados, por via oral, para pacientes acima de 6 meses.
- Leite de Magnésia® 1 a 3ml/kg/dia, fracionados, por via oral.

BIBLIOGRAFIA

Evaluation and treatment of constipation in children: summary of updated recommendations of the North American Society for Pediatric Gastroenterology, Hepatology and Nutrition. North American Society for Pediatric Gastroenterology, Hepatology and Nutrition. J Pediatr Gastroenterol Nutr 2006;43:405-7.

PARTE VIII

Urgências Cirúrgicas

CAPÍTULO 40

Afecções Cirúrgicas de Urgência no Recém-Nascido

Uenis Tannuri
Ana Cristina Aoun Tannuri

Afecções torácicas

TRAQUEOMALACIA E BRONQUIOMALACIA

ETIOPATOGENIA

– Colabamento parcial ou total da luz de segmentos da via aérea durante a inspiração em decorrência de imaturidade do esqueleto cartilaginoso.
– Colapso também durante a expiração, com estridor expiratório, quando há comprometimento da porção intratorácica da traqueia.
– A traqueomalacia, embora possa ocorrer como entidade isolada, frequentemente é secundária a fístula traqueoesofágica, atresia de esôfago, tumores mediastinais com compressão traqueal e anéis vasculares.

DIAGNÓSTICO

– Quadro clínico:
  • Estridor respiratório.
  • Dificuldade de extubação.
  • Infecções respiratórias recorrentes.
  • Crianças com acometimento da porção torácica: aumento do diâmetro anteroposterior do tórax em virtude da dificuldade expiratória.

- Exames complementares:
  - Radiografia de tórax em posição lateral que demonstra o colapso anteroposterior da traqueia.
  - Endoscopia sela o diagnóstico.

TRATAMENTO

- Cuidados respiratórios gerais, principalmente nas crises de infecção respiratória.
- Correção das anomalias associadas.
- Com o crescimento, existe tendência natural à regressão espontânea.

FISSURA LARINGOTRAQUEOESOFÁGICA

ETIOPATOGENIA

- Desenvolvimento incompleto do septo traqueoesofágico.
- Defeito pode limitar-se a uma pequena fissura entre a parede posterior da laringe e o esôfago superior, até uma fissura total em que existe um tubo único, em comunicação completa entre a laringe, cartilagem cricoide e traqueia anteriormente e esôfago posteriormente.
- Defeito pode ser mais complexo, com atresia esofágica associada.

DIAGNÓSTICO

- Quadro clínico:
  - Logo após o nascimento: salivação abundante, aspiração maciça para os pulmões, estridor respiratório, choro normal ou mesmo ausência de qualquer ruído durante o choro.
  - O diagnóstico é inicialmente suspeitado quando o tubo endotraqueal utilizado para assistência respiratória se desloca para o esôfago.
- Exames complementares:
  - Radiografia toracoabdominal em perfil: posicionamento anterior da sonda nasogástrica.
  - Endoscopia sela o diagnóstico. Às vezes, a fissura não é facilmente visível, pois tende a permanecer fechada durante os movimentos respiratórios. A colocação de um tubo endotraqueal discretamente calibroso promove a separação das bordas da fissura, tornando a visualização mais fácil.

TRATAMENTO

- Cirurgia complexa: cervicotomia com ou sem toracotomia, reconstrução de esôfago e traqueia.

COMPRESSÕES VASCULARES DA ÁRVORE RESPIRATÓRIA

ETIOPATOGENIA

As anomalias do desenvolvimento do arco aórtico podem provocar compressão extrínseca da traqueia e problemas respiratórios ou, de forma associada, compressão esofágica e disfagia.

Tipos de compressão vascular mais comuns:
- Duplo arco aórtico: corresponde à quase metade dos casos. Decorre da persistência de ambos os arcos aórticos, direito e esquerdo, não ocorrendo o desaparecimento normal do arco direito. Os arcos unem-se em plano posterior ao esôfago, continuando com o arco descendente, formando anel vascular em torno da traqueia e esôfago.
- Arco aórtico à direita com persistência do ligamento arterioso: forma-se um anel completo que comprime esôfago e traqueia, constituído pela aorta ascendente e artéria pulmonar anteriormente, arco aórtico do lado direito e ligamento arterioso e artéria subclávia atrás e à esquerda.
- Artéria subclávia direita anômala: tem origem na aorta descendente e atravessa obliquamente o mediastino posterior, da esquerda para a direita, atrás do esôfago.

DIAGNÓSTICO

- Quadro clínico:
  - Disfagia – sintoma mais comum.
  - Quando há compressão traqueal – sintomas respiratórios: tosse, respiração ruidosa e secreção pulmonar. As infecções respiratórias e as pneumonias podem ocorrer tanto pela compressão traqueal como pela aspiração de leite para a árvore traqueobrônquica, em consequência da compressão esofágica.
- Exames complementares:
  - Radiografia simples do tórax – hiperinsuflação.
  - Radiografia contrastada do esôfago – exame mais importante, pois fornece dados que selam o diagnóstico final na maioria dos casos.

O duplo arco aórtico produz típica imagem de dupla compressão. A artéria subclávia direita anômala provoca compressão posterior no esôfago.

TRATAMENTO

- Casos sintomáticos: tratamento cirúrgico.
- Duplo arco aórtico: secção do arco não dominante, em geral o esquerdo.
- Artéria subclávia direita anômala: secção da artéria anômala. Não há comprometimento da irrigação do membro superior, em decorrência da circulação colateral previamente existente. Em alguns casos, traqueomalacia associada impede o alívio imediato dos sintomas.

Afecções congênitas do pulmão

CISTO BRONCOGÊNICO

ETIOPATOGENIA

- Geralmente cisto único, central.
- Íntima relação com traqueia ou brônquio-fonte.
- Preenchido por líquido mucoso.
- Sem comunicação com a árvore respiratória.
- Compressão traqueal.

DIAGNÓSTICO

- Quadro clínico:
  - Assintomático.
  - Infecções respiratórias recorrentes.
  - Broncoespasmo.
- Exames complementares: radiografia ou tomografia computadorizada de tórax.

TRATAMENTO

Remoção cirúrgica total do cisto.

CISTO PULMONAR CONGÊNITO

ETIOPATOGENIA

Lesão periférica, única, arejada e hiperinsuflada.

DIAGNÓSTICO

– Quadro clínico: assintomático, desconforto respiratório no recém-nascido ou infecções respiratórias no pré-escolar.
– Exames complementares: radiografia simples de tórax.
– Diagnóstico diferencial: pneumatocele.

TRATAMENTO

Lobectomia pulmonar.

MALFORMAÇÃO ADENOMATOIDE CÍSTICA

ETIOPATOGENIA

– Acomete geralmente todo um lobo pulmonar.
– Substituição do parênquima por uma massa de tecidos sólidos e císticos cheios de muco.
– Sem comunicação com a árvore respiratória.
– Lesões geralmente volumosas.

DIAGNÓSTICO

– Quadro clínico:
  • Sintomas de compressão do parênquima.
  • Infectam-se com facilidade.
– Exames complementares:
  • Ultrassonografia antenatal.
  • Radiografia simples de tórax.
  • Diagnóstico diferencial

TRATAMENTO

Lobectomia pulmonar.

SEQUESTRO PULMONAR

ETIOPATOGENIA

- Tecido histologicamente semelhante ao pulmonar.
- Sem comunicação com a árvore brônquica.
- Irrigação de artéria sistêmica, ramo da aorta abdominal.
- Localização mais frequente junto ao lobo pulmonar esquerdo.
- Intra ou extralobar.

DIAGNÓSTICO

- Quadro clínico:
  - Sequestro extralobar – manifestação já no lactente, sintomas relacionados à compressão do parênquima subjacente, do tipo infeccioso ou restritivo.
  - Sequestro intralobar – crianças maiores, pneumonias de repetição na base do pulmão.
- Exames complementares:
  - Radiografia simples de tórax – diagnóstico presuntivo.
  - Tomografia computadorizada de tórax: confirmação diagnóstica, demonstração de irrigação arterial anômala.

TRATAMENTO

Sequestrectomia (sequestro extralobar) associada à lobectomia pulmonar adjacente (intralobar).

ENFISEMA LOBAR CONGÊNITO

ETIOPATOGENIA

- Obstrução brônquica congênita e hiperinsuflação do lobo pulmonar:
  - Intrínseca – malformação da cartilagem da parede brônquica.
  - Extrínseca – anomalias cardiovasculares, linfonodos, cistos.
- Maior frequência: os lobos superiores, principalmente o esquerdo.
- Hipoventilação do pulmão normal, comprimido pelo lobo hiperinsuflado.

AFECÇÕES CIRÚRGICAS DE URGÊNCIA NO RECÉM-NASCIDO

DIAGNÓSTICO

- Quadro clínico:
  - Período neonatal.
  - Desconforto e até insuficiência respiratória.
- Exames complementares:
  - Radiografia simples de tórax – hiperinsuflação lobar.
  - Endoscopia – bronquiomalacia, secreção intraluminar ou compressão extrínseca.

TRATAMENTO

- Obstrução intrínseca: lobectomia pulmonar.
- Obstrução extrínseca: tratameno do fator obstrutivo.

Afecções abdominais

ESTENOSE HIPERTRÓFICA DE PILORO

ETIOPATOGENIA

- Hipertrofia da musculatura circular do piloro.
- Obstrução quase completa do canal pilórico.

DIAGNÓSTICO

- Quadro clínico:
  - Masculino, geralmente (4:1).
  - Primogênitos, principalmente.
  - Vômitos não biliosos frequentes.
  - Início: 2ª-3ª semana de vida (raramente 5ª-6ª semana).
  - Apetite voraz.
  - Obstipação.
  - Icterícia discreta, eventualmente.
  - Piora progressiva.
  - Peristaltismo gástrico visível no epigástrio.
  - Oliva palpável na região pilórica.

- Exames complementares:
  - Alcalose hipoclorêmica hipocalêmica.
  - Hiperbilirrubinemia indireta (deficiência transitória de glucoroniltransferase).
  - Ultrassonografia abdominal – piloro espessado.
  - Radiografia simples de abdome – grande bolha gástrica (se vômito não recente), escassez de gás nas alças intestinais.
  - Radiografia contrastada do estômago e duodeno – estômago dilatado, ondas gástricas peristálticas, antropiloro em "bico de seio".

TRATAMENTO

- Correção dos desequilíbrios hidroeletrolíticos: hidratação e reposição de KCl.
- Sondagem nasogástrica: esvaziar o estômago e remover o contraste baritado eventualmente utilizado (evitar aspiração durante a anestesia).
- Cirurgia: piloromiotomia.

ROTAÇÃO INTESTINAL INCOMPLETA

ETIOPATOGENIA

- Três por cento da população: má rotação intestinal.
- Obstruções intestinais parciais ou totais.
- Falta de fixação do mesentério: hérnias internas.
- Hérnias internas: encarceramento, estrangulamento intestinal.
- Torção do pedículo vascular de segmentos intestinais: isquemia mesentérica.

DIAGNÓSTICO

- Quadro clínico:
  - Assintomática ou oligossintomática – maioria das vezes.
  - Metade dos casos sintomáticos – período neonatal.
  - Obstrução duodenal – obstrução parcial, vômitos biliosos no primeiro mês de vida, eliminação de mecônio, distensão abdominal no epigástrio.
  - Volvo de intestino médio (forma aguda) – geralmente, primeiro ano de vida, isquemia e necrose intestinal de instalação rápida, vômitos biliosos, distensão abdominal, dor abdominal e enteror-

ragia (isquemia mesentérica), peritonite, choque hipovolêmico e sepse (necrose intestinal).
- Volvo de intestino médio (forma crônica ou intermitente) – torção parcial e intermitente do intestino, dor abdominal em cólica recorrente, má absorção, ascite.
- Hérnia interna – sintomas crônicos: dor abdominal em cólica, vômitos, obstipação; quadros agudos: abdome agudo obstrutivo, encarceramento e necrose de alças.

– Exames complementares:
Radiografia simples de abdome – ar no duodeno frequentemente tem significado patológico, obstrução duodenal completa: "dupla bolha"; obstrução duodenal parcial: radiografia normal, ou distensão gástrica e bolha duodenal discreta; casos duvidosos sem evidência de abdome agudo: realizar exame contrastado.

TRATAMENTO

– Cirurgia para todos os casos sintomáticos.
– Abdome agudo obstrutivo e/ou vascular (volvo intestinal): laparotomia de emergência – distorção das alças intestinais com ou sem ressecção intestinal segmentar, incisão longitudinal no folheto parietal do mesentério (aumenta sua base, prevenindo torções futuras). Não é necessário fixação das alças.

HÉRNIA INGUINAL ENCARCERADA

ETIOPATOGENIA

– Persistência do conduto peritoneovaginal.
– Passagem de estruturas intra-abdominais (omento, alças intestinais, ovário e trompas) para a região inguinoescrotal ou inguinolabial (lábio vaginal maior).
– Hidrocele comunicante: conteúdo do saco herniário é apenas líquido peritoneal.
– Encarceramento: saco herniário permanentemente habitado por estruturas intra-abdominais, difícil redução do conteúdo para dentro da cavidade abdominal.
– Hérnia estrangulada: encarceramento pode determinar edema venoso, isquemia e necrose do conteúdo do saco herniário.
– Hérnia inguinal estrangulada é a hérnia encarcerada com isquemia das estruturas contidas no saco herniário.

DIAGNÓSTICO

- Quadro clínico
  - Hérnia inguinal – preponderância no sexo masculino, lado direito mais acometido (60%), incidência maior: primeiro ano de vida, prematuros até 30%, recém-nascidos a termo 1 a 4%, abaulamento intermitente na região do trato inguinal, sempre passível de redução espontânea ou terapêutica do conteúdo do saco para a cavidade abdominal.
  - Hérnia inguinal encarcerada – complicação mais frequente da hérnia inguinal, mais frequente em lactentes, tumoração inguinal ou inguinoescrotal endurecida que não reduz espontaneamente, eventualmente abdome agudo obstrutivo (vômitos biliosos, distensão abdominal, parada de eliminação de gases e fezes).
- Diagnóstico diferencial:
  - Hérnia inguinal encarcerada – cisto de cordão, hidrocele: tumoração cística não redutível na região inguinal e/ou escrotal não associada a outros sintomas.

TRATAMENTO

- Hérnia encarcerada:
  - Redução incruenta ou cirúrgica.
  - Muito raro não se conseguir a redução manual incruenta.
  - Redução manual – os dedos indicador e polegar de uma mão devem fixar o anel inguinal externo, enquanto a outra comprime contínua e progressivamente o saco herniário habitado, procurando esvaziá-lo. Se a redução for conseguida, programa-se a cirurgia definitiva eletivamente.
  - Se não houver redução manual, a herniorrafia de urgência está indicada.
  - Tratamento de suporte para abdome agudo obstrutivo.
  - Quando há sofrimento de alças (hérnia estrangulada), a redução incruenta em geral não é possível.
- Hérnia estrangulada:
  - Antibioticoterapia (gram-negativos e anaeróbios).
- Tratamento de suporte para abdome agudo obstrutivo e vascular.
- Inguinotomia e/ou laparotomia de urgência.
- Enterectomia, salpingectomia, ooforectomia, se necessárias.
- Sempre associar herniorrafia.

DOENÇA DE HIRSCHSPRUNG
(MEGACOLO CONGÊNITO OU AGANGLIONAR)

ETIOPATOGENIA

– Ausência dos três plexos nervosos da parede nas porções terminais do intestino grosso: extensões variáveis.
– Aganglionose determina hipo ou aperistaltismo (zona pseudoespástica aganglionar) e dilatação intestinal a montante (zona ganglionar normal), com zona de transição.
– Dilatação intestinal a montante: dilatação reacional à zona de obstrução funcional a jusante.
– Extensão da aganglionose: desde um segmento muito curto junto ao esfíncter interno do ânus, até o comprometimento de todo o colo e íleo terminal.
– Forma mais comum: aganglionose no reto, até a transição com o sigmoide.

DIAGNÓSTICO

– Quadro clínico:
  • Idade da primeira manifestação e gravidade dependem da extensão do segmento aganglionar.
  • Manifestações no período neonatal – suboclusão intestinal no recém-nascido, distensão abdominal, peristaltismo intestinal visível, toque retal: eliminação explosiva de fezes, primeira eliminação de mecônio após 24 horas, enterocolite por estase estase fecal e proliferação bacteriana anômala, enterocolite associada a Hirschsprung: alta mortalidade.
  • Manifestções mais tardias – obstipação intestinal: intensifica-se com a introdução de alimentos mais sólidos, distensão abdominal e peristaltismo visível, desnutrição crônica.
– Exames complementares:
  • Radiografia simples do abdome – sinais de oclusão ou suboclusão intestinal baixa.
  • Enema baritado – zona estreitada, aparentemente espástica (pseudoespasmo), de menor calibre e zona dilatada a montante com "zona de transição", em forma de funil.
  • Pesquisa da atividade da acetilcolinesterase – biópsia de mucosa e submucosa retal e análise histoquímica: atividade de acetilcolinesterase aumentada no Hirschsprung.

- Manometria anorretal – ausência de reflexo de abertura do esfíncter interno.

DIAGNÓSTICO DIFERENCIAL

Obstipação funcional – início dos sintomas costuma ser no período pré-escolar, não há desnutrição nem distensão abdominal e podem existir fatores psicológicos ou alimentares associados. Tipicamente aparece o *soiling*, correspondente à presença de fecaloma bem baixo (pois não há zona espástica) que fica sujando as vestes íntimas.

TRATAMENTO

- Enterocolite de estase:
  - Repouso do trato digestório.
  - Suporte hidroeletrolítico.
  - Antibioticoterapia de largo espectro (enterococos, gram-negativos e anaeróbios).
  - Enteroclismas frequentes.
- Tratamento cirúrgico:
  - Formas clássicas – tratamento definitivo em tempo único, abaixamento endoanal do colo no período neonatal.
  - Casos mais graves – colostomia na zona de transição e correção cirúrgica definitiva ulterior.

BIBLIOGRAFIA

Aspelund G, Langer JC. Current management of hypertrophic pyloric stenosis. Semin Pediatr Surg 2007;16:27-33.

Azizkhan RG, Crombleholme TM. Congenital cystic lung disease: contemporary antenatal and postnatal management. Pediatr Surg Int 2008;24:643-57.

de Loryn F, Boeckxstaens GE, Benninga MA. Symptomatology, pathophysiology, diagnostic work-up, and treatment of Hirschsprung disease in infancy and childhood. Curr Gastroenterol Rep 2007;9:245-53.

Humphrey C, Duncan K, Fletcher S. Decade of experience with vascular rings at a single institution. Pediatrics 2006;117:e903-8.

Tannuri U, Tannuri ACA. Afecções cirúrgicas do RN. In: Rugolo LMSS. Manual de neonatologia. 2ª ed. Rio de Janeiro: Guanabara Koogan; 2000. p. 295-324.

CAPÍTULO 41

Abdome Agudo Inflamatório

Sérgio Tomaz Schettini

LACTENTES

PERFURAÇÃO INTESTINAL SECUNDÁRIA A GASTRENTEROCOLITE AGUDA

Etiopatogenia

Etiologias mais comuns: *Yersinia enterocolitica*, *Candida albicans* e citomegalovírus.

Diagnóstico

- Quadro clínico:
  - Pode ser observada em recém-nascidos, lactentes e imunodeprimidos em qualquer idade.
  - Manifestações inflamatórias da peritonite são mais evidentes que de perfuração intestinal.
- Exames complementares:
  - Radiografia simples de abdome: pneumoperitônio.

Tratamento

- Correção do equilíbrio hidroeletrolítico.
- Antibioticoterapia de largo espectro (enterobactérias, anaeróbios, enterococos).
- Laparotomia.

ENTEROCOLITE NECROSANTE DO LACTENTE

Etiopatogenia

Grupos de risco – lactentes desnutridos, aleitamento artificial exclusivo, precárias condições higiênicas e sanitárias, diarreia crônica, uso de medicação obstipante ou antiespasmódica.

Diagnóstico

– Quadro clínico: diarreia, febre, distensão abdominal, anorexia, náuseas e vômitos, progressão dos vômitos sugerindo semioclusão intestinal.
  • Evolução – sinais de irritação peritoneal, hiperemia da parede abdominal.
– Exames complementares:
  • Radiografia simples de abdome – íleo infeccioso ou semioclusão intestinal, edema de alças, podendo haver pneumatose parietal intestinal.
  • Evolução – pode evoluir para a perfuração intestinal e para o choque séptico, mesmo sem perfuração intestinal.

Tratamento

– Correção do equilíbrio hidroeletrolítico.
– Antibioticoterapia de largo espectro (enterobactérias, anaeróbios, enterococos), laparotomia.

APENDICITE AGUDA

Etiopatogenia

Obstrução da luz apendicular, proliferação bacteriana.

Diagnóstico

– Quadro clínico.
  • Lactentes – cerca de 3% dos casos: vômitos, febre, dor abdominal normalmente acompanhada de diarreia, defesa à palpação na fossa ilíaca direita (FID) (difícil de ser verificada nesse grupo etário).
– Exame físico sob sedação pode ser útil: diagnóstico – geralmente apenas pelos dados de história clínica e exame físico.
– Exames complementares:
  • Hemograma – leucocitose acentuada invariavelmente.

ABDOME AGUDO INFLAMATÓRIO

- Ultrassonografia de abdome – pode ajudar na confirmação diagnóstica.

Tratamento

Apendicectomia, laparoscopica ou por laparotomia.

PERFURAÇÃO ESPONTÂNEA DA VIA BILIAR EXTRA-HEPÁTICA

Etiopatogenia
- Desconhecida (fraqueza anatômica na inserção do ducto cístico).
- Perfuração na junção do ducto cístico com o colédoco.

Diagnóstico
- Quadro clínico:
  - Muito raro – recém-nascido ou lactente com 2 a 3 meses de vida; icterícia de padrão obstrutivo, fezes hipocólicas ou acólicas; pode haver febre; plastrão palpável no hipocôndrio direito (bloqueio da perfuração).
  - Exames complementares – ultrassonografia: pseudocisto junto ao hilo hepático.
  - Diagnóstico diferencial – atresia de vias biliares.

Tratamento

Cirurgia – drenagem, colecistectomia.

PRÉ-ESCOLAR E ESCOLAR

APENDICITE AGUDA

Principal causa de abdome agudo inflamatório após os 2 anos de idade.

Diagnóstico
- Quadro clínico:
  - Dor abdominal (inicialmente mal localizada, ulteriormente localizada na FID), náuseas, vômitos, febre.
  - Diagnóstico – geralmente apenas pelos dados de história clínica e exame físico.
  - Dicas do exame físico – afastar o componente subjetivo: percussão em círculos no abdome, iniciando-se pelo hipocôndrio esquerdo e

observando, objetivamente, se desencadeia a dor, sem perguntar ao paciente; pedir para a criança tossir com força e observar se desencadeia dor na FID.
- Exames complementares:
  - Hemograma – leucocitose acentuada quase invariavelmente.
  - Radiografia simples de abdome – fecalito na FID em cerca de 20% dos casos: confirma o diagnóstico; íleo paralítico a FID; sinais de peritonite.
  - Ultrassonografia pode ajudar na confirmação diagnóstica, mas tem baixas sensibilidade e especificidade.
  - Tomografia computadorizada com contraste IV – alta sensibilidade e especificidade.
- Diagnóstico diferencial:
  - Causas infecciosas e parasitárias – adenite mesentérica, gastrenterocolite aguda, pneumonia lobar, infecção urinária, pielonefrite, calculose urinária, anexite aguda, hepatite, colecistite aguda, meningites, pancreatite aguda ou crônica, osteomielite, psoíte aguda, artrite séptica do quadril, necrose asséptica da cabeça do fêmur, febre reumática afetando o quadril ou corpo vertebral, pielonefrite xantogranulomatosa, infecções bacterianas sistêmicas, pericardite, verminoses intestinais.
  - Causas hematológicas – anemias hemolíticas, em especial a anemia falciforme, leucemia linfoide aguda, púrpura trombocitopênica idiopática, púrpura de Henoch-Schönlein, hemorragia espontânea do psoas em portadores de coagulopatias.
  - Causas neoplásicas e cistos – ruptura de folículo ovariano (dor do meio do mês); cisto ovariano em expansão; tumores abdominais sólidos – Wilms, neuroblastoma, linfoma não Hodgkin, rabdomiossarcomas, tumores ovarianos, leucoses.
  - Doenças inflamatórias sistêmicas e de natureza não determinada – artrite reumatoide, febre reumática, manifestação aguda da moléstia de Crohn e da retocolite ulcerativa, tiflite do neutropênico ou imunodeprimido, arterite de Takayassu, colagenoses, vasculites sistêmicas, doença de Legg-Perthes-Calvé, porfiria.
  - Outras – cetose diabética, torção de testículo intra-abdominal, retenção urinária reflexa por quadro neurológico ou irritação do trígono vesical por cálculo, proctite aguda associada a gastrenterocolite, angioedema hereditário (edema doloroso de alças intestinais por ativação da cascata do complemento/bradicinina).

ABDOME AGUDO INFLAMATÓRIO

Tratamento
- Sempre cirúrgico.
- Pré-operatório: hidratação, antibioticoterapia (cefoxitina ou metronidazol e amicacina).

PANCREATITE AGUDA

Etiologias mais frequentes
- Parotidite: cada vez mais rara (vacinação).
- Traumatismo (contusão sobre o epigástrio: "síndrome do tanque"; agressão contra a criança, traumatismo pela barra de direção da bicicleta).
- Pancreatite biliar: calculose de colesterol (vesiculopatia, obesidade) e de bilirrubinato (doenças hematológicas).

Diagnóstico
- Quadro clínico:
  - Causa comum de dor abdominal aguda na criança.
  - Vômitos.
  - Dor epigástrica, em faixa, irradiação para o dorso e ombro esquerdo.
  - Febre.
  - Sepse.
  - Choque: muito raro.
  - Distensão abdominal localizada ou predominante epigástrica.
- Exames complementares:
  - Hiperamilasemia sérica (cinco a seis vezes o normal) – diagnóstico bioquímico: padrão-ouro.
  - Hiperbilirrubinemia direta leve, comum nos casos moderados e graves, mesmo nas etiologias não biliares.
  - Ultrassonografia – avaliação do edema pancreático e exploração das vias biliares. Exame de imagem suficiente nos casos leves (oligossintomático, baixa hiperamilasemia, sem complicações).
  - Tomografia computadorizada com contraste IV e VO – diagnóstico de imagem, padrão-ouro: diagnóstico diferencial com outras causas de abdome agudo e hiperamilasemia – perfuração gastroduodenojejunal, isquemia intestinal. Elemento preditivo de gravidade.
  - Exames bioquímicos – análise prognóstica: hemograma, calcemia, glicemia, perfil lipídico, lipase, hemoculturas.

- Pancreatite traumática: sempre realizar tomografia computadorizada (afastar ruptura parenquimatosa).
- Pancreatite biliar: US com calculose biliar (não é fator de exclusão – cálculo causador pode já ter migrado). Hiperbilirrubinemia direta crescente.

Complicações

- Abscesso pancreático, pseudocisto, ascite pancreática, necrose pancreática extensa: suspeitar quando: resposta inadequada ao tratamento clínico, níveis persistentemente elevados de amilase e pela ultrassonografia.
- Pancreatite grave: fatores preditivos de gravidade: aspecto tomográfico (necrose), escore de Ranson, evolução clínica desfavorável.
- Pancreatite necro-hemorrágica com reação inflamatória sistêmica: muito rara em crianças.

Tratamento

- Clínico:
  - Correção dos desequilíbrios hidroeletrolíticos.
  - Sondagem gástrica (se vômitos).
  - Nutrição enteral (se tolerada) ou parenteral (jejum > 4 dias).
  - Bloqueadores da bomba de prótons.
  - Antibioticoterapia profilática de largo espectro (enterobactérias e anaeróbios) – imipenem nos casos com fatores preditivos de gravidade.
  - Antiespasmódico e analgésicos (não administrar meperidina – espasmo do esfíncter de Oddi).
  - Octreotídeo: seu uso não está estabelecido.
- Cirúrgico:
  - Ruptura pancreática ou suspeita de lesão associada.
  - Pseudocisto que não se resolve em seis semanas.
  - Abscesso ou necrose infectada: sepse, abscesso peripancreático, instabilidade hemodinâmica (TC com necrose ou abscesso, biópsia percutânea demonstrando infecção secundária).
  - Pancreatite necro-hemorrágica grave e evolução desfavorável – endoscópico.
  - Pancreatite de etiologia biliar com colestase mantida após 48 horas e confirmação de cálculo na papila.
  - Colangiopancreatografia terapêutica e papilotomia endoscópica.

COLECISTITE AGUDA

Etiopatogenia

- Litiásica ou alitiásica
  - Obstrução do ducto cístico (litiásica) ou isquemia da parede vesicular (alitiásica).
  - Cálculos na criança: colesterol (vesiculopatia, obesidade) ou bilirrubinato (anemias hemolíticas).
  - Colecistite alitiásica: geralmente complicação de quadros sistêmicos. Rara em crianças.

Diagnóstico

- Quadro clínico:
  - Dor abdominal no hipocôndrio direito, pode irradiar-se para a região interescapulovertebral ou para o ombro direito.
  - Vômitos.
  - Febre.
  - Pode haver icterícia.
  - Sinais de irritação peritoneal localizados no ponto de Murphy.
  - Plastrão inflamatório a palpação do hipocôndrio direito.
- Exames complementares:
  - Leucocitose.
  - US abdominal – confirma o diagnóstico.

Tratamento

- Jejum.
- Antibioticoterapia de amplo espectro (enterobactérias e enterococos).
- Tratamento definitivo: colecistectomia cirúrgica durante o processo agudo.

ADOLESCENTES

DIAGNÓSTICOS DIFERENCIAIS

- Apendicite aguda.
- Alterações anatômicas ou funcionais ligadas à puberdade e à menarca.
- Doença inflamatória pélvica.
- Gravidez.
- Somatização de transtornos da ansiedade e outras alterações comportamentais.
- Ocorrência de abuso sexual também sempre deve ser lembrada.

INVESTIGAR NA HISTÓRIA CLÍNICA

- Dados ginecológicos precisos
  - Menstruação – regularidade, características, dismenorreia.
  - Menarca.
  - Presença de corrimento vaginal.
  - Atividade sexual e uso de contraceptivos.
  - Possibilidade de gravidez e de abuso sexual.
  - Possibilidade de doença de natureza venérea.
- Exame físico
  - Quadro abdominal agudo de localização evidentemente pélvica – exame ginecológico, eventual colheita de material para citobacterioscopia e cultura.
  - Toque retal ou vaginal, bimanual (fundamental a presença da mãe, uma atendente ou enfermeira durante a realização desse exame).
- Dor abdominal e sintomas ginecológicos relacionados à menstruação
  - Dor no meio do ciclo menstrual – ruptura de folículo ovariano.
  - Dor pré-menstrual – ruptura de corpo lúteo ou endometriose.
  - Dor perimenstrual persistente em ciclos repetidos – endometriose.
  - Amenorreia – malformação genital, endocrinopatia, gravidez e gravidez ectópica.
- Gravidez ectópica
  - Alterações menstruais (amenorreia ou diminuição do fluxo menstrual), dor abdominal aguda, manifestações de hipovolemia.
  - Atividade sexual presente.
  - Tonturas ou perda de consciência – investigar gravidez ectópica.
  - Afastar infecção urinária como causa primária dos sintomas. Exame de urina pode estar secundariamente alterado.
  - Infecção urinária em criança maior e adolescente – sintomas urinários como disúria, polaciúria e tenesmo vesical.

PRINCIPAIS CAUSAS

DOR DA OVULAÇÃO ("DOR DO MEIO DO MÊS")

Diagnóstico

- Quadro clínico:
  - Dor abdominal aguda unilateral, pélvica ou localizada na fossa ilíaca.

- Meio do ciclo menstrual – durante a menarca pode ser irregular e não bem caracterizável.
- Vômitos ramente presentes.
- Febre baixa.
- Sinal de Blumberg pode ser positivo e até mesmo evidente.
– Exames complementares:
- Leucocitose discreta.
- US pode não definir o diagnóstico.
– Diagnóstico diferencial:
- Apendicite aguda.
- Única forma de se diferenciar de apendicite – aguardar a evolução durante 24 a 48 horas.
- Laparoscopia diagnóstica, se necessário.

CISTOS OVARIANOS

Etiopatogenia

– Grande variedade de cistos ovarianos:
- Funcionais – cistos foliculares, luteínicos.
- Neoplásicos – < 1% das neoplasias pediátricas.
– Hemorragia intracística, expansão do volume, dor de forte intensidade.
– Torção aguda – expansão do volume, rotação sobre meso-ovário.

Diagnóstico

– Quadro clínico:
- Hemorragia intracística ou torção – dor abdominal aguda de forte intensidade, vômitos, defesa à palpação no hipogástrio ou fossas ilíacas, febre eventualmente.
- Torção pode evoluir para a ruptura e abdome agudo hemorrágico.
– Exames complementares – US: cisto ovariano, líquido na pelve ou fundo de saco de Douglas.
– Diagnóstico diferencial – apendicite aguda: US é discriminante.

Tratamento

– Cistos > 5cm, heterogêneos ou sólidos, principalmente com calcificações (neoplásicos, teratomas) – risco de complicações: cirurgia.

Complicações

- Ruptura de cisto hemorrágico com hipovolemia ou dor incontrolável – cirurgia.
- Ruptura de cisto hemorrágico sem hipovolemia ou dor incontrolável – analgesia, anti-inflamatórios.

ENDOMETRIOSE

Etiopatogenia
Implante ectópico de mucosa uterina.

Diagnóstico
- Quadro clínico:
  - Certa prevalência na adolescência.
  - Raramente lembrada pelo pediatra.
  - Dor abdominal aguda no início do ciclo menstrual, caracteristicamente recidivante.
  - Quadro limitado à pelve.
  - Normalmente não existe defesa peritoneal.
- Exames complementares:
  - US – suspeita diagnóstica. Importante para excluir outras doenças.
  - Dosagem de CA-125 – utilizado no diagnóstico e acompanhamento.
  - Confirmação só poderá ser feita por laparoscopia e biópsia.
- Diagnóstico diferencial – quadros digestivos funcionais.

Tratamento
- Anticoncepcionais.
- Cirurgia em casos especiais.

ANEXITE AGUDA

Etiopatogenia
- Inflamação de origem bacteriana nas trompas.
- Infecção canalicular ascendente.
- Meninas impúberes ou púberes sem atividade sexual por infecção ascendente:
  - Má higiene perineal – "peritonite primária pneumocócica das meninas".
  - Dermatite perineal secundária ao da oxiuríase – estafilococos.

Diagnóstico

- Quadro clínico:
  - Adolescente em atividade sexual.
  - Dor abdominal de instalação progressiva (24 a 48 horas).
  - Febre (pode ser elevada).
  - Vômitos não são frequentes.
  - Leucorreia.
  - Disúria.
  - Palpação com defesa no baixo-ventre.
  - Síndrome de Fitz-Hugh-Curtis – progressão do processo inflamatório peritoneal para os flancos, punho-percussão dolorosa nos hipocôndrios.
- Exames complementares:
  - US – exclui outras doenças.
  - Colheita de material para cultura e antibiograma.
  - Hemograma: leucocitose.
- Diagnóstico diferencial:
  - Difícil de ser realizado apenas pela avaliação clínica e exames complementares.
  - Excluir apendicite complicada.

Tratamento

- Antibioticoterapia de largo espectro (gram-positivos, anaeróbios).
- Analgesia, anti-inflamatórios.
- Laparoscopia diagnóstica eventualmente necessária.

BIBLIOGRAFIA

Grosfeld JL, O'Neil Jr JA, Fonkalsrud EW, Coran AG. Pediatric surgery. 6th ed. Philadelphia: Mosby, Elsevier; 2006.

Grosfeld JL. Acute abdomen. Semin Pediatr Surg 1997;6:1-111.

Schettini ST. Abdome agudo em pediatria. 1ª ed. São Paulo: Atheneu; 2007.

Schettini ST. Abdome agudo na criança. In: Atualização terapêutica. 23ª ed. Porto Alegre: Artes Médicas; 2007. pp. 1951-55.

CAPÍTULO 42

Afecções Urológicas de Urgência

Jovelino Quintino de Souza Leão

BALANOPOSTITE

Etiopatogenia

- Fimose e dificuldade de higiene.
- Processo inflamatório em prepúcio e glande peniana.
- Etiologia bacteriana ou, raramente, traumática.

Diagnóstico

- Quadro clínico
  - Qualquer idade.
  - Inflamação aguda do prepúcio e secreção purulenta.
  - Febre e sinais infecciosos sistêmicos raramente.
  - Dor à micção.
- Exames complementares: desnecessários.
- Diagnóstico diferencial: infecção ou traumatismo.

Tratamento

- Calor local por banhos de assento.
- Antibioticoterapia tópica (neomicina, mupirocina, ácido fusídico, outros).
- Antibioticoterapia oral (cefalexina): casos com manifestações intensas ou repercussão no estado geral.
- Postectomia: procedimento eletivo.

PARAFIMOSE

Etiopatogenia

- Fimose.
- Retração do anel prepucial e estrangulamento da glande.

Diagnóstico

- Quadro clínico
  - Constrição pelo anel prepucial.
  - Dor local e edema de intensidade variável.
  - Ausência de hiperemia.
- Exames complementares: desnecessários.
  - Diagnóstico diferencial: traumatismo balanoprepucial.

Tratamento

- Redução incruenta
  - Analgesia por via oral ou intramuscular.
  - Analgesia local com lidocaína gel.
  - Tração do anel em direção à ponta da glande com suave e contínua compressão da mucosa prepucial para a redução do edema.
- Redução cruenta
  - Nos casos de insucesso da redução incruenta.
  - Redução cirúrgica – anestesia: bloqueio dorsal do pênis ou anestesia geral e postectomia ou simples incisão dorsal do anel prepucial e recobrimento da glande.

ESCROTO AGUDO

Etiopatogenia

Processo inflamatório agudo originário de um dos elementos do escroto: pele, testículo ou epidídimo.

Diagnóstico

- Quadro clínico
  - Inflamação aguda no escroto.
  - Dor em graus variáveis.
  - Sinais e sintomas sistêmicos: febre, mal-estar, vômitos.
- Exames complementares: ver Capítulo 44 – Afecções Agudas da Região Inguinoescrotal.
- Diagnóstico diferencial
  - Torção de testículo ou apêndice testicular.
  - Orquite ou orquiepididimite.
  - Traumatismo.
  - Púrpura de Henoch-Schönlein.
  - Hérnia inguinoescrotal encarcerada ou estrangulada.
  - Hidrocele.

- Edema escrotal idiopático.
- Adenite inguinocrural.
- Foliculite escrotal.
- Tumores de testículo.

Tratamento

Ver Capítulo 44 – Afecções Agudas da Região Inguinoescrotal.

LITÍASE URINÁRIA

Etiopatogenia

- Fatores de risco: malformações urinárias obstrutivas, infecção urinária, doenças do metabolismo do cálcio, hereditariedade.
- Oxalato ou fosfato de cálcio: maioria. Outros: mistos, fosfato-amônia-magnésio, cisteína.
- Alguns pacientes: doenças do metabolismo do cálcio (hipercalcemia, hipercalciúria).
- Graus variáveis de obstrução e hidronefrose.
- Localização e tamanho do cálculo variáveis (maioria pielocalicinal).
- Cálculo único ou múltiplos.

Diagnóstico

- Quadro clínico
  - Hematúria.
  - Dor lombar, abdominal, escrotal, perineal, peniana ou vulvar.
  - Dor em cólica, contínua ou intermitente.
  - Intensidade e localização da dor dependem de: grau de obstrução do fluxo urinário, tamanho do cálculo, localização do cálculo.
  - Náuseas e vômitos.
- Exame físico: fácies de intenso sofrimento, choro forte, palidez cutânea, dor à palpação dos flancos, fossas ilíacas e hipogástrio, sinal de Giordano.
- Exames complementares
  - Urina tipo I – hematúria, cilindros hemáticos ausentes.
  - Ultrassonografia – pode dar falso-negativo (cálculos pequenos, baixa ecogenicidade), imagem de cálculo, hidronefrose variável.
  - Tomografia computadorizada de abdome total e pelve com contraste IV: exame padrão-ouro, alta sensibilidade e especificidade.
  - Urografia excretora: raramente utilizada.
- Diagnóstico diferencial: abdome agudo obstrutivo ou inflamatório.

AFECÇÕES UROLÓGICAS DE URGÊNCIA

Tratamento

- Tratamento inicial
  - Controle eficiente da dor – analgésicos (potência variável), antiespasmódicos, anti-inflamatórios não hormonais, antieméticos.
  - Bloqueadores α-adrenérgicos (doxazosina) – podem facilitar a migração de cálculos localizados na junção ureterovesical.
  - Hiper-hidratação para induzir à migração dos cálculos.
- Tratamento urológico
  - Indicações – quando não há eliminação espontânea do cálculo, sintomas dolorosos não regridem, hidronefrose persiste.
  - Retirada endoscópica, litotripsia extracorporal por ondas de choque, nefrolitotomia percutânea (indicação restrita), procedimentos laparoscópicos (pielotomia), abordagem cirúrgica convencional (pouco realizada).
- Investigação metabólica (na ausência de malformações urológicas ou infecções urinárias associadas).

TRAUMATISMO UROLÓGICO

RIM E URETER

Etiopatogenia

- Rim: 5 a 10% dos casos de traumatismo abdominal fechado.
- Maioria das lesões renais: lesões menores.
- Traumatismo contuso em acidentes automobilísticos e quedas.
- Contusões renais, lacerações renais superficiais, hematomas subcapsulares contidos: lesões mais comuns.
- Lacerações e fraturas extensas e lesões do pedículo renal após traumatismo contuso: geralmente associadas a lesões de múltiplos órgãos, intra e extra-abdominais.
- Lesões ureterais: raras, comumente por lesões penetrantes.

Avaliação

- Hipotensão não é um indicador clínico útil: mesmo lesões renais extensas podem cursar sem instabilidade hemodinâmica.
- Traumatismo contuso abdominal ou lombar com hematúria micro ou macroscópica.
- Fratura de costelas ou corpos vertebrais, contusões no flanco por lesões de desaceleração rápida, mesmo na ausência de hematúria: exames de imagens – pode haver lesão de avulsão da junção pieloureteral.

- Tomografia computadorizada de abdome: exame de eleição.
- Ultrassonografia: limitações nos quadros agudos.
- Suspeita de lesões ureterais: pielografia endoscópica ascendente.

Tratamento
- Conduta expectante: 90% das contusões renais.
- Repouso no leito até o desaparecimento da hematúria.
- Antibioticoterapia profilática.
- Hematócritos seriados se hematúria macroscópica ou hematoma na região dos rins.
- Restrição de atividades físicas: pelo menos duas semanas.
- Controles por imagem: após três meses (excluir surgimento de hidronefrose).
- Extravasamento ureteral de urina: drenagem urinária ou correção cirúrgica da lesão.
- Tratar choque hemorrágico e lesões associadas.
- Fraturas completas do parênquima.

BEXIGA E URETRAS

Etiopatogenia
- Oitenta e seis por cento das lesões vesicais: traumatismo abdominal contuso.
- Fraturas da pelve: em 89% dos pacientes com perfuração de bexiga.
- Lesões da uretra anterior: queda "a cavaleiro", cateterismo uretral prolongado ou cateterismo uretral traumático.
- Lesões da uretra posterior: comumente associadas a fraturas pélvicas.
- Sangue no meato uretral: provável lesão uretral.

Diagnóstico
- Sangue no meato uretral: realizar uretrografia retrógrada.
- Sem sangue no meato uretral ou extravasamento do contraste na uretrografia: cateterizar bexiga com sonda de pequeno calibre e cistografia.

Tratamento
- Lesões uretrais com extravasamento: drenagem vesical por punção suprapúbica ou cistostomia cirúrgica.

- Ruptura da bexiga extraperitoneal: sondagem vesical.
- Ruptura da bexiga intraperitoneal: tratamento cirúrgico imediato.

ESCROTO

Etiopatogenia

- Traumatismo escrotal contuso não é incomum.
- Lesão de partes moles e testículo.
- Lesões escrotoperineais: pode haver lesão anorretal ou uretral.
- Ruptura testicular: extremamente dolorosa, exame físico pode não revelar hematoma.
- Hematoma escrotal impede a avaliação clínica dos testículos.

Diagnóstico

- Ultrassonografia escrotal: avaliar a integridade dos testículos.

Tratamento

- Ruptura testicular: reparo cirúrgico imediato.
- Hematomas isolados: suporte escrotal, analgésicos e repouso.
- Lacerações escrotais: limpeza, desbridamento e sutura.

PRIAPISMO

Etiopatogenia

- Anemia falciforme: causa preponderante em crianças.
- Leucemia.
- Ingurgitamento dos corpos cavernosos decorrente de oclusão venosa por aglomerados de hemácias deformadas ou células leucêmicas.
- Fibrose dos corpos cavernosos por episódios recorrentes.

Diagnóstico

- Quadro clínico
  - Ereção prolongada, frequentemente dolorosa, não associada a desejo sexual.
  - Manifestação isolada ou em associação com outros sintomas de crises de falcização ou leucemia.
- Exames complementares
  - Hemograma.

- Prova de falcização.
- Investigar hemoglobinopatias.
– Diagnóstico diferencial: ereção comum.

Tratamento

– Urgência urológica: episódios recorrentes podem levar à fibrose dos corpos cavernosos e impotência.
– Reconhecimento precoce e início de tratamento imediato.
– Tratamento de doença de base: aumentar a proporção de hemoglobina normal/hemoglobina S, hiper-hidratação, alcalinização e controle da dor.
– Procedimentos cirúrgicos: quadro persistente; irrigação e aspiração dos corpos cavernosos ou *shunts* entre a glande e os corpos cavernosos.

BIBLIOGRAFIA

Baskin LS, Kogan BA. Handbook of pediatric urology. 2nd ed. Philadelphia, New York: Lippincott-Raven Publishers; 2005.

Bax NMA, Georgeson KE, Najmaldin AS, Valla J-S. Videocirurgia pediátrica. Rio de Janeiro: Revinter; 2004.

Docimo SG, Canning DA, Khoury AE. Clinical pediatric urology. London: Ed Informa Healthcare UK Ltda.; 2007.

Docimo SG. Minimally invasive approaches to pediatric urology. Oxford: Taylor & Francis; 2005.

Macedo Jr A, Lima SVC, Streit D, Barroso Jr U. Urologia pediátrica. São Paulo: Roca; 2004.

CAPÍTULO 43

Abdome Agudo Obstrutivo no Lactente e na Criança Pré-Escolar

Paschoal Napolitano

OBSTRUÇÃO INTESTINAL

PRINCIPAIS CAUSAS

- Estenose hipertrófica de piloro.
- Aderências associadas à má rotação intestinal.
- Volvo de intestino médio.
- Invaginação intestinal.
- Hérnia inguinal encarcerada.
- Bolo de áscaris.
- Aderências pós-cirúrgicas.

AFECÇÕES CLÍNICAS QUE PODEM MIMETIZAR ABDOME AGUDO

- Pneumonias de base.
- Insuficiência aguda da suprarrenal.
- Cetoacidose diabética.
- Uremia.
- Porfiria.
- Anemia falciforme.
- Dor abdominal idiopática recorrente.

ETIOPATOGENIA

- Atresias intestinais manifestam-se no período neonatal (ver Capítulo 40).

- Oclusões completas ou parciais de segmentos do trato digestório, do piloro a porções proximais do intestino grosso.
- Fatores intrínsecos (estenose hipertrófica do piloro, invaginação intestinal) ou extrínsecos (bridas associadas à má rotação intestinal e pós-cirúrgicas, volvo do intestino médio, hérnia inguinal encarcerada, bolo de áscaris).
- Quadros agudos ou intermitentes de oclusão intestinal.
- Desequilíbrio hidroeletrolítico associado.

DIAGNÓSTICO

- Quadro clínico
  - Sinais de alerta – vômitos, distensão abdominal, peristaltismo visível, parada de eliminação de fezes.
  - Características do vômito (cor, fluidez, frequência e volume) dependem do nível da obstrução.
    Piloro – não bilioso, pouco volume, frequente, leite "talhado", em jato, pós-alimentar.
    Duodenal – bilioso claro, fluido.
    Jejunal – bilioso escuro, volume intermediário, líquido com grumos.
    Ileocólico – fecaloide, grande volume, pouco frequente.
  - Distensão abdominal – grau depende do nível da obstrução (maior quanto mais distal):
    Distensão supraumbilical – obstrução mais proximal.
    Distensão difusa – obstruções distais.
- Exames complementares
  - Radiografia simples de abdome (posições ortostática e supina).
  - Enema opaco.
- Diagnóstico diferencial
  - Regurgitação fisiológica – sem impacto no estado clínico geral, sem distensão, "leite talhado" alguns minutos após a ingestão e lactente faminto.
  - Refluxo gastroesofágico – geralmente sem impacto no estado clínico geral, sem distensão, "leite talhado" alguns minutos após a ingestão, lactente faminto. Refluxo patológico: complicações associadas (pneumonias, crises de broncoespasmo, baixo peso, anemia, esofagite grave).
  - Gastroenterites – quadro infeccioso.

TRATAMENTO

- Correção dos distúrbios hidroeletrolíticos.
- Antibioticoterapia (anaeróbios e gram-negativos).
- Cirurgia.

ESTENOSE HIPERTRÓFICA DE PILORO

ETIOPATOGENIA

Hipertrofia muscular do piloro.

DIAGNÓSTICO

- Quadro clínico
  - Lactente com menos de 4 semanas.
  - Preponderância gênero masculino e primogênito.
  - Emagrecimento.
  - Vômitos não biliosos em jato após as mamadas.
  - Peristaltismo gástrico visível.
  - Oliva pilórica palpável.
  - Desequilíbrio hidroeletrolítico e acidobásico – desidratação hipocalêmica e alcalose hipoclorêmica.
- Exames complementares
  - US – piloro em "olho de boi".
  - Radiografia contrastada de esôfago-estômago-duodeno (EED) – antro-piloro em "bico de seio".
- Diagnóstico diferencial
  - Refluxo gastroesofágico.
  - Obstrução duodenal parcial pré-papilar por membrana ou pâncreas anular.

TRATAMENTO

- Sondagem gástrica.
- Correção dos desequilíbrios hidroeletrolíticos.
- Piloromiotomia cirúrgica.

MÁ ROTAÇÃO INTESTINAL (ROTAÇÃO INTESTINAL INCOMPLETA)

ETIOPATOGENIA

- Rotação mesentérica incompleta.

- Obstrução duodenal completa (manifestação no período neonatal), parcial ou intermitente.
- Aderências peritoneais (fixação peritoneal após rotação mesentérica no período fetal).

DIAGNÓSTICO

- Quadro clínico
  - Vômitos biliosos.
  - Pouca distensão no andar superior do abdome.
  - Alguns pacientes – períodos assintomáticos (obstrução depende do peso e da posição do intestino comprimindo ou não o duodeno).
- Exames complementares
  - EED – arco duodenal alargado ou em saca-rolha, quarta porção duodenal à direita da coluna vertebral, ângulo de Treitz na projeção da coluna.
  - US Doppler – artéria mesentérica à esquerda da veia mesentérica.
  - Enema opaco – ceco fora de sua posição no quadrante inferior direito (condição necessária, mas não suficiente, para o diagnóstico de obstrução por vício de rotação).
- Diagnóstico diferencial
  - Refluxo gastroesofágico.
  - Obstrução duodenal parcial por membrana duodenal ou pâncreas anular.

TRATAMENTO

- Sondagem gástrica.
- Correção dos desequilíbrios hidroeletrolíticos.
- Cirurgia: alargamento da base mesentérica, secção de aderências peritoneais.

VOLVO DE INTESTINO

ETIOPATOGENIA

- Rotação intestinal incompleta.
- Base do mesentério mais curta.
- Rotação das alças intestinais sobre o eixo mesentérico.
- Isquemia mesentérica.

ABDOME AGUDO OBSTRUTIVO NO LACTENTE E NA CRIANÇA PRÉ-ESCOLAR

DIAGNÓSTICO

- Quadro clínico
  - Período neonatal e lactentes.
  - Instalação abrupta – dor abdominal, vômitos biliosos, mau estado geral.
  - Abdome agudo isquêmico – distensão abdominal, peritonite.
  - Choque hipovolêmico.
  - Sepse.
- Exames complementares
  - Radiografia simples de abdome – sinais de obstrução jejunoileal (níveis hidroaéreos, ausência de gás no reto, edema de parede de alças – "empilhamento de moedas").
  - Diagnóstico diferencial: invaginação intestinal.

TRATAMENTO

- Sondagem gástrica.
- Correção dos desequilíbrios hidroeletrolíticos.
- Antibioticoterapia (anaeróbios e gram-negativos).
- Laparotomia: enterectomia.

INVAGINAÇÃO INTESTINAL

ETIOPATOGENIA

- Invaginação ou intussuscepção ileocecal (protrusão do íleo terminal dentro do ceco).
- Edema da "cabeça" da invaginação determina a oclusão da luz ileal.
- Ausência de alterações patológicas no intestino.
- Associação com quadros de aumento do peristaltismo intestinal.

DIAGNÓSTICO

- Quadro clínico
  - Idade inferior a 2 anos (70%).
  - Dor abdominal aguda.
  - Distensão abdominal progressiva.
  - Fezes em "geleia de morango".

- Apatia.
- Vômitos biliosos.
- Antecedentes recentes de gastroenterocolite infecciosa.
- Antecedentes de vacinação contra rotavírus.
– Exames complementares
  - US – imagem em "casca de cebola".
  - Radiografia simples de abdome – sinais de obstrução intestinal, fossa cecal sem ar.
– Diagnóstico diferencial
  - Apendicite aguda.
  - Gastroenterocolite.

TRATAMENTO

– Sondagem gástrica.
– Correção dos desequilíbrios hidroeletrolíticos.
– Antibioticoterapia (anaeróbios e gram-negativos).
– Redução da invaginação.
  - Não cirúrgica – enema hidrostático com contraste e/ou ar sob controle radiológico.
  - Cirúrgica – laparotomia ou laparoscópica.
  - Casos com suspeita de sofrimento de alça – sempre opção cirúrgica.

HÉRNIA INGUINAL ENCARCERADA

ETIOPATOGENIA

– Persistência do conduto peritoneovaginal.
– Saco herniário habitado: impossível redução não cirúrgica.
– Estruturas possíveis de encarceramento: intestino, omento, ovário, trompa.

DIAGNÓSTICO

– Quadro clínico
  - Abaulamento irredutível na região inguinal.
  - Choro contínuo.
  - Massa palpável endurecida e dolorosa na região inguinal.
  - Vômitos eventuais.
  - Peristaltismo visível eventualmente.

- Exames complementares: desnecessários.
  - Diagnóstico diferencial: hérnia inguinal não encarcerada (permite a redução, indolor).

TRATAMENTO

- Redução cruenta (cirurgia).
- Herniorrafia.

OBSTRUÇÃO INTESTINAL POR BOLO DE ÁSCARIS

ETIOPATOGENIA

- Infestação maciça intestinal por *Ascaris lumbricoides*.
- Crianças de classe econômica e social desfavoráveis.
- Ainda frequente em cidades com deficiências de infraestrutura sanitária.

DIAGNÓSTICO

- Quadro clínico
  - Distensão abdominal.
  - Dor abdominal em cólicas.
  - Vômitos com eliminação de vermes.
  - Ausência de eliminação de gazes e fezes.
  - História de eliminação de vermes.
  - Massas móveis palpáveis no abdome.
- Exames complementares
  - Radiografia simples de abdome – niveis hidroaéreos, imagem de áscaris ("espaguete").
- Diagnóstico diferencial
  - Invaginação intestinal.
  - Apendicite complicada.

TRATAMENTO

- Sondagem gástrica.
- Correção dos desequilíbrios hidroeletrolíticos.
- Antibioticoterapia profilática (enterobactérias).
- Antiespasmódicos.

- Óleo mineral por sonda a cada 4 horas.
- Piperazina: 75mg/kg/dia, VO, 1x/dia, por 2 dias .
- Laparotomia: casos que não respondem ao tratamento conservador ou suspeita de isquemia ou perfuração intestinal.

OBSTRUÇÃO INTESTINAL POR BRIDA PÓS-CIRÚRGICA

ETIOPATOGENIA

- Aderências peritoneais pós-laparotomia.
- Hérnia interna ou acotovelamento de segmento intestinal.

DIAGNÓSTICO

- Quadro clínico
  - Cirurgia abdominal prévia.
  - Quadro agudo ou recorrente.
  - Dor abdominal em cólica.
  - Distensão abdominal.
  - Vômitos (características variam conforme o segmento obstruído).
- Exames complementares
  - Radiografia simples de abdome – níveis hidroaéreos, edema de alça, quadrantes abdominais sem ar.
  - Leucograma normal (leucocitose: suspeitar de isquemia ou perfuração intestinal).
  - Amilasemia normal (aumentada se isquemia ou perfuração intestinal).
- Diagnóstico diferencial
  - Apendicite complicada.
  - Hérnia interna por brida associada a divertículo de Meckel.

TRATAMENTO

- Clínico
  - Correção dos desequilíbrios hidroeletrolíticos.
  - Sondagem gástrica.
  - Antibioticoterapia profilática (enterobactérias).
  - Antiespasmódicos.
  - Bloqueadores da bomba de prótons.

– Cirúrgico
  • Laparotomia ou laparoscopia (casos selecionados): após 48-72 horas de tratamento clínico sem melhora, suspeita de isquemia intestinal.

BIBLIOGRAFIA

Macksoud JG. Cirurgia pediátrica. Rio de Janeiro: Livraria e Editora Revinter Ltda.; 2003.

Projeto Diretrizes Médicas, AMB. Obstrução intestinal no lactente e na criança maior: diagnóstico e tratamento. Associação Brasileira de Cirurgia Pediátrica. Janeiro de 2005.

Raffensperger JG, Seeler RA, Moncada R. The acute abdomen in infancy and childhood. Philadelphia and Toronto: J.B. Lippincott Company; 1970.

Welch KJ. Pediatric surgery. Chicago: Year Book Medical Publishers; 1986.

Wolf HG. El abdomen agudo en pediatria, diagnostico e diagnostico diferencial. Barcelona: Editorial Cientifico Medica; 1972.

CAPÍTULO 44

Afecções Agudas da Região Inguinoescrotal

Fernanda Ghilardi Leão
Jovelino Quintino de Souza Leão

ESCROTO AGUDO

Etiopatogenia

- Processo inflamatório agudo originário em um dos elementos do escroto: pele, subcutâneo, testículo ou epidídimo.
- Etiologia
  - Torção do funículo espermático – "torção do testículo".
  - Torção de apêndices testiculares.
  - Orquite, epididimite ou orquiepididimite.
  - Traumatismo escrotal.

Diagnóstico

- Quadro clínico
  - Dor escrotal aguda.
  - Sinais flogísticos localizados ou difusos.
  - Sintomas sistêmicos (como náuseas, vômitos, febre eventualmente).
- Exames complementares
  - US Doppler.
  - Cintilografia da topografia escrotal.
- Diagnóstico diferencial
  - Púrpura de Henoch-Schönlein.
  - Hérnia inguinoescrotal encarcerada ou estrangulada.
  - Hidrocele.
  - Edema escrotal idiopático.
  - Adenite inguinocrural.

AFECÇÕES AGUDAS DA REGIÃO INGUINOESCROTAL

- Foliculite escrotal.
- Tumores de testículo.
- Torção do funículo espermático – "torção do testículo".
- Torção de apêndices testiculares.
- Orquite, epididimite ou orquiepididimite.
- Traumatismo escrotal.

TORÇÃO DO FUNÍCULO ESPERMÁTICO – "TORÇÃO DO TESTÍCULO"

Etiopatogenia

- Mobilidade excessiva do testículo e torção do funículo espermático.
- Contração do músculo cremaster pode levar à torção um testículo móvel (torção durante sono, ereção noturna em adolescentes e frio).
- Torção associada a aumento de massa testicular na adolescência e nos tumores testiculares.
- Isquemia testicular.
- Torção extravaginal: mais comum em recém-nascidos e crianças menores. Ocorre durante a descida do testículo. Causa de atrofia testicular.
- Torção intravaginal: mais comum, ocorrendo em adolescentes e no período puberal.

Diagnóstico

- Quadro clínico
  - Causa mais importante de escroto agudo (25-30%).
  - Faixas etárias mais comuns – neonatal e pós-puberal.
  - Dor escrotal aguda, intensa.
  - Hemiescroto comprometido – aumento de volume, muito doloroso, consistência aumentada, epidídimo medianizado e testículo mais alto e fixo no escroto, reflexo cremastérico abolido.
- Exames complementares
  - US Doppler – diminuição ou ausência de circulação sanguínea. Sensibilidade: 88%. Especificidade: 93-99%.
  - Cintilografia escrotal com radioisótopo (Tc^{99m}) – ausência de captação do radiofármaco na topografia do testículo comprometido.
- Diagnóstico diferencial: excluir imediatamente a possibilidade de torção testicular (risco de necrose testicular).

Tratamento

- Cirúrgico imediato (emergência).

- Forte suspeita clínica e menos de 12 horas de evolução: exploração cirúrgica imediata (independente de exames complementares).
- Forte suspeita clínica e mais de 12 horas de evolução ou dúvida diagnóstica: US Doppler.
- Cirurgia:
  - Correção da torção e fixação do testículo ou orquiectomia. Fixação do testículo contralateral (risco de 40% de torção testicular assincrônica). Distorção nas primeiras 6 horas: possibilidade de recuperação plena do testículo.

TORÇÃO DE APÊNDICES TESTICULARES

Etiopatogenia

Apêndices – testiculares, epididimários, restos embrionários do ducto de Muller – "hidátide de Morgagni", vasos aberrantes de Haller e órgão de Giraldés.

Diagnóstico

- Quadro clínico
  - Semelhante à torção de funículo espermático, com menor intensidade.
  - Faixa etária mais frequente – 7-12 anos (pré-puberal).
  - Formação nodular dolorosa no polo superior do testículo.
  - Ponto escurecido no polo superior do testículo (*blue dot sign*) – 10%.
- Exames complementares
  - US Doppler – circulação sanguínea preservada, eventual nodulação no polo superior do testículo.
  - Cintilografia normal.
- Diagnóstico diferencial: escroto agudo.

Tratamento

Repouso e analgésicos.

ORQUITE, EPIDIDIMITE E ORQUIEPIDIDIMITE

Etiopatogenia

- Processo inflamatório viral (orquite) ou bacteriano (epididimite/orquiepididimite).

AFECÇÕES AGUDAS DA REGIÃO INGUINOESCROTAL

- Orquite: geralmente associada à parotidite viral (caxumba).
- Epididimite
  - Pode estender-se ao testículo (orquiepididimite).
  - Secundária à infecção urinária – manipulação (sondagem vesical, cistoscopia) ou alteração estrutural do trato urinário (estreitamento de uretra, ureter ectópico, dissinergia esfincteriana, utrículo prostático).
  - Alterações morfológicas do trato urinário – 41% dos casos.

Diagnóstico

- Quadro clínico
  - Orquite – mais frequente pós-puberal.
  - Epididimite – mais frequente em adolescentes.
  - Dor e aumento de volume testicular progressivos, instalação insidiosa.
  - Febre eventual.
- Exames complementares
  - Exame de urina – piúria com ou sem bacteriúria – epididimite.
  - US Doppler e cintilografia – aumento da irrigação sanguínea (processo inflamatório).
- Diagnóstico diferencial: escroto agudo.

Tratamento

- Antibioticoterapia (bactérias gram-negativas).
- Repouso.
- Analgesia.
- Anti-inflamatórios.
- Elevação escrotal ("cueca justa").

TRAUMATISMO ESCROTAL

Etiopatogenia

O momento do traumatismo nem sempre é identificado.

Diagnóstico

- Quadro clínico
  - Dor aguda no momento do traumatismo que melhora com o passar do tempo.

- Dor persistente e progressiva merece investigação para afastar torção de testículo.
- Aumento de volume escrotal.
- Exames complementares: US Doppler – hematoma peritesticular.
- Diagnóstico diferencial: escroto agudo (quando a história do traumatismo não é clara).

Tratamento

- Repouso.
- Anti-inflamatório.
- Analgesia.
- Exploração cirúrgica: casos excepcionais de grandes hematoceles.

HÉRNIA INGUINAL

Etiopatogenia

- Persistência do conduto peritoneovaginal.
- Passagem de estruturas intra-abdominais (omento, alças intestinais) para a região inguinoescrotal.

Diagnóstico

- Quadro clínico
  - Abaulamento na região inguinal, evidente durante o choro, redução espontânea com o repouso ou leve compressão na região do anel inguinal externo.
  - Hérnias inguinais não complicadas são redutíveis e indolores.
- Exames complementares: exame físico geralmente é suficiente.
- Diagnóstico diferencial
  - Cisto de funículo espermático – limites mais precisos, textura cística firme, irredutível.
- Complicações
  - Hérnia inguinal encarcerada – irredutível, endurecida.
  - Hérnia inguinal estrangulada – mau estado geral, abdome agudo, dor à palpação, hiperemia local.

Tratamento

- Cirurgia em caráter eletivo.
- Hérnia encarcerada: redução, seguida de correção cirúrgica após 24-48 horas.
- Hérnia estrangulada: não tentar redução (infrutífera). Cirurgia imediata.

AFECÇÕES AGUDAS DA REGIÃO INGUINOESCROTAL

HIDROCELE

Etiopatogenia

- Líquido escrotal peritesticular (saco da *tunica vaginalis*).
- Conduto peritoneovaginal obliterado.
- Presente desde o nascimento (maioria).
- Hidrocele pós-traumática: reação inflamatória secretora da *tunica vaginalis* (membrana que envolve o testículo, semelhante ao peritônio).

Diagnóstico

- Quadro clínico
  - Escroto de volume aumentado, consistência cística, indolor.
  - Região inguinal livre.
  - Maioria presente desde o nascimento.
  - Início insidioso, geralmente, mas pode ter instalação abrupta (pós-traumática).
  - Palpação escrotal – textura cística, mais ou menos tensa.
  - Desaparecimento espontâneo (pequeno a moderado volume) até 3 a 4 anos de vida.
  - Volume estável.
  - Se volume varia ao longo do dia – hidrocele comunicante, forma particular de hérnia inguinal.
  - Hidrocele comunicante não regride espontaneamente.
  - Hidrocele traumática – regressão espontânea em semanas.
- Exames complementares
  - Desnecessários.
  - Transiluminação escrotal – líquido na bolsa.
  - US – líquido peritesticular.
- Diagnóstico diferencial
  - Hérnia inguinal (hidrocele comunicante).
  - Hematoma traumático (textura mais espessa, hematoma).

Tratamento

- Hidrocele de pequeno a moderado volume, não comunicante: observar a regressão espontânea até os 3 a 4 anos de vida.
- Hidrocele de grande volume: hidrocelectomia eletiva.
- Hidrocele traumática: observar regressão espontânea.
- Hidrocele comunicante: herniorrafia eletiva.

VARICOCELE

Etiopatogenia

Dilatação varicosa do plexo pampiniforme (complexo de veias do funículo espermático).

Diagnóstico

– Quadro clínico
  - 15% dos meninos.
  - Início da adolescência.
  - Mais frequente à esquerda (inserção da veia espermática esquerda na veia renal em ângulo de 90°).
  - Assintomático ou incômodo em posição ortostática prolongada ou durante atividade física, aumento de volume escrotal.
– Exames complementares: desnecessários.
– Diagnóstico diferencial: nenhum.

Tratamento

– Grande maioria: não exige tratamento.
– Indicação cirúrgica (extração do plexo): restrita a casos com sintomatologia intensa ou hipotrofia testicular.

EDEMA ESCROTAL "IDIOPÁTICO"

Etiopatogenia

Relacionado a picada de insetos, celulite, dermatites de contato, reação alérgica.

Diagnóstico

– Quadro clínico
  - Espessamento e hiperemia da pele escrotal, sem comprometimento do testículo.
  - Regressão espontânea.
– Exames complementares: desnecessários.
– Diagnóstico diferencial: escroto agudo.

Tratamento

Antialérgicos, corticoides tópicos.

PÚRPURA DE HENOCH-SCHÖNLEIN

Etiopatogenia

- Síndrome de vasculite sistêmica.
- Etiologia desconhecida (doença autoimune).

Diagnóstico

- Quadro clínico
  - Escroto com sinais flogísticos.
  - Acometimento escrotal agudo ou insidioso.
  - Púrpura não trombocitopênica, artralgia, doença renal.
  - Dor abdominal, sangramento gastrintestinal.
  - Pacientes com menos de 10 anos de idade (pré-puberal).
  - Evolução autolimitada.
- Exames complementares
  - Hemograma completo.
  - Provas inflamatórias.
  - Estudos de coagulação.
  - Estudo da função renal.
- Diagnóstico diferencial
  - Escroto agudo.
  - Outras vasculites.

Tratamento

- Anti-inflamatórios hormonais e não hormonais.
- Analgésicos.
- Imunossupressores.

TUMORES DE TESTÍCULO

Etiopatogenia

Neoplasias primárias ou secundárias de testículo.

Diagnóstico

- Quadro clínico
  - Massa tumoral testicular.
  - Geralmente indolor, sem sinais flogísticos.
  - Crescimento insidioso.
  - Muitas vezes estão associados à torção testicular.

- Exames complementares
  - US – massa testicular.
  - Dosagens hormonais.
  - Estadiamento.
- Diagnóstico diferencial: hidrocele tensa.

Tratamento

Orquiectomia por via inguinal.

ADENITE INGUINAL SUPURATIVA

Etiopatogenia

Linfadenite aguda bacteriana na região inguinal.

Diagnóstico

- Quadro clínico
  - Sinais flogísticos.
  - Adenomegalia dolorosa.
  - Tumoração inguinoescrotal, limites imprecisos.
  - Lesões (escoriações ou ferimentos) de pele nos membros inferiores.
  - Febre.
  - Abscesso.
- Exames complementares
  - Usualmente desnecessários.
  - US – afastar afecções testiculares.
  - Leucograma – leucocitose com desvio à esquerda.
- Diagnóstico diferencial
  - Hérnia inguinal encarcerada.
  - Cisto de funículo espermático.

Tratamento

Antibióticos (contra gram-positivos, cefalexina).
Analgesia.
Anti-inflamatórios.
Abscesso: drenagem cirúrgica.

BIBLIOGRAFIA

Mäkelä E, Lahdes-Vasama T, Rajakorpi H, Wikström S. A 19-year review of paediatric patients with acute scrotum. Scand J Surg 2007;96:62-6.

Gatti JM, Murphy JP. Current management of the acute scrotum. Semin Pediatr Surg 2007;16:58-63.

Barthold JS, Kass EJ. Abnormalities of the penis and scrotum. In: Belman AB, King LR, Kramer SA. Clinical pediatric urology. 5th ed. London: Informa Healthcare UK Ltda; 2007. pp. 1239-70.

Garrone GO. Escroto agudo. In: Macedo Jr A, Lima SVC, Streit D, Barroso Jr U. Urologia pediátrica. São Paulo: Editora Roca; 2004. pp 265-70.

Kalfa N, Veyrac C, Lopez M, Lopez C, Maurel A, Kaselas C, et al. Multicenter assessment of ultrasound of the spermatic cord in children with acute scrotum. J Urol 2007;177:297-301.

PARTE IX Urgências Onco-Hematológicas

CAPÍTULO 45

Urgências Oncológicas

Flavio Augusto Vercillo Luisi

SÍNDROME DE LISE TUMORAL

DEFINIÇÃO

A síndrome de lise tumoral aguda (SLT) é uma emergência metabólica que ocorre durante o tratamento de algumas neoplasias malignas e exige cuidados especiais dos médicos e da enfermagem. Ela ocorre devido à liberação rápida de metabólitos intracelulares (ácido úrico, potássio, fosfato) em quantidades que excedem a capacidade de excreção renal. A hipocalcemia sintomática, a hipomagnesemia e a insuficiência renal secundária são complicações frequentes. O primeiro aspecto importante é reconhecer quais pacientes são suscetíveis à síndrome da lise tumoral. Destacam-se os pacientes com neoplasia maligna com grande massa celular de fração de crescimento alto, ou seja, portadores de tumores extensos e/ou com grande número de células imaturas que estão em constante divisão celular (crescimento celular rápido). Essa grande "velocidade" de crescimento tumoral faz com que essas neoplasias sejam muito sensíveis à quimioterapia e à radioterapia. Os principais exemplos são os linfomas não Hodgkin e as leucemias linfoides (possuem linfócitos imaturos, os quais têm quatro vezes mais fósforo do que os linfócitos maduros). Outros sinais de alerta e preocupação nestes pacientes são: déficit da função renal (por infiltração do parênquima renal pelo tumor e obstrução ureteral ou venosa pela compressão do tumor), nível sérico de ácido úrico e de desidrogenase láctica (DHL) elevados e tumores disseminados (hiperleucocitose e massas tumorais volumosas).

TRATAMENTO

O paciente suscetível deve permanecer com um bom acesso venoso, monitorização diária dos eletrólitos, DHL, ureia, creatinina, ácido úrico, cálcio, fosfato, balanço hídrico, função renal e pH urinário. Algumas medidas para prevenir ou minimizar a SLT já estão bem estabelecidas e tornaram-se obrigatórias:

A hidratação é realizada com 2.000 a 5.000ml/m² de soro glicosado a 5% e bicarbonato de sódio 40 a 100mEq/l. O objetivo é promover um bom fluxo renal e alcalinização de urina, pois a solubilidade do ácido úrico aumenta quando em pH alcalino. A hidratação, por sua vez, promove um bom fluxo renal, com melhor excreção dos metabólitos. O alopurinol (100mg/m²/dose de 8/8h, VO) inibe a xantino--oxidase, uma enzima que participa da formação do ácido úrico. Estas medidas são suficientes para prevenir SLT; entretanto, podem ocorrer complicações, tais como hipercalemia, hiperfosfatemia, hipocalcemia e hiperuricemia. Uma das medidas mais importantes, uma vez estabelecido o risco de desenvolvimento da SLT, é a utilização de um agente hipouricêmico como a rasburicase. Uma única dose de 0,2mg/kg é éfetiva na diminuição signicativa nos níveis de ácido úrico em 4 horas até níveis indetectáveis após 48 horas.

DIÁLISE

Caso as medidas preconizadas não se mostrem eficazes, a diálise deve ser instituída. A hemodiálise é mais eficiente do que a diálise peritoneal na correção desse desequilíbrio eletrolítico; é importante ainda lembrar que a diálise peritoneal é contraindicada em pacientes com tumor abdominal. Os critérios objetivos para a indicação de diálise são: ácido úrico > 10mg/dl, potássio > 6mEq/l, creatinina > 10 vezes o normal, hipervolemia, uremia, hipertensão arterial de difícil controle e fósforo > 10mg/dl.

A síndrome da lise tumoral é um exemplo da importância da equipe multidisciplinar no tratamento da criança com câncer. Por essa razão devemos saber como e quando intervir para minimizar as consequências, uma vez que os portadores das principais neoplasias causadoras de lise tumoral apresentam altas taxas de cura da doença de base.

SÍNDROME DA COMPRESSÃO DA VEIA CAVA SUPERIOR

DEFINIÇÃO

Presença de sinais e sintomas resultantes da compressão, obstrução ou trombose deste vaso.

ETIOLOGIA

Os tumores malignos localizados no mediastino anterior ou médio, como linfomas, leucemias agudas, tumor de células germinativas e mais raramente neuroblastoma e sarcomas, podem aumentar a pressão da veia cava superior e suas tributárias, comprometendo o retorno venoso do coração e aumentando a pressão venosa. A obstrução comumente pode ser secundária à presença de trombo no cateter venoso central.

QUADRO CLÍNICO

As manifestações clínicas dependem da velocidade com que ocorre a obstrução venosa. Os sintomas mais comuns são: tosse, estridor, dispneia, dor torácica e ortopneia. Ansiedade, confusão mental, sonolência, cefaleia, distúrbios visuais e síncopes refletem maior gravidade. A posição supina frequentemente piora os sintomas. O exame físico evidencia um paciente com edema facial e conjuntival, pletora, cianose de face, pescoço e tórax superior, distensão da parede torácica com circulação colateral visível, empastamento da fossa supraclavicular e aumento do pulso paradoxal.

DIAGNÓSTICO

A radiografia de tórax mostra massa de mediastino anterior e/ou médio, com desvio da traqueia e, muitas vezes, diminuição do seu calibre. Derrames pleural e/ou pericárdico podem estar presentes. A tomografia de tórax proporciona melhor visualização da massa, do tamanho, do grau de comprometimento e compressão das estruturas adjacentes ao tumor. O mielograma, atualmente coletado com material para imunofenotipagem e citogenética, permite o diagnóstico de leucemias e, ocasionalmente, de linfomas. Quando houver derrame pleural ou ascite, o exame citológico desse material pode definir o diagnóstico. Uma vez que os tumores de células germinativas podem produzir marcadores tumorais no sangue, a dosagem do nível sérico da alfafetoproteína e beta-hCG (gonadotrofina coriônica humana) auxiliam no diagnóstico. Os procedimentos que necessitam de sedação ou anestesia geral são considerados de risco, pois estão associados com o aumento de mortalidade e muitas vezes tornam impossível a ventilação adequada. O retorno venoso ainda é reduzido pela dilatação periférica causada pela sedação.

TRATAMENTO

- Internação: em unidade de terapia intensiva, decúbito elevado, oxigenoterapia e acesso venoso adequado.
- Hiper-hidratação: para manter circulação adequada de volume sanguíneo, associada a precauções para a diminuição dos efeitos da síndrome de lise tumoral.
- Uma vez realizado o diagnóstico e estadiamento, o uso de baixas doses de dexametasona ($2mg/m^2/dia$ dividida em 4 doses) leva à diminuição rápida do efeito compressivo causado por leucemias e linfomas mediastinais. Outras neoplasias necessitam de esquemas quimioterápicos específicos, os quais devem ser imediatamente instituídos, em que pese o fato de a resposta terapêutica ser mais lenta.
- Radioterapia: é pouco utilizada nessas situações. São preconizados pequenos campos de irradiação, com doses diárias de 200 a 400cGy. Tal qual a corticoterapia, a diminuição da massa mediastinal, causada por linfomas e leucemias, é observada em 18 a 24 horas.

COMPRESSÃO DA MEDULA ESPINHAL

DEFINIÇÃO

É uma emergência oncológica, pois se houver rápido crescimento do tumor a laminectomia de urgência pode evitar uma sequela neurológica grave e irreversível. Os PNETs (tumor neuroectodérmico primitivo periférico)/sarcomas, neuroblastomas, linfomas e leucemias podem envolver o corpo vertebral e comprimir a medula espinhal.

QUADRO CLÍNICO

Dor local ou radicular na região dorsal. A dor inicia-se semanas ou meses antes do diagnóstico e evolui com paresia, paraplegia e tetraplegia. Tumores que causam compressão da cauda equina podem apresentar-se clinicamente com incontinência fecal e/ou urinária.

DIAGNÓSTICO

- Radiografia de coluna: presença de lesão lítica e achatamento de corpo vertebral quando presente.

- Ressonância magnética (RM): é o exame de escolha, por permitir a avaliação do corpo vertebral, do parênquima da medula espinhal, assim como a presença e a extensão do envolvimento paraespinhal.
- Liquor: avalia doença subaracnóidea, leucemias e linfomas e, se a compressão medular for completa, o nível de proteína do líquido cefalorraquidiano estará elevado.

TRATAMENTO

A quimioterapia, a radioterapia e a descompressão cirúrgica são utilizadas isoladamente ou combinadas. O uso de dexametasona (1 a 2mg/kg/dia, IV) é efetivo na redução do edema medular.

HIPERLEUCOCITOSE

DEFINIÇÃO

Leucócitos acima de 100.000/ml; ocorre nas crianças com leucemias agudas e mieloides crônicas. Os sinais e os sintomas de leucostase são: hipóxia, acidose, dispneia, confusão mental, sonolência, borramento visual, cefaleia e priapismo.

Os sangramentos (oral, nasal, gastrintestinal e uterino) são raros. Insuficiência cardíaca congestiva, angina e arritmias também podem ocorrer. O óbito em geral é devido à hemorragia intracraniana ou à insuficiência respiratória.

TRATAMENTO

1. Internação: em unidade de terapia intensiva; obtenção de acesso venoso central.
2. Leucoaférese ou exsanguineotransfusão, nos casos de leucemia linfoide aguda com leucócitos $\geq$ 200.000/mm^3 ou leucemia mieloide aguda com leucometria $\geq$ 100.000mm^3, ou se houver qualquer sinal de estase.
3. Medidas para síndrome de lise tumoral: hiper-hidratação, alopurinol ou rasburicase e controle de diurese.
4. Instituir a quimioterapia em caráter de urgência e evitar a transfusão de hemoderivados, uma vez que pode elevar ainda mais a viscosidade sanguínea, aumentando o risco das complicações secundárias à estase.

SÍNDROMES HEMORRÁGICAS

DEFINIÇÃO

As síndromes hemorrágicas são situações comuns no paciente oncológico, tanto na evolução da doença quanto no tratamento. A coagulação intravascular disseminada (CIVD), mais frequentemente, apresenta-se como uma síndrome hemorrágica e atinge até 15% das crianças recém-diagnosticadas com leucemias pró-mielocítica e monocítica.

QUADRO CLÍNICO

Sangramentos do trato gastrintestinal, trato respiratório e locais sem exteriorização da hemorragia como os espaços pleural, peritoneal e pericárdico. O sangramento no sistema nervoso central é uma das complicações mais temidas devido ao péssimo prognóstico. Além do quadro clínico da síndrome hemorrágica, observa-se anemia aguda de difícil correção ou estabilização, taquicardia, hipotensão e choque. Tumores volumosos e de rápido crescimento podem evoluir com necrose, hemorragia e CIVD localizada, principalmente em crianças pequenas.

DIAGNÓSTICO

Baseia-se na comprovação da perda sanguínea aguda ou contínua e na detecção dos distúrbios de coagulação que acompanham a síndrome hemorrágica. Verificar a hemoglobina e hematócrito e procurar locais ocultos de sangramento. Avaliar a coagulação por meio da contagem de plaquetas, fragilidade vascular, tempo de tromboplastina parcial ativada, atividade da protrombina, fibrinogênio e concentração dos produtos de degradação da fibrina.

TRATAMENTO

Deve ser realizado de forma agressiva, inicialmente, dando-se preferência para a reposição de volume intravascular com cristaloides. Os componentes de sangue utilizados são: concentrado de hemácias irradiadas e com filtro de deleucotização (10-15ml/kg), concentrado de plaquetas (4 unidades/m^2 de superfície corporal) também irradiadas e com filtro de deleucotização ou 1 unidade por aférese e plasma fresco congelado (10 a 15ml/kg). O crioprecipitado deve ser utilizado como fonte de fator VIII, fator de von Willebrand e fibrinogênio. A deficiência de vitamina K é rara e o tratamento consiste na reposição por via oral ou parenteral na dose diária de 1mg durante três a cinco dias.

BIBLIOGRAFIA

Cairo MS, Bishop M. Tumour lysis syndrome: new therapeutic strategies and classification. Br J Haematol 2004;127(1):3-11.

Haut C. Oncological emergencies in the pediatric intensive care unit. AACN Clin Issues. 2005;16(2):232-45.

Hochberg J, Cairo MS. Rasburicase: future directions in tumor lysis management. Expert Opin Biol Ther 2008; 8(10):1595-604.

Kinney S, Tibballs J, Johnston L, Duke T. Clinical profile of hospitalized children provided with urgent assistance from a medical emergency team. Pediatrics 2008;121:1577-84.

Rheingold SR, Lange BJ. Oncologic emergencies: In: Pizzo PA, Poplack DG. Principles and practice of pediatric oncology. 4th ed. Philadelphia: Lippincott Williams & Wilkins 2002. p. 1176-203.

CAPÍTULO 46

Doença Falciforme

Janahyna Gomes Emerenciano
Lilian Maria Cristofani
Alessandra Ramos Souza

INTRODUÇÃO

A anemia falciforme é a doença hereditária monogênica mais comum no Brasil. É caracterizada por anemia hemolítica crônica e fenômenos vaso-oclusivos que levam a isquemia tecidual, disfunção orgânica, aumento na suscetibilidade a infecções e morte precoce.

Atualmente, o diagnóstico tem sido feito já nos recém-nascidos, por meio do teste do pezinho. Nas crianças maiores, o diagnóstico é suspeitado pelo quadro clínico e confirmado pela eletroforese de hemoglobina.

A variabilidade clínica da anemia falciforme é grande e é com suas complicações que o pediatra vai deparar-se no pronto-socorro. Abaixo discutiremos as mais frequentes: crises de dor, infecções e sequestro do baço; lembrando que o acidente vascular cerebral, o priapismo e a síndrome torácica aguda (compreende sinais e sintomas comuns ao infarto pulmonar e pneumonia) também são complicações importantes, mas muito mais remotas.

CRISE DOLOROSA

QUADRO CLÍNICO

– Persiste em média 4 a 6 dias, podendo durar semanas.
– Pode ser desencadeada por frio, infecção, hipóxia, desidratação, apneia do sono, exaustão física.
– Em crianças pequenas o episódio inicial envolve os ossos das mãos e pés, pelo menos dois. Tipicamente os dorsos das mãos e pés estão edemaciados, não eritematosos e extremamente dolorosos; pode haver febre e leucocitose.

DOENÇA FALCIFORME

TRATAMENTO

Corrigir os fatores desencadeantes/predisponentes, promover hidratação e analgesia adequadas.

Hidratação

- Aumento dos líquidos por VO para crises de dor leve.
- Expansão por via IV para quadros de dor moderada à intensa. Fazer 20ml/kg de SGF 1:1 e observar o estado de hidratação do paciente.
- Evitar expansões múltiplas pelo risco de sobrecarga hídrica.
- Deixar manutenção de 120ml/kg de peso calórico.

Analgesia

O objetivo é eliminar a dor e independe da fase da hidratação.

A potência da analgesia empregada deve ser proporcional à intensidade da dor. O esquema de administração dos analgésicos deve seguir horário fixo e não a critério médico.

Após a suspensão da analgesia, o paciente deve ser observado durante 24 horas antes da alta hospitalar pelo risco de recorrência da dor.

- Dor leve:
  - Dipirona (16mg/kg/dose), acetominofeno (10-16mg/kg/dose), VO, de 6/6 ou 4/4h.
  - Diclofenaco (0,5-2mg/kg/dose), VO, de 8/8h pode ser associado para melhorar a resposta em crianças maiores.

  Lembrar que os analgésicos comuns, não opioides, dificultam a avaliação de infecção subjacente por mascarar a febre.

- Dor moderada:
  - Codeína + paracetamol – 0,5-1mg/kg/dose de codeína, VO, de 4/4 ou 6/6h.
    Dose máxima adulto 60mg/dia. Apresentação: comprimido de 7,5-500mg e 30-500mg.
  - Tramadol – 5mg/kg/dia de 4/4 ou 6/6hs, VO, IV ou intrarretal.
    Dose máxima 400mg/dia. Apresentação: cápsula retard com 50mg, solução oral de 100mg/ml, ampola de 50 e 100mg e comprimido retard com 100mg.

- Dor intensa:
  - Morfina – 0,3-0,6mg/kg/dose, VO, de 4/4h; 0,1-0,15mg/kg/dose, IV, SC ou IM, de 4/4 ou 3/3h.

Dose máxima 15mg/dia. Apresentação: comprimido de 10 e 30mg, ampola de 0,2mg/ml, ampola de 1mg/ml, solução oral de 10mg/ml.

- Meperidina – não é habitualmente usada na crise dolorosa porque tem apenas 1/10 da potência analgésica da morfina e seus metabólitos ativos ocasionam maior sedação e convulsão.
- Antagonista dos narcóticos – Naloxona 0,01mg/kg, IV. Apresentação: ampola de 0,4mg/ml. A duração da reversão pode ser mais curta do que a duração do efeito narcótico.

SEQUESTRO ESPLÊNICO

O sequestro é a segunda maior causa de morte entre os falcêmicos, podendo ocorrer entre 2 meses e 3 anos de idade nos pacientes SS e em idades maiores nos pacientes SC ou Sβ.

QUADRO CLÍNICO

Instalação abrupta de palidez e aumento do volume do baço com dor abdominal, fraqueza súbita, taquipneia, taquicardia e palidez cutaneomucosa, podendo ser desencadeado por processos infecciosos.

DIAGNÓSTICO

Hemograma – mostra queda maior que 2-3g/dl da hemoglobina basal e aumento dos reticulócitos; pode haver moderada a grave plaquetopenia.

TRATAMENTO

Avaliação clínica observando sinais pertinentes como palidez, taquicardia, pressão arterial, aumento do baço.
- Transfusão de concentrado de hemácias 5 a 10ml/kg para manter hemoglobina entre 6 e 8g/dl.
- Pelo risco de ressequestro, o paciente deve permanecer internado até a estabilização da hemoglobina e do baço.
- Esplenectomia: programada após a alta.

Observação: há possibilidade de sequestro hepático, mas, como o fígado é um órgão pouco distensível, há menor risco de colapso cardiovascular.

FEBRE NO PACIENTE FALCÊMICO

A infecção é a causa mais comum de morte no paciente com anemia falciforme. O risco de sepse por pneumococo na criança falciforme é 400 vezes maior do que na criança normal; no caso do *Haemophilus*, o risco é 2 a 4 vezes maior. Isso devido à asplenia funcional (que leva à deficiência de opsonização) e à desordem humoral que ocorre nestes pacientes.

ABORDAGEM DA FEBRE NO PACIENTE FALCÊMICO

Criança em bom estado geral e febre

– Hemograma, urina tipo I, radiografia do tórax e dos seios da face.
– Culturas de sangue e urina.

Tratamento
– Foco infeccioso não identificado:
  • Se < 5 anos de idade – ampicilina, IV, 100mg/kg/dia.
  • Se > 5 anos de idade – penicilina cristalina, IV, 100.000UI/kg/dia.
  • Aguardar o resultado das culturas; se negativas e o paciente bem, o antibiótico pode ser descontinuado.
– Foco infeccioso identificado:
  • Otite média aguda, sinusite, infecção do trato urinário, pneumomia – penicilinas sintéticas ou cefalosporinas.
  • Síndrome torácica aguda (febre, tosse, dispneia, hipotermia e dor pleural) – ceftriaxona 100mg/kg/dia, IV, e eritromicina, 50mg/kg/dia, VO, na suspeita de micoplasma.
  • Meningite – ceftriaxona, IV, 100mg/kg/dia.

Criança com sinais de gravidade

– Febre > 40°C.
– Aparência de gravemente doente.
– Hipotensão.
– Má perfusão periférica.
– Infiltrado pulmonar.
– Leucócitos > 30.000 ou < 5.000, plaquetas < 100.000 e hemoglobina < 5g/dl.

Tratamento
Internação hospitalar sempre.

À admissão: hemograma, gasometria, urina tipo I, radiografia de tórax e dos seios da face, hemocultura e urocultura. Líquido cefalorraquidiano se suspeita de meningite.

– Foco infeccioso identificado: escolher antibiótico de acordo com o local da infecção e o antibiograma.

Observação: em caso de osteomielite, fazer cobertura para *Salmonella* associando ceftriaxona, IV, 100mg/kg/dia.

– Foco infeccioso não identificado: iniciar tratamento com ceftriaxona, IV, 100mg/kg/dia, durante pelo menos 7 dias.

BIBLIOGRAFIA

Management and Therapy of Sickle Cell Disease. U.S. Department of Health and Human Services. Public Health Service. National Institutes of Health. Publicação No. 96-2117. Dezembro de 1995.

Manual de Condutas em Hematologia Pediátrica. UNIFESP/EPM. Coordenação: Profª Dra Josefina AP. Pellegrini Braga, Chefe do Setor de Hematologia Pediátrica do Departamento de Pediatria da UNIFESP/EPM. 1ª ed. São Paulo; 2004.

Naoum PC, Naoum FA. Doença das células falciformes. São Paulo: Sarvier; 2004.

Nathan DG, Orkin SH. Hematology of infancy and childhood. 5th ed. Philadelphia: W. B. Saunders, 1998.

CAPÍTULO 47

Abordagem das Neutropenias

Alessandra Ramos Souza
Janahyna Gomes Emerenciano
Lilian Maria Cristofani

INTRODUÇÃO

Os neutrófilos são células importantes na defesa contra os germes piogênicos. Considera-se leucopenia quando os glóbulos brancos estão abaixo de 4.000 células/mm³. Neutropenia é definida como uma contagem neutrofílica absoluta (CNA), bastonete + segmentado, menor que 1.500 células/mm³. No entanto, valores normais variam com a idade e a raça. Entre 2 semanas e 1 ano de vida, a CNA mínima é de 1.000 células/mm³. Cerca de 25% das crianças negras hígidas podem apresentar CNA inferior a 1.000 células/mm³.

A neutropenia pode ocorrer por diminuição da produção na medula óssea (MO), por redução na liberação de formas maduras da MO ou aumento na destruição periférica. Conforme a CNA, pode ser classificada como leve (1.000-1.500 células/mm³), moderada (500-1.000 células/mm³) e grave (< 500 células/mm³).

Se a CNA < 1.000 células/mm³, estomatites, periodontites, otites são frequentes. O risco de infecções bacterianas graves (por exemplo, pneumonia, sepse, abscesso perirretal) aumenta se a CNA for inferior a 500 células/mm³. Os agentes mais envolvidos são o *Staphylococcus aureus* e os bacilos gram-negativos. Conforme a etiologia, a neutropenia pode ser classificada como congênita ou adquirida (Quadro IX-1).

CAUSAS

CONGÊNITAS

A síndrome de Kostmann ou neutropenia congênita grave e a neutropenia cíclica são as mais frequentes.

Quadro IX-1 – Algumas causas de neutropenia na infância. Adaptado de Souid, 1995.

Congênitas ou hereditárias
    Neutropenia cíclica
    Agranulocitose congênita grave – síndrome de Kostmann
Neutropenia associada à disfunção imune
    Disgamaglobulinemia
    Síndrome da hiperimunoglobulina M ligada ao X
    Agamaglobulinemia ligada ao X
    Disgenesia reticular
Neutropenia associada às doenças metabólicas
    Alterações do propionato e metilmalonato
    Acidúria orgânica
    Glicogenose tipo 1b
Neutropenia associada às anomalidades fenotípicas
    Síndrome de Shwachman-Diamond
    Hipoplasia cabelo-cartilagem
    Disqueratose congênita
    Anemia de Fanconi
    Síndrome de Chediak-Higashi
    Neutropenia associada à alteração na morfologia dos neutrófilos
    Mielocatexia
Outras
    Neutropenia familiar benigna

Adquiridas
    Neutropenia aloimune
    Neutropenia autoimune primária ou neutropenia crônica benigna secundária (drogas, doenças do colágeno)
    Infecção viral ou bacteriana
    Hepatites A, B e C, eritrovírus B19, influenza, rubéola, VSR, EBV, CMV, HIV
    Sepse, tuberculose, febre tifoide, riquétsias, brucelose
    Aplasia
    Drogas
    Leucose e infiltração metastática
    Hiperesplenismo
    Neutropenia crônica idiopática
    Pseudoneutropenia
        Aumento do *pool* marginal dos neutrófilos
        Neutropenia idiopática crônica

VSR = vírus sincicial respiratório; EBV = vírus Epstein-Barr, CMV = citomegalovírus; HIV = vírus da imunodeficiência humana.

ADQUIRIDAS

A infecção viral e a neutropenia autoimune são, respectivamente, as causas adquiridas mais comuns de neutropenia transitória e crônica na infância (Quadro 1).

Alguns medicamentos (exceto a quimioterapia citotóxica) estão associados à redução grave na CNA (< 200 células/mm^3) por reação idiossincrática. Pode durar dias (aguda) ou meses a anos (crônica). É uma alteração grave, com elevada mortalidade (Quadro IX-2).

Quadro IX-2 – Algumas drogas associadas à neutropenia por reação idiossincrática. Adaptado de Dinauer, 1998.

Analgésicos e anti-inflamatórios	Antitireoidiano
Aminopirina	Propiltiouracil
Ibuprofeno	**Agentes cardiovasculares**
Indometacina	Hidralazina
Fenilbutazona	Procainamida
Antibióticos	Quinidina
Penicilinas	**Hipoglicemiante**
Cloranfenicol	Clorpropamida
Cefalosporinas	**Diuréticos**
Sulfonamidas	Acetazolamida
Anticonvulsivantes	Hidroclorotiazida
Fenitoína	Tranquilizantes
Carbamazepina	Clorpromazina
Ácido valproico	Fenotiazinas

ABORDAGEM DO PACIENTE NEUTROPÊNICO

HISTÓRIA CLÍNICA E EXAME FÍSICO

Devemos verificar:

- Se houve infecção recente ou exposição a drogas.
- A frequência e a gravidade das infecções. Abscessos ou perda dentária, periodontite, estomatites são sugestivos de neutropenia crônica ou recorrente. Na síndrome de Kostmann (rara), as infecções bacterianas graves já estão presentes no primeiro mês de vida (CNA < 200 células/mm^3). Na neutropenia autoimune, as infecções são geralmente leves; há descrição de celulite ou abscesso em grandes lábios e infecções invasivas.

- História familiar de infecções recorrentes ou morte prematura de crianças < 1 ano (neutropenia congênita grave ou imunodeficiência); raça (neutropenia familiar benigna).
- Ao exame físico avaliar: mucosa oral e região perianal; se há alterações fenotípicas (causas congênitas); linfonodomegalia, hepatoesplenomegalia = infecção, condições crônicas ou malignidades.
- Exposição a substâncias que possam causar supressão medular (por exemplo, derivados do petróleo: morar próximo a posto de gasolina, borracharia).

LABORATÓRIO

- Hemogramas anteriores normais: sugerem quadro transitório.
- Hemogramas seriados (2 vezes/semana durante 6 semanas): para avaliar se há padrão cíclico e evolução transitória ou crônica.
- Se anemia ou trombocitopenia = coletar mielograma.
- Outros exames: sorologias, anticorpo antineutrófilos, imunoglobulinas etc., conforme a suspeita clínica.

NEUTROPENIA FEBRIL NO PACIENTE NÃO ONCOLÓGICO

As neutropenias na infância formam um grupo heterogêneo. O tratamento deve ser individualizado, pois o risco de infecções graves varia com a doença de base e a intensidade da neutropenia:

- Febre e CNA < 500 células/mm^3 e condições crônicas associadas a pobre reserva medular (por exemplo, neutropenia congênita grave, neutropenia cíclica, aplasia) e/ou imunodeficiência (imunodeficiência comum variável, síndrome de Shwachman): alto risco para o desenvolvimento de infecções bacterianas graves.
- Febre e CNA < 500 células/mm^3 e condições associadas à celularidade medular normal (por exemplo, neutropenia autoimune, infecções virais): menor risco para infecções graves. No entanto, por fatores não definidos, algumas alterações podem ser de alto risco, independente do grau de neutropenia.

Em avaliação inicial, torna-se difícil definir se a neutropenia é transitória ou crônica e se há risco para infecção bacteriana invasiva. Além disso, há poucos dados na literatura sobre a conduta diante da neutropenia febril no paciente sem câncer.

Portanto, pacientes com febre e CNA < 500 ou > 500 células/mm^3 e comprometimento do estado geral devem ser internados e submetidos prontamente à coleta de culturas e à antibioticoterapia empírica de amplo espectro (ceftriaxona 100mg/kg/dia). Se afebril > 48 horas, culturas negativas e foco infeccioso ausente, é possível suspender o antibiótico.

Esta conduta poderá ser modificada conforme a avaliação individual.

– Fator estimulante de colônia de granulócitos (G-CSF): indicado para os casos graves e para a neutropenia congênita grave sintomática.

BIBLIOGRAFIA

Berliner N, Horwitz Ml, Loughran Jr TP. Congenital and acquired neutropenia. Hematol Am Soc Hematol Educ Program 2004;63-79.

Dinauer MC. The phagocyte system and disorders of granulopoiesis and granulocyte function. In: Nathan DG, Orkin SH (ed). Hematology of infancy and childhood. 5th ed. Philadelphia: W.B. Saunders Company; 1998. pp. 889-966.

James RM, Kinsey SE. The investigation and management of chronic neutropenia in children. Arch Dis Child 2006;91:852-8.

Souid AK. Congenital cyclic neutropenia. Clin Pediatr (Phila) 1995;34(3):151-5.

Sung L, Johnston DL. Approach to febrile neutropenia in the general paediatric setting. Paediatr Child Health 2007;12(1):19-21.

Yigal D, Sung L. Update on childhood neutropenia: molecular and clinical advances. Hematol Oncol Clin North Am 2004;18:1439-58.

CAPÍTULO 48

Púrpura Trombocitopênica Idiopática

Lilian Maria Cristofani
Alessandra Ramos Souza
Janahyna Gomes Emerenciano

DEFINIÇÃO

A púrpura trombocitopênica idiopática (PTI) é uma doença autoimune caracterizada por baixo número de plaquetas circulantes (< 150.000/mm^3), consequente à destruição de plaquetas sensibilizadas com autoanticorpos no sistema reticuloendotelial. Esses autoanticorpos são do tipo IgG, específicos para os antígenos plaquetários GPIIb/IIIa e GPIb/IX. Os anticorpos anti-GPIb/IX também podem agredir os megacariócitos, diminuindo a plaquetogênese. A PTI pode ser aguda ou crônica, primária ou secundária.

DIAGNÓSTICO DIFERENCIAL

O diagnóstico de PTI é por exclusão. Ao detectar-se a presença de plaquetopenia < 150.000/mm^3 em criança sem evidência clínica de sangramento, a primeira providência é afastar erro laboratorial, por meio da confirmação do resultado.

Em cerca de dois terços dos casos há história pregressa de infecção, geralmente de vias aéreas superiores. Em uma minoria, há antecedentes de doença viral específica ou vacinação com vírus atenuados (rubéola, varicela, caxumba, mononucleose).

Exame físico detalhado mostra geralmente uma criança de 1 a 9 anos de idade (idade média de 5,7 anos) em bom estado geral, sem antecedentes mórbidos e com sufusões hemorrágicas cutaneomucosas de início súbito. Petéquias e equimoses, epistaxe e hematúria são as manifestações mais frequentes. A presença de outras manifestações clínicas como febre, hepatoesplenomegalia, dores, adenomegalia deve levar à suspeita de PTI secundária a outras doenças. O quadro IX-3 mostra as principais causas de trombocitopenia na infância e adolescência, e o quadro IX-4, os exames a serem obtidos na suspeita de PTI.

Quadro IX-3 – Causas de trombocitopenia na infância.

Destruição periférica adquirida	Trombocitopenias hereditárias	Deficiência adquirida de produção
• Púrpura trombocitopênica idiopática • Púrpura aloimune neonatal • Púrpura pós--transfusional • CIVD • Sequestro esplênico • Síndrome de Kasabach-Merritt • Doenças infecciosas • LES • Síndrome antifosfolipídio	• Amegacariocitemia congênita • Trombastenia de Glanzmann • Síndrome de Bernard--Soulier • Síndrome de DiGeorge • Trombocitopenia ligada ao X • Trombocitopenia e ausência do rádio • Anemia de Fanconi • GATA 1 mutação • Doença linfoproliferativa autoimune	• Drogas • Doenças infecciosas • Álcool • Síndrome mielodisplástica • Neoplasias hematológicas • Anemia aplástica • Infiltração neoplásica

CIVD = coagulação intravascular disseminada; LES = lúpus eritematoso sistêmico.

Quadro IX-4 – Exames preconizados para pacientes com PTI.

Hemograma completo
Sorologias: CMV, EBV, hepatites, HIV
FAN, FR
Mielograma se houver indicação de corticoterapia

CMV = citomegalovírus; EBV = vírus Epstein-Barr; FAN = fator antinuclear; FR = fator reumatoide.

TRATAMENTO

Cerca de 70% das crianças com PTI apresentam recuperação espontânea em até seis meses do diagnóstico. Crianças com início abrupto da doença, infecção viral pregressa, sexo masculino, idade inferior a 10 anos e contagem plaquetária < 5.000/mm^3 tendem a se recuperar muito rapidamente.

O tratamento é considerado naqueles casos de PTI aguda com sangramento importante e risco de hemorragia no sistema nervoso central, complicação cuja incidência varia de 0,17 a 0,2%. Vários autores recomendam a introdução de terapêutica com base na situação clínica e não apenas na contagem plaquetária. As drogas mais utilizadas são os corticoides e a imunoglobulina por via intravenosa (Quadro IX-5). Ambos são muito eficientes em aumentar o nível sérico das plaquetas. O uso de corticoide deve ser precedido da coleta de mielograma, para não mascarar o diagnóstico de leucemia. A imunoglobulina por via intravenosa é cara e pode causar meningite asséptica. As doses e os esquemas recomendados são:

- Plaquetas > 30.000/mm^3, sem sangramento, apenas petéquias: só observação no lar e controle hematológico.
- Plaquetas < 20.000/mm^3, sangramento mucoso: tratar com imunoglobulina por via intravenosa ou corticoide.
- Plaquetas < 10.000/mm^3: internação, tratar com imunoglobulina por via intravenosa ou corticoide.
- Crianças com cefaleia e plaquetas < 20.000/mm^3 devem realizar tomografia computadorizada de crânio para verificar se há sangramento no sistema nervoso central.
- Sangramento grave, com oscilação hemodinâmica, ou hemorragia no sistema nervoso central: internação em unidade de terapia intensiva, imunoglobulina por via intravenosa, corticoide, e se necessário intervenção cirúrgica manter nível de plaquetas > 100.000/mm^3.

Quadro IX-5 – Esquema terapêutico para pacientes com PTI.

Imunoglobulina por via intravenosa: 1g/kg, em 2-3 horas, durante 2 dias consecutivos
Corticoide: metilprednisolona 30mg/kg (máximo 1g)/dia, durante 3 dias consecutivos ou prednisona 4mg/kg/dia, por via oral, durante 4 dias consecutivos

EVOLUÇÃO

A maioria das crianças alcança a remissão espontânea nos primeiros 6 meses após o diagnóstico. As demais podem necessitar de tratamento e atingem a remissão em até 18 meses. Apenas 3% pode persistir com número de plaquetas inferior a 20.000/mm^3 após 24 meses de seguimento.

Considera-se:
- Remissão completa quando plaquetas ≥ 100.000/mm^3 durante pelo menos 3 meses sem terapia.
- Remissão parcial: plaquetas entre 30 e 100.000/mm^3 durante pelo menos 3 meses sem terapia.

BIBLIOGRAFIA

Blanchette V, Bolton-Maggs P. Childhood immune thrombocytopenic purpura: diagnosis and management. Pediatr Clin North Am 2008;55:393-420.

Del Vecchio GC, De Santis A, Giordano P, Amendola G, Baronci C, Del Principe D, et al. AIEOP ITP Study Group. Management of acute childhood idiopathic thrombocytopenic purpura according to AIEOP consensus guidelines: assessment of Italian experience. Acta Haematol 2008;119:1-7.

Kuhne T. Idiopathic thrombocytopenic purpura in childhood: controversies and solutions. Pediatr Blood Cancer 2006;47:650-2.

Segel GB, Feig SA. Controversies in the diagnosis and management of childhood acute immune thrombocytopenic purpura. Pediatr Blood Cancer 2009;53:318-24.

Shad AT, Gonzalez CE, Sandler SG. Treatment of immune thrombocytopenic purpura in children: current concepts. Paediatr Drugs 2005;7:325-36.

PARTE X

Urgências em Otorrinolaringologia

CAPÍTULO 49

Faringotonsilites

Vivian Aparecida Zanao

DEFINIÇÃO

Processos inflamatórios da faringe, hipofaringe, úvula e tonsilas faríngea (adenoide) e palatinas (tonsilas). São causas frequentes de procura por assistência médica na faixa etária pediátrica.

ETIOLOGIA

- Viral (75-90%): predomina nos dois primeiros anos de vida. Tem como agentes mais prevalentes:
  - Rinovírus – 20%.
  - Adenovírus – 5%.
  - Coronavírus – 5%.
  - Herpes simples – 4%.
  - Influenza – 2%.
  - Parainfluenza – 2%.
- Bacteriana (10-25%): predomina nos escolares e adolescentes. Agentes mais prevalentes são:
  - Estreptococo beta-hemolítico do grupo A (*Streptococcus pyogenes*) – 30%
  - *Haemophilus* sp.
  - *Moraxella catharrhalis*.
  - *Staphylococcus aureus*.
  - *Mycoplasma pneumoniae*.

CLASSIFICAÇÃO

QUANTO À LOCALIZAÇÃO E TEMPO DE EVOLUÇÃO

Faringites

- Agudas: febre, rinorreia, obstrução nasal e roncos que desaparecem com a resolução do processo.
- Recorrentes: 4 ou mais episódios de faringite aguda em 6 meses.
- Crônica: rinorreia constante, halitose, secreção em orofaringe e congestão crônica. Comum a associação com otite média secretora.

Tonsilites

- Agudas: febre de intensidade variável, dor de garganta, disfagia, adenomegalia cervical com hiperemia de tonsilas e exsudatos. Pode ser acompanhada de queda do estado geral.
- Recorrentes: 7 episódios em 1 ano; 5 episódios em 2 anos consecutivos.
- Crônica: dor de garganta crônica, halitose, cálculos tonsilíticos, edema peritonsilítico e adenopatia cervical.

QUANTO AO AGENTE ETIOLÓGICO

- Viral: febre, dor de garganta, com ou sem exsudato, hipertrofia das tonsilas, coriza, obstrução nasal, espirros, aftas e sintomas gastrintestinais.
- Bacterianas: febre, dor de garganta, com ou sem exsudato, hipertrofia das tonsilas, petéquias em palato. Ausência de sintomas associados à infecção de vias aéreas superiores (IVAS).

DIAGNÓSTICO

O diagnóstico e o tratamento correto das faringotonsilites, em especial as causadas pelo estreptococo do grupo A, são importantes na prevenção das sequelas não supurativas (Fig. X-1).

CLÍNICO

De acordo com as características descritas acima.

LABORATORIAL

Recomenda-se o uso de métodos laboratoriais para a definição da doença, especialmente nos pacientes com mais de 2 anos de idade com

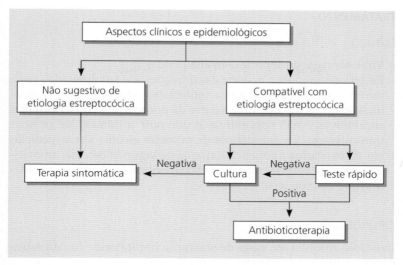

Figura X-1 – Algoritmo para diagnóstico e tratamento de crianças e adolescentes com faringotonsilite aguda.

febre e faringite associados a mais um sinal, como adenomegalia satélite, exsudato tonsilítico, odinofagia ou dor abdominal, associadas à ausência de tosse e à coriza nasal.
– Teste rápido (consiste na reação de um antígeno estreptocócico com anticorpos específicos). Apresenta especificidade de 95% e sensibilidade de 80 a 90%, se comparada à cultura de orofaringe. Resultados falso-negativos podem ocorrer devido à coleta inadequada do material.
– Cultura de orofaringe (padrão-ouro), mas há demora na obtenção do resultado (24-48 horas).

COMPLICAÇÕES

– Não supurativas: febre reumática, glomerulonefrite aguda, escarlatina e choque tóxico estreptocócico.
– Supurativas: abscessos peritonsilíticos, parafaríngeos e retrofaríngeos que necessitem de drenagem da coleção.

TRATAMENTO

CLÍNICO

- Viral: somente de suporte com analgésicos.
- Bacteriano: embora a maioria das infecções seja autolimitadas, mesmo na ausência de terapêutica antibiótica, o tratamento visa à erradicação do agente, encurtar o curso da doença, prevenir as sequelas supurativas e não supurativas e diminuir o número de pessoas transmissoras. Os antibióticos de primeira escolha são as penicilinas (G benzatina e amoxicilina), e os de segunda escolha, amoxicilina associada ao clavulanato, cefalosporinas de 2ª geração, clindamicina e macrolídeos.

CIRÚRGICO

Indicação absoluta nos casos de obstrução respiratória e/ou digestiva e relativa nos casos recorrentes e nos abscessos.

FORMAS CLÍNICAS ESPECIAIS

MONONUCLEOSE INFECCIOSA

- Etiologia: o vírus Epstein-Barr apresenta tropismo por linfócitos B e pelas células epiteliais da faringe e das glândulas salivares.
- Incidência: maior nos adolescentes e adultos jovens.
- Quadro clínico: tríade de febre prolongada, angina (pode ser eritematosa, eritematoexsudativa ou pseudomembranosa) e poliadenopatia. Podem ocorrer sinais sistêmicos como hepatomegalia (10%), esplenomegalia (50%) e *rash* cutâneo na vigência de penicilina.
- Diagnóstico: quadro clínico, somado ao hemograma com linfocitose atípica, discreto aumento das transaminases e sorologia positiva (reação de Paul-Bunnel-Davidson).
- Tratamento: analgésicos e anti-inflamatórios.

DIFTERIA

- Etiologia: *Corynebacterium diphtheriae*.
- Incidência: praticamente erradicada. Acomete crianças do primeiro ao sétimo ano.

- Quadro clínico: início insidioso com aparecimento de pseudomembranas branco-acinzentadas sobre as tonsilas, terço superior dos pilares anteriores até a úvula. Nos casos graves, podem ocupar todo o trato aerodigestório alto, impedindo a eliminação de secreções e resultando em obstrução de vias aéreas superiores. Pode estar associado com poliadenopatia cervical, febre moderada, hipotensão, palidez, adinamia, paralisia do véu palatino, diplopia e arritmia cardíaca devido ao tropismo da toxina diftérica pelo miocárdio e sistema nervoso.
- Diagnóstico: bacterioscópico direto e cultura do exsudato faríngeo.
- Tratamento: soro antidiftérico e erradicação do foco com penicilina e eritromicina.

ANGINA DE PLAUT-VINCENT

- Etiologia: causada pela simbiose entre dois saprófitas normais da cavidade bucal, que adquirem poder patogênico quando associados: *Fusobacterium plaut-vincenti* e *Spirochaeta dentium.*
- Incidência: adultos jovens e adolescentes com péssimos hábitos de higiene bucal e má conservação dentária.
- Quadro clínico: odinofagia unilateral, ausência de febre e queda do estado geral. Ulceração de tonsilas recoberta por pseudomembrana e exsudato de odor fétido.
- Tratamento: penicilina parenteral ou metronidazol e higiene bucal e dentária.

BIBLIOGRAFIA

Almeida ER, Campos VAR, Sih T, et al. Faringotonsilites – aspectos clínicos e cirúrgicos. Arq Otorrinolaringol 2003;7:53-60.

Bisno AL, Gerber MA, Gwaltney JM, Kaplan EL, Schwartz RH. Infectious Diseases Society of America. Practice guidelines for the diagnosis and management of group A streptococcal pharyngitis. Infectious Diseases Society of America. Clin Infect Dis 2002;35:113-25.

Carapetis JR, Currie BJ, Kaplan EL. Epidemiology and prevention on group A streptococcal infections: acute respiratory tract infections, skin infections, and treir sequelae at the close of twentieth century. Clin Infect Dis 1999;28:205-10.

Ejzenberg B. A conduta frente ao paciente com faringite aguda. J Pediatr (Rio J) 2005;81:1-2.

Edmonson MB, Farwell KR. Relationship between the clinical likelihood of group A streptococcal pharyngitis and the sensitivity of a rapid antigen-detection test in a pediatric practice. Pediatrics 2005;115:280-5.

Nascimento-Carvalho CM, Marques HHS. Recomendação do Departamento de Infectologia da Sociedade Brasileira de Pediatria para conduta de crianças e adolescentes com faringotonsilites agudas. J Pediatr (Rio J) 2006;82: 79-82.

Santos AG, Berezin I. Comparação entre métodos clínicos e laboratoriais no diagnóstico das faringotonsilites estreptocócicas. J Pediatr (Rio J) 2005;81: 23-8.

CAPÍTULO 50

Otites

Gilberto Sitchin
Fabrízio Ricci Romano

INTRODUÇÃO

As otites são afecções comumente diagnosticadas na assistência pediátrica e podem ser classificadas em otite externa e otite média.

OTITE EXTERNA AGUDA

Inflamação ou infecção do meato acústico externo (MAE) e pavilhão auricular. Podem ser localizadas, difusas, fúngicas e malignas.

OTITE EXTERNA AGUDA LOCALIZADA

- Inflamação cutânea do MAE, com obstrução de unidades pilossebáceas, que infectam secundariamente. Pode envolver um folículo sebáceo (furúnculo) ou vários folículos (carbúnculo). A etiologia é geralmente bacteriana, sendo o estafilococo o agente mais comum.
- Quadro clínico: otalgia intensa e adenopatia periauricular.
- Otoscopia: tumefação circunscrita com edema, eritema e possível flutuação. A membrana timpânica é normal.
- Tratamento:
  - Limpeza local cuidadosa, seguida de curativo local com creme contendo antibiótico (exemplo: gentamicina, neomicina, cloranfenicol, garamicina) associado a corticosteroide (hidrocortisona).
  - Deixar o MAE sem nenhuma oclusão. Orientar para evitar entrada de água.

OTITE EXTERNA AGUDA DIFUSA

- Inflamação aguda de todo o MAE. A etiologia geralmente é bacteriana (*Pseudomonas aeruginosa* é a mais comum).
- Quadro clínico: prurido precede a dor, sensação de plenitude na orelha. A dor pode ser bastante intensa e apresentar-se com otorreia.

- Otoscopia: eritema e edema da pele, secreção em todo o MAE (geralmente purulenta) e obstrução total ou parcial da luz do MAE.
- Diagnóstico: cultura e antibiograma podem ser necessários em casos que não resolvem em poucos dias. Na suspeita de complicações, fazer hemograma e glicemia e se necessário exame de imagem (otite externa maligna).
- Tratamento:
  - Limpeza cuidadosa do MAE (água oxigenada e soro fisiológico podem ser utilizados seguidos por secagem).
  - Analgesia e orientação para evitar a entrada de água.
  - Antibioticoterapia: geralmente é tópica – soluções otológicas contendo polimixina, quinolonas ou cloranfenicol, associados a corticosteroides, levando à melhora do edema e da dor. Posologia: 3 gotas, 3 a 4 vezes ao dia, durante 7 a 10 dias. Antibioticoterapia sistêmica é indicada em casos com infecção disseminada ao redor do MAE, com celulite auricular ou facial, linfadenite e acometimento do pavilhão. A primeira opção geralmente é a cefalexina e, em casos graves, pode ser necessário oxacilina por via intravenosa.

OTITE EXTERNA MICÓTICA OU OTOMICOSE

- Inflamação aguda ou crônica causada por fungos. Está associada ao aumento de umidade e calor do MAE e ao uso prévio de tratamento antibacteriano de longa duração. Os agentes etiológicos mais comuns são *Aspergillus* e *Candida*.
- Quadro clínico: prurido e otorreia espessa.
- Otoscopia: presença de grânulos (fungos) de cor negra, acinzentada ou verde-escuro, com restos celulares do MAE.
- Tratamento:
  - Limpeza local, remoção de restos epiteliais acumulados no MAE e secagem total, a seguir utilizamos agentes acidificantes (ácido acético).
  - Antifúngicos tópicos líquidos (exemplo: nitrato de miconazol ou isoconazol).
  - Evitar entrada de água no MAE.

OTITE MÉDIA AGUDA (OMA)

Caracteriza-se por um processo inflamatório agudo do revestimento epitelial da orelha média.

OTITES

Etiologia

- Bacteriana
  - *Streptococcus pneumonae* – 30-35%.
  - *Haemophilus influenzae* – 20-25%.
  - *Moraxella catarrhalis* – 10-15% (30% produtoras de betalactamase).
  - Outros agentes como estafilococos – 1-2%.
- Viral – em cerca de 35% dos casos
  - Vírus sincicial respiratório.
  - Influenza.
  - Parainfluenza 2.
  - Coxsackie B4.
  - Enterovírus.

Quadro clínico

- Crianças pequenas e lactentes – irritabilidade, inapetência, diarreia, vômitos, febre e otorreia.
- Crianças maiores e adolescentes: otalgia, geralmente unilateral, disacusia, plenitude auricular, febre e otorreia (otite média aguda – OMA supurada).
- Otoscopia: hiperemia, abaulamento e opacificação da membrana timpânica e eventualmente presença do nível líquido ou perfuração da membrana e supuração.
- Exames complementares: em alguns casos, é preciso realizar paracentese e coleta de secreção para cultura e antibiograma (imunodeprimidos). A tomografia de ossos temporais é necessária na suspeita de complicação intracraniana ou intratemporal.

Tratamento

- Admissão hospitalar – na presença de complicações (otomastoidite aguda ou complicação intracraniana).
- Antibioticoterapia – como primeira opção, amoxicilina durante 10 dias, podendo optar-se secundariamente por cefalosporinas ou macrolídeos. O tempo previsto para a melhora é de 48 a 72 horas após o início do tratamento, podendo nesse período ainda apresentar febre e dor. Caso após 48 a 72 horas não ocorra melhora clínica, devem-se administrar antibióticos ativos contra betalactamase (amoxicilina com clavulanato de potássio ou com sulbactam durante 10 dias). Se não houver melhora em mais 48 a 72 horas, na ausência de suspeita de complicações, deve-se proceder à miringotomia. Em casos de complicações, indica-se tomografia computadorizada.

- Recentemente, discute-se a possibilidade de não iniciar antibioticoterapia para crianças maiores de 2 anos de idade com quadro de OMA não complicada, em bom estado geral. Nestes casos indica-se apenas analgésicos e antipiréticos com reavaliação da criança após 48 horas. Muitas opiniões diferem a este respeito, não havendo ainda um consenso sobre esta conduta.

Complicações das infecções otológicas:

- Processos infecciosos provenientes da orelha média podem estender-se para outras regiões do osso temporal (mastoidea e petrosa) e crânio (meninges e parênquima cerebral), por continuidade ou via hematogênica.
- Podem ser divididas em mastoidite, abscesso subperiostal, subdural, extradural e cerebral, petrosite, labirintite infecciosa, paralisia facial, meningite e tromboflebite de seio sigmoide.
  - Mastoidite aguda – os agentes etiológicos mais frequentes são, nesta ordem: *Streptococcus pneumoniae*, estreptococo do grupo A, *Staphylococcus epidermidis*, *Haemophilus influenzae* e anaeróbios.
  - Abscessos intracranianos otogênicos – anaeróbios e gram-negativos.
  - Meningite otogênica – prevalecem *Haemophilus influenzae*, *Streptococcus pneumoniae* e *Neisseria meningitides*.

TRATAMENTO DAS COMPLICAÇÕES

CLÍNICO

- Admissão hospitalar.
- Antibioticoterapia parenteral de amplo espectro (cobrir gram-negativos). Pode-se iniciar tratamento com cefotaxima, ceftriaxona ou penicilina/cloranfenicol, geralmente durante 10 dias.

CIRÚRGICO

- Paracentese ampla: indicada na maioria dos casos.
- Abscessos: drenagem e, diante de evolução desfavorável ou suspeita de osteomielite de células mastoideas, indica-se mastoidectomia com antrostomia.
- Paralisia facial: parecentese, com cultura e antibiograma de amplo espectro. Se a paralisia não regredir em cerca de 10 a 14 dias ou o

exame eletrofisiológico mostrar sinais de degeneração walleriana, indica-se mastoidectomia com abertura do canal do Falópio, sem abrir a bainha do nervo.

BIBLIOGRAFIA

Campos CAH, Costa HOO (Orgs). Tratado de otorrinolaringologia. 1ª ed. São Paulo: Editora Roca; 2003.

Costa SS, Cruz OLM, Oliveira JAA (Orgs). Otorrinolaringologia: princípios e práticas. 2ª ed. Porto Alegre: Artmed; 2006.

Cummings CW, Haughey BH, Thomas JR, Harker LA, Flint PW. Cummings otolaryngology: head and neck surgery. 1st vol. 4th ed. Philadelphia: Elsevier Mosby; 2005.

Martins HS, Damasceno MCT, Awada SB (Orgs). Pronto-socorro: condutas do Hospital das Clínicas da Faculdade de Medicina da Universidade de São Paulo. 1ª ed. Barueri: Editora Manole; 2007.

CAPÍTULO 51

Rinossinusites

Andréa Penha Rocha
Fabrizio Ricci Romano

INTRODUÇÃO

A rinossinusite (RS) é caracterizada pela inflamação da mucosa do nariz e seios paranasais, constituindo-se em uma das afecções mais prevalentes das vias aéreas superiores. Pode apresentar diversas etiologias, mas neste texto concentraremos na rinossinusite bacteriana.

A anatomia dos seios paranasais das crianças apresenta diferenças em relação aos adultos, já que a aeração dos seios acontece após o nascimento e apresenta alto grau de variabilidade. Inicialmente, a criança desenvolve os seios etmoidais e maxilares (ao redor dos 2 anos) e posteriormente os seios frontais e esfenoidais (ao redor dos 5 anos). Com isso, o quadro clínico das rinossinusites na criança, bem como seu diagnóstico, varia de acordo com a faixa etária.

CLASSIFICAÇÃO

RS aguda – até 4 semanas.

RS subaguda – de 4 a 12 semanas.

RS crônica – mais que 12 semanas.

RS aguda recorrente – mais de quatro episódios/ano, ausência completa de sintomas entre os episódios.

DIAGNÓSTICO

QUADRO CLÍNICO

Os sintomas são menos específicos do que em adultos:
- Infecção de vias aéreas superiores (IVAS) viral que não melhora a partir do quinto dia, ou cujos sintomas persistem além do 10º dia.

- Rinorreia hialina ou purulenta (sintoma mais frequente em todas as formas de rinossinusite, 70 a 100% dos casos).
- Tosse (50 a 95% dos casos), seca ou produtiva, que pode piorar à noite, mas manifesta-se durante o dia.
- Obstrução nasal e respiração bucal, especialmente na RS crônica (70 a 100% dos casos).
- Febre, halitose e inapetência podem ser sintomas únicos na criança.
- Cefaleia e pressão facial são sintomas incomuns, principalmente em crianças pequenas.

EXAMES SUBSIDIÁRIOS

- Radiografia simples: tem pouco valor, principalmente em crianças menores e quando realizada em decúbito.
- Nasofibroscopia: grande auxílio no diagnóstico da RS aguda, mas de pouca disponibilidade em serviços pediátricos. Também é útil para o diagnóstico de fatores predisponentes como hipertrofia das adenoides.
- Tomografia computadorizada: exame padrão-ouro, está indicado em casos com má evolução, RS crônica ou suspeita de complicações.

TRATAMENTO

- Hidratação.
- Lavagem nasal com solução salina.
- Descongestionantes: alívio sintomático. Podem favorecer o espessamento das secreções diminuindo o transporte mucociliar. Devem ser usados com cautela em crianças, sobretudo nas menores de 3 anos, pelo risco de intoxicação.
- Corticoides: diminuem a dor e desobstruem os óstios de drenagem favorecendo a drenagem de secreções. Utilizar com cuidado devido aos efeitos sistêmicos.
- Antimicrobianos.
- Principais agentes: *S. pneumoniae*, *H. influenzae* e *M. catarrhalis.*
  - Amoxicilina.
  - Amoxicilina com clavulanato de potássio ou sulbactam.
  - Cefalosporina de segunda geração (por exemplo, cefuroxima).
  - Macrolídeos (claritromicina).
  - Clindamicina (casos graves ou complicações).

RINOSSINUSITE CRÔNICA

A rinossinusite crônica é uma entidade rara na faixa pediátrica. Quando presente, costuma estar associada a outras doenças de base que devem ser pesquisadas:

- Alergia.
- Imunodeficiências.
- Refluxo laringofaríngeo.
- Fibrose cística.
- Discinesia ciliar primária.
- Hiperplasia adenóidea.
- Permanência em creches.
- Exposição à fumaça de cigarro.

O tratamento cirúrgico da RS crônica está reservado aos casos em que haja permanência do quadro mesmo após um mínimo de três meses de tratamento adequado (inclusive dos fatores predisponentes). Em crianças com hipertrofia adenóidea, a adenoidectomia isolada deve ser o primeiro procedimento a ser realizado.

RINOSSINUSITE COMPLICADA

A faixa pediátrica apresenta alto risco para complicações infecciosas das rinossinusites. Estes quadros, muitas vezes, apresentam sintomas frustos e alto grau de suspeição é mandatório para o diagnóstico correto. Pacientes com sinusites que não estejam evoluindo de forma favorável ou que apresentem qualquer sinal de complicação (edema ou hiperemia orbitais, perda de acuidade visual, alteração na motricidade ocular, cefaleia intensa, meningismo etc.) devem ser submetidos à tomografia computadorizada contrastada de urgência.

As complicações podem ser (Quadro X-1):
- Locais: celulite de face.
- Orbitais: celulite pré-septal, abscesso subperiostal, celulite orbital, abscesso orbital, trombose de seio cavernoso.
- Sistema nervoso central: abscesso extra ou intradural, abscesso cerebral, meningite.
- Ósseas: mucoceles, tumor de Pott.

O tratamento, de modo geral, consiste em internação hospitalar, introdução de antibioticoterapia e corticoterapia por via intravenosa e avaliação otorrinolaringológica para provável abordagem cirúrgica.

Quadro X-1 – Complicações das rinossinusites.

Orbitais
  Celulite orbital difusa
  Abscesso subperiósteo
  Abscesso orbital
Intracranianas
  Meningite
  Abscesso sub e extradural
  Abscesso cerebral
  Tromboflebite do seio cavernoso
Ósseas
  Osteomielite dos ossos do crânio

BIBLIOGRAFIA

Araujo E, Sakano, E, Voegels R. Diretrizes brasileiras de rinossinusites. Rev Bras Otorrinolaringol 2008;74(Suppl):6-59.

Cunningham MJ, Chiu EJ, Landgraf JM, Jeanne M, Gliklich RE. The health impact of chronic recurrent rhinosinusitis in children. Arch Otolaryngol Head Neck Surg 2000;126:1363-8.

Fokkens W, Lund V, Bachert C, Clement P, Hellings P, Holmstrom M, et al. EAACI position paper on rhinosinusitis and nasal polyps. Rhinol Suppl 2005;18:1-87.

Hopp R, Cooperstock M. Medical management of sinusitis in pediatric patients. Curr Probl Pediatr 1997;27(5):178-86.

Wald ER, Guerra N, Byers C. Upper respiratory tract infections in young children: duration of and frequency of complications. Pediatrics 1991;87:129-33.

CAPÍTULO 52

Laringites Infecciosas Agudas

Fabrizio Ricci Romano
Raimar Weber
Rogério Borghi Bühler

INTRODUÇÃO

As afecções agudas da laringe são habitualmente precedidas por infecção no trato respiratório superior. Os agentes habituais são vírus e bactérias. Nas crianças, devido ao tamanho reduzido da via aérea e da cartilagem aritenoide, grau de edema da mucosa e exsudato formado, a evolução da doença costuma ser bem mais rápida. A queixa mais comum é a rouquidão, independente da causa, que pode ser de duração e gravidade variável. Na avaliação de pacientes com afecção laríngea, é obrigatório um exame detalhado das estruturas da cabeça e pescoço, incluindo visualização da laringe e ausculta pulmonar. Se possível, deve ser realizada nasofibrolaringoscopia. As afecções podem ser divididas em:

LARINGOTRAQUEÍTE AGUDA (CRUPE)

Etiologia – infecção viral subaguda; os agentes mais comuns são o vírus parainfluenza 1 e 2 e influenza A. É mais frequente no outono e inverno, em crianças de 1 a 3 anos. É chamada atípica quando ocorre em menores de 1 ano e com duração maior que 7 dias. O fator crucial da doença é o edema da área subglótica.

Sinais e sintomas – congestão nasal, rinorreia, angina (quadro de infecção de vias aéreas superiores), evoluindo para disfonia e tosse não produtiva em "latido de cachorro"; pior à noite, sendo geralmente autolimitada.

Diagnóstico – clínico, nasofibrolaringoscopia.

Diagnóstico diferencial – corpo estranho, e em casos de crupe recorrente deve-se pensar em estenose subglótica.

Tratamento – umidificação das vias aéreas, hidratação para facilitar a expectoração de secreção e repouso vocal. Se a dispneia for grave, pode-se aplicar adrenalina por via inalatória ou corticosteroide (dexametasona) por via parenteral para a regressão do edema. Observar alterações do estado neurológico, diminuição da frequência respiratória, aumento nos níveis de CO_2, para eventual necessidade de intubação ou traqueostomia. Antibióticos são indicados apenas no caso de infecções bacterianas secundárias.

SUPRAGLOTITE

Etiologia – infecção pelo *Haemophilus influenzae* tipo b (epiglotite), ocorrendo mais frequentemente na faixa etária de 2 a 4 anos, nos meses de inverno e primavera. As crianças são protegidas contra a infecção até os 3 meses de idade por meio de anticorpos maternos contra germes encapsulados, cujos títulos voltam a subir apenas com 3 ou 4 anos de idade, explicando a epidemiologia da doença.

Sinais e sintomas – febre alta, salivação, posição sentada com o tórax flexionado para a frente e o queixo levemente elevado, estridor inspiratório proeminente, voz abafada. Evolução rápida, em torno de 2 a 6 horas, ocorrendo obstrução aérea pelo edema da epiglote e prega ariepiglótica, e pela produção excessiva de secreção espessa. Pode ocorrer de modo súbito em casos de obstrução por uma rolha de secreção ou laringoespasmo, quando a criança é examinada agressivamente.

Diagnóstico – clínico, radiografia lateral cervical pode revelar espessamento de tecidos moles (sinal do "polegar" = epiglote edemaciada), mas os exames subsidiários não devem retardar o início da terapêutica.

Diagnóstico diferencial – laringotraqueíte, corpo estranho, asma e faringite. Vale lembrar que com a vacinação contra o *H. influenzae* tipo b houve diminuição no número de casos.

Tratamento – manutenção de via aérea pérvia e antibioticoterapia (ceftriaxona 50mg/kg 1 vez ao dia). Em muitos casos, necessita-se de intubação orotraqueal ou nasotraqueal. Raramente, pode ser necessário traqueostomia.

TRAQUEÍTE BACTERIANA

Etiologia – infecção pulmonar pelo *Staphylococcus aureus* e estreptococo alfa-hemolítico.

Sinais e sintomas – o sintoma inicial é o estridor acompanhado de febre alta, leucocitose; pode apresentar-se como uma sequela da crupe.

Diagnóstico – clínico; baseado na presença de secreção espessa, principalmente em criança que não apresenta melhora após tratamento medicamentoso para crupe; broncoscopia para a visualização de secreção e coleta de material para cultura pode ser necessária.

Diagnóstico diferencial – crupe.

Tratamento – aspiração das secreções, antibioticoterapia e eventual intubação ou traqueostomia.

RESFRIADO COMUM

Etiologia – rinovírus, adenovírus (geralmente com maior dificuldade respiratória), picornavírus; 50% dos casos sem identificação do agente.

Sinais e sintomas – coriza, tosse, febre baixa e cefaleia; quando há acometimento inflamatório da laringe pode ocorrer disfonia.

Diagnóstico – clínico.

Diagnóstico diferencial – refluxo gastroesofágico e abuso vocal.

Tratamento – sintomáticos, supressores da tosse ou expectorantes, umidificação, hidratação e repouso vocal. Antibióticos são indicados em infecções bacterianas secundárias

DIFTERIA

Etiologia – toxina produzida pelo *Corynebacterium diphtheriae*, bacilo aeróbio gram-positivo. Acomete crianças maiores que 6 anos de idade; atualmente rara devido à imunização. Pode acometer qualquer órgão do trato aéreo superior.

Sinais e sintomas – raramente apresenta lesão laríngea isolada e sua toxina pode causar paralisia de prega vocal sem acometimento laríngeo direto. Edema e eritema da laringe e faringe com exsudato em placa pseudomembranosa. Adenite cervical está geralmente presente; febre baixa, tosse e disfonia.

Diagnóstico – clínico.

Diagnóstico diferencial – embora a pseudomembrana seja o achado clássico, outras infecções também podem produzi-la, como vírus Epstein-Barr, *Streptococcus pyogenes*, *Neisseria gonorrhoeae*, *Francisella tularensis*.

Tratamento – antibioticoterapia com penicilina ou eritromicina, soro antitoxina diftérica, eventual remoção endoscópica das membranas, e manutenção das vias aéreas.

COQUELUCHE

Etiologia – causada pela *Bordetella pertussis*, mais frequente em crianças com menos de 6 meses de idade.

Sinais e sintomas – tosse com estágio catarral, febre e leucocitose, muitas vezes não apresentando episódios de tosse paroxística clássica. O paroxismo caracteriza-se por expirações rápidas seguidas por inspiração forçada, súbita e prolongada, acompanhada de ruído característico.

Diagnóstico – clínico.

Tratamento – embora não altere o curso clínico da doença, a antibioticoterapia com eritromicina é recomendada na dose de 35 a 50mg/kg/dia, 4 vezes ao dia, durante 14 dias. A eritromicina também apresenta efeito profilático em indivíduos expostos que ainda não desenvolveram a doença.

OUTRAS INFECÇÕES AGUDAS DE LARINGE

Sarampo, rubéola, varicela e herpes simples (1 e 2) também podem causar lesão inflamatória laríngea e traqueal.

BIBLIOGRAFIA

Bailey BJ, Johnson JT, Newlands SD. Otolaryngology – head and neck surgery. 2nd ed. Philadelphia: Lippincott Williams & Wilkins; 1998.

Cummings CW, Haughey BH, Thomaz JR, Harker LA. Otolaryngology – head and neck surgery. 2nd ed. Philadelphia: Elsevier-Mosby; 1993.

Loehrl TA, Smith TL. Inflammatory and granulomatous lesions of larinx and pharinx. Am J Med 2001;111(8A):113S-7S.

Gaynor EB. Laryngeal complications of GERD. J Clin Gastroenterol 2000;30: 31-4.

PARTE XI

Urgências Alérgicas e Dermatológicas

CAPÍTULO 53

Dermatites Alérgicas

Andréa Penha Rocha
Alessandra Miramontes Lima

INTRODUÇÃO

As dermatites ou eczemas acometem com frequência crianças e adolescentes e, por vezes, são motivo de consultas em serviços de urgência em busca de alívio dos sintomas. As dermatites de causa alérgica mais importantes em pediatria são a atópica e a de contato.

DERMATITE ATÓPICA

DEFINIÇÃO

Doença crônica inflamatória cutânea que acomete principalmente crianças, caracterizada por episódios de remissão e exacerbação, com prurido intenso associado, podendo ser ou não doença IgE mediada. Apresenta distribuição corporal característica, poupando a região palmar e plantar.

FISIOPATOLOGIA

O extrato córneo cutâneo destes pacientes é deficiente, resultando em pele seca e hiper-reativa. Agudamente, apresentam eritrodermia e prurido, e a resposta celular é predominantemente Th2 com aumento de produção de interleucinas-4 e 13. Lesões crônicas são caracterizadas pela liquenificação e hiperpigmentação cutânea, com marcada resposta Th1 nesta fase, com aumento principalmente de interferon γ.

QUADRO CLÍNICO

A dermatite atópica é caracteristicamente marcada pelo prurido que, nos lactentes jovens, pode aparecer com choro, irritabilidade e dificuldade para dormir. As lesões podem apresentar as seguintes características:

- Agudas: vermelhidão, exsudação, sangramento, pápulas, vesículas e bolhas.
- Subagudas: placas eritematosas escoriadas, palidez, descamação.
- Crônicas: ressecamento, liquenificação, pápulas com descamação, adelgaçamento cutâneo, crostas e ausência de pelos.

DIAGNÓSTICO

É baseado nos achados clínicos, segundo os critérios de Hanifin e Rajka propostos na década de 1980. De acordo com essa classificação, são necessários 3 ou mais critérios maiores associados a 3 ou mais critérios menores (Quadro XI-1).

COMPLICAÇÕES

São frequentes as infecções sobrepostas ao quadro eczematoso:

- Bacterianas: piodermites por *Staphylococcus aureus* (pústulas, eritema e exsudação).
- Virais: infecções por herpes simples (eczema herpético, erupção variceliforme de Kaposi) e poxvírus (molusco contagioso).
- Fúngicas: a presença de *Pitirosporum ovale* e *Malassezia* sp. pode agravar as lesões.

TRATAMENTO

Consiste em medidas para diminuir o processo inflamatório da pele, reduzir as infecções cutâneas e diminuir a exposição a alérgenos, visando diminuir o ciclo de prurido e lesão.

Cuidados gerais

- Controle ambiental: diminuir a exposição a alérgenos e irritantes.
- Abordagem de fatores emocionais e sociais, pois estes influenciam as crises e limitam atividades físicas e o convívio social.
- Cuidados com a pele.

DERMATITES ALÉRGICAS

Quadro X-1 – Critérios diagnósticos de Hanifin e Rajka para dermatite atópica.

Critérios clínicos maiores ou absolutos (3 ou mais)
– Prurido – Morfologia e distribuição típica das lesões (extensor e facial nas crianças e liquenificação e linearidade flexural nos adultos) – Dermatite crônica e recidivante – História pessoal ou familiar de atopia

Critérios clínicos menores ou relativos (3 ou mais)	
Exame dermatológico – Xerose – Hiperlinearidade palmar – Queratose pilar – Ictiose vulgar – Pregas infraorbitais de Dennie-Morgan – Pitiríase alba – Dermografismo branco – Palidez ou eritema facial – Queilite – Eczema de mamilo – Pregas anteriores no pescoço – Acentuação perifolicular – Escurecimento periorbital – *Alopecia areata* – Sinal de Hertogue (rarefação das sombrancelhas)	**História clínica** – Início precoce da doença – Tendência a infecções cutâneas – Conjuntivites recorrentes – Tendência a dermatites inespecíficas de mãos e pés – Curso influenciado por fatores ambientais – Curso influenciado por fatores emocionais – Hipersensibilidade alimentar – Prurido com sudorese – Urticária colinérgica – Enxaqueca (?) – hipersensibilidade ao níquel (?) **Dados complementares** – Elevação da IgE sérica – Hipersensibilidade cutânea tipo 1 – Catarata – Ceratocone

- Banhos mornos e rápidos, evitar agentes esfoliantes, usar pouco sabonete e de preferência neutros e sem cheiro.
- Hidratantes e emolientes: usar pelo menos uma vez ao dia após o banho com a pele úmida, evitando corantes, perfumes e a adição de álcool.
- Evitar substâncias oclusivas como a vaselina.

Tratamento medicamentoso

– Medicações tópicas
  - Corticoides tópicos – nas crises indicam-se os de moderada potência, devendo ser utilizados 1-2 vezes ao dia. Nas áreas sensíveis e

de pele mais fina, devem ser evitados ou ainda seu uso deverá ser restrito ao de baixa potência, no período noturno e por tempo restrito (3 a 5 dias). Já nos casos mais graves poderão ser usados corticoides de alta potência por período curto e logo que observada melhora se opta por um de menor potência. As áreas de liquenificação podem receber curativos oclusivos com pomadas.
- Inibidores de calcineurina (tacrolimus creme de 0,03 a 0,1% e pimecrolimus creme a 1%) – têm ação anti-inflamatória e podem ser utilizados em lesões 1-2 vezes ao dia em crianças com 2 anos ou mais e em áreas como face, colo, axilas, por não causarem efeitos como telangiectasias, adelgaçamento da pele e estrias.
- Antibióticos tópicos – devem ser utilizados na presença de infecção cutânea sem sinais de acometimento sistêmico. Tem boa ação contra o *S. aureus*: ácido fusídico e mupirocina.

– Medicações sistêmicas
- Antibióticos – o uso é recomendado em infecções disseminadas (principalmente causadas por *S. aureus*). Indicam-se as cefalosporinas de 1ª ou 2ª gerações ou derivados semissintéticos de penicilina. A resistência à eritromicina tem aumentado, sendo a clindamicina a melhor opção em casos de alergia a betalactâmicos.
- Corticoides sistêmicos – existem poucos estudos analisando seus resultados, porém é bem conhecido o efeito rebote após seu uso, sem contar outros efeitos colaterais já conhecidos (distúrbios do crescimento, osteoporose, catarata, linfopenia). Em alguns casos, seu uso é necessário, porém deverá ser feito por período curto.
- Anti-histamínicos – o valor terapêutico está em seu efeito sedativo, diminuindo o prurido, sendo que os não sedantes têm seu uso restrito e pouco efetivo.
- Outros tratamentos – terapias imunomoduladoras ou imunossupressoras usadas em casos refratários ao tratamento e com supervisão de especialista: ciclosporina, azatioprina, imunoterapia, fototerapia.

DERMATITE DE CONTATO

DEFINIÇÃO

Inflamação cutânea que se apresenta na fase aguda com eritema, pápulas, vesículas e até mesmo bolhas, e que geralmente evoluem para lesões eczematosas.

DERMATITES ALÉRGICAS

QUADRO CLÍNICO

- Erupção aguda: eritema maculopapular, vesículas ou bolhas. Em certas áreas (olhos, genitais) pode predominar apenas eritema e edema.
- Erupção crônica: liquenificação, descamação e fissuras.

CLASSIFICAÇÃO

- Dermatite de contato irritativa: ação citotóxica direta na pele pelo irritante, podendo ocorrer em qualquer indivíduo. Agentes: água, detergentes, sabonetes, cosméticos em geral, resíduos de fezes ou urina (dermatite de fraldas).
- Dermatite de contato alérgica: sintomas podem aparecer após 24-48 horas do contato com o irritante e ocorre em indivíduos geneticamente predispostos, sendo a resposta de hipersensibilidade do tipo IV (mediada por células). A caracterização do agente pode ser feita por meio de teste de contato. Agentes mais frequentes: níquel, plantas, cosméticos, desodorantes, medicamentos tópicos etc. Alguns pacientes só apresentarão reação se expostos à luz solar.
- Dermatite de contato fotoalérgica: pode ser causada por fatores exógenos ou endógenos. Principais agentes: protetores solares, anti-histamínicos tópicos, inseticidas e uso oral da clorpromazina.
- Dermatite de contato fototóxica: reação fototóxica na pele exposta à luz solar, após contato com um psoralênico (substância contida em plantas: limão, lima, cenoura silvestre).

TRATAMENTO

- Afastar agente causal.
- Compressas frias com ou sem líquido de Burrow (acetato de alumínio) várias vezes ao dia.
- Corticosteroides tópicos: para lesões isoladas.
- Corticoide sistêmico: comprometimento de mais de 20% de área corporal ou com acometimento sistêmico. Dose: 0,5-1mg/kg/dia de prednisolona ou equivalente durante 5 a 7 dias.
- Antibióticos tópicos ou sistêmicos: em casos de infecção secundária.

BIBLIOGRAFIA

Akdis CA, Akdis M, Bieber T, Bindslev-Jensen C, et al. Diagnosis and treatment of atopic dermatitis in children and adults: European Academy of Allergology and Clinical Immunology and American Academy of Allergy, Asthma and Immunology. PRACTALL Consensus Report. Allergy 2006;61: 969-97.

Aun WT, Pereira VAR. Dermatite de contato. In: Grumach AS (ed). Alergia e imunologia na infância e na adolescência. 2ª ed. São Paulo: Editora Atheneu; 2009. pp. 305-12.

Belsito DV. The diagnostic evaluation, treatment, and prevention of allergic contact dermatitis in the new millennium. J Allergy Clin Immunol 2000;105:409-20.

Castro APBM, Aoki V. Dermatite atópica. In: Grumach AS (ed). Alergia e imunologia na infância e na adolescência. 2ª ed. São Paulo: Editora Atheneu; 2009. pp. 291-303.

Eichenfield LF, Hanifin JM, Luger TA, Stevens SR, Pride HB. Consensus conference on pediatric atopic dermatitis. J Am Acad Dermatol 2003;49:1088-95.

Hanifin JM, Rajka G. Diagnostic features of atopic dermatitis. Acta Dermatol Venereol (Stockh) 1980;Suppl 92:44-7.

Leung DY. Infection in atopic dermatitis. Curr Opin Pediatr 2003;15:399-404.

Williams HC. Atopic dermatitis. N Engl J Med 2005;352:2314-24.

CAPÍTULO 54

Urticária e Angioedema

Alessandra Miramontes Lima
Fátima Rodrigues Fernandes

DEFINIÇÃO

A urticária caracteriza-se por lesões cutâneas eritematoedematosas que acometem qualquer parte do corpo e geralmente são associadas a prurido intenso. Desaparecem espontaneamente em 24 a 48 horas sem deixar sequelas, podendo ter recorrência. Podem ser acompanhadas de edema de partes moles ou mucosas (angioedema) que ocorre preferencialmente em face, língua, extremidades e genitais.

QUADRO CLÍNICO

– Urticas: pápulo-placas com três componentes:
  • Edema central circundado por eritema reflexo.
  • Prurido associado, eventualmente sensação de queimação.
  • Natureza efêmera, duração de 1 a 24 horas.
– Angioedema:
  • Edema abrupto, às vezes doloroso.
  • Comprometimento mucoso.
  • Resolução mais lenta do que as urticas, em até 72 horas.

CLASSIFICAÇÃO (FIG. XI-1)

– Agudas: até 6 semanas de evolução.
– Crônicas: mais de 6 semanas de evolução.

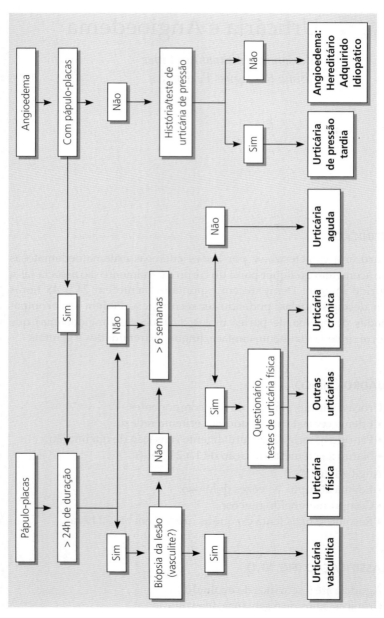

Figura XI-1 – Algoritmo do diagnóstico das urticárias.

URTICÁRIA E ANGIOEDEMA

FISIOPATOLOGIA

Liberação de histamina e outros mediadores inflamatórios, levando a vasodilatação periférica e aumento da permeabilidade vascular. Na urticária o processo é restrito à derme superficial, enquanto no angioedema atinge derme profunda e subcutâneo.

ETIOLOGIA

- Infecções: vírus (citomegalovírus, vírus Epstein-Barr, herpesvírus), bactérias (*E. coli*, *Chlamydia pneumoniae*, estreptococo), fungos (tínea) ou parasitas (giárdia, entamoeba, estrongiloides).
- Medicamentos: anti-inflamatórios, antibióticos, vacinas, antissoros, radiocontrastes.
- Alimentos: leite, ovo, trigo, amendoim, soja e crustáceos.
- Aditivos alimentares: conservantes (sulfitos, nitritos, benzoatos), flavorizantes (glutamato monossódico), corantes (tartrazina) e adoçantes (aspartame).
- Insetos: urticária papular (mosquito, pulga), urticária sistêmica (venenos de abelha, vespa, formiga).
- Inalação ou contato com antígenos: ácaros, polens, epitélios de animais, cosméticos, corantes, látex.
- Reação transfusional.
- Doença autoimune: tireoidite, vasculite, lúpus, doença inflamatória intestinal.
- Neoplasias: causa rara de urticária na infância.
- Urticárias físicas: frio, calor, exercício, pressão e colinérgica.
- Angioedema hereditário:
  - Edema deformante em pele e mucosa dos tratos respiratório (risco de asfixia) e digestório (dor abdominal recorrente).
  - Pródromo de *eritema marginatum*.
  - Duração mais prolongada, até 5 dias.
  - Não responde ao tratamento com anti-histamínicos e corticoides.
  - Níveis baixos de C4 e deficiência de C1-esterase.
- Mastocitose:
  - Prurido, eritema, edema e, eventualmente, bolhas.
  - Presença do sinal de Darier (quando atritadas, as lesões tornam-se eritematosas e edematosas).
  - Pode estar associada a comprometimento sistêmico – instabilidade vascular, broncoconstrição, cólicas e diarreia.

- Síndromes autoinflamatórias hereditárias: urticária associada à febre.
- Idiopática: cerca de 80% das urticárias crônicas.

TRATAMENTO

ATENDIMENTO DE URGÊNCIA (FIG. XI-2)

Verificar sinais associados às lesões cutâneas, indicativos de evolução para anafilaxia, com risco de morte:

- Permeabilidade das vias aéreas, edema de glote.
- Estridor laríngeo, rouquidão, sibilância.
- Taquicardia, hipotensão arterial.
- Perfusão periférica: cianose, palidez, pulso filiforme.
- Sintomas gastrintestinais: náuseas, dor abdominal, diarreia.
- Alterações neurológicas: sonolência, torpor, convulsões.

Conduta imediata – adrenalina 0,01mg/kg (0,01ml/kg de solução 1:1.000 – 1mg/ml), por via intramuscular, com volume máximo de 0,5ml, podendo repetir a dose após 5 minutos (ver Capítulo 9). O paciente deve permanecer em observação por 12 a 24 horas pela possibilidade de apresentar fase tardia da reação anafilática.

TRATAMENTO SEQUENCIAL

- Identificar e eliminar o agente causal quando possível.
- Anti-histamínicos: eficazes na maioria dos casos de urticária aguda leve.
  - Anti-H_1:
    Hidroxizina (solução oral 2mg/ml; comprimidos de 10 ou 25mg) – 1 a 2mg/kg/dia em 2 ou 3 doses. Dose máxima diária: 100mg.
    Dextroclorfeniramina (suspensão oral 2mg/5ml; comprimidos 2mg) – 0,15mg/kg/dia em 3 ou 4 doses. A partir de 2 anos.
    Cetirizina (suspensão oral 1mg/ml; comprimidos 10mg) – dose única diária: 2,5mg (2,5ml) de 2 a 5 anos; 5mg (5ml) de 6 a 11 anos; 10mg (10ml ou 1 comprimido) acima de 12 anos. A partir de 2 anos.
    Desloratadina (xarope 0,5mg/ml; comprimido 5mg) – dose única diária: 1,0mg (2ml) de 6 meses a 2 anos; 1,25mg (2,5 ml) de 2 a 5 anos; 2,5mg (5ml) de 6 a 11 anos; a partir de 12 anos 5mg (1 comprimido ou 10ml). A partir de 6 meses.

URTICÁRIA E ANGIOEDEMA

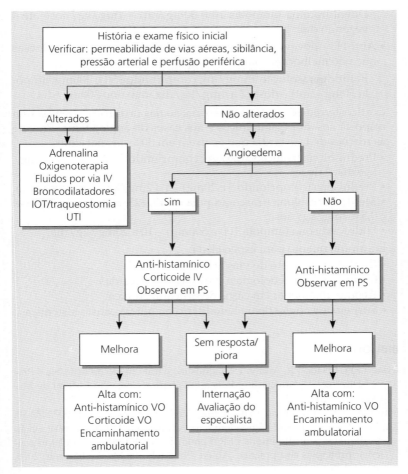

Figura XI-2 – Abordagem das urticárias em pronto-socorro. IV = intravenosa; VO = via oral; IOT: intubação orotraqueal; UTI = unidade de terapia intensiva; PS = pronto-socorro.

Fexofenadina (suspensão oral 6mg/ml; comprimidos 120mg) – dose: 30mg (5ml) duas vezes por dia de 2 a 11 anos de idade, e 15mg (2,5ml) duas vezes por dia, de 6 meses a 2 anos de idade. A partir de 6 meses.

Difenidramina (ampolas 10 e 50mg/ml) – 1mg/kg/dose até 4 vezes ao dia.
- Anti-H_2 – devem ser associados em casos de urticárias extensas que não melhoram com anti-H_1 apenas.

    Ranitidina (solução 15mg/ml; comprimido 150 e 300mg; ampola 50mg/2ml) – dose: 2 a 4mg/kg/dia, máximo 300mg/dia.

- Corticosteroides: usados em associação nas urticárias extensas sem resposta aos anti-histamínicos e nos casos de angioedema. Previne as reações de fase tardia que ocorrem em 30% dos pacientes.
  - Prednisolona (solução 3mg/ml; comprimido 5 e 20mg) – 1 a 2mg/kg/dia, 2 doses.
  - Prednisona (comprimido 5 e 20mg) – 1 a 2mg/kg/dia, dose única.
  - Metilprednisolona (frasco-ampola de 40, 125, 500mg e 1g) – dose: 0,5 a 2mg/kg/dose.
  - Hidrocortisona (ampola 100 e 500mg) – 10 a 20mg/kg/dia.
- Encaminhamento para especialista:
  - Comprometimento de vias aéreas e anafilaxia.
  - Confirmação da etiologia e prevenção de recaídas.
  - Acompanhamento em casos de urticária crônica.
  - Suspeita de angioedema hereditário ou outras causas sistêmicas.

BIBLIOGRAFIA

Criado RFJ, Criado PR, Aun WT. Diagnóstico e tratamento da urticária – Projeto Diretrizes – Associação Médica Brasileira e Conselho Federal de Medicina, julho de 2001.

Ferdman RM. Urticaria and angioedema. Clin Pediatr Emerg Med 2007;8:72-80.

Kaplan AP. Urticaria and angioedema. In: Adkinson Jr NF, Busse WW, Bochner BS, Holgate ST, Simons FER, Lemanske Jr RF (eds). Middeleton's allergy: principles and practice. 7th ed. Philadelphia: Mosby-Elsevier; 2008. pp.1063-82.

Powell RJ, Du Toitw GL, Siddiquez N, et al. BSACI guidelines for the management of chronic urticaria and angio-oedema. Clin Exp Allergy 2007;37:631-50.

Zuberbier T, Bindslev-Jensen C, Canonica W, et al. EAACI/GA2LEN/EDF guideline: definition, classification and diagnosis of urticaria. Allergy 2006;61:316-20.

Zuberbier T, Bindslev-Jensen C, Canonica W, et al. EAACI/GA2LEN/EDF guideline: management of urticaria. Allergy 2006;61:321-31.

CAPÍTULO 55

Reações Adversas a Medicamentos

Fátima Rodrigues Fernandes

INTRODUÇÃO

As reações adversas a medicamentos (RAM) constituem um importante problema em medicina que, muitas vezes, está associado à iatrogenia e fere o preceito hipocrático de nunca causar danos aos pacientes (*primum non nocere*). São causa importante de morbidade e mortalidade, prolongam o tratamento e internações, prejudicam a qualidade de vida dos pacientes e, portanto, têm impacto significativo na prática clínica. Ocorrem em 10 a 20% dos pacientes hospitalizados e em 25% dos pacientes ambulatoriais.

Seja qual for a especialidade do médico, ele encontrará em seu exercício muitos pacientes com suspeita de reações a medicamentos. Em geral, o clínico geral e o pediatra são os primeiros a atender e tratar a reação e, portanto, devem conhecer os mecanismos e características clínicas desta entidade, bem como estabelecer as condutas e orientações iniciais. Em muitos casos, a confirmação do diagnóstico dependerá da avaliação de um especialista em alergia.

CLASSIFICAÇÃO DAS REAÇÕES ADVERSAS A MEDICAMENTOS (QUADRO XI-2)

Reações previsíveis – geralmente são dose-dependentes, estão relacionadas à ação farmacológica do medicamento e constituem de 85-90% das reações adversas.

Reações imprevisíveis – são dose-independentes, relacionadas a uma resposta imunológica individual e justificadas por diferenças genéticas. Representam 10-15% das RAM.

Quadro XI-2 – Classificação das reações a medicamentos.

Reações previsíveis – tipo A	Reações imprevisíveis – tipo B
Toxicidade/superdosagem Falência hepática (paracetamol), insuficiência renal (aminoglicosídeos)	**Intolerância** Zumbido (salicilatos)
Efeitos colaterais Sonolência (anti-histamínicos), retenção urinária (opioides) Fadiga (sedativos)	**Reações idiossincrásicas** Deficiência de G6PD: anemia com drogas antioxidantes Hipertermia maligna (succinilcolina)
Efeitos secundários Colite pseudomembranosa (clindamicina, ampicilina)	**Hipersensibilidade não alérgica** (reações pseudoalérgicas) Urticária (contraste iodado)
Interação medicamentosa Inibição do efeito simpaticomimético da epinefrina (betabloqueador)	**Reações alérgicas** (hipersensibilidade alérgica) Anafilaxia por betalactâmicos

CRITÉRIOS CLÍNICOS INDICATIVOS DE REAÇÕES DE HIPERSENSIBILIDADE A MEDICAMENTOS (QUADRO XI-3)

– Ocorre na minoria de pacientes com doses menores do que as requeridas para efeito farmacológico do fármaco.
– As manifestações não têm relação com a ação farmacológica do medicamento nem sugerem efeito tóxico.
– As reações são sugestivas de quadro alérgico: urticária, asma, anafilaxia, dermatites bolhosas.
– Ocorre em pacientes que tiveram exposição prévia àquele medicamento ou a outros com reatividade cruzada, ou após período de indução entre 7 e 10 dias do uso daquele fármaco.
– Pode ser reproduzida com pequenas doses do mesmo medicamento ou com outros de estrutura química semelhante (reações cruzadas).
– Pode ser acompanhada de eosinofilia sanguínea ou tecidual.
– Desaparece com a suspensão do medicamento, em geral após dias.

DIAGNÓSTICO

O diagnóstico das reações alérgicas a medicamentos supõe dificuldades em função de (Quadros XI-4 e XI-5):

REAÇÕES ADVERSAS A MEDICAMENTOS

Quadro XI-3 – Classificação das reações de hipersensibilidade a medicamentos, conforme clínica e mecanismo patogênico.

Gell e Coombs modificadas	Patogenia	Quadro clínico	Drogas mais comuns
Tipo I	Desgranulação de mastócitos: IgE	Urticária Angioedema Broncoespasmo Anafilaxia	Penicilina Insulina Bloqueadores neuromusculares
Tipo II	Citotoxicidade celular dependente de anticorpo (ADCC): IgG e FcR	Discrasias sanguíneas Nefrite intersticial	Penicilina Sulfa Metildopa Fenotiazídico Quinidina
Tipo III	Depósito de imunocomplexo: IgG e complemento	Vasculite Doença do soro símile	Penicilina Cefalosporina
Tipo IVa	Ativação de monócitos: Th1	Eczema	Penicilina
Tipo IVb	Inflamação eosinofílica: Th2	Exantema maculopapular e bolhoso	Cefalosporina Neomicina
Tipo IVc	Apoptose de queratinócitos: CTL	Exantema maculopapular, bolhoso e pustuloso	Corticoide Anti-H$_1$ tópico
Tipo IVd	Recrutamento e ativação de neutrófilos: LT e IL-8	Pustulose exantemática	Anticonvulsivantes Anestésico tópico

IL = interleucina; LT = linfócito; CTL = linfócito citotóxico.

Quadro XI-4 – Tipos de reações cutâneas e drogas mais frequentemente associadas.

Tipo de reação	Drogas associadas
Anafilaxia	Betalactâmicos, quimioterápicos, bloqueadores neuromusculares, anestésicos gerais, látex
Reações pseudoalérgicas	Contraste iodado, anti-inflamatórios não esteroides (AINE), opiáceos
Doença do soro	Soro heterólogo, betalactâmicos, vacinas, alopurinol

Tipo de reação	Drogas associadas
Febre por drogas	Antibióticos, alopurinol
Autoimunidade	Hidralazina, procainamida, isoniazida, metildopa
Vasculite	Diuréticos, penicilina, sulfa, tiouracil, hidantoína, alopurinol
Erupção exantemática ou morbiliforme	Betalactâmicos, sulfas
Urticária/angioedema	Betalactâmicos, AINE, inibidores da enzima conversora de angiotensina (ECA), estatinas
Dermatite de contato	Uso tópico de neomicina, benzocaína, etilenodiamina
Erupção fixa a droga	Fenolftaleína, barbitúricos, sulfa, AINE, dipirona
Eritema multiforme *major*, síndrome de Stevens-Johnson, necrólise epidérmica tóxica	Sulfa, carbamazepina, barbitúricos, dipirona, alopurinol, penicilina, minociclina, AINE (oxicans)
Síndrome de hipersensibilidade a drogas com sintomas sistêmicos (DRESS)	Sulfa, anticonvulsivantes aromáticos, alopurinol, penicilina, dipirona
Fotossensibilidade	Sulfa, AINE, griseofulvina, fenotiazinas
Púrpura	Sulfa, barbitúricos, iodo, anti-histamínicos, dipirona, anticoagulantes

– Variabilidade na apresentação clínica das reações.
– Conhecimento insuficiente da patogenia.
– Disponibilidade limitada e falta de padronização de testes diagnósticos *in vitro* e *in vivo*, que permitam a confirmação do diagnóstico.
– Falta de notificação, levando ao desconhecimento da real prevalência em nosso meio.

Portanto, para estabelecermos o diagnóstico mais preciso, devemos atentar para os seguintes tópicos (Quadros XI-4 e XI-5):

1. Anamnese detalhada e dirigida:
   – Relação cronológica entre o uso do fármaco e o aparecimento da reação.

Quadro XI-5 – Tipos de reações em diferentes órgãos e drogas mais frequentemente associadas.

Órgão afetado	Manifestação clínica	Drogas associadas
Pulmão	Asma	Aspirina/AINE, inibidores da ECA, opiáceos, betabloqueadores
	Tosse	Inibidores da ECA
	Pneumonite intersticial	Bleomicina, metotrexato, ciclofosfamida, nitrofurantoína, AINE, inibidores da ECA, betabloqueadores, fenitoína
	Pneumonite eosinofílica	AINE, penicilina, minociclina, nitrofurantoína, metotrexato, inibidores da ECA, betabloqueadores, fenitoína, bleomicina, sulfonamida
Fígado	Hepatite colestática	Fenotiazinas, carbamazepina, eritromicina, drogas para tuberculose
	Hepatite hepatocelular	Metildopa, halotano, isoniazida, ouro, alopurinol
Rins	Nefrite intersticial	Meticilina, AINE, sulfonamidas, inibidores da bomba de prótons
	Nefrite membranosa	Ouro, penicilamina, inibidores da ECA, AINE, ciclosporina, gentamicina
Sangue	Anemia hemolítica	Penicilina, cefalosporina, ácido mefenâmico, metildopa
	Trombocitopenia	Heparina, sulfonamidas, cefalosporina, tiazidicos, ouro
	Neutropenia	Penicilina, cefalosporina, anticonvulsivantes, tiouracil, ouro
Coração	Doença valvar	Ergotamina, agonistas da dopamina
Neuromúsculo	Polimiosite	Tiouracil
	Miastenia grave	Penicilamina
	Meningite asséptica	AINE, antimicrobianos, vacinas

- Tipo de reação compatível com reações associadas com frequência a determinado medicamento em literatura médica (exemplo, anafilaxia por betalactâmicos, necrólise epidérmica tóxica causada por antiepilépticos).
- Relato de exposição e reações prévias com o fármaco usado e outros de estrutura semelhante (exemplo, carbamazepina e fenitoína).
- Excluir outras causas que justifiquem os sintomas (exemplo, doenças virais exantemáticas).
- Verificar presença de comorbidades que aumentam a probabilidade de reações a medicamentos (Aids, fibrose cística).

2. Realizar exame físico detalhado:
   - Sinais vitais: pressão, frequência cardíaca e respiratória, oximetria.
   - Pele: tipo de lesão, extensão, presença de edemas, vasculites, lesões mucosas e sinais de destacamento cutâneo (Quadro XI-6).

Quadro XI-6 – Sinais clínicos e laboratoriais de alerta para reações graves a medicamentos.

Sinais clínicos		Alterações laboratoriais
Cutâneos	Gerais	
Eritema confluente > 60% Lesões: bolhas, púrpura, necrose Edema facial, úvula ou língua Sinal de Nikolsky (destacamento cutâneo) Erosões das mucosas (ocular, oral, genital)	Febre alta Adenomegalia Artralgia/artrite Taquipneia/ dispneia Hipotensão Hematúria	Eosinofilia: > 1.000 células/mm^3 Linfocitose com linfócitos atípicos Alteração da função hepática Alteração da função renal

- Exame por órgãos: descartar acometimento sistêmico (pulmões, fígado, rins, coração e gânglios).

3. Exames complementares: para descartar acometimento sistêmico e complicações:
   - Hemograma e hemoculturas.
   - Função hepática.
   - Função renal.
   - Biópsia cutânea, se dermatites graves e infiltrativas.

4. Testes para o diagnóstico etiológico e do tipo de reação:
   – Testes *in vivo*:
     • Teste cutâneo – padronizado para poucos fármacos (penicilina, bloqueadores neuromusculares e anestésicos).
     • Teste de contato – difícil padronização e baixa sensibilidade (50%).
     • Teste de provocação – risco de reproduzir a reação, contraindicado em pacientes com antecedentes de reações graves.
   – Testes *in vitro*:
     • Dosagem de imunocomplexos e complemento (citopenias e doença do soro).
     • Dosagem de mediadores – histamina, triptase, prostaglandina D_2.
     • RAST – é útil apenas nas reações IgE mediadas (penicilina, insulina).
     • Teste de transformação linfoblástica – não disponível na prática.
     • Citometria de fluxo para ativação de basófilos (CD63) – não disponível na prática.

TRATAMENTO

A orientação principal deve focar-se na exclusão da(s) droga(s) suspeita(s) e drogas com reatividade cruzada (Quadro XI-7).

Quadro XI-7 – Possibilidades de reatividade cruzada entre diversos fármacos.

Fármaco	Possíveis fármacos com reatividade cruzada
Betalactâmicos	Penicilinas, cefalosporinas, carbapenêmicos, monobactans
Sulfonamidas	Antibióticos, hipoglicemiantes, diuréticos, AINE, inibidores da COX-2
Anticonvulsivantes aromáticos	Hidantal, fenobarbital, carbamazepina
Aminoglicosídeos	Neomicina, amicacina, gentamicina, tobramicina
Derivados do PABA	Benzocaína, procaína, butacaína, tetracaína
Etilenodiaminas	Aminofilina, hidroxizina, tripelenamina

O tratamento medicamentoso dependerá do tipo de reação apresentado:

1. Reações imediatas:
    - **Leves**: urticária, angioedema leve, prurido
        - Anti-histamínicos por via sistêmica:
        Intravenosa: difenil-hidramina 5mg/kg/dia, 6/6h.
        Oral: hidroxizina 1-2mg/kg/dia, 6/6h, 8/8h ou 12/12h; desloratadina 2,5 a 5ml, 1 vez ao dia.
        - Corticoides por via sistêmica:
        Intravenosa ou intramuscular: metilprednisolona 2-4mg/kg/dia, 2 a 4 vezes; hidrocortisona 2,5-10mg/kg/dia, 2 a 4 vezes.
        Oral: prednisolona 1-2mg/kg/dia.
    - **Graves**: anafilaxia
        - Manter permeabilidade de vias aéreas.
        - Oxigenoterapia contínua.
        - Expansores de volume: cristaloides ou coloides.
        - Adrenalina 1/1.000 por via intramuscular – 0,01ml/kg peso, repetir em 10-15min até 3 vezes.
        - Anti-histamínicos por via intramuscular ou intravenosa.
        - Corticoides por via intramuscular ou intravenosa.
        - Drogas vasoativas se necessário.
        - Observar o paciente internado por 12 a 24 horas, pelo risco de surgimento de sintomas da fase tardia.
2. Reações tardias:
    - **Exantemas e dermatites leves**: manter equilíbrio hidroeletrolítico, medicações sintomáticas (anti-histamínicos, se prurido).
    - **Dermatites bolhosas** (síndrome Stevens-Jonhson e necrólise epidérmica tóxica):
        - Considerar internação em unidade de terapia intensiva ou unidade de queimados.
        - Reposição hidroeletrólitica (considerar perdas como queimado).
        - Suporte calórico para suprir catabolismo (se necessário, nutrição parenteral ou enteral).
        - Monitorização (febre, culturas) e tratamento de infecções secundárias.
        - Proteção gástrica e anticoagulação.
        - Tratamento das lesões como grande queimado (desbridamento e proteção).
        - Tratamento das lesões oculares (desbridamento e filmes protetores).

- Corticosteroides:
  DRESS: droga de escolha para o controle dos sintomas sistêmicos.
  Síndrome de Stevens-Johnson e necrólise epidérmica tóxica: uso controverso, indicado apenas nas primeiras 48 horas do início das lesões. Terapêutica alternativa: gamaglobulina por via intravenosa: 0,5-1g/kg peso/dia – 3 a 5 dias, no início do quadro.

Outras medidas:

- Após o tratamento da reação aguda, fornecer relatório ao paciente ou responsável, constando os dados clínicos, tratamento administrado e medicamentos supostamente implicados na reação.
- Notificar a reação medicamentosa ao sistema de vigilância e órgãos competentes (www.anvisa.gov.br/farmacovigilancia).
- Encaminhar o paciente ao especialista para estabelecer o diagnóstico definitivo e aconselhar drogas alternativas.

PREVENÇÃO

- Informar sempre a todos os pacientes e responsáveis os riscos de reações adversas e o perigo da automedicação.
- Evitar prescrever medicamentos com escassa ou nula atividade terapêutica ou sem indicação precisa (exemplo, antibióticos para processos virais).
- Questionar sobre os antecedentes de reações a medicamentos previamente utilizados e explicar possíveis reações cruzadas.
- Usar preferencialmente a via oral.
- Evitar preparações com fórmulas complexas e associações.
- Evitar o uso de medicamentos potencialmente sensibilizantes por via tópica (exemplo, anti-inflamatórios e anti-histamínicos).

BIBLIOGRAFIA

Celik G, Pichler WJ, Adkinson Jr NF. Drug allergy. In: Adkinson Jr NF, William W. Busse WW, Bochner BS, Holgate ST, Estelle F, Simons R, Lemanske Jr RF. Middeleton's allergy: principles and practice. 7th ed. Philadelphia: Mosby, Elsevier; 2008.

Chia FL, Leong KP. Severe cutaneous adverse reactions to drugs. Curr Opin Allergy Clin Immunol 2007;7:304-9.

Demoly P, Pichler WJ, Pirmohamed M, Romano A. Important questions in allergy 1: Drug allergy/hypersensitivity. Allergy 2008;63:616-9.

Ensina LF, Fernandes FR, Di Gesu G, Malaman MF, Chavarriaml, Bernd LAG. Reações de hipersensibilidade a medicamentos. Rev Bras Alerg Imunopatol 2009;32(2):42-7.

Grammer LC, Greenberger PA. Drug allergy and protocols for management of drug allergies. Allergy Asthma Proc 2004;25:200-3.

Metry DW, Jung P, Levy ML. Use of intravenous immunoglobulin in children with Stevens-Johnson syndrome and toxic epidermal necrolysis: seven cases and review of the literature. Pediatrics 2003;112:1430-6.

Mirakian R, Ewan PW, Durham S, Youlten LJF, Dugué P, Friedmann PS, et al. BSACI guidelines for the management of drug allergy. Clin Exp Allergy 2009;39:43-61.

Organização Mundial da Saúde. Segurança dos medicamentos: um guia para detectar e notificar reações adversas a medicamentos. Por que os profissionais de saúde precisam entrar em ação – Organização Mundial da Saúde. Brasília: OPAS/OMS, 2004. Site www.anvisa.gov.br (acessado em 19/02/2010).

Pichler WJ. Delayed drug hypersensitivity reactions. Ann Intern Med 2003;139:683-93.

Roujeau JC, Stern RS. Severe adverse cutaneous reaction do drugs. N Engl J Med 1994;10:1272-85.

Roujeau JC. Clinical heteregeneity of drug hypersensitivity. Toxicology 2005;209:123-9.

Stella M, Clemente A, Bollero D, Risso D, Dalmasso P. Toxic epidermal necrolysis (TEN) and Stevens-Johnson syndrome (SJS): experience with high-dose intravenous immunoglobulins and topical conservative approach. A retrospective analysis. Burns 2007;33:452-9.

CAPÍTULO 56

Infecções Cutâneas: Bacterianas e Virais

Márcia Regina Monteiro

BACTERIANAS

As infecções cutâneas de origem bacteriana apresentam-se em duas grandes formas: como infecção primária da pele ou como manifestação de infecção em outro órgão. As alterações não são necessariamente supurativas, podendo apresentar-se como vasculites ou respostas de hipersensibilidade (por exemplo, lesões cutâneas secundárias à endocardite bacteriana ou no eritema nodoso). Aqui trataremos das infecções com origem primária da pele.

As infecções cutâneas bacterianas primárias mais comuns em crianças incluem: impetigo, foliculites, furunculoses, carbúnculos, feridas infectadas, abscessos, celulites, erisipelas e síndrome da pele escaldada estafilocócica. Algumas destas são causa de internação hospitalar. Se diagnosticadas pronta e apropriadamente, são curáveis na maioria dos casos. História e exame físico geralmente revelam pistas sobre o agente etiológico responsável. Coleta de secreção purulenta para a realização do método de Gram e cultura deve ser sempre feita antes do início da antibioticoterapia. Porém, se o diagnóstico for inadequado e o tratamento não for instituído apropriadamente, complicações graves e sequelas podem ocorrer, tais como sepse, nefrites, cardites e artrites. Durante o exame físico, deve-se determinar se a infecção é superficial ou profunda, circunscrita ou disseminada. A utilização de antibioticoterapia por via oral deve ser cogitada se a criança apresenta infecção moderada, para evitar o risco de complicações e internação. A escolha do antibiótico deve considerar a flora bacteriana predominante nestes casos (*Staphylococcus aureus* e *Streptococcus pyogenes*), apesar de termos flora polimicrobiana em algumas situações, como, por exemplo, abscessos e celulites consequentes a mordedura. Além disso, as bactérias entéricas têm papel importante nas infecções hospitalares. Os antibióticos de administração por via oral disponíveis incluem penicilinas resistentes a betalactamase, macrolídeos e cefalosporinas. O aumento da resistência bacteriana deve ser lembrado na escolha do antibiótico a ser usado. Infecções como erisipelas, celulites (principalmente periorbitárias), mordidas e impetigo bolhoso podem necessitar de internação e medicação parenteral. Na maioria desses casos, uma droga com espectro para estafilococo deve ser sempre considerada. Em casos nos quais há suspeita de flora microbiana variada, deve-se considerar o uso de cefalosporinas de 3ª geração, clindamicina e metronidazol. Pacientes imunossuprimidos, alérgicos à penicilina e com infecções hospitalares constituem populações que requerem estratégia antimicrobiana diferenciada, com inclusão de drogas para agentes gram-negativos e anaeróbios.

IMPETIGO

Infecção superficial da pele causada por bactérias do tipo estafilococo, estreptococo ou ambas. Ocorre principalmente em crianças, acometendo pele exposta, principalmente face e extremidades. A doença caracteriza-se pela presença de vesículas ou bolhas, sobre base inflamatória, que se rompem facilmente, liberando fluido seroso que resseca, dando origem a crostas (conhecidas como melicéricas). O exsudato pode espalhar-se e o paciente se autoinocula através do contato com as mãos, roupas e toalhas. Duas formas de impetigo são reconhecidas: a bolhosa, que corresponde ao espectro mais brando da doença causada pela toxina epidermolítica produzida por cepas de *S. aureus*, acometendo principalmente face, tronco e extremidades; e a vesiculopustular, predominando em pele traumatizada das extremidades, devido a estreptococos.

Quando o quadro clínico é inicial, com poucas lesões, o tratamento exclusivamente tópico pode ser suficiente. Orientação sobre higiene com água e sabonete e remoção cuidadosa das crostas deve ser feita. O uso de antibióticos tópicos (mupirocina, bacitracina ou ácido fusídico) duas vezes ao dia após a higiene é geralmente suficiente. Casos mais extensos, com múltiplas lesões, muitas crostas e acometimento do estado geral, requerem abordagem sistêmica e eventual hospitalização.

FURÚNCULOS E CARBÚNCULOS

Furúnculos são abscessos perifoliculares de origem estafilocócica com tendência a necrose central e supuração, que podem coalescer dando origem aos carbúnculos. Ocorrem com mais frequência em adolescentes e adultos jovens, nas áreas de pele recobertas por pelos e com tendência a fricção e maceração. São lesões que ocorrem como extensão e aprofundamento de foliculite preexistente. O tratamento depende da localização e gravidade das lesões. Muitas vezes, a drenagem dos abscessos é necessária. Higiene local e antibioticoterapia sistêmica são suficientes para a resolução do quadro.

CELULITE E ERISIPELA

Infecção aguda que acomete a porção profunda do tecido subcutâneo, geralmente ocorrendo após traumatismo ou ferida da pele. A erisipela é a forma mais superficial da celulite, com bordas mais demarcadas. Os agentes mais frequentes são o *S. aureus* ou o estreptococo β-hemolítico. Em crianças menores de 2 anos, o *Haemophilus influenzae* deve ser lembrado, causando acometimento sistêmico extenso, frequentemente acompanhado de quadro respiratório.

O quadro clínico corresponde ao aparecimento de lesão cutânea que se caracteriza por eritema, calor, dor e edema em área mal definida. Nas erisipelas, ocorre frequentemente acometimento linfático e, diferentemente das celulites, a área afetada não é bem demarcada. Acometimento de face, órbita e região periorbitária indica internação devido à possibilidade de complicações. O tratamento depende da identificação dos agentes envolvidos. Quando isto não for possível, deve-se usar uma penicilina resistente à penicilinase.

FASCEÍTE NECROSANTE

Infecção rapidamente progressiva da pele e subcutâneo que ocorre em indivíduos debilitados em pós-operatórios ou em consequência a traumatismo. Se não tratada prontamente, pode levar a óbito. O agente mais frequente é o estreptococo, mas o *S. aureus*, *Haemophilus*, *Proteus* e outros podem estar envolvidos. O quadro clínico inicia-se com o aparecimento de uma área eritematoedematosa que rapidamente evolui para áreas de necrose, ulceração e gangrena. Ao mesmo tempo, o quadro clínico geral deteriora-se.

Diagnóstico rápido seguido de desbridamento cirúrgico e antibioticoterapia ampla sistêmica são cruciais no manejo destes casos. Apesar de todos os cuidados, a mortalidade é alta. A utilização de imunoglobulina por via intravenosa pode ser útil nestes casos, mas o desbridamento cirúrgico deve ser sempre considerado para a eliminação do tecido necrótico.

SÍNDROME DA PELE ESCALDADA ESTAFILOCÓCICA

Doença causada por toxina epidermolítica, liberada por certas cepas de estafilococos, que quebra a desmogleína 1, presente nos desmossomos. Geralmente acomete crianças com menos de de 5 anos de idade. O diagnóstico pode ser confirmado pelo isolamento de *S. aureus* coagulase-positiva. A toxina epidermolítica dissemina-se a partir de um foco de infecção primária, geralmente nariz ou região periorbitária.

O quadro deve ser diferenciado da necrólise epidérmica tóxica, desencadeada por drogas, cuja clivagem ocorre na derme superficial. Na síndrome da pele escaldada, o exame da pele revela clivagem intraepidérmica na camada granulosa. Caracteriza-se pelo aparecimento de eritema macular e edema, em áreas intertriginosas e periorificiais, que se espalham por todo o corpo, poupando áreas pilosas, geralmente precedidos por quadro de vias aéreas superiores ou conjuntivite. O estado geral pode estar comprometido, com irritabilidade e febre. A pele começa a exsudar e esfoliar, criando crostas melicéricas e fissuras radiais ao redor da boca e olhos, dando à doença seu aspecto característico. Ao longo de dois ou três dias, a camada superficial da epiderme torna-se enrugada e pode desprender-se com facilidade à fricção leve (sinal de Nikolsky). Nos próximos dias, se não houver intercorrência infecciosa, toda pele descama, sem deixar cicatriz ou sequela.

Antibioticoterapia sistêmica deve ser instituída levando-se em conta a necessidade de erradicar o foco de estafilococos que, em geral, são resistentes à penicilina e à eritromicina. Ao mesmo tempo, antibioticoterapia tópica deve ser usada se houver evidência de infecção secundária nas lesões úmidas.

VIRAIS

Trataremos aqui das infecções causadas pelos vírus da família Herpesviridae que mais comumente provocam consultas de emergência e eventualmente internações.

Atualmente, existem oito tipos de vírus integrantes da família Herpesviridae que podem causar doenças em seres humanos. São eles: herpes simples tipos 1 e 2 (HSV-1 e HSV-2, respectivamente), vírus varicela-zóster (VZV), Epstein-Barr (EBV), citomegalovírus (CMV), herpesvírus humano tipos 6, 7 e 8 (ou o vírus herpes do sarcoma de Kaposi). Muitas das manifestações clínicas das infecções de pele causadas pelos vírus da família Herpesviridae podem assemelhar-se, levando a alguma dificuldade diagnóstica. Uma das infecções de pele mais comuns causadas por vírus desta família são as infecções pelo *Herpesvirus hominis* ou herpes simples 1 e 2. O HSV-1 está relacionado frequentemente a lesões extragenitais, diferentemente do HSV-2, mais frequentemente associado à infecção genital. As infecções pelos vírus HSV podem ser primárias ou recorrentes. As infecções primárias acometem indivíduos expostos sem anticorpos circulantes, sendo subclínicas ou inaparentes na maioria das vezes.

GENGIVOESTOMATITE HERPÉTICA

Forma mais comum de apresentação clínica da infecção herpética primária na infância. Geralmente acomete crianças de até 5 anos de idade, com quadro clínico marcado por febre, irritabilidade, adenopatia cervical e lesões vesiculosas na boca, gengiva, palato, língua e lábios. São lesões dolorosas, por vezes ulceradas, acompanhadas de salivação intensa e dor à deglutição. Os diagnósticos diferenciais incluem: infecção de Vincent, doença mão-pé-boca, estomatite aftosa, eritema polimorfo e doença de Behçet.

O tratamento visa trazer conforto e alívio da dor, com o uso de acetaminofeno, anestésicos tópicos e hidratação por via intravenosa se necessária. Casos mais graves podem necessitar de tratamento antiviral.

HERPES RECORRENTE

Ocorre em pacientes previamente expostos ao HSV, no qual o vírus permanece latente. A reativação pode ser desencadeada por doenças febris, alterações emocionais, menstruação, traumatismo local e exposição solar, principalmente. Diferentemente da primoinfecção, na recorrência surgem menos lesões, mais agrupadas e sem sintomas constitucionais. As vesículas geralmente surgem nos lábios, região perioral, bochechas ou mento, mas podem acometer qualquer região da face. Após um início de ardor, formigamento ou queimação, as lesões aparecem sobre a base inflamatória, durando alguns dias, até formar pústulas e crostas. O aparecimento de linfadenopatia cervical é comum durante a infecção e persiste por mais tempo após o fim das lesões.

HERPES GENITAL

Em geral associado à infecção pelo HSV-2. Nos pacientes masculinos, ocorre principalmente no prepúcio, glande e sulco balanoprepucial. Em pacientes do sexo feminino, as áreas mais afetadas são lábios vaginais, vulva, clitóris e cérvix. Ocorre o aparecimento de vesículas agrupadas que evoluem para exulcerações e crostas, cicatrizando sem deixar sequelas. O aparecimento de sintomas constitucionais pode preceder ou acompanhar o quadro cutâneo.

ERUPÇÃO VARICELIFORME DE KAPOSI

Forma de infecção pelo vírus HSV que ocorre em pacientes com dermatite atópica. Caracteristicamente, surgem vesículas umbilicadas nas áreas afetadas pela dermatite, associadas ou não a sintomas constitucionais. A prevenção de infecção bacteriana secundária deve ser sempre lembrada.

HERPES SIMPLES DE INOCULAÇÃO

Surge em local de traumatismo. Geralmente, o contágio ocorre em esportes de contato (*Herpes gladiatorum*). Quando surge nos dedos ou mão, constitui o **panarício herpético**, que é frequente entre médicos, cirurgiões-dentistas e enfermeiros que tiveram contato com secreções infectadas. Caracteriza-se por vesículas no dedo ou mão que podem coalescer para formar uma única bolha. O tratamento das infecções pelos herpesvírus visa à prevenção da transmissão, supressão da recorrência, atenuação do quadro clínico e prevenção das complicações. Os agentes antivirais objetivam modificar o curso clínico da infecção por meio da inibição da replicação viral, já que são incapazes de erradicar a infecção. Quadros de recorrência em indivíduos imunocompetentes devem ser tratados para trazer conforto ao paciente e tentar reduzir o tempo de duração do episódio, por meio do uso de antivirais tópicos.

HERPES ZÓSTER

Infecção aguda vesiculobolhosa que surge em pacientes previamente expostos ao vírus varicela-zóster, mais comum em adultos de meia-idade e idosos, sendo incomum em crianças. Após pródromo de dor, surgem lesões vesiculobolhosas unilaterais em um dermátomo. Novas lesões surgem nos próximos dois a cinco dias, seguidas por seu rompimento e formação de crostas, com completa resolução em duas a três semanas. O acometimento do ramo oftálmico do nervo trigêmeo pode levar a manifestações, tais como conjuntivite, ceratite ulcerativa, uveíte e iridociclite. As complicações oculares são mais comuns quando as lesões zosteriformes atingem a ponta do nariz (sinal de Hutchinson), indicando acometimento do ramo nasociliar do nervo. Na síndrome de Ramsey-Hunt, o acometimento da orelha e canal auditivo pode levar à perda de equilíbrio e auditiva, bem como paralisia facial.

Em pré-adolescentes, a doença costuma ser branda, com neuralgia muito menos frequente do que a encontrada em adultos. Nos raros casos nos quais ocorre disseminação hematogênica do vírus, deve-se investigar malignidade ou imunodepressão.

O diagnóstico é baseado principalmente no quadro clínico. Em alguns casos, pode-se fazer um teste de Tzanck, que consiste no exame do material obtido do assoalho de vesículas, corado com hematoxilina-eosina, Giemsa ou Papanicolaou, que mostrará a presença de células gigantes multinucleadas. O teste, porém, não diferencia o HSV do vírus varicela-zóster.

O tratamento consiste principalmente em medidas para controle dos sintomas e de possível infecção secundária, por meio da limpeza local e uso de cremes com mupirocina ou ácido fusídico. Corticoides tópicos podem ser usados nos primeiros dias para a redução do processo inflamatório, concomitante ao uso de antibiótico. Quadros muito extensos podem requerer terapia antiviral sistêmica.

BIBLIOGRAFIA

Fatahzadeh M, Schwartz RA. Human herpes simples virus infections: epidemiology, pathogenesis, symptomatology, diagnosis, and management. J Am Acad Dermatol 2007;57:737-63.

Hedrick J. Acute bacterial skin infections in pediatric medicine: current issues in presentation and treatment. Paediatr Drugs 2003;5(Suppl 1):35-46.

Hurwitz S. Clinical pediatric dermatology: a textbook of skin disorders of childhood and adolescence. Philadelphia: W.B. Saunders;1993.

Hurwitz S. Clinical pediatric dermatology: a textbook of skin disorders of childhood and adolescence. Philadelphia: W.B. Saunders;1993.

Moulin F, Quint B, Raymond J, et al. Managing children skin and soft tissue infections Arch Pediatr 2008;15(Suppl 2):S62-7.

Toney JF. Skin manifestations of herpesvirus infections. Curr Infect Dis Rep 2005;7(5):359-64.

Vayalumkal JV, Jadavji T. Children hospitalized with skin and soft tissue infections: a guide to antibacterial selection and treatment. Paediatr Drugs 2006;8(2):99-111.

Weinberg JM. Herpes zoster: epidemiology, natural history, and common complications. J Am Acad Dermatol 2007;57:130-5.

CAPÍTULO 57

Micoses Cutâneas

Márcia Regina Monteiro

As infecções fúngicas que afetam a pele dos seres humanos podem ser superficiais ou profundas.

Trataremos das superficiais que acometem epiderme, membranas mucosas, cabelos e unhas. Os tipos mais comuns de micoses superficiais são as dermatofitoses ou tínea, a pitiríase versicolor e as candidíases.

Os dermatófitos são fungos encontrados no solo, em animais ou em humanos, que digerem queratina e invadem a pele, cabelos e unhas, provocando uma série de manifestações clínicas.

TINEA CAPITIS

Trata-se da dermatofitose mais comum em crianças, acometendo o couro cabeludo e os cabelos, provocando descamação e alopecia em placa. Geralmente afeta crianças entre 2 e 10 anos de idade, raramente afetando lactentes e adolescentes. Os agentes mais frequentemente envolvidos são os dermatófitos das espécies *Microsporum* e *Trychophyton*.

O quadro clínico inicial mostra quebra de cabelos e alopecia parcial. As áreas alopécicas podem coalescer, sendo acompanhadas de processo inflamatório ou não. No caso de inflamação, pode haver a presença de pústulas, supuração e formação de quérion (abaulamento doloroso, infiltrado e endurecido), que denota intensa sensibilização do indivíduo à presença do fungo.

O diagnóstico diferencial das *tinea capitis* inclui principalmente: dermatite seborreica, tricotilomania, *alopecia areata*, foliculite e impetigo.

O exame dos fios de cabelo sob microscópio, após tratamento com hidróxido de potássio, revela a presença de esporos fora da haste (ectotrix, no caso dos *Microsporum*, e endotrix quando há presença de esporos dentro da haste capilar – *Trychophyton*). A realização de cultura para a pesquisa do agente etiológico é recomendada tanto para a definição do tratamento quanto para o acompanhamento e critério de cura.

O uso da griseofulvina (20mg/kg/dia) por seis semanas tem sido o padrão no tratamento das *tinea capitis*. No entanto, novos antifúngicos oferecem maior rapidez na cura clínica e antimicrobiana nas infecções. As doses utilizadas de terbinafina são de 250mg/dia para crianças acima dos 40kg; para crianças pesando entre 20 e 40kg, 125mg/dia (meio comprimido); e para os que pesam menos de 20kg, 62,5mg/dia, durante 2 a 3 semanas. Em relação ao itraconazol, a dose recomendada é de 5mg/kg/dia durante 2 a 3 semanas, e fluconazol na dose de 6mg/kg/dia durante 2 a 3 semanas. Em infecções causadas pela espécie *Microsporum*, o uso destes novos antifúngicos deve ser feito por tempo mais prolongado (geralmente acima de 6 semanas). A avaliação de cura deve seguir critérios clínicos e microbiológicos (negativação da cultura).

TINEA CORPORIS

Infecção superficial da pele glabra, com acometimento preferencial da face, tronco e membros. As crianças frequentemente apresentam lesões no rosto que, em muitos casos, ocorrem por contato com animais de estimação. São lesões de bordas ativas, eritematodescamativas, circinadas, anulares ou ovais, de distribuição assimétrica. O quadro clínico pode ser confundido com dermatites de contato, pitiríase rósea (lesão inicial), psoríase, *tinea versicolor* e outros eczemas. Tais lesões, tratadas com corticos*teroide*s tópicos, apresentam melhora do quadro inflamatório, mascarando o processo, com cronificação da infecção. Lesões eritematodescamativas devem sempre levantar a suspeita de tínea, até que se prove o contrário. A realização de raspado da lesão e exame sob microscópio, após o uso de hidróxido de potássio, pode confirmar ou não a hipóteses de micose. O acometimento da área inguinal e pélvica (*tinea cruris*) é frequente em adolescentes do sexo masculino, principalmente nos esportistas. Estas lesões devem ser diferenciadas de intertrigos e dermatites de contato, que não apresentam bordas tão bem demarcadas como as tíneas. Lesões nesta localização podem ocorrer devido a espécies de *Candida*, que levam ao surgimento de lesões satélites na raiz das coxas.

MICOSES CUTÂNEAS

É muito importante lembrar que as tíneas são causadas por dermatófitos e não por espécies de *Candida* (exceto *tinea cruris*). Dessa forma, o uso de cremes com nistatina não é apropriado nesses casos. Cremes disponíveis comercialmente à base de isoconazol, ciclopirox, clotrimazol, cetoconazol e oxiconazol devem ser usados duas vezes ao dia durante 2 a 3 semanas (quatro a cinco semanas, no caso das *tinea cruris*). Apesar de os sintomas e sinais melhorarem após sete a dez dias do início do tratamento, o uso prolongado da medicação tópica evita recidivas. Esta duração de tratamento garante as curas clínica e microbiana. Se isto não ocorrer, é provável que seja necessário o uso de medicação sistêmica por se tratar de infecção mais extensa.

PITIRÍASE VERSICOLOR

Micose superficial extremamente comum que afeta principalmente adolescentes e adultos jovens. Caracteriza-se pela presença de múltiplas placas ovais, descamativas, de cores variadas, dependendo da cor do paciente. As lesões localizam-se no pescoço, face, costas e membros superiores. São causadas pelo fungo *Pityrosporum orbiculare* que existe na pele normal. O tratamento tópico prolongado (mais de 2 meses) com cremes antifúngicos e xampus pode ser suficiente. A alternativa é a utilização de itraconazol 100mg/dia durante 7 a 10 dias.

CANDIDÍASES

Micoses agudas ou crônicas da pele, membranas mucosas e ocasionalmente órgãos internos. A espécie mais comum envolvida nestes quadros é a *Candida albicans*. Existem fatores que predispõem à infecção por *Candida*, dentre eles diabetes, síndrome de Down, leucemias, uso de antibióticos sistêmicos, corticoides e imunossupressores. Recém-nascidos são fisiologicamente suscetíveis a candidíase, principalmente oral.

A candidíase oral é adquirida pelo recém-nascido durante o parto, por meio da passagem pelo canal vaginal. O quadro clínico caracteriza-se pela presença de placas esbranquiçadas, friáveis, sobre a base inflamatória, em toda cavidade oral, língua e palato. O tratamento consiste na limpeza e remoção das lesões com solução de nistatina. Quadros persistentes ou recorrentes devem ser tratados com nistatina sistêmica até as curas clínica e micológica.

A candidíase cutânea ocorre preferencialmente em áreas de dobras (virilhas, períneo, interglúteo e espaços interdigitais) em função da umidade e calor locais. No período neonatal, podem ocorrer duas formas de candidíase: uma forma congênita, em que as lesões estão presentes ao nascimento ou nos primeiros dias de vida, e uma forma cutânea do recém-nascido, que surge mais tardiamente. A forma congênita é adquirida intraútero, enquanto a última ocorre após a passagem pelo canal de parto. A forma congênita pode assemelhar-se ao eritema tóxico, impetigo bolhoso ou herpes, varicela ou sífilis congênita. Em geral, evolui bem, sem sintomas constitucionais. No entanto, deve-se estar atento aos pacientes prematuros ou com outros quadros associados para eventual disseminação sistêmica do quadro.

Na candidíase de início mais tardio, as lesões acometem as regiões perineal, genital, suprapúbica e coxas. Classicamente, a pele da região envolvida apresenta eritema vivo e pústulas na borda da lesão, com lesões satélites.

O tratamento tópico geralmente é suficiente nas candidíases cutâneas não complicadas.

BIBLIOGRAFIA

Andrews MD, Burns M. Common tinea infections in children. Am Fam Physician 2008;77(10):1415-20.

González U, Seaton T, Bergus G, Jacobson J, Martínez-Monzón C. Systemic antifungal therapy for tinea capitis in children. Cochrane Database of Systematic Reviews 2007, Issue 4.

Hurwitz S. Clinical pediatric dermatology: a textbook of skin disorders of childhood and adolescence. Philadelphia: W.B. Saunders; 1993.

Therapeutic options for the treatment of tinea capitis caused by Trichophyton species: griseofulvin versus the new oral antifungal agents, terbinafine, itraconazole, and fluconazole. Pediatr Dermatol 2001;18(5):433-8.

PARTE XII

Urgências Endocrinológicas

CAPÍTULO 58

Cetoacidose Diabética

Florência Barbero Fuks
Eurico Ribeiro Mendonça

INTRODUÇÃO

A cetoacidose diabética (CAD) é resultado da deficiência absoluta ou relativa de insulina, somada aos efeitos da elevação de hormônios contrarreguladores – catecolaminas, glucagon, cortisol e hormônio de crescimento.

DIAGNÓSTICO CLÍNICO

Sua manifestação clínica inclui:

Sintomas subagudos – polis (poliúria, polidipsia, polifagia) e emagrecimento.

Sintomas agudos – náuseas, vômitos e dores abdominais.

Sinais – desidratação (leve, moderada ou grave) com diurese presente, hálito cetônico, rubor facial, taquipneia até respiração de Kussmaul e redução do nível de consciência.

DIAGNÓSTICO LABORATORIAL

- Hiperglicemia: > 200mg/dl.
- Acidose metabólica: pH < 7,3 e bicarbonato < 15mEq/l.
- Cetonemia: > 3mmol/l e/ou cetonúria ++.

FATORES PRECIPITANTES

Crianças – primodescompensação, infecções virais e bacterianas, estresse físico e emocional, omissão ou dose insuficiente de insulina.

Adolescentes – omissão ou subdose de insulina, estresse físico e emocional, variações hormonais, uso excessivo de álcool.

CONDUTA NA URGÊNCIA

À admissão

- Realizar o diagnóstico clínico e laboratorial (Quadro XII-1).
- Restabelecer ou manter os sinais vitais.
- ABC da reanimação (ver Capítulo 3).
- Monitorização clínica e hemodinâmica (frequência cardíaca, frequência respiratória, pressão arterial, perfusão, diurese e nível de consciência a cada hora).

Quadro XII-1 – Diagnóstico clínico e laboratorial.

À admissão: glicemia plasmática e capilar; gasometria venosa; Na, K, U e Cr (cálculo da osmolaridade sérica), cetonúria por fita ou urina tipo I *Screening* infeccioso, se necessário (após a primeira expansão)
A cada hora: glicemia capilar
A cada 2 horas: controles laboratoriais até a correção da acidose

Hidratação

- Na *primeira hora* de tratamento:
  - Se há instabilidade hemodinâmica – soro fisiológico (SF) a 0,9% 50ml/kg/h (máximo 1.000ml/h), até resolução do choque.
  - Se paciente estável – SF a 0,9% 20ml/kg/h (máximo 1.000ml/h).
- Havendo maior necessidade de volume, reduzir a velocidade para 10ml/kg nas horas subsequentes, até reposição da volemia.
- Quando a glicemia atingir 200mg/dl, acrescentar soro glicosado (SG) a 5%, meio a meio (SG a 5% 1:1 SF a 0,9%).
- A dieta será uma alternativa quando o paciente puder aceitá-la sem vômitos: a glicemia estará entre 200 e 250mg/dl. A hidratação, assim, será alcançada de forma gradual e contínua, por via oral. Caso o paciente não aceite a dieta, ao atingir uma glicemia de 200mg/dl, deverá ser administrado soro de manutenção até que ocorra a ingestão oral.

Reposição eletrolítica

- Potássio: na CAD, o potássio corporal total é sempre reduzido, porém seu nível sérico pode estar reduzido, normal ou elevado. Sua

reposição está indicada a partir da *segunda hora*, desde que haja diurese e nível sérico ≤ 6,5mEq/l.
- KCl a 19,1% – 20 a 40mEq/l com velocidade máxima de infusão de 0,5mEq/kg/h.
- Metade KCl (1ml = 2,5mEq) e metade $KHPO_4$ (1ml = 1,8mEq).
– Acidose: a correção da acidose ocorre como consequência da hidratação e da insulinoterapia. Portanto, apenas deverá receber bicarbonato o paciente que apresentar acidose grave (pH ≤ 6,9), devido ao risco de depressão miocárdica.
- Cálculo: (15 – Bic encontrado) × 0,3 × peso ou 1 a 2mEq/l em 1 hora

Insulinoterapia

Iniciar após melhora da perfusão tecidual, geralmente na *segunda hora* do tratamento. Há duas possíveis maneiras de administrá-la:

1. Insulina regular em infusão por via intravenosa contínua: 0,1UI/kg/h (diluir 50UI em 500ml de SF a 0,9%).
   – Se ocorrer redução da glicemia em velocidade maior que 100mg/dl/h ou quando a glicemia chegar a 200-250mg/dl, reduzir a infusão para 0,05UI/kg/h.
   – Uma vez estabilizado o quadro, a insulina regular poderá ser administrada por via subcutânea na dose de 0,15UI/kg de 4 em 4 horas. É sempre necessário aguardar 30 minutos após a primeira aplicação por via SC para suspender a infusão IV.
2. Insulina subcutânea intermitente: a insulina de ação ultrarrápida (lispro ou aspart) é segura e igualmente eficiente na dose de 0,15UI/kg a cada 2 horas. O controle é realizado com glicemia de ponta de dedo a cada hora e, caso a velocidade de redução seja maior que 100mg/dl, a dose deve ser ajustada para 0,1UI/kg a cada 2 horas. Uma vez que a glicemia chegue a 200-250mg/dl, o intervalo entre as doses passa a ser de 3 horas.

Após aproximadamente 12 horas, já revertida a acidose, inicia-se a insulina NPH 0,3UI/kg a cada 8 horas ou análogos de insulina de ação lenta (glargina ou detemir).

COMPLICAÇÕES

– Possíveis complicações: hipoglicemia, hipocalemia, arritmias cardíacas, trombose periférica por hemoconcentração e edema cerebral.

- Edema cerebral: ocorre em 0,5 a 1% das crianças em CAD, geralmente entre 4 e 12 horas após iniciado o tratamento.
  • Fatores de risco para o desenvolvimento do edema cerebral – baixa idade, queda muito rápida da glicemia, uso de bicarbonato para correção de acidose.
  • Sinais de alerta – devido à alta morbidade neurológica permanente (10-25%) e à considerável mortalidade (20-25%), deve-se reavaliar o paciente a cada hora:
    Cefaleia, diminuição da frequência cardíaca, aumento da pressão arterial e diminuição da $SatO_2$.
    Alterações do nível de consciência.
    Alterações neurológicas focais (como paralisia de nervo craniano).
  • Tratamento – manitol a 20% 0,5-1g/kg, por via IV em 20 minutos; reduzir em um terço a velocidade de infusão do soro e elevar a cabeceira (alternativa: solução hipertônica 5-10ml/kg).

INDICAÇÕES DA UNIDADE DE TERAPIA INTENSIVA

A CAD é uma situação potencialmente grave e necessita de reavaliações e controles laboratoriais frequentes. Sempre que possível, o paciente deverá ser encaminhado à unidade de terapia intensiva.

Na figura XII-1 encontra-se um algoritmo para abordagem da cetoacidose diabética no pronto-socorro.

BIBLIOGRAFIA

Della Manna T, Steinmetz L, Campos PR, et al. Subcutaneous use of a fast-acting insulin analog: an alternative treatment for pediatric patients with diabetic ketoacidosis. Diabetes Care 2005;28(8):1856-61.

Dunger DB, Sperling MA, Acerini CL, et al. European Society for Paediatric Endocrinology/Lawson Wilkins Pediatric Endocrine Society consensus statement on diabetic ketoacidosis in children and adolescents. Arch Dis Child 2004;89(2):188-94.

Savoldelli RD, Silva MMX, Menezes Filho HC, Dichtchekenian V, Damiani D. Emergências em endocrinologia pediátrica. In: Damiani D. Endocrinologia na prática pediátrica. 1ª ed. São Paulo: Manole; 2008. pp. 241-80.

Wolfsdorf J, Craig ME, Daneman D, et al. Diabetic ketoacidosis. Pediatric Diabetes 2007;8(1):28-42.

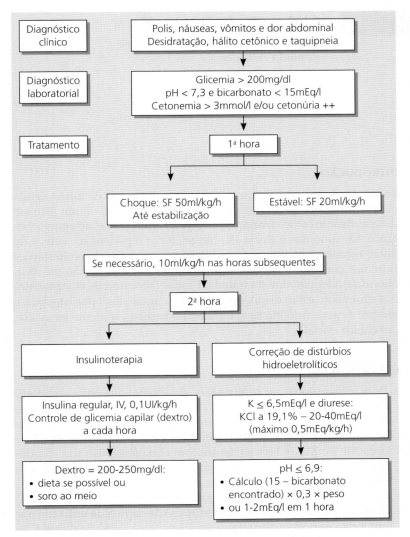

Figura XII-1 – Algoritmo da abordagem da cetoacidose diabética.

CAPÍTULO 59

Crise Adrenal

Ronaldo Arkader

INTRODUÇÃO

Produção insuficiente de cortisol pode manifestar-se de forma aguda ou insidiosa, por vezes apenas aparente na vigência de um estresse desencadeante como cirurgia, infecção, traumatismo e até agravo psíquico. Os sintomas e sinais são inespecíficos e podem ser sutis e de difícil reconhecimento nas fases iniciais, mas nas suas manifestações extremas constitui emergência potencialmente letal se não for reconhecida e adequadamente tratada. Provas laboratoriais comprobatórias raramente estão disponíveis para uso imediato e, por isto, quase sempre é necessário iniciar o tratamento baseado somente na avaliação clínica inicial.

CLASSIFICAÇÃO

– Primária: causada por enfermidade da adrenal que pode ser adquirida ou congênita. Mais de 90% das adrenais devem estar destruídas para que a doença se manifeste. Ocorre de forma isolada ou associada a síndromes autoimunes ou genéticas complexas (Quadros XII-2 e XII-3). Nos pacientes com choque séptico sua abordagem ainda é discutível, entretanto o tratamento com corticoide tem demonstrado, em alguns estudos, melhora clínica importante.
– Secundária: causada por alterações do eixo hipotálamo-pituitária--adrenal (HPA), sendo que a interrupção de corticoide utilizado por um longo período e abruptamente suspenso é a principal causa.

QUADRO CLÍNICO

Os sintomas e sinais são inespecíficos e podem ser sutis e de difícil reconhecimento nas fases iniciais (Quadro XII-4). Pacientes com

Quadro XII-2 – Principais causas de insuficiência adrenal primária.

Adquiridas
- Infecciosas – tuberculoses, HIV, sepse por infecção bacteriana aguda (meningococo, pseudomonas)
- Hemorrágicas – recém-nascido grande para a idade gestacional, diáteses hemorrágicas, vasculite da síndrome de Waterhouse-Friderichsen
- Medicamentos:
   Bloqueiam a síntese de cortisol (cetoconazol)
   Aceleram a degradação de cortisol (rifampicina, fenitoína, barbitúricos)
- Adrenalectomia bilateral

Congênitas
- Doença com destruição das adrenais (doença de Addison)
- Defeitos da esteroidogênese (hiperplasia adrenal congênita)

Quadro XII-3 – Principais causas de insuficiência adrenal secundária à deficiência de ACTH.

- Cessação súbita de corticoterapia de longa duração
- Tratamento cirúrgico da doença de Cushing (tumor secretor de ACTH)
- Hipopituitarismo parcial ou completo
  - Tumores (podem cursar com *diabetes insipidus*)
  - Lesões traumáticas (podem cursar com *diabetes insipidus*)
  - Infecções

Quadro XII-4 – Principais características clínicas e laboratoriais.

Sintomas
- Náuseas, vômitos, diarreia, dor abdominal, fraqueza, confusão mental

Sinais
- Abdome doloroso e distendido, sinais de desidratação moderada ou grave, hipotensão, sinais neurológicos que variam de agitação ao coma

Achados laboratoriais
- Exames laboratoriais – resultados compatíveis
- Hemograma completo – linfocitose, eosinofilia e anemia
- Ionograma – hiponatremia, hipercalemia, hipercloremia, hipercalcemia
- Ureia, creatinina – azotemia
- Glicose – hipoglicemia
- Gasometria – acidose hiperclorêmica

Armazenar amostras para as seguintes medidas:
- ACTH
- 17-OH-progesterona
- 11-Desoxicortisol
- Cortisol e aldosterona
- Atividade de renina plasmática

comprovação de insuficiência adrenal devem ser suplementados com corticoide de acordo com o grau de estresse a que será submetido (Quadro XII-5).

Quadro XII-5 – Suplementação de glicocorticoides em diversas situações clínicas para pacientes com insuficiência adrenal.

Estresse clínico ou cirúrgico	Dosagem de corticosteroides
Menores Gastroenterite com vômitos leves ou moderados, doença febril leve e herniorrafia inguinal	Acréscimo de 25mg/m² de hidrocortisona *ou* 5mg/m² de metilprednisolona, IV, no dia do procedimento ou enquanto durar a doença
Moderados Doença febril significativa Pneumonia Gastrenterite grave	Acréscimo de 50-75mg/m² de hidrocortisona *ou* 10-15mg/m² de metilprednisolona, IV, no dia do procedimento ou enquanto durar a doença e adequar a dose nos 2 dias subsequentes, até a dose habitual
Grave Cirurgia cardiotorácica	Acréscimo de 75-100mg/m² de hidrocortisona *ou* 20-30mg/m² de metilprednisolona, IV, no dia do procedimento ou enquanto durar a doença e adequar a dose nos 2 dias subsequentes, até a dose habitual
Doença crítica Hipotensão por sepse ou choque	Dose inicial de 75-100mg/m², IV, em bolo, seguida de 50-100mg/m²/dia de hidrocortisona, IV, dividida em doses a cada 4 a 6 horas. Acrescer 50µg/dia de fludrocortisona, VO, se necessário. Manter até estabilização hemodinâmica. Duração de 5 a 10 dias, para então adequar a dose até a habitual

TRATAMENTO

Em quadros de manifestação clínica aguda, após a obtenção de uma amostra de soro e de plasma para a realização de exames hematológicos e bioquímicos de rotina e de exames hormonais basais (cortisol, ACTH, aldosterona, atividade plasmática de renina), o paciente deve ser tratado como mostra o quadro XII-6.

Quadro XII-6 – Tratamento da insuficiência de adrenal.

Medidas de suporte hemodinâmico e hidroeletrolítico	Medidas específicas
Reposição por via IV Hidratação – expansões com soro fisiológico Sódio: mEq Na = P(kg) x 0,6 x (130 – Na plasmático) Concentração máxima da solução: 3% Velocidade máxima: 5mEq/kg/h Glicose – bolo de 0,2mg/kg (máximo: 25mg)	Reposição de glicocorticoide Hemissuccinato de hidrocortisona: Dose de ataque: 50-100mg/m^2, IV Manutenção: 50-60mg/m^2/dia, IV, a cada 4-6h Diminuição da dose para valores fisiológicos à medida que houver controle clínico-metabólico (aproximadamente 15mg/m^2/dia) Com alterações eletrolíticas: Parenteral: Acetato de desoxicorticosterona: 1-2mg, IM, a cada 8 horas (até normalização) Hemissuccinato de hidrocortisona: hidrocortisona tem função mineralocorticoide (20mg de hidrocortisona ~ 0,1µg de fludrocortisona) Oral: 9$_\alpha$-Fludrocortisona: 100µg/dia (50-200µg/dia)

BIBLIOGRAFIA

Jacobi J. Corticosteroid replacement in critically ill patients. Crit Care Clin 2006;22:vi, 245-53.

Longui CA. Insuficiência adrenal primária na infância. Arq Bras Endocrinol Metab 2004;48:739-45.

Menon K, Lawson M. Identification of adrenal insufficiency in pediatric critical illness. Pediatr Crit Care Med 2007;8:276-8

Pizarro CF, Troster EJ, Damiani D, Carcillo JA. Absolute and relative adrenal insufficiency in children with septic shock. Crit Care Med 2005;33:855-9.

Wilson T. Adrenal insufficiency in childhood. In: Lanvin N (ed). Manual of endocrinology and metabolism. 3rd ed. Philadelphia: Lippincott Williams & Wilkins; 2002. p. 188-95.

PARTE XIII

Urgências Ortopédicas

CAPÍTULO 60

Contusões e Fraturas

Patrícia Maria de Morais Barros Fucs
Helder Henzo Yamada

INTRODUÇÃO

Os ossos das crianças têm características próprias que implicam em diferentes situações, tais como:

Placa de crescimento – a área da placa é mais resistente do que o resto do osso e o crescimento facilita a remodelação pós-fratura. Por outro lado, lesões da placa podem levar a deformidades pelo crescimento assimétrico, caso lesada.

Presença de maior espessura da cartilagem articular – não observada à radiografia, torna mais difícil a interpretação da fratura e a avaliação do tamanho do fragmento fraturado.

Periósteo grosso – quando intato, o desvio das fraturas é menor, consolidação rápida, calo fraturário exuberante.

Relação osso-colágeno maior – aumenta a elasticidade do osso, possibilidade de deformidade plástica dos ossos longos.

Ligamentos – são relativamente mais fortes que o osso, entorses são raros e as avulsões são mais comuns.

FRATURAS MAIS COMUNS

FRATURAS DA MÃO

O pico de incidência é observado na adolescência devido à prática esportiva, e até 3 anos de idade, em consequência de lesões por esmagamento.

Ocorre inchaço, equimose, deformações e lesões abertas. A mão ilesa apresenta uma cascata normal de dedos semifletidos; uma alteração nessa postura pode indicar lesão. São necessárias radiografias nas incidências anterolateral, lateral e oblíqua.

Tratamento

Depende fundamentalmente do local da fratura, fisária ou não, e da quantidade do desvio: fraturas com deslocamento mínimo sem desvio rotacional podem ser tratadas com imobilização por 3 a 4 semanas. Para fraturas das falanges e metacarpais, recomenda-se a imobilização do dedo fraturado com pelo menos um dos dedos adjacentes. Aparelho braquiopalmar é aceito, contanto que haja cooperação. A grande maioria das fraturas de mão em crianças consolida-se sem complicações.

FRATURAS DO RÁDIO DISTAL

São três vezes mais comuns nos meninos. Mais frequentes durante o estirão da adolescência. O mecanismo geralmente é a queda. Causam dor na porção distal do antebraço e limitação do movimento do punho e da mão. A deformidade depende do grau de desvio da fratura, que pode ser avaliada pela radiografia em anteroposterior e lateral.

Tratamento

Depende do desvio e da idade da criança. Fraturas próximas da linha de crescimento e em baixa idade aceitam desvios maiores pela remodelação proveniente do crescimento. Em um primeiro momento, o paciente deve ser imobilizado com tala gessada braquiopalmar até ser definida a necessidade de redução incruenta ou cruenta, com ou sem a fixação com fios de aço.

FRATURAS DO ANTEBRAÇO

Causadas por forças indiretas, como queda sobre o braço estendido. Dor, edema, crepitação e deformidade indicam o diagnóstico. Radiografias nas incidências anteroposterior e lateral, sempre incluindo as articulações distal e proximal (punho e cotovelo), para não deixar de reconhecer outras lesões associadas.

Tratamento

Pode ser desde a simples confecção do gesso braquiopalmar até a redução incruenta ou aberta e fixação interna. Na urgência, o paciente deve ser imobilizado com tala gessada braquiopalmar.

FRATURAS SUPRACONDILIANAS DO ÚMERO

Representam 70% das fraturas do cotovelo nas crianças, idade mais comum 6 anos, consequência de queda com a mão espalmada e o cotovelo totalmente estendido em 90% dos casos, com desvio posteromedial. Quadro clínico de dor, edema e impotência funcional. É imperiosa a avaliação neurológica inicial do membro acometido, sensitiva e motora dos três nervos: radial, mediano e ulnar.

Importante: radiografar todo o membro superior nas incidências anteroposterior e lateral. À interpretação radiográfica, é fundamental identificar os núcleos de crescimento da região, conforme as figuras XIII-1 e XIII-2. Na dúvida de lesão, pode-se radiografar o lado não acometido e compará-los.

Tratamento

Depende das condições neurovasculares e do desvio da fratura. Quando não há lesão associada, fraturas sem desvio, somente a imobilização com tala braquiopalmar com o cotovelo em flexão de 90 a 100°. Nas fraturas desviadas, há necessidade de redução e fixação com fios de aço. Casos nos quais há impossibilidade de redução fechada, está indicada a redução aberta e fixação com fios.

Lesões associadas:
- Vascular: imediata, 1% dos casos.
  - Pulso radial presente – ausente após a redução, explorar a artéria.
  - Pulso ausente e mão quente – observar, monitorizar para síndrome compartimental
  - Pulso ausente e mão fria – redução, se permanecer sem pulso e mão fria, explorar urgente a artéria.
- Nervosa: qualquer dos nervos locais pode ser lesado, especialmente o radial e o mediano.

FRATURA DE FÊMUR

Criança com antecedente de queda ou traumatismo, dor, impossibilidade de deambular. Inicialmente, verificar as condições gerais, sendo

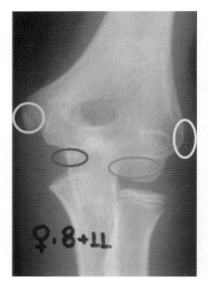

Figura XIII-1 – Incidência anteroposterior.
- Capítulo – 3 meses
- Epicôndilo medial – 6 anos
- Tróclea – 9 anos
- Epicôndilo lateral – 12 anos
- Fusão com a metáfise – 14 anos

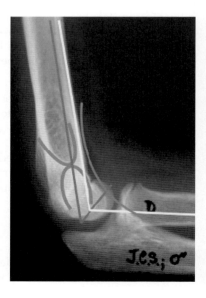

Figura XIII-2 – Incidência lateral.
- Ampulheta
- Eixo úmero/capítulo – 40°
- Linhas de Rogers: cortical anterior do úmero/eixo do rádio – centro do capítulo
- Cortical anterior do úmero/cortical anterior da ulna

importante a pesquisa de espancamento, especialmente nas crianças pequenas. As radiografias devem ser feitas nas incidências anteroposterior e lateral, as quais devem incluir o quadril e o joelho.

Tratamento

A grande maioria das fraturas do fêmur são tratadas incruentamente, redução e gesso pelvipodálico. Nas crianças maiores, acima dos 6-7 anos até a adolescência, pode ter indicação de redução e fixação com hastes intramedulares.

FUNÇÃO E CUIDADOS COM A IMOBILIZAÇÃO

Após traumatismo ou torção, podemos ter que utilizar imobilização. Em especial nos casos em que o traumatismo resulta em fratura. É muito importante contar com a colaboração na manutenção da imobilização até o final do tratamento.

Gesso – é útil para manter a posição do local afetado em repouso ou na posição de redução. O gesso imobiliza uma articulação acima e outra abaixo da área a ser tratada.

Cuidados necessários – nas primeiras horas: observar a perfusão periférica e a mobilidade dos dedos, especialmente após reduções de fraturas. Elevar a extremidade imobilizada acima do nível do coração ajuda a melhorar o edema e alivia a dor. Caso não haja melhora da dor ou alterações da sensibilidade, pode ser necessário fender o gesso.

Orientar a família e a criança como proteger o gesso, não quebrá-lo ou deixá-lo molhado. Quando úmido ou molhado, perde a capacidade de manter a extremidade na posição adequada e, portanto, pode necessitar ser trocado. Também orientar a criança a não coçar a pele dentro do gesso com objetos pontiagudos, pois podem machucar a pele; e não deixar que coloquem objetos pequenos dentro do gesso por brincadeira.

CAPÍTULO 61

Pioartrites

Patrícia Maria de Morais Barros Fucs
Helder Henzo Yamada

SINOVITE TRANSITÓRIA DO QUADRIL

Criança com história de dor no quadril, claudicação ou recusa em deambular, sem antecedente de traumatismo, mas pode ter antecedente de infecção geralmente de vias aéreas superiores.

Conduta

Se a criança apresenta bom estado geral, sem sinais de toxemia, sem febre, a conduta é orientar os pais para o controle de temperatura em casa e anti-inflamatório por via oral. Na dúvida, pode-se indicar ultrassonografia para detectar derrame articular e coleta de exames laboratoriais: hemograma, velocidade de hemossedimentação e proteína C-reativa.

A sinovite transitória do quadril é um quadro autolimitado que regride em poucos dias, máximo em uma semana. Recomenda-se radiografar a bacia após 3 a 4 meses.

ARTRITE SÉPTICA

Artrite é definida como o aumento de volume de uma articulação, ou limitação na amplitude de movimento articular com dor ou sensação dolorosa articular. A avaliação de crianças com dor nos membros, claudicação recente, ou dor articular com ou sem inchaço requer histórico abrangente e exame físico. A primeira prioridade é excluir infecção, malignidade ou anormalidade ortopédica que exija intervenção imediata.

No caso de artrite séptica, a criança apresenta sinais de toxemia, dor à movimentação da articulação, recusa em deambular e, dependendo da articulação acometida, sinais locais de edema, rubor e calor.

Locais mais frequentes em ordem decrescente: quadril, joelho, tornozelo, cotovelo e ombro.

É de fundamental importância o diagnóstico diferencial entre sinovite transitória e artrite séptica pelas graves sequelas que as infecções causam nas articulações das crianças. Este diferencial muitas vezes é difícil e é crítico para evitar as complicações. A abordagem inclui radiografia, ultrassonografia e exames laboratoriais. Agentes causadores mais comuns: *Staphylococcus aureus* e *Streptococcus pneumoniae*.

Fatores preditivos para o diagnóstico de artrite séptica:
- Febre > 38,5° (mais importante).
- Velocidade de hemossedimentação > 40mm.
- Recusa em apoiar o peso no membro acometido.
- Leucócitos > 12.000/mm^3.
- Proteína C-reativa > 2mg/dl (> 20mg/l) (isoladamente é o mais importante).

Estes critérios devem ser analisados em conjunto, pois determinam a probabilidade de artrite séptica. Relativo aos 4 primeiros fatores: 0 fator – 2%; 1 fator – 9,5%; 2 fatores – 35%; 3 fatores – 72,8%; 4 fatores – 93%.

Conduta

Inicialmente é clínica, com repouso e antibioticoterapia. Com base na frequência dos agentes, a escolha deve ser oxacilina ou cefalosporinas em doses altas. Dependendo da fase do quadro, a drenagem cirúrgica é indicada. Com ou sem a drenagem cirúrgica é importante o repouso articular e a antibioticoterapia pelo menos por três semanas.

CAPÍTULO 62

Osteomielite

Patrícia Maria de Morais Barros Fucs
Helder Henzo Yamada

A infecção no osso pode ser aguda, subaguda ou crônica. A evolução da infecção depende do agente causador, da resistência e da idade do paciente.

Na osteomielite aguda, a criança apresenta dor no local, edema, eritema e sinais gerais de infecção, tais como febre e comprometimento do estado geral. Locais mais frequentes: fêmur, úmero e tíbia.

Na investigação diagnóstica:

Exames laboratoriais alterados – hemograma com leucocitose, velocidade de hemossedimentação e proteína C-reativa elevados.

Radiografia – geralmente nas fases iniciais não há comprometimento ósseo, somente edema nas partes moles.

Cintilografia óssea – importante na localização da infecção e de possíveis múltiplos focos.

Ultrassonografia – pode ser muito útil para delimitar o abscesso.

Ressonância magnética – exame sensível, positivo nas fases iniciais, de escolha na dúvida de abscesso intraósseo.

Punção óssea – sela o diagnóstico da presença de pus intraósseo.

Conduta

Recomenda-se iniciar a antibioticoterapia de amplo espectro até aguardar o resultado de culturas. Caso o quadro seja inicial, 12-48 horas, o tratamento é incruento somente com o antibiótico, mas, se já está formado o abscesso ósseo, é necessária a drenagem cirúrgica associada à antibioticoterapia.

CAPÍTULO 63

Dor de Crescimento

Patrícia Maria de Morais Barros Fucs
Helder Henzo Yamada

Incidência de até 15-30% das crianças normais. Dores de cabeça, epigastralgia e dores nos membros inferiores são as mais comuns.

As dores nos membros inferiores têm como características: mais comuns nas meninas, generalizadas, noturnas, geralmente crônicas por persistirem por meses, melhoram com manobras tais como massagens e calor local. Durante o dia, as crianças têm atividades normais, brincam e correm, sem nenhuma limitação funcional.

Diagnóstico diferencial – dor noturna pode aparecer em tumores, tais como osteoma osteoide, osteossarcoma e sarcoma de Ewing, porém a dor do tumor é mais localizada e há alteração das partes moles e aumento progressivo de volume no local da dor.

Conduta – no caso de o exame físico ser normal, somente tratamento sintomático como calor local e analgésico. Explicar para a família sobre o diagnóstico e observação. Caso a história seja atípica ou haja sinais patológicos ao exame físico, recomenda-se avaliação mais pormenorizada e realização de exames complementares.

CAPÍTULO 64

Pronação Dolorosa

Patrícia Maria de Morais Barros Fucs
Helder Henzo Yamada

Ocorre pela subluxação do ligamento anular da cabeça do rádio que acontece em crianças pequenas. A média de idade é de 2 a 3 anos, nedso lado esquerdo o mais acometido e 65% dos casos são meninas. Surge após uma tração longitudinal súbita no membro superior com o cotovelo em extensão. A dor inicial diminui rapidamente e a criança reluta em utilizar o braço, que permanece ao lado do corpo, com o antebraço pronado. Na tentativa da supinação, a criança apresenta dor. Geralmente não há necessidade de radiografias antes da redução, somente nos casos em que, após a redução, a criança permanecer com dor importante sugerindo outras lesões. A redução é feita com a criança sentada, segurando o antebraço com o cotovelo em semiflexão e colocando o polegar sobre a região lateral do cotovelo. Primeiro, o antebraço está pronado e ao ser tracionado e supinado é produzido um estalido que corresponde à redução do ligamento anular. Imobilização – no primeiro episódio e após a redução, se a criança está confortável e utilizando o braço, não é necessária, mas nos casos recorrentes indica-se tipoia por 3 a 4 dias. Lembrar de orientar os pais ou cuidadores para evitar o mecanismo que produziu a pronacão dolorosa.

BIBLIOGRAFIA

Correspondem aos capítulos: Contusões e fraturas, Pioartrites osteomielites, Dor de crescimento, Pronação dolorosa.

Beaty JH, Kasser JR. Rockwood and Wilkins' Fractures in Children. 6th ed. Philadelphia: Lippincott Willians & Wilkins; 2006.

Caird MS, Flynn JM, Leung YL, Millman JE, D'Italia JG, Dormans JP. Factors distinguishing septic arthritis from transient synovitis of the hip in children. A prospective study. J Bone Joint Surg Am 2006;88-A:1251-7.

Kocher MS, Mandiga R, Murphy JM, Goldman D, Harper M, Sundel R, Ecklund K, Kasser JR. A clinical practice guideline for treatment of septic arthritis in children: efficacy in improving process of care and effect on outcome of septic arthritis of the hip. J Bone Joint Surg Am 2003;85-A:994-9.

Kocher MS, Mandiga R, Zurakowski D, Barnewolt C, Kasser JR. Validation of a clinical prediction rule for the differentiation between septic arthritis ans transient synovitis of the hip in children. J Bone Joint Surg Am 2004;86-A:1629-35.

Kocher MS, Zurakowski D, Kasser JR. Differentiating between septic arthritis and transient synovitis of the hip in children: an evidence-based clinical prediction algorithm. J Bone Joint Surg Am 1999;81-A,12:1662-70.

Luhmann SJ, Jones A, Schootman M, Gordon JE, Schoenecker PL, Luhmann JD. Differentiation between septic arthritis and transient synovitis of the hip in children with clinical prediction algorithms. J Bone Joint Surg Am 2004;86:956-62.

Morrissy RT, Weinstein SL. In: Lovell e Winter's pediatric orthopaedics. 5th ed. Philadelphia: Lippincott Williams & Wilkins; 2001.

Skaggs DL, Flynn JM. In: Staying out of trouble in pediatric orthopaedics. Philadelphia: Lippincott Williams & Wilkins; 2006.

Staheli LT. In: Practice of pediatric orthopedics. Philadelphia: Lippincott Williams & Wilkins; 2001.

PARTE XIV

Urgências em Reumatologia

CAPÍTULO 65

Diagnóstico Diferencial das Artrites

Bernadete Lourdes Liphaus
Adriana Almeida de Jesus

INTRODUÇÃO

A artrite é um processo inflamatório articular que se caracteriza pela presença de líquido intra-articular (derrame) ou, na ausência deste, de dois ou mais dos seguintes achados: dor à palpação, dor à movimentação e limitação da amplitude do movimento articular. Artralgia ou dor articular é um sintoma frequente na faixa etária pediátrica. O comprometimento periarticular, causado por tendinites, bursites, entesites, lesões ligamentares e/ou meniscais, também é frequente, principalmente em adolescentes, e pode simular artrite ou artralgia. A história clínica, exame físico e exames complementares auxiliam na pesquisa etiológica das artrites.

CLASSIFICAÇÃO

As artrites na infância podem ser classificadas de acordo com:
– Duração do comprometimento articular:
  • aguda até 5 semanas;
  • crônica ≥ 6 semanas.
– Número de articulações envolvidas:
  • monoarticular – 1 articulação;
  • pauciarticular ou oligoarticular – 2 a 4 articulações;
  • poliarticular – 5 ou mais articulações.
– Tipo de articulação envolvida:
  • periféricas – grandes e pequenas articulações;
  • axiais – coluna e articulações sacroilíacas.
– Padrão de envolvimento:
  • simétrico ou assimétrico;
  • migratório ou aditivo.

ARTRITES AGUDAS

As principais causas de monoartrtie e poliartrite agudas estão descritas a seguir.

ARTRITE SÉPTICA

A artrite séptica ou pioartrite deve ser a primeira hipótese em qualquer criança com dor articular intensa (monoartrite), edema, calor e limitação à movimentação, principalmente em joelhos e quadris. Em geral, a artrite instala-se rapidamente e associa-se a febre e sinais de toxemia. A punção articular é mandatória nesses casos e a análise do líquido sinovial evidencia leucócitos de 50.000 a 100.000/mm^3, com predomínio de polimorfonucleares, aumento da concentração de proteínas e baixos níveis de glicose. A bacterioscopia e a cultura são habitualmente positivas. O hemograma é infeccioso, as provas de atividade inflamatória estão elevadas e a hemocultura é positiva em até 90% dos casos. A radiografia simples mostra aumento do espaço articular pelo derrame, com destruição progressiva da cartilagem após os primeiros 10 dias de doença e a ultrassonografia evidencia derrame articular espesso. A artrite séptica é uma emergência clínica e deve ser tratada com antibioticoterapia por via intravenosa. Drenagem cirúrgica é obrigatória na artrite séptica do quadril e, nas demais articulações, quando a resposta ao tratamento não for satisfatória em 48 horas.

ARTRITE TRAUMÁTICA

Escolares e adolescentes podem apresentar artrite associada a traumatismo. O volume articular pode aumentar em minutos após o traumatismo e é devido à hemorragia intra-articular ou fratura. O pediatra deve ficar atento para os casos de maus-tratos a crianças, quando o exame radiológico pode ser útil, revelando múltiplas fraturas em diferentes fases de consolidação.

ARTRITE RELACIONADA A NEOPLASIAS

Nas neoplasias, particularmente nas leucemias, a dor é preferencialmente noturna, de forte intensidade e intermitente. A artrite pode ser mono ou poliarticular, aguda ou crônica. O quadro álgico é geralmente desproporcional aos achados do exame físico articular, porém a artrite pode ser o único sinal clínico no início da doença e o restante do exame físico pode ser normal (sem adenomegalias, hepatosplenomegalias, anemia ou febre). Os exames complementares em geral auxiliam na suspeita clínica, mas o hemograma inicial também pode ser normal. O uso de anti-inflamatórios não hormonais (AINHs) e glicocorticoides pode induzir à remissão momentânea da doença e por isso devem ser evitados até o estabelecimento da causa da artralgia e/ou artrite.

ARTRITES ASSOCIADAS A DOENÇAS HEMATOLÓGICAS

A hemofilia caracteriza-se por hemartroses traumáticas e espontâneas. O joelho é a articulação mais acometida, seguida do cotovelo, tornozelo e quadril. A hemartrose provoca sinovite/artrite aguda e, quando ocorr com frequência, podem levar a artrite crônica e deformidades. Na doença falciforme, a artrite ocorre durante a crise vaso-oclusiva e acomete em geral grandes articulações, mas pode ocorrer em pequenas articulações, levando à dactilite. Nas talassemias, principalmente na beta *major*, ocorre hemólise crônica com hiperplasia eritroide que leva a hiperexpansão medular e consequente dor óssea e/ou articular.

ARTRITES ASSOCIADAS ÀS INFECÇÕES VIRAIS

Ocorrem em geral na primeira semana após a infecção viral. O comprometimento articular é variável (artrite/artralgia; mono/pauci/poliarticular; migratório/aditivo; simétrico/assimétrico), de joelhos e pequenas articulações das mãos. O hemograma é normal ou com discretas alterações; as sorologias específicas apresentam padrão de infecção recente; o líquido sinovial mostra aumento discreto de leucócitos, com predomínio de neutrófilos; a radiografia simples em geral é normal e a ultrassonografia mostra derrame articular discreto.

ARTRITES PARASITÁRIAS

Artrites, miosites e vasculites podem ocorrer em algumas doenças parasitárias, tais como toxoplasmose, toxocaríase, estrongiloidíase, giardíase, teníase e esquistossomose. Em geral, observa-se eosinofilia ao hemograma, má resposta aos AINHs e regressão do quadro articular com o tratamento do parasita.

ARTRITES REATIVAS

A artrite reativa ocorre devido ao depósito intra-articular de imunocomplexos formados durante a resposta imune diante de um agente infeccioso. Inicia-se dias ou semanas após infecção respiratória, urinária ou do trato gastrintestinal. O quadro clínico é pauciarticular, assimétrico, aditivo, de grandes articulações, principalmente de membros inferiores. Em geral, ocorre resolução espontânea em 5 a 7 dias. Quando a artrite reativa se associa à conjuntivite e à uretrite, caracteriza-se a tríade da síndrome de Reiter.

Artrite aguda de quadril é frequente na faixa etária pediátrica e envolve um amplo diagnóstico diferencial em que a sinovite transitória do quadril e a doença de Legg-Perthes são as doenças mais prevalentes.

A febre reumática (FR) é precedida por infecção de orofaringe causada pelo *Streptococcus pyogenes* e o diagnóstico é baseado nos critérios de Jones. A FR acomete, principalmente, as articulações, o coração, o sistema nervoso central, a pele e o tecido celular subcutâneo. É a principal causa de doença cardiovascular adquirida no mundo. A artrite é a manifestação mais frequente e menos específica, ocorrendo entre 60 e 85% dos casos. A apresentação clássica caracteriza-se por poliartrite migratória de grandes articulações (joelhos, tornozelos, cotovelos e punhos), intensamente dolorosa, com rápida resposta aos AINHs e resolução sem sequelas. Casos atípicos são evidenciados em 30% dos pacientes com monoartrites, artrite pauciarticular, caráter aditivo, tempo prolongado (acima de 6 semanas), comprometimento de outras articulações (quadril, pequenas articulações de mãos e pés e coluna cervical) e má resposta aos AINHs. O quadro articular tem resolução completa, no entanto, a cardite pode deixar sequelas, como insuficiência e estenose valvular. Complicações como a endocardite infecciosa são um desafio.

VASCULITES

Artrites ou artralgias transitórias são frequentes no curso das vasculites. Na faixa etária pediátrica, as vasculites secundárias a infecções são frequentes, como na vasculite secundária à doença meningocócica. Já as vasculites primárias ou autoimunes são pouco conhecidas e muitas vezes não diagnosticadas. As principais vasculites primárias da infância são a doença de Kawasaki e a púrpura de Henoch-Schönlein.

A doença de Kawasaki (DK) ocorre em todas as raças, com maior risco nos asiáticos e 80% dos pacientes têm idade inferior a 4 anos. O diagnóstico de DK é essencialmente clínico e não necessita de exames complementares (ver Capítulo 30). Manifestações clínicas associadas à DK podem ser observadas, tais como artralgia, artrite, meningite asséptica, irritabilidade, diarreia, dor abdominal, icterícia obstrutiva, miocardite, pericardite, insuficiência mitral aguda e reativação da cicatriz de BCG.

A púrpura de Henoch-Schönlein (PHS) ocorre predominantemente em pré-escolares e escolares. A manifestação clínica presente em 100% dos pacientes é a púrpura palpável não plaquetopênica de localização simétrica em membros inferiores e região glútea, mas a púrpura pode ocorrer também em face, membros superiores e tronco. Artralgia ou artrite aguda é a segunda manifestação mais frequente, acometendo principalmente joelhos e tornozelos. Pode ocorrer edema subcutâneo com localização predominante em mãos e pés. Os sinais e sintomas gastrintestinais mais frequentes são: dor abdominal periumbilical, difusa, que se intensifica às refeições e pode mimetizar apendicite aguda; náuseas; vômitos e diarreia mucossanguinolenta que pode complicar com intussuscepção e perfuração intestinal. Hematúria microscópica e proteinúria transitória são alterações urinárias frequentes na PHS. A ocorrência de hipertensão arterial, insuficiência renal aguda, síndrome nefrítica e síndrome nefrótica é indício de mau prognóstico. O comprometimento renal pode ocorrer após anos do diagnóstico. Alterações dos exames complementares, quando presentes, são inespecíficas e indicativas da presença de atividade da vasculite e/ou de sangramentos e/ou de comprometimento renal. O tratamento da PHS deve ser dirigido para a manutenção das condições de hidratação, nutrição e equilíbrio hidroeletrolítico e remoção dos possíveis fatores desencadeantes. As lesões cutâneas, habitualmente, não respondem aos AINHs, anti-histamínicos ou mesmo corticosteroides e apresentam resolução espontânea em 1 a 2 semanas. O quadro articular e o edema subcutâneo doloroso respondem aos AINHs, como o naproxeno (10-15mg/kg/dia) ou o ibuprofeno (40-60mg/kg/dia), utilizados enquanto os sinais e sintomas persistirem. O uso de salicilatos deve ser evitado pela possibilidade de agravar ou desencadear alterações gástricas ou ainda de promover disfunção plaquetária. Não se deve utilizar AINHs nos casos de insuficiência renal aguda. De forma geral, a dor abdominal melhora com o uso de analgésicos comuns e pausa alimentar. Os glicocorticoides são indicados nos casos graves, com dor abdominal intensa e/ou sangramento e/ou invaginação intestinal. A necessidade de intervenção cirúrgica deve ser sempre avaliada após o uso de corticoterapia sistêmica. Nos pacientes com comprometimento renal que apresentam hematúria e/ou proteinúria discretas, não existe indicação formal de tratamento devido a sua baixa eficácia. O tratamento está indicado nas formas graves de nefrite, particularmente nas glomerulonefrites com crescentes. A orquiepididimite é pouco frequente, mas necessita da introdução precoce de prednisona.

LÚPUS ERITEMATOSO SISTÊMICO

O lúpus eritematoso sistêmico (LES) é uma doença crônica, autoimune, multissistêmica, caracterizada por anormalidades imunológicas, produção de diversos autoanticorpos, formação de imunocomplexos, ativação do complemento e consequente processo inflamatório tecidual. O LES evolui com remissões e exacerbações e sua etiopatogenia permanece desconhecida. A apresentação clínica do lúpus é muito variada. A doença pode iniciar com um quadro agudo, grave, às vezes de evolução fatal ou comprometendo vários sistemas e órgãos, mimetizando os sintomas de doenças comuns na criança, levando à confusão diagnóstica inicial. Algumas vezes um único sistema é envolvido, assim permanecendo por meses ou anos, antes que se caracterize seu aspecto sistêmico. Diante de quadros não bem definidos, é importante considerar a possibilidade de LES e realizar os testes laboratoriais adequados para seu diagnóstico. A artrite no LES ocorre em 70-80% das crianças e pode ser a manifestação inicial. Acomete pequenas e grandes articulações e pode ser simétrica ou, às vezes, migratória; dura diversos dias, e tem caráter recorrente, podendo algumas vezes ser persistente. Sintomas gerais como fadiga, anorexia, emagrecimento e febre ocorrem em 60-80% dos casos. O comprometimento cutâneo ocorre em 70-90% das crianças e as lesões são variadas no aspecto e na localização. A lesão típica, presente em 50% dos casos, é o eritema facial maculopapular em asa de borboleta, que piora com o sol e desaparece com o tratamento, sem deixar cicatriz. O envolvimento renal é a principal causa de morbimortalidade no LES. Outros sistemas que podem ser acometidos são: sistema nervoso central, gastrintestinal, reticuloendotelial e pulmonar. O envolvimento cardíaco ocorre em 25-50% dos casos e a percardite é a manifestação mais frequente, podendo ser assintomática. Alterações hematológicas como anemia hemolítica, leucopenia e linfopenia são comuns. Ocasionalmente, crianças com LES podem apresentar quadro clínico inicial de púrpura trombocitopênica imune. O tratamento do LES é complexo e deve ser individualizado de acordo com os sistemas acometidos. A prednisona é a droga de escolha, no entanto, terapias com imunomoduladores ou imunossupressores são geralmente necessárias.

TRATAMENTO DAS ARTRITES AGUDAS

Deve ser individualizado de acordo com o diagnóstico. Nos pacientes com artrite de etiologia não estabelecida, recomendam-se não utilizar AINH e corticosteroides, pela possibilidade de estes medicamentos poderem mascarar os sintomas, retardar o diagnóstico e piorar o prognóstico. O paracetamol, a dipirona, o repouso e o calor local podem ser utilizados para o alívio da dor até que o diagnóstico seja estabelecido. Para controle das artrites agudas com etiologia determinada o AAS, o naproxeno e a indometacina são os AINHs mais utilizados. Na faixa etária pediátrica, deve-se sempre avaliar o risco, o benefício, o custo e os eventos adversos das medicações antes de sua utilização. Os glicocorticoides são potentes anti-inflamatórios hormonais e estão associados a importantes eventos adversos como imunossupressão. Desse modo, o uso dos glicocorticoides é restrito no controle das artrites agudas e, quando necessário, deve-se diagnosticar e tratar as parasitoses (como a estrongiloidíase) e a tuberculose antes de sua introdução.

ARTRITES CRÔNICAS

As artrites crônicas são raras e podem levar a rigidez matinal, limitações e deformidades articulares a médio e longo prazo, com prejuízo na qualidade de vida. Nos pacientes com monoartrite crônica, recomenda-se a realização de artroscopia com biópsia sinovial para o estabelecimento da causa. As principais causas de artrites crônicas na faixa etária pediátrica são: 1. artrite relacionada a infecções: tuberculose, fungos, blastomicose; 2. doenças do tecido conjuntivo: artrite idiopática juvenil, espondiloartropatias; 3. doenças imunológicas: deficiência de IgA, hipogamaglobulinemia; 4. neoplasias: osteoma osteoide, osteossarcoma; 5. outras: sinovite vilonodular, sinovite por corpo estranho, osteoartropatia hipertrófica, doenças genéticas (displasias musculoesqueléticas, mucopolissacaridoses), doenças endócrinas (tireoidite de Hashimoto).

Na artrite reumatoide juvenil (ARJ) ou artrite idiopática juvenil (AIJ), ocorre artrite crônica em uma ou mais articulações, com início antes dos 16 anos de idade. O diagnóstico é essencialmente clínico e de exclusão. O componente doloroso da artrite apresenta menor intensidade quando comparado ao edema articular. O comportamento nos primeiros seis meses da doença define a forma. Na forma sistêmica, a artrite associa-se à febre diária acima de 39°C por um período superior a duas semanas.

As espondiloartropatias caracterizam-se por comprometimento do esqueleto axial, artrite crônica e entesite associadas ao antígeno HLA B27 e incluem a espondilite anquilosante juvenil, a artrite psoriásica e a doença inflamatória intestinal. Em geral, o fator antinúcleo (FAN) e o fator reumatoide são negativos.

TRATAMENTO

Os AINHs são as drogas de escolha no tratamento da artrite crônica. No entanto, sabe-se que os AINHs não mudam o curso da doença, não induzem à remissão e apenas um terço dos pacientes responde a este tratamento. Portanto, dois terços dos pacientes necessitam de terapias com drogas modificadoras do curso da doença ou imunomoduladores ou imunossupressores. Os corticosteroides têm indicações bastante limitadas na ARJ/AIJ que incluem: pericardite, miocardite, vasculite, febre associada ou não a artrites e síndrome de ativação macrofágica.

BIBLIOGRAFIA

Bastos WA, Liphaus BL. Lúpus eritematoso sistêmico. In: Terreri MTRA (ed). Reumatologia para o pediatra (Série Atualizações Pediátricas. Terreri MTRA, Sacchetti SB). 1ª ed. São Paulo: Atheneu; 2008. p. 59-72.

Bricks LF, Silva CAA. Recomendações para o uso de antinflamatórios não hormonais em pediatria. Pediatr (S Paulo) 2005;27(2):114-25.

Carneiro-Sampaio M, Liphaus BL, Jesus AA, Silva CAA, Oliveira JB, Kiss MHB. Undertanding systemic lupus erythematosus physiopathology in light of primary immunodeficiencies. J Clin Immunol 2008;28:S34-41.

Fernandes EGC, Marques LBP, Silva CAA. Monoartrite e poliartrite. In: Silva CAA (ed). Doenças reumáticas na criança e no adolescente (Coleção Pediatria. Instituto da Criança HC-FMUSP. Schvartsman BGS, Maluf Jr. PT). 1ª ed. Barueri: Manole; 2008. p. 1-16.

Hilário MOE, Oliveira SKF, Bica B, Sztajnbok FR. Corticoterapia em doenças reumáticas. Documento Científico – Sociedade Brasileira de Pediatria. Janeiro 2001.

Hirschheimer SMS, Ferriani VPL, Barbosa CMPL, Magalhães CS. Vasculites. In: Terreri MTRA ed. Reumatologia para o pediatra (Série Atualizações Pediátricas. Terreri MTRA, Sacchetti SB). 1ª ed. São Paulo: Atheneu; 2008. p. 111-29.

Kim JK, Faço MM, Lotito APN, Liphaus BL, Carneiro JDA, Silva CAA. Púrpura trombocitopênica e anemia hemolítica autoimune em pacientes internados com lúpus eritematoso sistêmico juvenil. Rev Bras Reumatol 2007;47:10-5.

Kiss MHB, Silva CHM. Artrites e artralgias. In: Marcondes E, Costa Vaz FA, Araujo Ramos JL, Okay Y eds. Pediatria básica. 9ª ed. São Paulo: Sarvier; 2003. p. 785-90.

Len C, Liphaus BL, Machado CS, Silva CAA, Okuda E, Campos LMA, et al. Artrite reumatoide juvenil: atraso no diagnóstico e no encaminhamento para o especialista. Rev Paul Pediatr 2002;20:280-2.

Liphaus BL, Campos LMA, Silva CAA, Kiss MHB. Manifestações osteoarticulares nas doenças não reumatológicas. Pediatr (S Paulo) 2001;23:168-78.

Liphaus BL, Goldenstei-Schainberg C. Lúpus eritematoso sistêmico juvenil e lúpus neonatal. In: Silva CAA ed. Doenças reumáticas na criança e no adolescente (Coleção Pediatria. Instituto da Criança HC-FMUSP. Schvartsman BGS, Maluf Jr. PT). 1ª ed. Barueri: Manole; 2008. p. 144-62.

Liphaus BL. Abordagem terapêutica das artrites agudas e crônicas. Rev Bras Reumatol 2006;46(Supl 2):S4-S5.

Lotito APN, Barbosa CMPL, Campos LMA, Len CA. Artrite crônica. In: Terreri MTRA (ed). Reumatologia para o pediatra (Série Atualizações Pediátricas. Terreri MTRA, Sacchetti SB). 1ª ed. São Paulo: Atheneu; 2008. p. 41-58.

Naka EN, Silva CAA, Dória AS, Sallum AME, Liphaus BL, Campos, LMA, Kiss MHB. Quadril doloroso em crianças e adolescentes. Análise de 52 casos. Pediatr (S Paulo) 2001;23:290-7.

Okuda EM, Hirschleimer SMS. Febre reumática. In: Terreri MTRA (ed). Reumatologia para o pediatra (Série Atualizações Pediátricas. Terreri MTRA, Sacchetti SB). 1ª ed. São Paulo: Atheneu; 2008. p. 31-9.

Robazzi TCMV, Robazzi PSM. Artrite séptica e osteomielite. In: Silva CAA (ed). Doenças reumáticas na criança e no adolescente (Coleção Pediatria. Instituto da Criança HC-FMUSP. Schvartsman BGS, Maluf Jr. PT). 1ª ed. Barueri: Manole; 2008. p. 17-33.

Silva CA, Len CA, Terreri MT, Lotito AP, Hilário MO. Artrite no paciente pediátrico. Recomendações – atualização de condutas em pediatria. Departamentos Científicos da SPSP. Gestão 2001-2003; nº 11. p. 2-8, 2003.

Silva CAA, Campos LMA, Liphaus BL, Kiss MHB. Púrpura de Henoch-Schönlein na criança e adolescente. Rev Bras Reumatol 2000;40:128-36.

Silva CAA, Vecchi AP. Vasculites. In Silva CAA (ed). Doenças reumáticas na criança e no adolescente (Coleção Pediatria. Instituto da Criança HC-FMUSP. Schvartsman BGS, Maluf Jr. PT). 1ª ed. Barueri: Manole; 2008. p. 126-43.

Terreri MTRA, Sacchetti SB. Artrites agudas. In: Terreri MTRA (ed). Reumatologia para o pediatra (Série Atualizações Pediátricas. Terreri MTRA, Sacchetti SB). 1ª ed. São Paulo: Atheneu; 2008. p. 21-9.

PARTE XV
Urgências em Oftalmologia

CAPÍTULO 66

Conjuntivites

Arthur Ferreira Soares

INTRODUÇÃO

A conjuntiva é uma membrana mucosa, fina e transparente que recobre tanto a superfície anterior da esclera, sendo chamada de conjuntiva bulbar, quanto internamente as pálpebras, chamada de conjuntiva tarsal ou palpebral.

Qualquer inflamação dessa membrana é dita conjuntivite, podendo-se dizer que é a afecção ocular mais comum.

QUADRO CLÍNICO

Apresentam, em maior ou menor grau, sinais e sintomas comuns, sendo os mais frequentes:

- vermelhidão;
- lacrimejamento;
- secreção (exsudação);
- quemose (edema da conjuntiva);
- edema palpebral;
- sensação de corpo estranho ("raspadura");
- prurido;
- queimação;
- fotofobia;
- dor ocular.

DIAGNÓSTICO

Diante de tal riqueza de manifestações, o diagnóstico é clínico.

TRATAMENTO

Apesar de grande parte das conjuntivites ser autolimitada, não deixando sequelas ou redução da acuidade visual, pelo grau de desconforto e limitação de atividades que ocasionam, têm que ser tratadas e acompanhadas de maneira adequada. Para fins de tratamento seria, então, interessante classificarmos as conjuntivites quanto à sua etiologia.

CLASSIFICAÇÃO ETIOLÓGICA

- Infecciosas:
  - Bacterianas.
  - Virais.
  - Fúngicas.
  - Parasitárias.
- Alérgicas.
- Tóxicas ou químicas.

CONJUNTIVITES BACTERIANAS

QUADRO CLÍNICO

- Presença de secreção purulenta ou mucopurulenta, podendo ser uni ou bilaterais.
- Presença de papilas conjuntivais como achado principal (papilas são dobras ou projeções de epitélio hipertrófico, com forma poligonal e centro fibrovascular, encontradas apenas onde a conjuntiva está aderida aos tecidos subjacentes por septos fibrosos, ou seja, na conjuntiva tarsal ou palpebral e na conjuntiva limbar, ao redor da córnea). Seu vaso central arboriza-se ao atingir a superfície.
- Geralmente agudas (duas semanas de evolução), mas podem tornar-se crônicas, sem tratamento adequado.
- Transmissão por contato direto com objetos de uso comum, toalhas, fronhas de travesseiro.

TRATAMENTO

- Higiene rigorosa e limpeza das secreções conjuntivais com soro fisiológico e preferencialmente gaze.

- Antibióticos tópicos:
  - Fluoroquinolonas – análogos sintéticos fluorados derivados do ácido nalidíxico, as fluoroquinolonas promoveram grande revolução no tratamento das infecções oculares. Conforme seu espectro de ação foi aumentando, com modificações em sua estrutura, passaram a ser chamadas de fluoroquinolonas de segunda, terceira e quarta geração. O ofloxacino e o ciprofloxacino, ambos fluoroquinolonas de terceira geração, por seu amplo espectro, ação bactericida, baixa resistência e praticamente com ausência de hipersensibilidades, são atualmente antibióticos de primeira escolha, na posologia de 1 gota a cada 4 horas, para ambos, ou ainda no caso do ciprofloxacino, também na forma de pomada, com aplicação três vezes ao dia.
  - Aminoglicosídeos – a gentamicina e a tobramicina foram muito usadas. A gentamicina, por causar frequentemente ceratite (microúlceras corneanas), teve seu uso diminuído, permanecendo a tobramicina como uma boa opção de tratamento.
  - Cloranfenicol – foi bastante empregado na prática oftalmológica por apresentar um espectro bastante amplo. No entanto, seu uso foi limitado pela comprovação de casos de anemia aplástica.
  - Eritromicina – droga bastante segura, porém por seu espectro pouco efetivo já não é utilizada.
  - Tetraciclina – por seu espectro reduzido, também já não é utilizada, a não ser no tratamento do tracoma, empregada na forma de pomada a 1% duas vezes ao dia por seis semanas.
  - Sulfacetamida – droga usada no passado, teve sua utilização abandonada por apresentar cerca de 100% de resistência dos patógenos em estudos internacionais. Além disso, provocava sintomas dolorosos frequentemente e como efeito colateral mais importante e grave o aparecimento da síndrome de Stevens-Johnson ocular.

CONJUNTIVITE NEONATAL

- Gonocócica: é a mais grave, aparecendo geralmente entre o terceiro e o quinto dia, sendo chamada de hiperaguda por produzir secreção purulenta copiosa, bilateral, com potencial de perfuração corneana e perda do olho. Deve ser tratada prontamente com ceftriaxona sistêmica associada a tratamento tópico com penicilina cristalina 100.000UI de hora em hora e irrigação constante com solução cristalina.

– Clamídia: de aparecimento mais tardio, entre o quinto e o décimo quarto dia, apresentando secreção mucoide, edema palpebral e edema conjuntival. O tratamento é feito com eritromicina sistêmica e, como adjuvante, também a eritromicina tópica a 0,5%.

CONJUNTIVITES VIRAIS

QUADRO CLÍNICO

– Clínica exacerbada: vermelhidão, edema palpebral, lacrimejamento, queimação, sensação de corpo estranho, prurido e dor ocular.
– Secreção serosa e geralmente em pouca quantidade.
– Muitas vezes é acompanhada de gânglio pré-auricular.
– Atinge inicialmente um olho e em cerca de 50% dos casos torna-se bilateral, apresentando sintomas mais brandos no olho acometido posteriormente.
– Áreas de hemorragia subconjuntival, com petéquias ou mais extensas.
– Presença de folículos (elevações branco-amareladas, arredondadas, produzidas por resposta linfocítica). Ao contrário das papilas, não apresentam um vaso central, mas sim, ao redor de sua base. São encontrados na conjuntiva tarsal (palpebral) superior, fundo de saco inferior e região limbar.
– Formação de membranas ou pseudomembranas, que são depósitos de fibrina aderidos ao epitélio conjuntival. A diferenciação entre as duas é que a membrana fica intimamente aderida ao epitélio, provocando sangramento ao ser removida, fato que não ocorre com a pseudomembrana.
– Infiltrados subepiteliais na córnea (aparecem em alguns pacientes após a segunda ou terceira semana), causados por reações imunes que lesam a membrana basal do epitélio corneano, aparecendo como "pontos esbranquiçados" disseminados na córnea. São auto-limitados, demorando meses ou anos para desaparecerem e, dependendo de sua localização, podem causar alteração importante da acuidade visual.
– Evolução aguda, podendo sofrer contaminação bacteriana secundária.
– Podem acompanhar síndrome gripal, com dor de garganta e linfadenopatias.

- Extremamente contagiosas até duas semanas após o início dos sintomas. Comumente causadas por adenovírus, com transmissão por contato interpessoal, beijo, aperto de mão, secreções respiratórias, objetos de uso comum.

TRATAMENTO

- Higiene rigorosa pessoal, principalmente com as mãos (não manipular os olhos, limpeza de secreções, evitar contato próximo com outras pessoas).
- Lágrimas artificiais, compressas geladas e anti-inflamatórios não hormonais sistêmicos (quando os sintomas são muito intensos) geralmente são suficientes para o tratamento.
- Presença de membranas ou pseudomembranas extensas: é indicada a remoção sob anestesia tópica por meio de cotonetes ou pinças e utilização de corticoide tópico leve de ação na superfície (fluormetolona, loteprednol), já sob cuidado do oftalmologista.
- Presença de infiltrados subepiteliais corneanos com diminuição significativa da acuidade visual: também requer avaliação do oftalmologista, sendo indicado o uso de corticoides tópicos de superfície para a melhora da visão. O acompanhamento quanto a possíveis efeitos colaterais, como catarata, glaucoma, infecções secundárias deve ser monitorizado, principalmente quando o tratamento for mais prolongado.

CONJUNTIVITES FÚNGICAS E PARASITÁRIAS

Merecem apenas citação por serem muito raras. A conjuntivite por *Candida* manifesta-se, geralmente, por uma placa conjuntival esbranquiçada, com algum exsudato. O tratamento é feito com antifúngico específico.

As conjuntivites ocasionadas por vermes (oncocercose, *loa loa*, teníase) geralmente são secundárias à infestação do hospedeiro, sendo transmitidas à conjuntiva por via sanguínea. O tratamento é feito por meio de anti-helmíntico apropriado. Uma exceção é a conjuntivite produzida por larva de mosca (miíase ocular), na qual as larvas são depositadas diretamente no saco conjuntival. Em indivíduos debilitados, pode ser muito agressiva, destruindo até mesmo os tecidos orbitais. O tratamento é a remoção mecânica imediata das larvas.

CONJUNTIVITES ALÉRGICAS

QUADRO CLÍNICO

- Prurido ocular: sintoma patognomônico, podendo-se mesmo afirmar que se não há prurido não têm etiologia alérgica.
- Outros sintomas exuberantes: vermelhidão, edema palpebral, quemose (edema conjuntival), lacrimejamento, secreção seromucosa, queimação, fotofobia, sensação de corpo estranho.
- Geralmente bilaterais, podendo ser agudas ou crônicas, atingem comumente crianças, muitas vezes incapacitando-as para suas atividades diárias.
- Presença de papilas como reação conjuntival preponderante.
- Não são contagiosas, porém, com certa frequência, tornam os olhos mais predispostos à contaminação bacteriana ou viral secundária.

TRATAMENTO

Depende de alguns fatores: natureza aguda ou crônica, gravidade dos sintomas e capacidade de provocar sequelas com consequente redução da acuidade visual. Para tanto, é importante caracterizarmos os principais tipos de alergia ocular.

CONJUNTIVITE SAZONAL

- Geralmente aguda, apresentando edema palpebral, quemose intensa, dando um aspecto à conjuntiva de "bolha" ou "gelatina", prurido e lacrimejamento intensos. A reação papilar é mínima ou inexistente e não apresenta alterações corneanas.
- Tratamento: é feito com compressas geladas (evitar água boricada), lágrimas artificiais, anti-histamínicos e, em casos muito sintomáticos, corticoides tópicos de superfície.

CONJUNTIVITE PRIMAVERIL

- Caráter crônico, atingindo mais meninos do que meninas.
- Reação mais intensa com o aparecimento de "papilas gigantes", em conjuntiva tarsal superior, limbo de aspecto gelatinoso e úlceras corneanas "em escudo".
- Deixa poucas sequelas, mas é associada com o aparecimento de ceratocone.

- Tratamento: é feito preferencialmente com anti-histamínicos combinados com estabilizador de mastócitos topicamente. Como exemplo temos a olopatadina, cetotifeno e epinastina aplicados duas vezes ao dia. Corticoides também são úteis no tratamento, monitorizados por oftalmologista.

CONJUNTIVITE ATÓPICA

- A mais grave e perene das alergias oculares. Geralmente é acompanhada de dermatite atópica, com suas lesões características em regiões de dobras cutâneas.
- Acomete bordas palpebrais que ficam eritematosas, edemaciadas, com perda de cílios.
- Conjuntiva com aspecto leitoso, secreção mucosa, fibrose subepitelial, levando a cicatrizes conjuntivais, vascularização e cicatrização corneana.
- Associada também com ceratocone e ametropias.
- Tratamento: devido a sua alta morbidade com possibilidade de perda visual, o tratamento deve ser multidisciplinar (alergista, pediatra). O oftalmologista usa todo o arsenal disponível: estabilizador de mastócitos combinado com anti-histamínicos, corticoides e até mesmo imunossupressores tópicos como a ciclosporina.

CONJUNTIVITES TÓXICAS OU QUÍMICAS

- Causadas por exposição da conjuntiva a substâncias irritantes ou mesmo a drogas usadas cronicamente para o tratamento de doenças oculares, como antiglaucomatosos, antivirais, mióticos.
- Irritantes comuns: sabões, cosméticos, *sprays* (perfumes, desodorantes, para cabelo), fumaça de cigarro, fertilizantes e vários ácidos e álcalis. Até a poluição atmosférica pode ser causa de conjuntivite química.
- Tratamento: como regra geral, a irrigação imediata e abundante dos olhos com água ou solução salina é mandatória nos casos de contaminação química, principalmente quando se tratar de ácidos ou álcalis.
- Suspensão do uso do agente causador associada ao uso de lágrimas artificiais e vasoconstritores por curto período é o suficiente.
- Conjuntivite química do recém-nascido: causada pelo uso do colírio de nitrato de prata a 1% para a prevenção da conjuntivite gono-

cócica (método de Credé). Manifesta-se no primeiro ou segundo dia, caracterizando-se por vermelhidão, secreção mucoide e lacrimejamento. O tratamento consiste no uso de lágrimas artificiais, limpeza, compressas frias, desaparecendo por volta do quarto dia.

BIBLIOGRAFIA

Bielory L. Differential diagnoses of conjunctivitis for clinical allergist-immunologists. Ann Allergy Asthma Immunol 2007;98:105-15.

Duane TD (ed). Clinical ophthalmology. Philadelphia: Harper & Row; Vol 15, 1982.

Rietveld RP, van Weert HC, ter Riet G, Bindels PJ. Diagnostic impact of signs and symptoms in acute infectious conjunctivitis: systematic literature search. BMJ 2003;327:789.

Riordan-Eva P (eds). Vaughan & Asbury's General Ophthalmology. 17th ed. New York: McGraw-Hill Companies; 2008.

Syed NA, Hyndiuk RA. Infectious conjunctivitis. Infect Dis Clin North Am 1992;6:789-805.

Weiss A. Acute conjunctivitis in childhood. Curr Probl Pediatr 1994;24:4-11.

CAPÍTULO 67

Traumatismo Ocular

Luis Eduardo M. Rebouças de Carvalho
José Ricardo Reggi

INTRODUÇÃO

Os traumatismos oculares são principalmente relacionados a acidentes de automóvel, de trabalho, domiciliares (futebol, tênis) e violência urbana, acometendo com maior frequência adultos jovens do sexo masculino. Cerca de 80 a 90% dos traumatismos são evitáveis e isso mostra a importância do uso dos equipamentos de proteção obrigatórios. Estudos mostram que 1,3% dos atendimentos em pronto-socorro geral e 26,3% dos atendimentos em pronto-socorro de oftalmologia estão relacionados a traumatismo ocular.

Pacientes portadores de visão funcional em apenas um olho, submetidos à cirurgia ocular prévia, principalmente as que envolvem o segmento anterior do globo ocular (como correção cirúrgica refrativa, transplante de córnea) e portadores de alterações oculares preexistentes (escleromalacia, degenerações retinianas) apresentam maior morbidade ao traumatismo ocular.

Ao encontrar um paciente com ferimentos no olho, pálpebras e na região orbitária, o médico deve avaliar se o ferimento acomete apenas os olhos e seus anexos ou se se estende às estruturas adjacentes. Pacientes politraumatizados devem ser previamente avaliados quanto às condições sistêmicas que implicam risco de morte. O traumatismo ocular não é uma emergência (não coloca em risco a vida do paciente), mas deve sempre ser considerado uma urgência, ou seja, requer tratamento imediato.

Traumatismos oculares aparentes podem poupar totalmente o olho, mas podem causar lesões intracranianas significantes, tornando a conduta terapêutica mais complexa. Se o cérebro foi envolvido, a conduta quanto ao traumatismo ocular deve ser retardada, enquanto as lesões intracranianas mais importantes são tratadas. Nos casos de acometimento dos seios paranasais, o ferimento pode sofrer algum grau de contaminação e ocasionar a infecção do olho ou órbita.

ABORDAGEM INICIAL

ANAMNESE

- Queixa principal e duração: dor, ardência, sensação de corpo estranho, fotofobia, diplopia, diminuição da visão, se piorou imediatamente ou quanto tempo após o traumatismo.
- Condições do traumatismo: anotar local, envolvimento de outras pessoas, data e hora do traumatismo. Como ocorreu? O que o paciente estava fazendo e onde ele estava (trabalho, trânsito, domicílio)? Utilizava algum objeto? Qual formato (bola de tênis, pedra) e material (metal, borracha, vidro)? Estava usando lente de contato ou óculos? Se o paciente estiver inconsciente, alcoolizado ou drogado, o acompanhante pode fornecer informações importantes.

EXAME FÍSICO

- Inspeção da face, pálpebras e do globo ocular: avaliação da existência de lacerações, corpos estranhos, perfurações, alterações do posicionamento do olho (desvio e proptose), transparência da córnea e hemorragias conjuntivais. Avaliação de presença de equimose ou crepitação periorbital e palpebral (indicativo de fratura orbital e da base do crânio), a presença de sopro ou frêmito na órbita (indicativo de fístula carotidocavernosa).
- Medição da acuidade visual: por meio de cartões de medida da visão que devem ser mantidos nos pronto-socorros. É importante deixar documentada a acuidade visual antes de examiná-los. Caso não haja tabela formal de acuidade, podem-se fazer anotações como: "lê pequenas letras a 1 metro" ou "pode contar dedos facilmente a 10 metros". Essas informações fornecem documentação suficiente para ajudar a prevenir um pesadelo médico-legal futuro.
- Exame de lâmpada de fenda: para avaliação do segmento anterior do olho (conjuntiva, córnea, câmara anterior, íris, seio camerular, cristalino e vítreo anterior). Pode-se utilizar a lanterna para avaliação grosseira da profundidade e presença de sangue ou pus na câmara anterior, alterações da superfície ocular (hemorragias, que-

mose conjuntival, opacificações corneanas e lacerações) e corpos estranhos maiores. Deve-se atentar para a presença de coágulos na superfície do globo ocular, uma vez que eles podem ser, na verdade, herniações do conteúdo intraocular, evitando-se tracioná-los na tentativa de extração.
- Exame do fundo de olho: deve incluir o reflexo vermelho. Sangramentos podem alterar esse reflexo – que pode ser o único sinal de ruptura do globo ocular. Qualquer variação desse reflexo, portanto, requer avaliação de oftalmologista imediatamente. O reflexo pupilar é muito importante, porém pode ser prejudicado quando há alterações na íris secundárias ao traumatismo. Quanto ao exame das pupilas, deve-se atentar: formato, irregularidade e corectopia (desvio excêntrico da pupila). Devem-se avaliar os reflexos fotomotor direto e consensual. Normalmente, as pupilas contraem de forma igual e imediata durante a acomodação e à exposição à luz direta na pupila contralateral (reflexo consensual). A dilatação diminuída da pupila em reação à luz pode ser decorrente de lesão direta do esfíncter da íris, lesão do nervo oculomotor (III par) e até mesmo secundária ao aumento da pressão intracraniana nos casos de traumatismos contusos graves. A perfuração ocular oculta pode causar um desvio de posicionamento da pupila. Nos traumatismos graves é importante a averiguação da presença ou ausência de percepção luminosa nos quatro quadrantes do globo ocular.
- Motilidade ocular: avaliação da musculatura extrínseca ocular, na certeza de que não há perfuração do globo ocular. O examinador deve colocar seu dedo (ou foco de luz) entre seu rosto e o do paciente e pedir que este acompanhe o movimento em todas as direções. Se houver restrição de movimento ocular, provavelmente existe fratura de órbita (principalmente assoalho) com encarceramento dos músculos extrínsecos ou lesão de nervo craniano (oculomotor, troclear ou abducente).
- Pressão intraocular: pode ser efetuada, grosseiramente, por meio da palpação bidigital. Colocam-se os dois dedos indicadores do examinador sobre a pálpebra superior do paciente que é orientado a manter ambos os olhos fechados (sem contrair as pálpebras). Os dedos devem exercer uma pressão leve sobre cada globo ocular, comparando-se os dois lados. Esta manobra é contraindicada em olhos traumatizados suspeitos de perfuração ocular. Geralmente, pressão ocular baixa é sinal de perfuração ocular. Constatando-se perfuração ocular, deve-se interromper o exame e preparar o paciente para a correção cirúrgica do ferimento sob anestesia geral.

Um sistema de terminologia para o traumatismo ocular, chamado Birmingham Eye Traumatismo Terminoloy System (BETTS), foi criado para padronizar termos relacionados à lesão ocular, permitindo a melhor comunicação entre os oftalmologistas. Atualmente, é adotado pela American Academy of Ophthalmology e pela International Society of Ocular Traumatismo. As definições que determinam esse sistema são:

- **Lesão fechada** é comumente associada a traumatismo contuso. A parede corneoescleral do globo ocular está íntegra, mas pode haver algum dano intraocular.
- **Lesão aberta** envolve um dano de toda a espessura da parede corneoescleral.
- **Contusão** é uma lesão fechada resultante de traumatismo contuso. A lesão pode ocorrer do lado do impacto ou a distância.
- **Ruptura** é um ferimento de toda a espessura devido a traumatismo contuso. O globo ocular rompe em seu ponto mais fraco, que pode não ser no lado do impacto.
- **Laceração** é um ferimento de toda a espessura causado por objeto pontiagudo no lado do impacto.
- **Laceração lamelar** é um ferimento de parte da espessura causado por objeto pontiagudo.
- **Penetração** é um ferimento simples de toda a espessura sem trajeto de saída, geralmente causado por objeto pontiagudo. Nesses casos, associa-se à retenção intraocular de corpo estranho.
- **Perfuração** consiste em dois ferimentos de toda a espessura, com um trajeto de entrada e outro de saída, como causado por projétil.

Todo paciente que apresentou traumatismo ocular, perfurante ou contuso, deve ser encaminhado ao oftalmologista para a realização de oftalmoscopia indireta para avaliação do segmento posterior (vítreo e retina).

EXAMES COMPLEMENTARES

- Radiografia simples pode ser realizada quando um corpo estranho é suspeitado, embora objetos orgânicos como madeira e plástico dificilmente são visualizados.
- Tomografia computadorizada é superior à radiografia tanto na detecção como na localização de corpo estranho. É relevante também para se avaliar a integridade de estruturas intraoculares, faciais e intracranianas.

- Ressonância magnética está contraindicada na suspeita de corpo estranho metálico, pois este pode mover-se dentro da órbita durante o exame e causar mais lesões.
- Ultrassonografia é válida na detecção de corpo estranho intraocular, ruptura do globo ocular, hemorragia supracoroidal e descolamento de retina. É útil também para nortear a estratégia cirúrgica.

MANEJO BÁSICO DO TRAUMATISMO OCULAR

Independentemente do tipo de traumatismo, o paciente deve ser confortado e acalmado. Realizar analgesia caso haja dor. O analgésico mais adequado para lesões agudas é o acetaminofeno. Opioides podem ser eficientes, mas devem ser evitados até a avaliação do oftalmologista. Caso o paciente esteja usando lentes de contato, estas devem ser removidas, pois o edema que se segue pode dificultar a retirada posterior.

- Sinais e sintomas que requerem encaminhamento imediato ao oftalmologista incluem:
  - Diminuição ou perda súbita da visão.
  - Perda de campo visual.
  - Dor à movimentação ocular.
  - Fotofobia.
  - Diplopia.
  - Proptose.
  - Irregularidades do formato da pupila.
  - Sensação de corpo estranho.
  - Olho vermelho ou inflamado.
  - Hifema (sangue na câmara anterior).
  - Halos em torno de luzes (edema de córnea).
  - Laceração da pálpebra na margem ou próximo ao canto medial.
  - Hemorragia subconjuntival.
  - Quebra de lentes de contato ou de óculos.
  - Suspeita de perfuração de globo ocular.
- Medicamentos e materiais necessários para o manejo de lesões oculares:
  - Midriáticos de curta duração.
  - Anestésicos tópicos.
  - Antibióticos tópicos.
  - Cuba para coletar água durante irrigação.

- Cotonetes para auxiliar o exame e a remoção de corpos estranhos.
- Oftalmoscópio direto e lupa.
- Gaze e água estéril.

ABORDAGEM ESPECÍFICA DO TRAUMATISMO OCULAR

HEMATOMA PALPEBRAL

A presença de hematoma é o sinal mais comum de contusão palpebral ou de fronte, sendo em geral inócuo. Porém, é preciso descartar, de imediato, situações agravantes como traumatismos de olho e órbita, fraturas do teto da órbita (hemorragia subconjuntival sem um limite posterior visível) e fratura da base do crânio (hematoma anelar bilateral).

LACERAÇÃO

Deve ser reparada prontamente por fechamento horizontal direto, mesmo sob tensão, de modo a não deixar defeitos anatômicos, funcionais e estéticos. A sutura palpebral deve ser realizada após a reconstrução do bulbo ocular perfurado. As lesões localizadas no canto medial das pálpebras podem atingir o sistema lacrimal. Quando comprometem a borda palpebral, a sutura deve ser realizada por oftalmologista.

TRAUMATISMO ORBITAL

A fratura do assoalho da órbita é a mais comum no traumatismo orbital. Nesta fratura, pode ocorrer enoftalmo (o bulbo ocular desloca-se para dentro da órbita) e há limitação do olhar para cima, pois o músculo reto inferior pode estar encarcerado. A inspeção (equimose, limitação dos movimentos oculares, exo/enoftalmo) e a palpação (crepitação e enfisema subcutâneo) são importantes na detecção das fraturas, porém os exames complementares são fundamentais. A radiografia é capaz de localizar a fratura, mas a tomografia computadorizada permite uma avaliação e é útil na programação cirúrgica.

As fraturas de face com envolvimento da órbita podem ser divididas em dois grupos: as diretas, nas quais o rebordo orbitário é acometido por impacto direto, e as indiretas (*blow-out*), nas quais a região afetada é o terço posteromedial do teto do seio maxilar. Admite-se que a fratura do tipo indireto seja ocasionada por dois mecanismos: o aumento súbito de pressão na cavidade orbital por impacto de um objeto com mais de 5cm de diâmetro e/ou por transmissão de força pelo pavimento a partir de impacto no rebordo.

O reparo cirúrgico pode ser realizado de imediato ou após a redução do edema. Se houver compressão do nervo óptico por hemorragia retro-orbital, deve-se realizar a descompressão.

TRAUMATISMO CONTUSO (*BLUNT TRAUMATISMO*)

Causas comuns envolvem bolas de tênis, *paintball*, beisebol, agressões como socos e rolhas de champanhe. Resulta na diminuição do diâmetro anteroposterior, associado a aumento transitório da pressão intraocular. Mesmo que o impacto seja absorvido pelo diafragma cristalino-íris e base do vítreo, a lesão pode propagar-se para regiões distantes como o polo posterior. Além do próprio dano ocular, a contusão, usualmente, leva a defeitos a longo prazo e o prognóstico pode ser reservado.

O traumatismo contuso pode levar a sangramento na câmara anterior (hifema) e descolamento da retina, que pode manifestar-se como uma faixa preta em parte do campo visual.

Diversas complicações são descritas no traumatismo contuso ocular:
– Segmento anterior:
  • Abrasão corneana.
  • Edema corneano agudo.
  • Hifema (sangramento na câmara anterior).
  • Úvea anterior: pupila, iridodiálise, corpo ciliar.
  • Cristalino – formação de catarata, subluxação e deslocamento.
  • Ruptura do globo ocular.
– Segmento posterior:
  • Descolamento posterior do vítreo.
  • Comoção da retina.
  • Ruptura de coroide.
  • Ruptura da retina.
  • Nervo óptico – neuropatia ou avulsão do nervo óptico.

FERIMENTO NÃO ACIDENTAL

Está relacionado à síndrome do bebê sacudido (*shaken-baby syndrome*) e indica abuso físico nas crianças geralmente até os 2 anos de idade.

Deve ser suspeitado sempre que lesões oftalmológicas características forem identificadas na ausência de explicação alternativa convincente. Outros achados como equimoses em várias áreas do corpo como dorso e face em diferentes graus de evolução podem corroborar para o diagnóstico. Dano cerebral é devido à hipóxia e à isquemia resultante de apneia, tanto por corte quanto por impacto.

HEMORRAGIA SUBCONJUNTIVAL

É relativamente frequente e pode indicar ruptura do bulbo ocular, principalmente na presença de pigmentação subconjuntival. Caso haja suspeita de perfuração, é necessário realizar a exploração cirúrgica da lesão. A hemorragia subconjuntival simples, sem perfuração, não acarreta consequência alguma ao bulbo ocular.

CORPOS ESTRANHOS EXTRAOCULARES E LACERAÇÃO CONJUNTIVAL

Corpos estranhos conjuntivais são facilmente removidos com anestesia tópica e uso de cotonete ou pinça. Corpos estranhos alojados na conjuntiva tarsal superior geralmente causam ceratite na metade superior da córnea (ao piscar), sendo preciso realizar a eversão da pálpebra superior para sua retirada. Essa manobra só deve ser realizada após a confirmação da integridade do globo ocular.

As lacerações conjuntivais frequentemente estão associadas às perfurações do globo ocular, sendo necessária a pesquisa de perfuração escleral nesses casos. Com o uso de anestésico tópico e uma pinça, a conjuntiva pode ser examinada. Se não houver perfuração escleral, deve-se realizar sutura. Lacerações conjuntivais pequenas (até 1-2cm) não necessitam de sutura. É preciso manter o paciente com curativo oclusivo durante 24 horas e antibióticos tópicos de amplo espectro por uma semana.

ABRASÕES CORNEANAS

As abrasões corneanas dificilmente são visualizadas a olho nu, sendo evidenciadas com a instilação de fluoresceína. Deve-se usar colírio anti-inflamatório não hormonal (diclofenaco de sódio) para o alívio da dor e pomada com antibiótico (cloranfenicol, tobramicina) para a profilaxia de infecção. O paciente será reavaliado em 24 horas. Nos casos de abrasões extensas (> 60% da córnea) ou de ausência de melhora dos sintomas em até 72 horas, o paciente deve ser encaminhado para avaliação oftalmológica. Estudos relatam que a oclusão não diminui o tempo de cicatrização e deve ser usada nos casos em que o paciente estiver com muita fotofobia e mantida por no máximo 24 horas. As lentes de contato podem causar abrasões corneanas e apresentam maior probabilidade de infecção.

CORPOS ESTRANHOS NA CÓRNEA

Em geral causam dor, fotofobia e lacrimejamento intenso e súbito. Devem ser retirados sob anestesia tópica, com o auxílio de lâmpada de fenda e uso de agulha ou pinça. Os corpos estranhos de origem vegetal são de alto risco para desenvolver infecção. Corpos estranhos profundos devem ser retirados no centro cirúrgico, pois podem requerer sutura ou enxerto de córnea.

TRAUMATISMO PERFURANTE DO GLOBO OCULAR

Exige tratamento em caráter de urgência. Evita-se o uso de medicações tópicas em olhos perfurados. Em caso de perfuração, o exame oftalmológico deve ser interrompido e o paciente preparado para ser submetido a procedimento cirúrgico com anestesia geral. É fundamental não tentar retirar nada do olho com pinça ou cotonete, a não ser que se tenha certeza de que não seja estrutura intraocular, não fazer palpação ocular ou periorbital, ocluir cuidadosamente o olho e encaminhar imediatamente para a avaliação oftalmológica. Lesões perfurantes pequenas podem ser tratadas com lentes de contato terapêuticas (com antibiótico tópico) e observadas diariamente. Nas lesões maiores, realiza-se a sutura que não permita a saída de humor aquoso.

GLAUCOMA TRAUMÁTICO

O glaucoma traumático pode ocorrer por lesão do trabeculado (sistema de drenagem do humor aquoso) após traumatismo contuso, o que compromete a drenagem do humor aquoso e a consequente elevação da pressão intraocular. O paciente pode referir dor no olho acometido com diminuição da acuidade visual. Ao exame oftalmológico, notam-se hiperemia conjuntival, edema de córnea, e a tonometria revela pressão intraocular elevada. A gonioscopia (observação do seio camerular) pode revelar uma faixa alargada do corpo ciliar (retrocesso traumático), que é proporcional à elevação da pressão intraocular. O tratamento é inicialmente clínico, com medicações hipotensoras oculares e, eventualmente, a cirurgia antiglaucomatosa nos casos refratários ao tratamento clínico.

CONCLUSÃO

O traumatismo ocular é responsável por uma parcela significativa dos casos de perda visual. A avaliação primária, realizada geralmente pelo clínico ou pediatra, é fundamental para determinar o melhor prognóstico de recuperação do paciente. A prevenção ainda é o melhor tratamento, pois evita a ocorrência da maioria dos traumatismos e diminui a gravidade da lesão quando ela ocorre.

BIBLIOGRAFIA

Alvarenga LS. Traumatismos oculares. In Prado FC, Ramos J, Valle JR. Atualização terapêutica 2005. 22ª ed. São Paulo: Artes Médicas; 2005. p.1263-5.

Gasparin F, Souza e Castro EF, Bechara SJ. Traumatismo ocular, corpo estranho ocular e queimadura ocular. In: Martins HS, Damasceno MCT, Awada SB. Pronto-socorro: condutas do Hospital das Clínicas da Faculdade de Medicina da Universidadde de São Paulo. 1ª ed. Barueri, SP: Manole; 2007. p.730-35.

Kanski JJ, Menon J. Trauma. In: Kanski JJ, Menon J. Oftalmologia clínica: uma abordagem sitemática. 5ª ed. Rio de Janeiro: Elsevier; 2004. p.657-79.

Rodriguez JO, Lavina AM, Agarwal A. Prevention and treatment of common eye injuries in sports. Am Fam Physician 2003;67:1481-8.

Spoor TC. Introdução ao traumatismo ocular. In: Spoor TC. Atlas do trauma ocular. 1ª ed. São Paulo: Manole, 1999. p.1-20.

Village EG, American College of Occupational and Enviromental Medicine (ACOEM); 2004 77p. Disponível em http://www.guidelines.gov/summary/summary.aspx?doc_id=8550&nbr=004759&string=eye (acessado em 11 de abril de 2007).

PARTE XVI

Urgências Bucomaxilares

CAPÍTULO 68

Traumatismo de Face

Beatriz T. Franco Renesto
Mônica Renesto Fontana do Amaral

INTRODUÇÃO

O atendimento de urgência de crianças com traumatismo de face segue os mesmos princípios dos traumatismos em geral, de forma que o paciente é considerado um todo, independente da sede da lesão mais evidente. O tratamento inicial mal orientado pode acarretar sequelas estéticas e funcionais irreparáveis. Neste capítulo, vamos abordar as lesões mais frequentes em nosso serviço, com enfoque direcionado ao atendimento inicial realizado pelo pediatra.

CARACTERÍSTICA DO TRAUMATISMO NA INFÂNCIA

Em crianças, os traumatismos de face apresentam algumas peculiaridades, principalmente em menores de 12 anos, que normalmente não apresentam suas estruturas faciais bem desenvolvidas.

No Brasil não existem muitas publicações relacionadas à estatística dos tipos de traumatismo de face que acometem a população pediátrica, mas alguns estudos sugerem que a maioria das vítimas é do sexo masculino, em uma proporção de 2:1 em relação ao feminino, e apresenta a seguinte distribuição de apresentação:
– Lesões de partes moles (ferimentos, lacerações), 80%.
– Contusões, 15%.
– Fraturas, 2%.
– Queimaduras, 3%.

As crianças possuem consciência reduzida dos riscos e perigos impostos pelo ambiente externo, por isso, a etiologia dos traumatismos é diversa e de frequência bem variada, dependente da faixa etária da criança, e as principais causas envolvem:

- Quedas.
- Acidentes esportivos.
- Agressões.
- Acidentes automobilísticos.

As características próprias da anatomia da face em crianças merecem atenção especial. Delas dependem o diagnóstico correto e a conduta adequada, principalmente em casos de fratura de ossos da face.

A anamnese e o exame físico apresentam peculiaridades que devem ser ressaltadas, uma vez que as crianças, principalmente as mais jovens, são más informantes e a obtenção de dados relacionados ao mecanismo do traumatismo depende, geralmente, de informações fornecidas pelos familiares e acompanhantes.

Exames complementares apresentam grande importância, em especial nos casos em que há suspeita de fraturas, uma vez que é muito difícil realizar exame físico adequado em crianças com dor.

TRAUMATISMOS DE PARTES MOLES

As lesões de partes moles são as mais comuns em crianças, geralmente relacionadas a acidentes domésticos, jogos infantis, prática de esportes, acidentes automobilísticos, entre outros. Os ferimentos mais corriqueiros são as lacerações da região mentoniana ou frontal por queda da própria altura durante uma dessas atividades, com ou sem aceleração, o que modifica o impacto e em consequência a extensão do dano.

A avaliação detalhada do ferimento definirá o tratamento mais adequado. Nos casos que exigem sutura, deve-se usar bom senso quanto à forma de abordagem da criança e sua família. Muitas vezes, considerando a complexidade e extensão do ferimento, em conjunto com a idade e cooperatividade da criança, é possível a realização de procedimentos sob anestesia local, porém há situações em que a insistência de realizar suturas apenas sob anestesia local pode ser muito desgastante e pouco eficaz. De modo geral, quando se trata de ferimentos grandes, múltiplos e/ou complexos, o ideal é realizar o tratamento em centro cirúrgico, sob anestesia geral.

A abordagem dos ferimentos faciais em crianças segue o mesmo princípio de adultos, e incluem:
- Limpeza exaustiva com produtos antissépticos e soro fisiológico.
- Desbridamento do tecido macerado ou inviável.
- Exploração cuidadosa de corpos estranhos e sua remoção quando presentes.
- Regularização das bordas para melhor coaptação e melhor resultado estético.

LESÕES ASSOCIADAS

- Traumatismo cranioencefálico: algumas lesões como hematomas intracranianos são muito graves, por isso, nos traumatismos de face associados ao cranioencefálico, a avaliação do neurocirurgião é fundamental e prioritária, só devendo ser iniciado o tratamento pela cirurgia plástica após a definição do diagnóstico, em especial em pacientes que deverão ser submetidos à anestesia geral ou sedação, uma vez que isso pode interferir na avaliação neurológica e mascarar manifestações clínicas do traumatismo cranioencefálico.
- Lesões oculares: também devem ser investigadas, principalmente nos casos de ferimentos palpebrais, por isso em alguns casos é preponderante o encaminhamento para avaliação do oftalmologista. Outro aspecto que deve ser lembrado é o risco de desenvolvimento de ambliopia em pacientes com menos de 7 anos de idade, nos quais o desenvolvimento visual ainda não está completo, e poucos dias de oclusão visual, seja por curativo, seja por interposição de retalhos ou pomadas que opacificam a córnea, podem ser suficientes para desencadear o aparecimento de ambliopia ou a perda da visão por desuso.

LESÕES POR MORDEDURA

Lesões por mordedura em crianças infelizmente também não são incomuns e podem ser tanto por animais quanto por humanos. As mordeduras por humanos são menos frequentes, porém merecem atenção, devido à gravidade das infecções que podem produzir, decorrente do alto grau de contaminação da saliva humana.

As mordeduras por animais são mais frequentes e normalmente produzidas por cães ou gatos.

TRATAMENTO

- Limpeza exaustiva com soro fisiológico e iodopovidona (antisséptico tópico), que possui efeitos antirrábicos comprovados.
- Uso profilático de antibióticos de amplo espectro é indicado pela presença de grande número de bactérias (anaeróbias, gram-positivas e negativas) encontradas na saliva dos animais.
- Tratamento cirúrgico: o mais precocemente possível. Ainda que sejam lesões altamente contaminadas, quando localizadas na face de-

vem sempre ser suturadas, evitando-se deixá-las abertas, como usualmente se faz em outras localizações.

– Toda criança vítima de mordedura de animal deve ser encaminhada a serviços especializados para orientação quanto ao manejo do animal e profilaxia e tratamento da raiva, quando necessário.

CORPO ESTRANHO

A presença de corpo estranho encontrado em crianças não é incomum e pode ser tanto aqueles que penetram através da pele ou mucosas por traumatismos, ou aqueles introduzidos em orifícios naturais como a cavidade nasal ou meato auditivo, estes geralmente abordados pela equipe de otorrinolaringologia.

Os corpos estranhos penetrantes podem ter sua detecção tardia, muitas vezes de origem desconhecida, e sua confirmação diagnóstica é muito importante antes da manipulação. Quando não é detectada à palpação cuidadosa do ferimento durante o exame físico, exames de imagem (radiografia, ultrassonografia ou tomografia computadorizada) podem ser úteis para revelar e orientar a exploração cirúrgica para sua retirada. Um corpo estranho que passa despercebido poderá causar problemas no futuro, como processo inflamatório crônico, formação de granulomas, dor, infecção e fistulização, podendo ser eliminados de forma espontânea meses ou anos após o traumatismo.

Em nosso serviço, a maior incidência de inclusão de corpo estranho em partes moles é em meninas entre 3 e 9 anos de idade, decorrente da presença de tarrachas de brinco inclusas por traumatismos repetidos em lobo de orelha. Portanto, para evitar esse tipo de problema, as mães devem ser orientadas a não usar tarrachas muito pequenas e de bordas incisas, assim como retirar os brincos antes de a criança dormir.

LESÕES ÓSSEAS

A lesão óssea mais frequente em crianças é a fratura nasal, e também a menos diagnosticada, o que muitas vezes leva ao tratamento inadequado. Os sinais clínicos de fratura nasal incluem a presença de edema local, equimose, epistaxe, desvio e achatamento da pirâmide nasal. Como nesta fase da vida o nariz ainda é muito cartilaginoso, muitas vezes o diagnóstico é difícil, em particular quando não apresenta fraturas do osso e somente das cartilagens, que não aparecem nas radiografias.

Diante da suspeita de fratura nasal, a realização do exame físico cuidadoso e da rinoscopia é fundamental para a avaliação de lesões da cavidade nasal com desvios, lacerações de mucosas ou hematomas, que podem levar a infecção, necrose e alteração do desenvolvimento das estruturas cartilaginosas, razão pela qual, uma vez diagnosticados, devem ser prontamente drenados.

O tratamento cirúrgico das fraturas nasais consiste em redução dos fragmentos ósseos e cartilaginosos deslocados, tamponamento nasal interno e estabilização externa da pirâmide nasal com gesso ou resina plástica. Algumas vezes é necessário o realinhamento dos fragmentos por meio de osteotomias. Aspecto importante a ser ressaltado é a velocidade de consolidação óssea na infância, que é muito maior que no adulto, não permitindo, portanto, esperar mais de sete dias para o tratamento cirúrgico, que deve ser realizado idealmente nos primeiros três dias após o traumatismo.

Outras fraturas mais complexas, como as das articulações temporomandibulares, também podem ocorrer em traumatismos da região mentoniana e devem ser sempre lembradas e investigadas com exame físico adequado e estudo radiológico. Fraturas de órbita, maxila e mandíbula, felizmente, são menos frequentes em nosso serviço, mas também devem ser investigadas, principalmente nos traumatismos mais violentos. Nestes casos, a investigação radiológica com tomografia computadorizada de face é fundamental, e é importante também a avaliação da equipe de cirurgia bucomaxilofacial para tratamento e acompanhamento em conjunto.

BIBLIOGRAFIA

Mélega JM, et al. Cirurgia plástica – fundamentos e arte – cirurgia reparadora de cabeça e pescoço. Rio de Janeiro: Medsi; 2002.

Morano FG, Sampaio MMC, Freitas RS, et al. Análise de 126 fraturas de face em crianças menores de 12 anos. Revista do Colégio Brasileiro de Cirurgiões 1998;25(3)201-4.

Paletta FX. Soft tissue injuries of face and scalp. Clin Plast Surg Philadelphia: Saunders Company; 1977. p. 479-90.

Pinto EBS, Silva DBVN, Cardoso LA, et al. Traumatismo de face. In: Avelar JM (ed). Cirurgia plástica na infância. São Paulo: Hipócrates; 1989. p. 565-70.

CAPÍTULO 69

Traumatismo Dentoalveolar e Fratura Mandibular

Eduardo Milner

INTRODUÇÃO

Os princípios básicos de diagnóstico e tratamento dos traumatismos de face em crianças são semelhantes aos dos adultos; estes tratamentos objetivam restabelecer a anatomia óssea e oclusão prévias à fratura, além de retorno rápido à função, com mínima morbidade.

Traumatismos dentoalveolares são muito frequentes em crianças, tanto na dentição decídua quanto na permanente. Fraturas mandibulares são menos frequentes que nos adultos, uma vez que a elasticidade e a composição dos ossos jovens absorvem melhor o traumatismo. Os ossos infantis apresentam potencial de crescimento e desenvolvimento diferente dos ossos maduros, agilizando a reparação e o tempo de tratamento; a rápida reparação destas fraturas determina um tempo curto para a definição da conduta e tratamento, sendo que em casos extremos pode haver consolidações não anatômicas se o tratamento for postergado por mais de uma semana.

As opções de tratamento para os traumatismos dentários variam desde observação e dieta líquida até contenção e *splintagem* dos dentes; para as fraturas, o tratamento varia de observação e dieta líquida à redução (aberta ou fechada) destas fraturas. Amarrias interdentais, barras de Erich, cerclagens, fixação interna rígida (placas e parafusos) são utilizadas para a imobilização destas fraturas. Crianças em dentição decídua ou mista apresentam dentes permanentes (germes) intraósseos; deve-se tomar o cuidado de evitar estes germes nas fixações das fraturas do complexo maxilomandibular.

Tratadas inadequadamente, fraturas de mandíbula podem evoluir para crescimento e desenvolvimento anormais e assimétricos dos ossos da face, provocando deformidades graves, além de casos de anquiloses e fibroanquiloses.

TRAUMATISMOS DENTOALVEOLARES

CONSIDERAÇÕES GERAIS

Traumatismos dentoalveolares são extremamente comuns e podem ser muito dramáticos, tanto para as crianças como para os pais; todos ficam extremamente assustados com sangue e salivação excessivos na boca, além dos dentes perdidos ou com mobilidade. Neste momento, o adulto deve identificar se há perda de dentes e, em caso afirmativo, procurá-los. Após a limpeza superficial com água corrente, o dente deve ser reinserido em seu alvéolo ou transportado em leite (ou soro fisiológico) para o cirurgião-dentista reimplantá-lo e fixá-lo adequadamente.

A região acometida com mais frequência é a anterior de maxila, seguida da anterior de mandíbula. Além de dentes, alvéolos e ossos, devem-se pesquisar ferimentos em tecidos moles (principalmente freio labial, mucosa alveolar e língua).

Atenção especial deve ser dada a traumatismos em região submentoniana, pois mesmo os de pequena intensidade podem ocasionar fraturas em côndilos mandibulares, que devem sempre ser pesquisadas (ver *Fraturas mandibulares*).

DIAGNÓSTICO

– Exame físico: deve ser iniciado observando-se as alterações na face – presença de equimoses, edemas e assimetrias, ferimentos lacerocontusos ou cortocontusos. Nestes casos, o cirurgião deve remover os detritos da ferida para a realização das suturas. Não é incomum encontrarmos vidro, areia e mesmo dentes no interior destes ferimentos. Ao exame físico intrabucal, o profissional deve procurar dentes ausentes, lacerações em tecidos moles, equimoses e degraus dentoalveolares. A manipulação deve ser realizada para observar-se o grau de mobilidade do dente, do alvéolo e dos ossos faciais.

– Radiológico: as radiografias indicadas para o diagnóstico correto são: periapicais, panorâmicas, radiografias convencionais (posteroanterior, lateral oblíqua de mandíbula e Towne) e tomografias computadorizadas.

A classificação descrita por Andreassen para lesões dentoalveolares pode ser utilizada para facilitar a compreensão destes traumatismos:

Tecido dental – fraturas de coroa (com ou sem envolvimento pulpar); fraturas de coroa e raiz; e fraturas de raiz

Tecidos periodontais – concussões com e sem movimentações dentárias, intrusões, avulsões e raízes retidas.

Osso alveolar – fraturas alveolares, com ou sem cominuição.

TRATAMENTO

- Fraturas dentais sem exposição da polpa devem ser tratadas com restaurações convencionais e/ou colagens do tecido dental fraturado. Casos com exposição pulpar (dentes decíduos e permanentes) devem ser submetidos a tratamento endodôntico parcial (pulpectomia) ou total (pulpotomia).
- Intrusões e concussões geralmente necessitam apenas de controle, após radiografias específicas, para descarte de fraturas em raiz (conduta semelhante para dentes decíduos e permanentes).
- Avulsões (expulsão completa do dente do seu respectivo alvéolo) devem ser tratadas diferentemente em dentes decíduos e permanentes. Dentes decíduos não devem ser reimplantados, pois há possibilidade de afetar o dente permanente no reimplante, além de infecções e anquiloses (Quadro XVI-1). O sucesso do reimplante do dente permanente está associado a vários fatores, como tempo de permanência do dente fora do alvéolo, modo de preservação do dente neste período, fixação do dente avulsionado, estágio de fechamento do ápice radicular, ausência de contato prematuro oclusal, tratamento endodôntico do dente afetado, ausência de reabsorções externa e/ou interna da raiz.

Quadro XVI-1 – Avulsões dentárias – orientações aos responsáveis.

1. Localizar o dente avulsionado
2. Lavar superficialmente em água corrente, para a remoção dos detritos
3. Reimplante do dente no alvéolo (somente os dentes permanentes) ou
4. Transporte do dente em leite ou soro fisiológico
5. Quanto maior o tempo do dente fora do alvéolo, pior o prognóstico do reimplante

CONTROLE

O controle dos traumatismos dentoalveolares é realizado pelo cirurgião-dentista. Inicialmente, com visitas semanais nos primeiros dois meses, as consultas podem ser mensais nos seis meses seguintes; consultas anuais estão indicadas até os cinco anos de pós-traumatismo. Nestas consultas, o profissional deve radiografar os dentes afetados, pois pode haver reabsorções internas/externas das raízes, lesões e anquiloses. O escurecimento da coroa também pode ser observado. A conduta para estes casos geralmente é endodôntica, associada ou não à cirurgia de periápice.

Em caso de perda do dente, a reabilitação pode ser feita com próteses removíveis ou fixas, além de implantes (para dentes permanentes); a enxertia óssea deve ser considerada em casos de perda de substância.

FRATURAS MANDIBULARES

CONSIDERAÇÕES GERAIS

Fraturas mandibulares em crianças são menos frequentes do que em adultos. As características destes ossos contribuem para melhor absorção do traumatismo, podendo levar a fraturas em galho verde ou incompletas em muitas ocasiões.

O potencial de crescimento e desenvolvimento da mandíbula é muito grande nas crianças, o que leva a uma reparação rápida da fratura; consolidações ósseas são observadas a partir de uma semana do traumatismo. A postergação do diagnóstico e tratamento pode levar a consolidações não anatômicas destas fraturas.

A incidência maior de fraturas mandibulares ocorre em crianças de mais idade, principalmente adolescentes e crianças de 5 a 12 anos, que estão expostos a acidentes esportivos, domésticos e automobilísticos com mais frequência. Crianças até os 5 anos apresentam maior incidência relacionada a acidentes domésticos (queda da própria altura) e início do andar. Fraturas em lactentes podem ser ocasionadas por queda do colo dos pais, de trocadores ou andadores, traumatizando direta ou indiretamente a face.

DIAGNÓSTICO

- Quadro clínico: o diagnóstico das fraturas do terço inferior da face pode ser difícil, pela não colaboração da criança. Traumatismos em face com edema e dor devem ser pesquisados; ferimentos em região submentoniana podem estar relacionados a fraturas de côndilos mandibulares. Os sinais e sintomas destas fraturas são: má oclusões, mordidas abertas, desvios em abertura da boca, dor, edema, equimose, limitação da abertura da boca, degrau ósseo e otorragia (Quadro XVI-2).

Quadro XVI-2 – Fraturas mandibulares – sinais e sintomas.

Dor
Contusão submentoniana ou direta
Desvio em abertura da boca
Limitação de movimentos mandibulares
Edema/equimose
Mordida aberta
Mobilidade dentária
Degrau ósseo
Otorragia

– Radiológico: os exames radiológicos específicos para a mandíbula são: radiografias convencionais (posteroanteror, lateral oblíqua, Hirtz e Towne), radiografia panorâmica e tomografia computadorizada; ressonância magnética está indicada principalmente para a visualização de tecidos moles (disco articular, músculos, doenças, por exemplo) (Quadro XVI-3).

TRATAMENTO

As opções de tratamento podem variar de dieta líquida e pastosa, redução incruenta com bloqueio maxilomandibular (amarrias interdentais, barras de Erich, parafusos específicos ou cerclagens), a redução cruenta com fixação interna rígida (miniplacas de titânio ou reabsorvíveis). Cuidado especial deve ser observado para evitar-se atingir os germes de dentes permanentes, na colocação destas placas.

Tratadas inadequadamente, as fraturas mandibulares podem promover o crescimento e desenvolvimento anormais e assimétrico dos ossos da face, provocando má oclusões graves, anquiloses e fibroanquiloses.

Sequelas de fraturas de mandíbula são tratadas de diferentes formas. Anquiloses e fibroanquiloses devem ser tratadas quando diagnosticadas, pois promovem a limitação da abertura da boca, restringindo a alimentação dos pacientes. Assimetrias e má oclusões devem

TRAUMATISMO DENTOALVEOLAR E FRATURA MANDIBULAR

Quadro XVI-3 – Exames radiológicos nos traumatismos mandibulares.

Traumatismos mandibulares	Exame radiológico	Suspeita
Alveolares	Radiografias periapicais, oclusais e panorâmica PA de mandíbula Tomografias computadorizadas	Fraturas radiculares Intrusões dentárias Fraturas alveolares
Submentonianos	Radiografia panorâmica PA de mandíbula, lateral oblíqua de mandíbula, towne Tomografias computadorizadas	Fraturas em sínfise Fraturas em côndilo
Em corpo de mandíbula	Radiografia panorâmica PA de mandíbula, lateral oblíqua de mandíbula Tomografias computadorizadas	Fraturas em corpo Fraturas em côndilo contralateral
Em ângulo de mandíbula	Radiografia panorâmica PA de mandíbula, lateral oblíqua de mandíbula Tomografias computadorizadas	Fraturas em ângulo Fraturas em côndilo I
Em ramo e côndilo mandibulares	Radiografia panorâmica PA de mandíbula, lateral oblíqua de mandíbula, towne Tomografias computadorizadas	Fraturas em ramo Fraturas em côndilos uni ou bilaterais

PA = posteroanterior.

ser tratadas no início da fase adulta, quando cessa o crescimento ósseo, com cirurgia ortognática.

O tratamento das fraturas de mandíbula varia de acordo com a idade da criança e o local da fratura. Os detalhes de cada tipo de fratura serão discutidos a seguir.

Fraturas de sínfise e corpo de mandíbula

Estas fraturas exigem redução e fixação ou imobilização. Podem ser tratadas de forma cruenta ou incruenta (goteiras de acrílico e amarrias interdentais com eventual bloqueio maxilomandibular). Crianças com dentição mista podem apresentar bloqueios intermaxilares instáveis; goteiras de acrílico podem auxiliar este tipo de tratamento. O tratamento preferencial destas fraturas em lactentes é conservador, com rigoroso acompanhamento, sendo que, dependendo do deslocamento da fratura, pode-se optar pela redução cruenta com placas e parafusos reabsorvíveis.

Fraturas de ângulo mandibular

Estas fraturas são tratadas preferencialmente de forma cruenta, com fixação interna rígida (placas e parafusos de titânio). Os dentes localizados no traço da fratura devem ser mantidos, pois ajudam na redução e fixação dos fragmentos ósseos; somente em caso de reduções instáveis os dentes devem ser removidos.

Fraturas de côndilo mandibular

Estas fraturas podem ser classificadas como intra ou extracapsulares. Existe consenso em relação ao tratamento das fraturas intracapsulares: devem ser tratadas de forma conservadora, na grande maioria dos casos. As fraturas extracapsulares devem ser tratadas preferencialmente de forma conservadora, sendo que a redução cruenta está indicada em casos específicos (fraturas com desvio de mais de 90 graus e fraturas com deslocamentos ósseos para o interior da fossa mandibular). Nestes casos, a fixação interna rígida com placas e parafusos de titânio pode ser utilizada.

O desenvolvimento dos materiais de fixação interna rígida apresentam resultados cirúrgicos mais previsíveis e estáveis, existindo uma tendência a se aumentar o número de reduções cruentas, com técnicas minimamente invasivas de manipulação óssea.

O tratamento das fraturas de côndilo mandibular, seja intra, seja extracapsulares, pode ou não acompanhar breve período de imobilização (dependendo da opção de tratamento). O encaminhamento ao ortodontista para o controle da oclusão a longo prazo é fundamental. A ortopedia facial também pode ser utilizada, geralmente em crianças jovens, para orientar o crescimento e o desenvolvimento da mandíbula.

CONTROLE

O controle dos traumatismos de terço inferior da face visam diminuir as sequelas, que podem ser assimetrias faciais, anquiloses com limitação de abertura bucal e abertura da boca com desvio. Este controle deve ser feito até a idade adulta.

BIBLIOGRAFIA

Beine OR, Myall RWT. Rigid fixation in children, oral and maxillof. Surg Clin North Am: Surg Children Adolesc 1994;6(1):153-67.

Kaban LB. Facial trauma II: dentoalveolar injuries and mandibular fractures in pediatric oral and maxillofacial surgery. Philadelphia: Elsevier; 1990. p. 233-60.

Milner E. Management of condylar fractures in children, american association of orthodonthics clinical congress. St. Louis; 1998.

Posnick JC, Costello BJ, Tiwana PS. Pediatric craniomaxillofacial fracture management. In: Peterson's principles of oral and maxillofacial surgery. 2nd ed. Hamilton, Ontario: BC Decker; 2004. p. 527-46.

Sewall SR. Trauma. In: Clinician's manual of oral and maxillofacial surgery. Quintessence Books; 1991. p. 313-38.

PARTE XVII

Urgências Psicossociais

CAPÍTULO 70

Urgências Psiquiátricas

Pilar Lecussán Gutierrez

INTRODUÇÃO

O pronto-socorro pode ser o primeiro local de atendimento procurado por familiares de crianças que se encontram em sofrimento psíquico. Este acontecimento determina que o pediatra considere a possibilidade de confrontar-se com situações que não fazem parte de seu cotidiano clínico e que demandam de sua parte atenção diferenciada. Serão discutidas as apresentações mais frequentes dessas situações. Todas elas demandam do pediatra boa escuta, atenção, observação e, sobretudo, a obtenção de história e exame físico cuidadosos.

A meta deste atendimento deve ser a exclusão de doenças físicas, que requerem intervenção pronta e adequada da equipe do pronto-socorro, a tentativa de estabelecimento de hipóteses diagnósticas específicas e o encaminhamento da criança e família para o atendimento especializado, quando necessário.

TRANSTORNOS ANSIOSOS

Podem apresentar-se sob a forma de transtorno de pânico, transtorno de ansiedade generalizada, transtorno obsessivocompulsivo, fobias específicas, fobia social e transtorno de ansiedade de separação.

As crianças ansiosas podem mostrar-se chorosas, com medo, agressivas, caladas, assustadas, expressando variadas queixas somáticas (cefaleia, dor de estômago, dor de barriga, dores nas pernas, falta de ar, palpitações, paresias), recusam-se a ir à escola e têm medo de separar-se dos pais.

Estas condições de sofrimento psíquico são as mais frequentemente encontradas nos atendimentos pediátricos e demandam:
– a obtenção de uma anamnese de boa qualidade;
– o exame físico cuidadoso.

Estes dois elementos proporcionam, na maioria dos casos, a exclusão de condições clínicas importantes, subjacentes às queixas, e o estabelecimento do diagnóstico com boa probabilidade de acerto. Não há necessidade de solicitação de exames diagnósticos na maioria das situações.

A conduta é tranquilizar pais e crianças, informando-os a respeito dos sintomas e sua origem, discutindo com eles a pertinência ou não de um encaminhamento especializado, sobretudo quando esses episódios são frequentes e interferem na rotina de vida da criança e sua família.

TRANSTORNOS DO HUMOR

DEPRESSÃO

Caracteriza-se por humor deprimido, irritabilidade, distúrbios do sono e apetite, expressão de vivências de depreciação e rejeição, inibição psicomotora, isolamento, distúrbios somáticos, ideação suicida. **É um quadro clínico pouco específico na infância** e seu diagnóstico diferencial deve considerar diversas condições físicas, como, por exemplo:

Infecções – mononucleose, influenza, encefalite, pneumonia, tuberculose, Aids.

Afecções neurológicas – epilepsia, agravos do sistema nervoso central (SNC) (traumáticas, vasculares, congênitas, infecciosas), esclerose múltipla.

Condições endocrinológicas – doença de Cushing, doença de Addison, hipotireoidismo, hipopituitarismo.

Uso de medicações – anti-hipertensivos, barbitúricos, benzodiazepínicos, corticosteroides, anticoncepcionais orais, cimetidina, aminofilina, anticonvulsivantes, clonidina, digitálicos, diuréticos.

Outros – álcool, cocaína, anfetaminas, maconha, opiáceos, distúrbios hidroeletrolíticos (hipocalcemia, hiponatremia), lúpus, doença de Wilson, porfiria, uremia.

A extensa lista de possibilidades acima descrita torna de fundamental importância a obtenção de anamnese cuidadosa, a realização de exame físico acurado e a solicitação de exames diagnósticos apropriados.

Uma vez estabelecido o diagnóstico, a condição clínica deve ser tratada. Se não for identificado diagnóstico clínico associado ao quadro depressivo, a família e a criança ou adolescente devem ser encaminhados ao profissional especializado.

MANIA

O diagnóstico dessa condição na infância é difícil de ser estabelecido, pois pode ser confundida com outros quadros psiquiátricos, sobretudo psicose, esquizofrenia, transtornos delirantes, uso de drogas ou medicamentos como os corticoides.

Em geral, o quadro clínico apresenta-se por meio de agitação psicomotora, curso do pensamento acelerado, humor exaltado, atenção volátil. Frequentemente, está associada a insônia, perda do apetite e irritabilidade.

A anamnese, com atenção particular para a referência a uso de drogas psicotrópicas, medicações, história de traumatismo craniano, e o exame físico cuidadoso são condutas essenciais no estabelecimento de diagnóstico de condições que podem apresentar-se com agitação psicomotora em pronto-socorro. Afastadas as condições de agravo ao SNC, pode ser necessária a utilização de medicação sedativa. A equipe deve utilizar os esquemas de sedação que compõem sua experiência e protocolos. A utilização de haloperidol (5/10mg por via intramuscular) continua sendo bastante frequente e segura em situações emergenciais. Uma vez atendida a emergência, o encaminhamento deve ser feito ao profissional específico.

TRANSTORNOS PSICÓTICOS

A procura do pronto-socorro nestes casos pode estar associada ao aparecimento do primeiro episódio ou reagudização de quadro crônico. A apresentação, frequentemente, consiste de alterações do comportamento, do pensamento (ideias delirantes) e da sensopercepção (alucinações).

O atendimento do pediatra no pronto-socorro deve ter como metas a identificação do quadro, verificar condições de risco para o paciente e/ou terceiros, avaliar se há condições clínicas a serem tratadas e providenciar o encaminhamento ao profissional especializado.

Os diagnósticos diferenciais mais importantes são quadros sistêmicos (infecciosos, tóxicos, metabólicos) com acometimento do SNC. É importante avaliar o estado de consciência da criança e/ou adolescente que, nestes casos, deve estar preservado.

SÍNDROMES MENTAIS ORGÂNICAS AGUDAS

As mais comuns são representadas pelo *delirium* que pode estar relacionado a:

– uso de drogas;
– afecções do SNC;
– condições sistêmicas com repercussões no SNC.

Apresentam-se com rebaixamento da consciência, agitação psicomotora, distúrbios da sensopercepção e coma.

São condições de abordagem essencialmente clínica nos momentos iniciais do atendimento. A obtenção de dados precisos e de qualidade da anamnese, exame físico e utilização de recursos diagnósticos constituem os passos fundamentais para seu tratamento adequado. O encaminhamento ao profissional especializado, quando necessário, pode ser efetuado após a estabilização clínica do paciente.

SUICÍDIO

O suicídio na infância e adolescência, antes dos 15 anos, é incomum em todos os países e sociedades. A incidência costuma ser crescente ao final da adolescência.

As tentativas de suicídio, entretanto, apresentam taxas de frequência bastante variáveis e, na maioria das vezes, têm seu atendimento inicial realizado em unidades de pronto-socorro (geral ou pediátrico). Este atendimento deve priorizar:

– A condição clínica do paciente e a estabilização.
– As condições de segurança do local de atendimento para o paciente (há possibilidades de riscos, janelas, medicamentos ao alcance?) que permitam a observação da evolução clínica. Pode ser necessária a contenção física ou química.
– As condições de segurança para a liberação do paciente do ambiente hospitalar.

A equipe do pronto-socorro deve procurar manter uma atitude tranquila e empática com o paciente e sua família (o que facilita a coleta de dados), evitando atitudes de censura ou julgamento. É importante promover um nível significativo de suporte aos familiares e acompanhantes que costumam apresentar-se angustiados, assustados e impactados com o evento.

Alguns autores têm tentado estabelecer critérios de alta do pronto-socorro para pacientes que efetuaram tentativa de suicídio. Segue uma dessas tentativas construída por Buzan em 1992:

– Não há instabilidade clínica.
– Não há risco iminente de nova tentativa (a avaliação do risco deve levar em conta o contato do paciente, sua crítica em relação ao ocorrido, sua disponibilidade para avaliar alternativas de administração de dificuldades relacionadas ao acontecido, a disponibilidade e possibilidade de acompanhantes para servir de suporte ao paciente, condições gerais de acolhimento do paciente fora do ambiente hospitalar).
– O menor e os responsáveis comprometem-se a retornar à emergência do hospital se houver nova tentativa.
– O paciente não está intoxicado, mentalmente instável ou em *delirium*.
– Os meios potencialmente letais foram eliminados (medicamentos, janelas, acesso a armas).
– Os eventos precipitantes foram identificados e tentativas de resolvê-los iniciadas.
– O médico sente-se seguro, na medida do possível, de que as recomendações serão seguidas pela família e paciente.
– Há uma proposta concreta de encaminhamento aos recursos profissionais necessários após a alta.

TRANSTORNOS ALIMENTARES

Os profissionais que trabalham em pronto-socorro infantil têm recebido pacientes com quadros clínicos relacionados a transtornos alimentares com frequência significativa nestes últimos anos.

Embora, na maioria das vezes, não cheguem a configurar uma situação de urgência, demandam do profissional um conhecimento específico de riscos associados e possibilidades de encaminhamento. Por outro lado, o pronto-socorro pode ser a via de entrada destes pacientes para a internação em enfermaria, o que determina que os profissionais que trabalham nas unidades de emergência devam estar advertidos para as questões relativas ao atendimento das urgências relacionadas a estas condições.

Dentre os transtornos alimentares que, com maior frequência, são objeto de atendimento em sala de emergência, encontra-se a anorexia nervosa.

Muito se tem escrito a respeito desta apresentação de distúrbio alimentar na escrita especializada e, sobretudo, na mídia em geral. Vale lembrar as considerações feitas pelo Prof. J.V. Martins Campos em 1972:

"A eclosão da anorexia nervosa em âmbito epidêmico (sobretudo nos EEUU e Europa Ocidental), a partir da década de 1970, revelou um fenômeno de convergência de fatores psicossociais adversos voltados para um alvo específico, isto é, a mulher na delicada fase adolescente, que vai da puberdade à consolidação de seu estado adulto. Neste fenômeno, que envolve complexa interação etiopatogênica, multifatorial, pode-se, entretanto, notar que pesos específicos significativos repartem-se sobre um sistema triangular representado por indivíduo/família/sociedade".

Nestes últimos anos, entretanto, a apresentação da anorexia nervosa tem deixado de ser classicamente diagnosticada em adolescentes, sendo encontrada em crianças que ainda não iniciaram sua puberdade, mantendo-se a maior prevalência em meninas.

A evolução do quadro tende a caracterizar uma situação crônica com aumento da complexidade dos aspectos clínicos e possibilidades de atingirem-se situações de risco de vida para o paciente. Aspectos orgânicos de deterioração física determinam a tomada de condutas terapêuticas de urgência, sendo este o principal foco do profissional que atende estes pacientes em salas de emergência.

Alguns sinais físicos devem ser considerados critérios de intervenção urgente:

- Lanugo (pelos finos que recobrem a pele do rosto e de outras partes do corpo).
- Desidratação.
- Intolerância ao frio.
- Queda de cabelo.
- Bradicardia.
- Hipotensão.
- Edema.
- Alterações cardiológicas (arritmia, insuficiência cardíaca congestiva).
- Alterações eletrolíticas.

A constatação destes sinais deve determinar condutas clínicas ainda na sala de emergência, que, provavelmente, serão continuadas com o paciente internado na enfermaria.

Para as situações que não se caracterizam como de risco clínico, o atendimento na sala de emergência deve ter como objetivos o estabelecimento da melhor hipótese diagnóstica e o oferecimento de alternativas de atendimento para pacientes e familiares.

BIBLIOGRAFIA

Assumpção Jr FB, Spinelli MA. Síndromes orgânicas. In: Assumpção Jr FB, Kuczynski E (eds). Tratado de psiquiatria da infância e adolescência. 1ª ed. Atheneu; 2003.

Assumpção Jr FB. Transtornos do humor. In: Assumpção Jr FB, Kuczynski E (eds). Tratado de psiquiatria da infância e adolescência. 1ª ed. Atheneu; 2003.

Buzan R, Weissberg M. Suicide risk factors and therapeutic considerations in the emergency departament. J Emerg Med 1992;10:335-43.

Gutierrez LP, Roz PD. Anorexia nervosa. In: Setian N. Endocrinologia pediátrica. 2ª ed. São Paulo: Sarvier; 2002.

Mercadante MT. Manasia JH. Transtornos ansiosos. In: Assumpção FB, Kuczynski E (eds). Tratado de psiquiatria da infância e adolescência. 1ª ed. Atheneu; 2003.

CAPÍTULO 71

Maus-Tratos

Mário Roberto Hischheimer

FORMAS DE MAUS-TRATOS

- **Violência física** intrafamiliar caracteriza-se pelo ato violento, com o uso da força física, intencional (não acidental), praticada por pais, responsáveis, familiares ou pessoas próximas, para ferir, lesar ou destruir a vítima, deixando ou não marcas evidentes. É uma doença frequente que deixa quase sempre sequelas psíquicas graves e frequentemente sequelas físicas incapacitantes, potencialmente fatais, que afeta todos os membros de um núcleo familiar de formas e intensidades diferentes, com potencial de afetar também gerações futuras desta mesma família.
- **Negligência** é a omissão, intencional ou não, de cuidados básicos para o desenvolvimento físico, emocional e social, provocada por privação de medicamentos; falta de atendimento aos cuidados necessários com a saúde; descuido com a higiene; ausência de proteção contra as inclemências do meio como o frio e o calor; não provimento de estímulos para educação e de condições para a frequência à escola. O **abandono** é a forma extrema de negligência.
- **Violência psicológica** pode ser praticada de diversas formas, como rejeição, depreciação, responsabilização excessiva, cobranças exageradas, discriminação, desrespeito, punições humilhantes e utilização da criança ou adolescente para atender às necessidades psíquicas de um adulto.
- **Síndrome de Munchausen por transferência** (por não ser praticada pelo próprio paciente, mas por seu cuidador), que pode ser definida como a situação na qual o paciente é trazido para cuidados médicos, mas os sintomas e sinais que apresentam são inventados ou provocados por seus pais ou responsáveis (CID10 = T74.3 e Z71.1). Esta prática impõe sofrimentos físicos ao paciente, como exi-

gências de exames complementares desnecessários, uso de medicamentos ou ingestão forçada de substâncias, além de provocar danos psicológicos pela multiplicação de consultas e internações sem motivo. Pode ser cometida por simples mentira, por simulação ou por indução (como envenenamento, por exemplo).

DIAGNÓSTICO

Há estimativas de que cerca de 10% das crianças levadas a serviços de emergência por **trauma** são vítimas de maus-tratos por violência física e, sem ajuda adequada, 5% delas provavelmente morrerão nas mãos dos agressores.

Seu diagnóstico, na maioria das vezes, é difícil, necessitando de perspicácia e experiência profissional. Assim, em primeiro lugar, é dever do pediatra **estar sempre atento para suspeitar desta situação clínica**. Esta suspeita é embasada em dados de história clínica, exame físico e exames de diagnóstico por imagem.

- **Anamnese** é crucial na diferenciação entre traumatismo intencional e acidental. É importante estar atento para:
    - História discrepante, como a incompatibilidade entre dados da história e os achados ao exame físico da criança.
    - Pais que omitem total ou parcialmente a história de traumatismo.
    - Pais que mudam a história toda vez que são interrogados.
    - Histórias diferentes quando são questionados os membros da família isoladamente.
    - Demora inexplicável na procura de recursos médicos na presença evidente de traumatismo.
    - Crianças maiores que não querem relatar o que aconteceu, com medo de represálias, em especial quando os agentes agressores são os pais.
    - Altura da queda, superfície de contato, existência de testemunhas e possível mecanismo da lesão (torção, tração ou compressão) são importantes para a avaliação de traumatismos. Quando uma queda da cama é aludida como o mecanismo responsável pelo traumatismo craniano, é importante considerar o estágio de desenvolvimento da vítima, a altura da cama e a superfície sobre a qual ela pode ter caído – lesão difusa do cérebro requer queda de pelo menos 150cm sobre uma superfície dura.
    - Condições sociais da família: uso de álcool ou outras drogas entre os familiares; história de maus-tratos na infância dos pais; violên-

cia doméstica contra outros membros da família; situações de perda de controle emocional por parte dos familiares; expectativa irreal dos pais em relação aos filhos.

- **Exame físico**
  - Atitudes do paciente.
  - Criança triste, apática e indefesa; extremamente temerosa, com postura defensiva, encolhendo-se, fechando os olhos e protegendo o rosto (atitude adotada durante as agressões sofridas).
  - Desnutrição e atraso no desenvolvimento
  - Cabeça, olhos, orelhas, nariz e orofaringe: 50% das crianças submetidas a abuso físico apresentam equimoses ou abrasões na região do crânio ou da face.

- **Pele**
  - Costuma ser acometida com grande frequência: lesões em dorso, nádegas, órgãos genitais e dorso das mãos podem ajudar no diagnóstico de abuso físico, pois raramente ocorrem por acidente. As lesões equimóticas com formato definido podem sugerir o tipo do objeto utilizado na agressão.
  - Lesões cutâneas múltiplas em diferentes estágios de evolução, principalmente quando localizadas em regiões protegidas e não proeminentes.
  - Lesão roxa: ocorrida há menos de três dias.
  - Lesão pardo-esverdeada ou amarelo-esverdeada: transformação em meta-hemoglobina e hemossiderina = traumatismo provocado entre três e sete dias.
  - Lesão amarelada e amarelo-amarronzada: transformação em hematoidina = ocorrida entre 7 e 30 dias.
  - Queimaduras agudas ou cicatriciais de forma numular em mãos ou pés sugerem queimaduras por cigarro; as por imersão em nádegas, pés e mãos e as diferentes das causadas por acidentes, por não indicarem marcas de espirros.

- **Fraturas ósseas**
  - Múltiplas e bilaterais em diferentes estágios de consolidação.
  - Metafisiárias, quando a força do traumatismo é aplicada nas zonas de inserção ligamentar há arrancamentos de fragmentos ósseos e fratura transmetafisiária.
  - Dos arcos costais posteriores, habitualmente múltiplas, bilaterais e próximas das articulações costovertebrais são frequentes antes

do primeiro ano de vida por compressão anteroposterior do tórax com as mãos dos adultos e compressão secundária do extremo posterior das costelas contra as respectivas apófises transversas. São raras nos traumatismos acidentais, exceto em acidentes violentos.

- Diafisárias espiroides de úmero ou do fêmur, mesmo isoladas, ocorrem por torção e rotação forçada da extremidade, particularmente em crianças que ainda não caminham.
- Do extremo distal da clavícula e da escápula: as acidentais da clavícula são em seu terço médio.
- Dos metacarpais e metatarsais, acompanhadas ou não de outras fraturas, ocorrem quando pisam nas mãos ou pés.
- Nas epífises e metáfises, por necessitarem de forças extras para serem produzidas, não somente simples quedas ou impacto direto.

SISTEMA NERVOSO CENTRAL

Os traumatismos do sistema nervoso central provocados por abuso físico são os mais graves, concorrendo para alta mortalidade. A frequência de traumatismos cranianos acidentais em crianças até o segundo ano de vida é relativamente alta, porém somente os decorrentes de acidentes automobilísticos ou de quedas de grandes alturas costumam provocar lesões significativas no sistema nervoso central.

- Hematomas, lacerações ou escoriações em couro cabeludo devem alertar para traumatismo craniano e lesão do sistema nervoso central.
- Convulsões, letargia ou coma sugerem hemorragias epidural, subdural ou subaracnoidea com risco de morte.

SÍNDROME DO BEBÊ CHACOALHADO (*SHAKEN BABY*)

Caracteriza-se por lesões do sistema nervoso central e hemorragias oculares em crianças com menos de 3 anos de idade, provocadas por chacoalhamento, que não precisa ser prolongado. Pode ser bastante breve e ocorrer apenas uma ou repetidas vezes durante vários dias, semanas ou meses.

- A vítima típica costuma ter menos de 1 ano, usualmente menos de 6 meses de idade, na maioria do sexo masculino.
- O agressor, em 90% são homens, sendo o pai biológico o mais comum; quando é do sexo feminino, é mais provável ser a babá do que a mãe biológica.

- Sintomas: podem ser leves ou graves, mas são inespecíficos – diminuição do nível de consciência, sonolência, irritabilidade, diminuição da aceitação alimentar, vômitos, convulsões, alteração do ritmo respiratório incluindo apneia, coma e postura em opistótono.
- **Exame físico**:
  - Lesões esqueléticas: fraturas em arcos posteriores das costelas aparecem em até 50% dos casos, mas sua presença não é requerida para o diagnóstico.
  - Hemorragia subdural consequente a ruptura das veias pontes no espaço subdural.
  - Hemorragia retiniana: crianças com traumatismo craniano leve ou moderado, como as que ocorrem por queda do berço, não exibem hemorragia retiniana. Mesmo em traumatismos acidentais graves, como acidentes automobilísticos, a hemorragia retiniana é observada em menos de 3% das crianças estudadas.
  - Prognóstico: um terço das vítimas evolui para óbito e um terço apresenta, como consequências, hemorragias oculares; cegueira ou lesões oftalmológicas, lesões encefálicas, atraso do desenvolvimento neuropsicomotor, convulsões e lesões da medula espinal.

Embora nenhuma lesão seja exclusivamente patognomônica da síndrome, a combinação de hemorragias retiniana e subdural em um lactente ou criança pequena, na ausência de justificativa adequada, aumenta o grau de suspeita de lesão abusiva.

PROCEDIMENTOS DIAGNÓSTICOS

AVALIAÇÃO LABORATORIAL
(indicação direcionada pelo quadro clínico)

- Hematológicos: hemograma completo com plaquetas, coagulograma.
- Bioquímicos: CPK (quase sempre aumentado em casos de traumatismos); amilase, ALT, AST e gama GT (traumatismo abdominal).
- Urina tipo I.
- Sangue e urina para intoxicações exógenas.

AVALIAÇÃO RADIOLÓGICA

- Radiografias: crânio (frente e perfil), coluna cervical, coluna toracolombar, tórax (para visualizar as costelas e a coluna lombar superior), membros superiores, incluindo a cintura escapular, membros inferiores, coluna lombar inferior e pelve.

O estudo radiológico deve ser complementado com os dados da história quando se observa alguma lesão.

- **Crianças < 2 anos e pacientes que não se comunicam**: havendo suspeita, realizar em todas, mesmo não havendo evidências de traumatismo esquelético ao exame físico.
- **Crianças maiores que se expressam verbalmente**: radiografar as áreas suspeitas – doloridas ou com limitação de movimentos.
- **Ultrassonografia** (indicação direcionada pelo quadro clínico) – transfontanelar e/ou abdome.
- **Tomografia computadorizada** (indicação direcionada pelo quadro clínico) – crânio, tórax e/ou abdome.
- **Ressonância magnética** (indicação direcionada pelo quadro clínico).

DIAGNÓSTICO DIFERENCIAL

- **Hematomas** – considerar os traumatismos acidentais, distúrbios de coagulação, meningites, sepse, erros inatos do metabolismo, envenenamento por monóxido de carbono.
- **Fraturas** – traumatismo de parto, osteomielite, intoxicação por vitamina A, *osteogenese imperfecta*, sífilis congênita, hiperostose cortical infantil (doença de Caffey) e escorbuto.
- **Hemorragias retinianas** – a causa mais comum de hemorragia não abusiva é o traumatismo de parto, que pode aparecer em até 14% das crianças. Porém, estas hemorragias resolvem-se rapidamente e não são responsáveis por perda de visão por tempo prolongado. Assim, o aparecimento de hemorragia depois da sexta semana de vida é sugestivo de abuso. Considera-se que a reanimação cardiopulmonar (RCP) intempestiva não é suficiente para causar hemorragia retiniana; portanto, se uma criança for submetida à RCP e apresentar esse quadro, deve-se pensar em traumatismo anterior.
- **Hemorragia intracraniana** – ruptura de vasos da subaracnoide por malformações ou aneurisma é muito rara em crianças com menos de 3 anos de idade. A ausência de hemorragia retiniana e a localização de hemorragia na bainha do nervo óptico distinguem casos de hemorragia por malformação vascular de *shaken-baby*.

URGÊNCIAS PSICOSSOCIAIS

CONDUTA

Descreve-se na figura XVII-1 o algoritmo a ser seguido, e nos quadros XVII-1 e XVII-2, as orientações para notificação e internação.

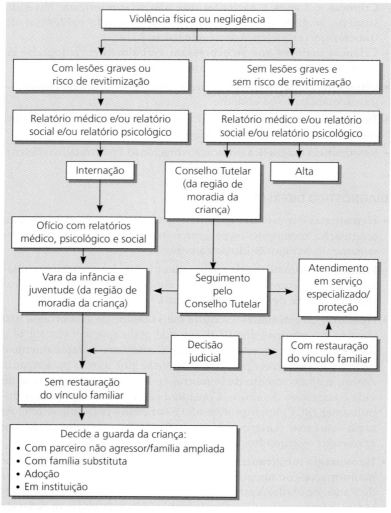

Figura XVII-1 – Algoritmo da conduta diante do diagnóstico de maus-tratos.

MAUS-TRATOS

Lembrar:
- Profilaxia do tétano, quando necessária.
- Antibioticoterapia profilática nos casos de mordeduras humanas recentes com amoxilina + clavulinato: 30mg de amoxicilina/kg/dia, de 12/12 horas, por 5 dias.

Quadro XVII-1 – Condua para notificação de maus-tratos.

Notificações/quem	Quando/como
Lesões leves e aqueles sem risco de revitimização. Notificar o Conselho Tutelar da região de moradia do paciente	Separar o boletim de ocorrência. Fazer relatório médico. Encaminhar ambos ao serviço social no primeiro dia útil, que fará o encaminhamento
Lesões graves **ou** com risco de revitimização. Notificar o Conselho Tutelar e a Vara da Infância e Juventude da região de moradia do paciente. Em caso de abandono ou menor de rua, notificar a Vara da Região do Centro	Internar o paciente. Fazer relatório médico e providenciar relatórios social e psicológico. Encaminhar ao serviço social que, por meio de ofício da diretoria, fará o encaminhamento à Vara da Infância e Juventude

Quadro XVII-2 – Critérios de internação e alta de pacientes vitimas de maus-tratos.

Admissão	Alta
Casos graves e aqueles com risco de revitimização	Critério clínico + **decisão judicial**

DIAGNÓSTICO PRINCIPAL (CID10)

T74 Síndromes de maus-tratos:
.0 Abandono.
.1 Sevícias físicas.
.2 Abuso sexual.
.3 Abuso psicológico.
.8 Outras síndromes especificadas de maus-tratos.
.9 Síndrome não especificada de maus-tratos.
Y06 Negligência e abandono.
Y07 Outras síndromes de maus-tratos:
Crueldade mental.
Sevícias físicas.
Tortura.

Z71.1 Pessoa com medo de uma queixa para a qual não foi feito diagnóstico = afecção não provada; "O problema era estar normal"; "Sadio problemático"

DIAGNÓSTICOS ASSOCIADOS

A vítima de maus-tratos ou abuso pode apresentar múltiplos diagnósticos de traumatismos físicos, lesões de pele, lesões e sequelas neurológicas, além de sequelas psíquicas (cada um com codificação própria).

Se conhecida, associar com a forma da agressão:

X90 Agressão por meio de produtos químicos e substâncias nocivas não especificados.
X91 Agressão por meio de enforcamento, estrangulamento e sufocação.
X92 Agressão por meio de afogamento e submersão.
X93 Agressão por meio de disparo de arma de fogo de mão.
X94 Agressão por meio de disparo de espingarda, carabina ou arma de fogo de maior calibre.
X95 Agressão por meio de disparo de outra arma de fogo ou de arma não especificada.
X96 Agressão por meio de material explosivo.
X97 Agressão por meio de fumaça, fogo e chamas.
X98 Agressão por meio de vapor d'água, gases ou objetos quentes.
X99 Agressão por meio de objeto cortante ou penetrante.
Y00 Agressão por meio de um objeto contundente.
Y01 Agressão por meio de projeção de um lugar elevado.
Y02 Agressão por meio de projeção ou colocação da vítima diante de um objeto em movimento.
Y03 Agressão por meio de impacto de um veículo a motor.
Y04 Agressão por meio de força corporal.
Y08 Agressão por outros meios especificados.
Y09 Agressão por meios não especificados.

Completar a codificação conforme o agressor:
.0 Pelo esposo ou companheiro.
.1 Pelos pais.
.2 Por conhecido ou amigo.
.3 Por autoridades oficiais.

.8 Por outra pessoa especificada.
.9 Por pessoa não especificada.

ou

Complementar a codificação conforme o local da ocorrência:

.0 Residência.
.1 Habitação coletiva.
.2 Escolas, outras instituições e áreas de administração pública.
.3 Área para a prática de esportes e atletismo.
.4 Rua e estrada.
.5 Áreas de comércio e de serviços.
.6 Áreas industriais e em construção.
.7 Fazenda.
.8 Outros locais especificados.
.9 Local não especificado.

BIBLIOGRAFIA

Brasil. Estatuto da Criança e do Adolescente (ECA). Lei Federal nº 8.069 de 13/07/1990.

Constantino CF, Rego Barros JC, Hirschheimer MR. Cuidando de crianças e adolescentes sob o olhar da ética e bioética. São Paulo: Editora Atheneu, 2009. 608p.

Hirschheimer MR. Fundamentos éticos e legais do atendimento a vítimas de acidentes e violência. In: Campos JA, Paes CEN, Blank D, Costa DM, Pfeiffer L, Wasksman RD (eds). Manual de segurança da criança e do adolescente. Rio de Janeiro: Sociedade Brasileira de Pediatria; 2003. pp. 299-311.

Secretaria de Estado de Saúde de São Paulo. Notificação de maus-tratos contra crianças e adolescentes (guia para os profissionais de saúde). Atualizado e adaptado por Hidalgo NTR e Gawryszewski VP. 1ª ed. São Paulo: Secretaria de Estado da Saúde de São Paulo; 2004.

Sociedade Brasileira de Pediatria (SBP). Centro Latino-Americano de Estudos de Violência e Saúde Jorge Carelli (Claves). Escola Nacional de Saúde Pública (ENSP). FIOCRUZ. Secretaria de Estado dos Direitos Humanos. Ministério da Justiça. Guia de atuação frente a maus-tratos na infância e na adolescência. 2ª ed. Rio de Janeiro: Março de 2001.

PARTE XVIII

Urgências Endoscópicas

CAPÍTULO 72

Aspiração e Ingestão de Corpo Estranho

Eunice Komo Chiba
Luiz Guilherme Florence
Renato Baracat

INTRODUÇÃO E DEFINIÇÕES

Durante a fase de desenvolvimento infantil, é muito usual a criança colocar objetos em sua boca. São raros, porém existentes, os casos em que esse objeto se aloja no trato respiratório, é ingerido ou para na nasofaringe. Fatores como a facilidade que a criança tem em se distrair, a oferta de alimentos inadequados e a possibilidade de acesso a brinquedos não adequados para a idade tornam acidentes como a ingestão ou aspiração de corpo estranho (CE) comuns na faixa etária de 1 a 3 anos.

A **aspiração de corpo estranho** é uma das maiores causas de morte acidental em lactentes e crianças nos primeiros anos de vida, segundo estatísticas dos Estados Unidos da América (EUA). A concentração dos casos na faixa de 1 a 3 anos de idade é muito considerável: com crianças nessa fase, verificam-se três quartos de todas as ocorrências. O tipo de corpo estranho aspirado está ligado aos hábitos alimentares regionais. Tanto nos EUA quanto em nosso meio, os alimentos de origem vegetal são os mais comumente aspirados, sendo o amendoim o mais frequente nos dois países.

A **ingestão de corpos estranhos** é vista com maior frequência em lactentes e crianças pequenas, mas trata-se de um acidente que também pode ser observado em pré-escolares e em pessoas com algum tipo de atraso no desenvolvimento psicomotor. A maioria dos objetos ingeridos passa espontaneamente por todo o trato digestório; entretanto, em aproximadamente 10% dos casos é necessário algum tipo de intervenção, sendo o procedimento cirúrgico indicado apenas raras vezes. Os objetos ingeridos são dos mais variados: moedas são bastante frequentes, mas também podem ser encontrados ossos, espinhas de peixe, pedaços de brinquedos, anéis, brincos e fragmentos de alimentos, pilhas e baterias.

ACHADOS CLÍNICOS

ASPIRAÇÃO

A seguir algumas informações relevantes em relação à clínica do paciente que aspirou um CE:

- História e achados ao exame físico podem ser bem variados e dependem do tipo e tamanho do objeto, assim como da anatomia do trato respiratório.
- Nem sempre os episódios de aspiração são testemunhados por familiares ou responsáveis.
- Não há um único dado da história ou do exame físico capaz de discriminar, com segurança, a presença de CE nas vias aéreas; sendo assim, diante da suspeita de tal episódio, a broncoscopia torna-se necessária.
- Alguns pacientes podem permanecer assintomáticos após um episódio de aspiração; ocasionando atraso no diagnóstico dessa doença, o que pode levar ao desenvolvimento de pneumonias, enfisemas obstrutivos e bronquiectasias.
- A obstrução completa das vias aéreas é um episódio grave e potencialmente fatal. Em crianças conscientes, pode ser reconhecida na forma de uma angústia respiratória súbita, acompanhada de incapacidade de tossir ou falar.
- História clássica: sufocação seguida de tosse, às vezes intensa e de caráter espasmódico.
- Local mais comum de alojamento: ramo principal direito do brônquio.
- Local mais relacionado à mortalidade: laringe e a traqueia.

Alguns achados comuns nas aspirações documentadas de CE estão listados na quadro XVIII-1.

Quadro XVIII-1 – Sinais e sintomas possíveis em um paciente com aspiração de CE.

Sinais e sintomas	Frequência (%)
História de engasgo/aspiração	22-88
Sibilância	40-82
Estridor	8-71
Tosse	42-54
Diminuição do murmúrio vesicular à auscultação	51
Roncos/rouquidão	29
Desconforto respiratório	18
Cianose	3-29
Febre	17
Parada respiratória	3

INGESTÃO

– Achados clínicos dependem de: idade da criança, natureza do objeto, região anatômica envolvida e do tempo transcorrido desde a ingestão.
– Entre 16 e 40% das ingestões de CE em crianças não são testemunhadas, e em muitos casos não há aparecimento de sintomas.
– Objetos que ultrapassam o esôfago geralmente não causam sintomas ou complicações, mas quando nele se alojam podem provocar sintomas variados.
– Os objetos pontiagudos ou com diâmetro maior que 5cm têm mais probabilidade de impactação e estão mais relacionados a complicações.
– **Sintomas mais comuns**:
  • **Terço superior do esôfago** – salivação excessiva, náuseas, vômitos, odinofagia, disfagia ou dor na região do pescoço.
  • **Terço médio e distal** – sintomatologia menos exuberante, ocorrendo com frequência desconforto retroesternal e epigástrico.
  • **Trato digestório inferior** – febre, dor abdominal, náuseas, vômitos, hematêmese ou melena.

EXAMES COMPLEMENTARES

O diagnóstico da aspiração e ingestão de CEs por meio de exames complementares nem sempre é possível. História cuidadosa e valorização dos sintomas devem ser somadas aos exames complementares para aumentar a chance de um diagnóstico correto.

ASPIRAÇÃO

- **Radiografia**: primeiro exame complementar a ser solicitado, sensibilidade e especificidade baixas. O predomínio da aspiração de CE radiotransparente recomenda atenção às manifestações radiológicas indiretas, entre as quais podemos citar (Figs. XVIII-1 e XVIII-2):
  - aprisionamento de ar e hiperinsuflação (38 a 63%);
  - atelectasia (8 a 25%);
  - consolidação pulmonar (1 a 5%);
  - barotrauma (7%).

- **Outros métodos diagnósticos**: fluoroscopia e radiografias durante as fases inspiratória e expiratória (pode-se apresentar aprisionamento de ar – sinal indicativo da presença de CE).

- **Tomografia computadorizada e ressonância magnética**: papel limitado no diagnóstico dessa condição.

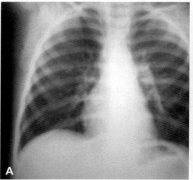 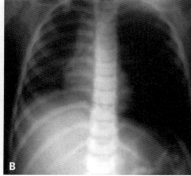

Figura XVIII-1 – **A**) Hiperinsuflação em radiografia de tórax. **B**) Aprisionamento de ar em pulmão esquerdo devido à presença de CE (extraído de Marx JA, Hockberger RS, Walls RM (eds.): Rosen's Emergency Medicine: Concepts and Clinical Practice, 6th ed. Philadelphia: Elsevier-Mosby, 2006).

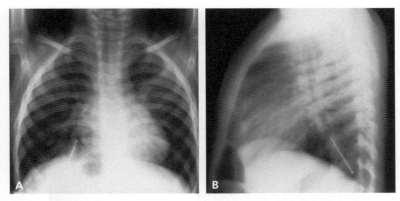

Figura XVIII-2 – Aspiração de CE não obstrutivo. Alfinete metálico pode ser visualizado em lobo inferior direito nas radiografias posteroanterior (**A**) e lateral (**B**) do tórax (extraído de Mettler Jr FA (ed.): Essentials of Radiology. 2nd ed. Philadelphia: Elsevier-Saunders, 2005).

- **Broncoscopia**: como método diagnóstico, é utilizada quando, mesmo sem confirmação diagnóstica com os outros exames complementares, há forte suspeita de aspiração de CE.

INGESTÃO

- **Radiografia**: geralmente utilizada na investigação inicial de pacientes com suspeita de ingestão de CE (Figs. XVIII-3 e XVIII-4).
- **Outros métodos diagnósticos**: enema com bário e aparelho detector de metais (raramente utilizados).
- **Endoscopia digestiva**: geralmente é reservada aos casos de pacientes sintomáticos em que o CE não foi identificado por meio dos outros exames complementares.

DIAGNÓSTICO DIFERENCIAL

ASPIRAÇÃO

- Laringite aguda.
- Crupe.
- Asma.
- Bronquiolite.
- Pneumonia.

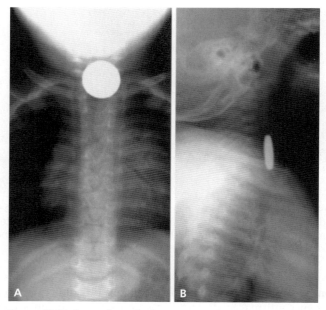

Figura XVIII-3 – Radiografia de uma moeda localizada no esôfago (extraído de Behrman RE (ed.): Nelson Textbook of Pediatrics, 17th ed., Rio de Janeiro: Elsevier, 2005).

Figura XVIII-4 – Bateria ingerida no estômago (extraído de Grainger RG, Allison DJ, Adam A, Dixon AK (eds.). Allison's Diagnostic Radiology: A Textbook of Medical Imaging, 4th ed., London: Harcourt Publishers, 2001).

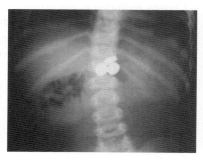

INGESTÃO

- Gastrenterite aguda.
- Gengivoestomatite.
- Faringite.
- Abdome agudo obstrutivo: quando o corpo estranho fica alojado no trato digestório inferior (sintomas: febre, dor abdominal e vômitos).

TRATAMENTO

ASPIRAÇÃO

- Principal objetivo: suporte ventilatório e prevenção da obstrução total das vias aéreas.
- Se existe uma passagem de ar, não se deve tomar nenhuma atitude para desobstruir as vias aéreas, devendo-se referenciar o paciente a um centro de tratamento especializado.
- Obstrução de vias aéreas e paciente ainda consciente: acalmar a criança e seus pais e avisá-los sobre as manobras que irá realizar:
  • < 1 ano: 5 golpes nas costas e 5 compressões torácicas.
  • ≥ 1 ano: compressões abdominais.
- Criança inconsciente:
  • Iniciar manobras de ressuscitação cardiopulmonar (RCP), com o cuidado de observar se na boca do paciente há algum objeto que possa ser retirado, mas somente sob visualização direta. Neste caso, os golpes nas costas ou a compressão abdominal não devem ser realizados, pois a própria compressão torácica executada durante a RCP pode deslocar o objeto. O médico socorrista deve decidir o momento adequado para a tentativa de manter a via aérea segura (intubação orotraqueal, cricotirotomia ou traqueostomia).
- Broncoscopia rígida – método "padrão-ouro" para o diagnóstico e tratamento. Os CEs nas vias aéreas geralmente são removidos no mesmo dia em que o diagnóstico é considerado. Na figura XVIII-5 encontra-se o algoritmo do manejo do paciente com suspeita de aspiração de CE.

INGESTÃO

Objetos alojados no esôfago que devem ser retirados imediatamente: baterias e objetos pontiagudos. Na figura XVIII-6 descreve-se a conduta diante da suspeita de ingestão de CE.

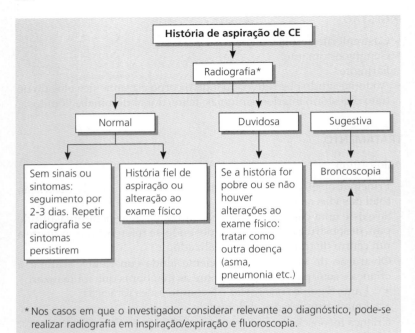

Figura XVIII-5 – Manejo do paciente com suspeita de aspiração de CE (adaptado de Schunk, 2006).

PREVENÇÃO

Aspectos preventivos são de crucial importância em qualquer tipo de acidente na população pediátrica. As principais medidas preventivas nos acidentes com CEs são: oferta alimentar adequada de acordo com a idade da criança, armazenamento correto de objetos (alimentares ou não) usualmente envolvidos nesse tipo de acidente e uso de brinquedos adequados para a idade da criança.

O treinamento dos pais e profissionais que lidam com crianças em suporte básico de vida é importante, pois manobras de desobstrução de vias aéreas são simples e podem salvar vidas.

ASPIRAÇÃO E INGESTÃO DE CORPO ESTRANHO

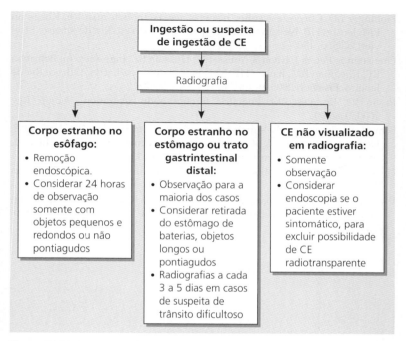

Figura XVIII-6 – Manejo de ingestão de corpo estranho no trato gastrintestinal (adaptado de Schunk, 2006; Bittencourt e Ferreira, 2003; Wyllie, 2005).

BIBLIOGRAFIA

American Academy of Pediatrics and American Heart Association. Management of respiratory distress and failure. In: Ralston M, Hazinski MF, Zaritski AL, Schexnayder SM, Kleinman ME. Pediatric advanced life support – provider manual. Dallas, Texas: Guidelines CPR/ECC; 2005. p. 45-58.

Bittencourt PF, Camargos PA. Aspiração de corpos estranhos. J Pediatr (Rio J) 2002;78(1):9-18.

Bittencourt PF, Ferreira AR. Acidente cáustico, ingestão e aspiração de corpo estranho. In: Campos JA, Paes CE, Blank D, Costa DM, Pffeifer L, Waksman RD. Manual de segurança da criança e do adolescente da Sociedade Brasileira de Pediatria. Belo Horizonte; 2001/2003. p. 152-9.

Gausche-Hill M, Fuchs S, Yamamoto L. The pediatric emergency medicine resource. 4th ed. Sudbury: Jones and Bartlett Publishers; 2004.

Hollinger LD. Corpos estranhos nas vias aéreas. In: Behrman RE, Kliegman RM, Jenson HB. Nelson tratado de pediatria. 17th ed. Rio de Janeiro: Elsevier; 2005. p. 1503-4.

Orenstein S, Peters J, Khan S, Youssef N, Hussain SZ. Ingestões. In: Behrman RE, Kliegman RM, Jenson HB. Nelson tratado de pediatria. 17th ed. Rio de Janeiro: Elsevier; 2005. p. 1307-8.

Rovin JD, Rodgers BM. Pediatric foreign body aspiration. Pediatr Rev 2000;21:86-90.

Schunk JE. Foreign body – ingestion/aspiration. In: Fleisher GR, Ludwig S, Henretig FM. Textbook of pediatric emergency medicine. 5th ed. Philadelphia: Lippincott Williams and Wilkins; 2006. p. 307-14.

Uyemura MC. Foreign body ingestion in children. Am Fam Physician 2005;72(2):287-91.

Wyllie R. Corpos estranhos e bezoares. In: Behrman RE, Kliegman RM, Jenson HB. Nelson tratado de pediatria. 17th ed. Rio de Janeiro: Elsevier; 2005. p. 1326-46.

PARTE XIX

Compêndio de Drogas

CAPÍTULO 73
Tabelas e Bulário

Nelson Kazunobu Horigoshi
Flávio Roberto Nogueira de Sá
João Fernando Lourenço de Almeida

DOSE FISIOLÓGICA EQUIVALENTE DE ADRENOCORTICOSTEROIDES

Adrenocorticosteroide	Dose fisiológica equivalente
Glicocorticoide	
Hidrocortisona	9-12mg/m^2/dia, IM ou IV, 1x ao dia 18-30mg/m^2/dia, VO, a cada 8 horas
Acetato de cortisona	12-18mg/m^2/dia, IM ou IV, 1x ao dia 24-36mg/m^2/dia, VO, a cada 8 horas
Prednisona/prednisolona	4-6mg/m^2/dia, VO, 12/12 horas
Dexametasona	0,5-0,75mg/m^2/dia, VO/IV/IM, a cada 6-12 horas
Mineralocorticoide	
Acetato de fludrocortisona (Florinefe®)	0,1mg/m^2/dia (0,05-0,3mg/dia), VO, 1x ao dia

DOSES EQUIVALENTES DE CORTICOSTEROIDES

Droga	Efeito anti-inflamatório do glicocorticoide equivalente a 100mg de cortisol, VO (mg)	Efeito mineralocorticoide equivalente a 0,1mg de acetato de fludrocortisona (mg)
Cortisona	125	20
Hidrocortisona (cortisol)	100	20
Prednisona	25	50
Prednisolona	20-25	50
Metilprednisolona	15-20	Sem efeito
Triancinolona	10-20	Sem efeito
9-Alfa-fluorocortisol	6,5	0,1
Dexametasona	1,5-3,75	Sem efeito

USO DE DROGAS EM INSUFICIÊNCIA RENAL

Antibióticos

Antibiótico	Vida média	Método	Ajuste para insuficiência renal Clearance de creatinina (ml/min) > 50	10-50	< 10	Dose suplementar em H/P
Aminoglicosídeos						
Amicacina	1,5-3h	I	c/8-12h	c/12-18h	c/24-48h	sim H/P
Gentamicina	1,5-3h	I	c/8-12h	c/12-18h	c/24-48h	sim H/P
Tobramicina	1,5-3h	I	c/8-12h	c/12-18h	c/24-48h	sim H/P
Cefalosporinas						
Cefaclor	0,5-1h	D	100%	100%	50%	sim H/P
Cefadroxil	1-2h	I	c/12h	c/12-24h	c/24-48h	sim H/não P
Cefazolina	1,5-2,5h	I	c/8h	c/12h	c/24h	sim H/não P
Cefepima	1,8-2h	I	c/8h	para regime a cada 8 horas: c/12-24h	c/24-48h	sim H/não P
Cefixima	3-4h	D	100%	75%	50%	não H/P
Cefotaxima	1-3,5h	D	100%	se ClCr < 20 = 50% dose	c/24-48h	sim H/não P
Cefoxitina	0,75-1,5h	I	c/8h	c/12h	c/24-48h	sim H/não P
Cefprozil	1,3h	D	100%	se ClCr < 30 = 50% dose	c/24-48h	sim H
Ceftazidima	1-2h	I	c/8-12h	c/12-24h	c/24-48h	sim H/P
Ceftriaxona	8h	não	100%	100%	100%	sim H/P
Cefuroxima IV	1,6-2,2h	I	c/8-12h	c/12h	c/24h	sim H/não P

TABELAS E BULÁRIO

Cefamandol	1h	I	c/6h	c/6-8h	c/12h	sim H
Cefalexina	0,5-1,2h	I	c/6h	c/8-12h	c/12-24h	sim H/não P
Cefalotina	0,5-1h	I	c/6-8h	c/6-8h	c/12h	sim H/não P
Penicilinas
Amoxicilina	1-3,7h	I	c/8-12h	c/12h	c/24h	sim H/não P
Amoxicilina-clavulanato	1h	I	c/8-12h	c/12h	c/24h	sim H/P
Ampicilina	1-4h	I	c/6h	c/6-12h	c/12-16h	sim H/não P
Carbenicilina	0,8-1,8h	I	c/8-12h	c/12-24h	c/24-48h	sim H
Meticilina	0,5-1,2h	I	c/4-6h	c/6-8h	c/8-12h	não
Oxacilina	0,3-1,8h	D	100%	100%	dose menor	não P
Penicilina G	0,5-3,4h	D	100%	75%	20-50%	sim H/não P
Piperacilina	0,4-1h	I	c/4-6h	c/8h	c/12h	sim H/não P
Piperacilina/tazobactam	pip.: 0,4-1h taz.: 0,7-0,9h	D e I	100% c/6-8h	70% c/6h	70% c/8h	sim H/não P
Ticarcilina	0,9-1,3h	I	c/4-6h	c/8h	c/12h	sim H/não P
Miscelânea
Azitromicina	12-68h	não	100%	100%	100%	não
Aztreonam	1,3-2,2h	D	75-100%	50%	25%	sim H
Cloranfenicol	1,5-3,5h	não	100%	100%	100%	não
Claritromicina	3-7h	D e I	100%	se ClCr < 30 = 50% dose c/12-24h		?

Antibióticos

Antibiótico	Vida média (horas)	Método	Ajuste para insuficiência renal Clearance de creatinina (ml/min) > 50	10-50	< 10	Dose suplementar em H/P
Miscelânea							
Clindamicina	2,4h	não	100%	100%	100%	não
Cotrimoxazol (sulfametoxazol + trimetoprima)	sulfa.: 9-11h trimeto.: 8-15h	D	100%	se ClCr 15-30 = 50% dose se ClCr < 15 = evitar		sim H/não P
Eritromicina	1,5-2h	D	100%	100%	50-75%	não
Imipenem	1-1,4h	D e I	50-100% c/6-8h	25-50% c/8h	25% c/12h	sim H
Meropenem	1-1,4h	D e I	100% c/8h	50-100% c/12h	50% c/24h	sim H
Metronidazol	6-12h	D	100%	100%	50%	sim H/não P
Teicoplanina	45	I	c/24h	c/48h	c/72h	dose em ClCr < 10 sim H/P
Vancomicina	2,2-8h	I	c/6-12h	c/18-48h	c/48-96h	sim/não H não P
Fluoroquinolonas							
Ciprofloxacino	1,2-5h	D ou I	100%	50-75% c/18-24h	50% c/18-24h	sim H/P
Ofloxacino	5-7,5h	I	c/12h	c/24h	c/48h	sim H/não P

TABELAS E BULÁRIO

		Tetraciclinas			
Doxiciclina	18h	não	100%	100%	não
Tetraciclina	6-12h	I	c/8-12h	evitar	?
		Antivirais			
Aciclovir (IV)	2-4h	D e I	100% c/8h	100% c/12-24h	sim H/não P
Foscarnet	3-4,5h	D	verificar bula		sim H
Ganciclovir (IV)	2,5-3,6h	D e I	50-100% c/12h	25-50% c/24h	sim H
Zidovudina	1,1-1,4h	D	100%	100%	50%	dose em ClCr < 10 sim H/P
		Antifúngicos			
Anfotericina B	24h	I	c/24h	c/24h	c/24-48h	não H/não P
Fluconazol	19-25h	D	100%	25-50%	25%	sim H/P
Fluorocitosina	3-8h	I	c/6h	c/12h	c/24h	sim H/P
Itraconazol	21h	D	100%	100%	50%	sim H/P
		Antiparasitários			
Pentamidina	6,4-9,4h	I	c/24h	c/36h	c/48h	não
Pirimetamina	111h	não	100%	100%	100%	não
		Antituberculose			
Etambutol	2,5-3,6h	I	c/24h	c/24-36h	c/48h	sim H/não P

Antibióticos

Antibiótico	Vida média	Método	Ajuste para insuficiência renal Clearance de creatinina (ml/min)			Dose suplementar em H/P
			> 50	10-50	< 10	
Antituberculosos						
Etionamida	2,1h	D	100%	100%	50%	não
Isoniazida	0,5-4h	D	100%	100%	50%	sim H/P
Pirazinamida	9h	D	100%	100%	50-100%	sim H/não P
Rifampicina	3-4h	D	100%	50-100%	50%	não

H = hemodiálise; P = diálise peritoneal; D = dose; I = intervalo; c/= cada; h = horas; ClCr = *clearance* de creatinina.

TABELAS E BULÁRIO

Não antibióticos

Antibiótico	Vida média (horas)	Método	Ajuste para insuficiência renal Clearance de creatinina (ml/min) > 50	10-50	< 10	Dose suplementar em H/P
Acetaminofeno	2-4h	I	c/4h	c/6h	c/8h	sim H/não P
Ácido acetilsalicílico[1]	2-19h	I	c/4h	c/4-6h	evitar	sim H/P
Alopurinol	1-3h	D ou I	100% c/8h	50% c/12-24h	10-25% c/48-72h	?
Azatioprina[2]	0,7-3h	D ou I	100% c/24h	75% c/36h	50% c/48h	sim H
Captopril	1-2,3h	D ou I	100% c/8-12h	75% c/12-18h	50% c/24h	sim H/não P
Carbamazepina	8-17h	D	100%	100%	75%	não H/P
Ciclofosfamida	3-12h	D	100%	100%	75%	sim H
Cimetidina	1,4-2h	D ou I	100% c/6h	75% c/8h	50% c/12h	não H/P
Digoxina[3]	35-48h	D ou I	100% c/24h	25-75% c/36h	10-25% c/48h	não H/P
Difenidramina	4-7	I	c/6h	c/6-12h	c/12-18h	?
Enalapril (IV)	1,3-6	D	100%	75-100%	50%	?
Espironolactona	13-24h	I	c/6h	c/12-24h[5]	evitar	?

Não antibióticos

Antibiótico	Vida média (horas)	Método	Ajuste para insuficiência renal Clearance de creatinina (ml/min) > 50	10-50	< 10	Dose suplementar em H/P
Famotidina	2,5-4	D ou I	100% c/8-12h	50% c/24h	25% c/36-48h	não H/P
Fenobarbital	65-150	I	c/8-12h	c/8-12h	c/12-16h	sim H/P
Hidralazina[4]	2,0-8h	I	c/4-6h	c/8h	c/8-24h	não H/P
Hidrato de cloral	8-11h	D	100%	evitar	evitar	sim H
Insulina (regular)	5-15min	D	100%	75%	25-50%	não H/P
Metildopa	1-3h	I	c/8h	c/8-12h	c/12-24h	sim H
Metoclopramida	2,5-6	D	100%	50-75%	25-50%	não H
Metotrexato	8-12h	D	67-75%	30-50%	evitar	sim H não P
Primidona	10-16	I	c/8h	c/8-12h	c/12-24h	sim H
Ranitidina	1,8-2,5h	D	100%	75%	50%	sim H
Tiazídicos	1-2	D	100%	100%	evitar	?

H = hemodiálise; P = diálise peritoneal; D = dose; I = intervalo; c/= cada; h = horas.

[1] Em altas doses, meia-vida pode se prolongar até 30h.
[2] Conversão rápida a mercaptopurina.
[3] Reduzir dose de depósito em 50% em doença renal terminal, pela redução no volume de distribuição.
[4] Intervalo entre as doses variável, de acordo com a taxa de acetilação de hidralazina, para acetiladores rápidos ou lentos, com função renal normal ou comprometida.
[5] Hiperpotassemia é comum quando *clearance* de creatinina < 30ml/min.

TABELAS E BULÁRIO

BULÁRIO

Nome	Apresentação	Indicação/classificação	Dosagem	Observação
Abacavir (Ziagenavir®)	Comprimido: 300mg Solução: 20mg/ml	Agente antirretroviral Inibidor da transcriptase reversa	1-3 meses: 8mg/kg/dose, VO, de 12/12h 3 meses-16 anos: 8mg/kg/dose, VO, de 12/12h (máximo 300mg/dose 2x ao dia)	Reações de hipersensibilidade fatais Efeitos colaterais: náuseas, vômitos, diarreia, irisônia, perda do apetite Usar em combinação com outros antirretrovirais
Acetaminofeno (Tylenol®, Dôrico®)	Comprimido: 500 e 750mg Suspensão oral concentrada: 100mg/ml (Tylenol bebê®) Suspensão oral: 160mg/5ml Comprimidos mastigáveis: 160mg Gotas: 200mg/ml (1ml = 15 gotas, 1 gota = 13mg)	Analgésico antipirético	10-15mg/kg/dose, VO, 4 a 6x ao dia, máximo 65mg/kg/dia	Metabolização hepática Doses maciças levam à hepatotoxicidade Contraindicado em pacientes com deficiência de G6PD Meia-vida: 1-3h Efeitos colaterais: *rash* cutâneo, discrasia sanguínea, lesão renal com uso crônico
Acetazolamida (Diamox®)	Comprimido: 250mg	Diurético Alcalinizante urinário	Diurético: 5mg/kg/dose, VO ou IV, 1x ao dia Glaucoma: 20-40mg/kg/24h a cada 6h, IM/IV; 8-30mg/kg/24h a cada 6-8h, VO Convulsões: 8-30mg/kg/dia a cada 6-12h, VO, dose máxima 1g/dia Alcalinização urinária: 5mg/kg/dose, repetir 2-3x ao dia Para hidrocefalia: 20mg/kg/dia 3x ao dia, VO/IV	Inibidor da anidrase carbônica levando à alcalinização da urina Meia-vida 4-10h Efeitos colaterais: anemia aplástica, calculose renal, parestesias, poliúria, irritação gastrintestinal (vômitos, diarreia), hipocalemia transitória, excreção reduzida de urato e acidose podem ocorrer com terapia prolongada Deve-se repor bicarbonato em terapia prolongada Contraindicada em pacientes com insuficiência hepática

Nome	Apresentação	Indicação/classificação	Dosagem	Observação
Acetilcisteína (Fluimucil®)	Ampola: 3ml = 300mg Envelope: 100 ou 200mg, VO Xarope: 20mg/ml e 40mg/ml	Mucolítico, antídoto na intoxicação por acetaminofeno utilizado no íleo meconial	Íleo meconial: 5-30ml de solução a 10%, 3-6x ao dia, VO ou VR Nebulização: 3-5ml de solução a 20%, diluída com volume igual de H_2O ou SF, 3 a 4x ao dia Antídoto na intoxicação por acetaminofeno: dose de ataque: 140mg/kg, VO ou SNG, seguidos por 70mg/kg a cada 4h, 17 doses Se ocorrer vômitos até 1 hora após a dose, repeti-la	Pode induzir broncoespasmo, estomatite, rinorreia e náuseas Inativa muitos antibióticos usados associados à nebulização
Aciclovir (Zovirax®)	Comprimido: 200 e 400mg Ampola: 250mg Creme Pomada oftálmica	Herpes simples (doença genital), doença oral primária, encefalite em pacientes imunocomprometidos), varicela-zóster	Herpes simples Doença genital Primária: 200mg 5x ao dia por 10 dias, VO, ou 15mg/kg/dia em 3 doses, IV, por 7-10 dias recorrente: 200mg 5x ao dia, VO, durante 5 dias supressiva: 200mg 3 a 5x ao dia, VO, por 6 meses profilaxia = 200mg, VO, 2 a 5x ao dia, no máximo 12 meses Doença oral (primária): como na infecção genital primária. Não exceder 50mg/kg/dia Encefalite RN a termo: 30mg/kg/dia, de 8/8h, IV, por 14-21 dias RN pré-termo: 20mg/kg/dia, de 12/12h, IV, 14-21 dias Pacientes imunodeprimidos: 750-1.500mg/m²/dia, IV, de 8/8h Varicela-zóster < 1 ano: 30mg/kg/dia, IV, de 8/8h ≥ 1 ano: 1.500mg/m²/dia, 8/8h, IV, por 5-10 dias (se a função renal for normal)	Excreção da droga é renal Efeitos colaterais: flebite cáustica com lesão vesicular pela infiltração IV; renal: aumento da creatinina, hematúria, com altas doses ocorre cristalização nos túbulos coletores levando a uropatia obstrutiva; lesão hepática com aumento de ALT e AST; corrigir dose em insuficiência renal Absorção por via oral de 15-30%

TABELAS E BULÁRIO

Ácido acetilsalicílico (AAS®, Aspirina®)	Comprimido: 100 e 500mg	Analgésico Antipirético anti-inflamatório	Analgésico: 30-60mg/kg/dia, VO, a cada 4 ou 6h Anti-inflamatório: 100/mg/kg/dia, VO, a cada 4 ou 6h Antipirético: 10-15mg/kg/dose, VO, a cada 4h (máximo 3,6g/24h) Antirreumático = 60-100mg/kg/dia, VO, a cada 4-6h Doença de Kawasaki: 80-100/mg/kg/dia, VO, de 6/6h durante a fase febril até defervescência por 36h, depois diminuir para 5-10mg/kg/dia, VO, pela manhã	Usar com cautela nas coagulopatias Pode causar desconforto gastrintestinal, reações alérgicas, hepatotoxicidade, redução da agregação plaquetária Seu uso vem sendo relacionado com a incidência de síndrome de Reye, especialmente associado com infecções por influenza e varicela Acompanhar nível sérico quando usar em reumáticos Nível terapêutico: 30-50mcg/ml = antipirético e analgésico; 150-300mcg/ml = anti-inflamatório
Ácido aminocaproico (Ipsilon®)	Comprimido: 500mg Frasco-ampola: 1 ou 4g	Inibidor das enzimas proteolíticas, inibe a via da fibrinólise, inibição dos ativadores de plasminogênio e atividade_antiplasmina	Dose de ataque: 100-200mg/kg, IV, em 1h, ou VO, depois 100mg/kg/dose a cada 4 ou 6h (máximo 30g/dia)	Pode causar náuseas, diarreia, mal-estar, fraqueza Quando associado a contraceptivos orais pode ocorrer hipercoagulabilidade Pode causar hiperpotassemia, principalmente em pacientes com insuficiência renal Reduzir dose a 25% do habitual em insuficiência renal grave
Ácido ascórbico – vitamina C (Cebion®, Redoxon®)	Gotas: 1ml (20 gotas) = 100mg (Cebion®) e 1ml (20 gotas) = 200mg (Redoxon®) Comprimido: 1 e 2g Ampola: 5ml = 1g Ampola: 5ml = 0,5g	Escorbuto infantil, acidificação urinária Vitamina hidrossolúvel	Suplemento dietético < 10kg: 6mg/kg/dia > 10kg: 80mg/dia Escorbuto: 100-300mg/dia, VO, 1-2x ao dia, por pelo menos 14 dias Acidificação urinária: 500mg/dose a cada 6 a 8h	Efeitos colaterais: náuseas, vômitos, cefaleia, hiperoxalúria, rubor, vertigem Via oral é preferível, mas pode ser usado por via parenteral (IM preferível IV/SC)

Nome	Apresentação	Indicação/classificação	Dosagem	Observação
Ácido fólico (Folin®, Acfol®)	Comprimido: 5mg Solução oral: 5mg/ml	Anemia megaloblástica por deficiência de ácido fólico Suplemento dietético para prevenir defeitos do tubo neural	Dose de ataque: 0,3-1mg/dia, 6/6h Manutenção: RN prematuro: 50mcg/dia < 1 ano: 30-45mcg/dia 1-3 anos: 50mcg/dia 4-6 anos: 75mcg/dia 7-10 anos: 100mcg/dia 11 anos: 200mcg/dia	Nível normal: sérico > 4ng/ml; sangue total > 50ng/ml Pode mascarar os efeitos hematológicos da deficiência da vitamina B_{12}, não prevenindo a progressão das anormalidades neurológicas Mulheres que consideram engravidar devem tomar 0,4mg/dia antes e durante a gestação, para reduzir risco de defeitos do tubo neural no feto
Ácido folínico (Legifol®, Leucovorin cálcio®, Prevax®)	Comprimido: 15mg Ampola: 3mg = 1ml Frasco-ampola: 50mg ou 100mg ou 200mg	Reduz efeitos tóxicos do metotrexato Antídoto para intoxicação por antagonistas do ácido fólico Anemia megaloblástica por deficiência de ácido fólico	Para reduzir efeitos tóxicos do metotrexato: Inicial: 10mg/m²/dose, IV, 6/6h Antídoto para intoxicação por antagonistas do ácido fólico: VO, 2-15mg/dia por 3 dias Anemia megaloblástica por deficiência de ácido fólico: 1mg/dia, IM	Efeitos colaterais: rash, prurido, trombocitose, sibilos
Ácido nalidíxico (Wintomylon®)	Comprimido: 500mg Suspensão oral: 5ml = 250mg	Antibiótico do grupo das quinolonas Usado em infecção do trato urinário	50mg/kg/dia, VO, de 6/6h, melhor se usado 1 hora antes da refeição	Pode causar pseudotumor cerebral Contraindicado em convulsivos e em menores de 3 meses de idade Deve ser evitado em insuficiência renal grave Causa fotossensibilidade

TABELAS E BULÁRIO

Ácido valproico (Depakene®, Valpakine®, Depakote® é o divalproato de sódio	Comprimido: 200 e 500mg Comprimido revestido: 300 e 500mg Cápsula: 250mg Suspensão: 5ml = 250mg – Depakene® Suspensão: 200mg/ml – Valpakine®	Anticonvulsivante	Inicial: 10-15mg/kg/dia, VO, 1-3x ao dia; aumentar 5-10mg/kg/dia semanalmente, até 60mg/kg/dia	Nível terapêutico: 50-100mg/l Toxicidade gastrintestinal, hematológica e hepática
ACTH (Corticotropina®)	Injeção aquosa: 25 e 40U Gel: 40 e 80U/ml (1U = 1mg)	Alguns tipos de crises convulsivas na infância	Anti-inflamatório: aquoso: 1,6U/kg/dia, IV, IM ou SC, a cada 6-8h gel: 0,8U/kg/dia, IM, a cada 12-24h ou 25U/m²/dia, IM, 1-2x ao dia Convulsões: gel 5-40U/dia, IM	Contraindicação: psicose aguda, doença de Cushing, tuberculose, úlcera péptica, herpes ocular, infecções fúngicas, cirurgia recente A administração por via IV é somente para propósitos diagnósticos Efeitos colaterais semelhantes aos dos corticoides
Actinomicina-D (Dactinomicina®)	Ampola: 500mcg/5ml	Antraciclina (quimioterápico)	15mcg/kg/dia, IV, durante 5 dias, conforme protocolo utilizado	Efeitos colaterais: diarreia, leucopenia, trombocitopenia, náuseas, doença hepática veno-oclusiva, aumento de transaminases, lesão local se extravasamento, imunossupressão
Adenosina (Adenocard®)	Ampola: 6mg	Droga de eleição para taquicardia supraventricular	0,1mg/kg/dose, IV, em *push* rápido (máximo 6mg); pode ser repetido com dose de 0,2mg/kg (máximo 12mg), se não houver resposta	Bloqueia a condução pelo nodo atrioventricular Administrar sempre com *push* rápido Meia-vida < 10s
Albendazol (Zentel®, Parasin®)	Comprimido mastigável: 200 e 400mg Suspensão: 10ml = 400mg	Anti-helmíntico de amplo espectro	Maiores de 2 anos Para ancilostomíase, ascaridíase, enterobiase, tricuríase: 400mg/dia, VO, dose única Para estrongiloidíase, teníase, *larva migrans* cutânea: 400mg/dia, VO, por 3 dias	Raramente desconforto gastrintestinal, náuseas, vômitos, cefaleia, prurido cutâneo, aumento de enzimas hepáticas, leucopenia

Nome	Apresentação	Indicação/classificação	Dosagem	Observação
Albumina humana a 20%	Frasco: 50ml = 10g	Hipoproteinemia, hipovolemia	Geralmente administrada a 20% ou 10% ou 5% (diluir com soro fisiológico ou, se oferta de sódio for problemática, com soro glicosado a 5%) 0,5-1g/kg/dose, IV Repetir conforme necessidade.	Cautela na hipervolemia Reações alérgicas são incomuns, mas podem ocorrer Pode precipitar insuficiência cardíaca congestiva Contém 130-160mEq de sódio por litro
Albuterol ou salbutamol (Aerolin®, Aerojet®)	Solução de nebulização a 0,5%: 5mg/ml = 20 gotas Comprimido: 2 e 4mg Solução oral: 2mg/5ml Aerossol/spray: 100mcg/dose Ampola: 0,5mg = 1ml	Agonista beta-2-adrenérgico usado em broncoespasmo Prevenção de broncoespasmo induzido pelo exercício	2-5 anos: 0,3-0,6mg/kg/dia, a cada 8h, VO (máximo 12mg/dia) 6-11 anos: 2mg/dose, VO, a cada 6-8h (máximo 24mg/dia) 12 anos: 2-4mg/dose, VO, a cada 6-8h (máximo 32mg/dia) Aerossol: 1-2 puffs a cada 4-6h Nebulização: 0,05-0,15mg/kg/dose a cada 4-6h (ou 1/1h na crise aguda ou até nebulização contínua)	Efeitos colaterais: taquicardia, tremor, nervosismo, insônia, sintomas gastrintestinais (náuseas), cefaleia, hipocalemia
Álcool etílico		Antídoto na intoxicação por metanol e etilenoglicol	Ataque: 8-10ml/kg de solução a 10% (máximo 200ml) em SG a 5% em 30min, IV, ou 0,8-1ml/kg solução a 95%, VO, com suco de laranja, em 30min Manutenção: Etanol 10%, IV 95%, VO ml/kg/h ml/kg/h Paciente 0,8 0,1 Não usuário 1,4 0,15 Uso ocasional 2,0 0,2 Alcóolatra Manter infusão até nível sérico de metanol/etileno glicol < 10mg/dl	Deve-se monitorizar os níveis sanguíneos de etanol 1 hora após o início da infusão e a cada 4-6h Manter a concentração sanguínea entre 100 e 130mg/dl Causa coma com nível sérico > 300mg/dl
Álcool polivinílico (Lacril®)	Frasco: 15ml	Lubrificante ocular	1-2 gotas em cada olho 1/1h a 4/4h	

TABELAS E BULÁRIO

Alfentanil (Rapifen®)	Ampola: 5ml, 1ml = 0,5mg	Analgésico narcótico para uso em procedimentos cirúrgicos de curta ou longa duração, intubação traqueal	Dose em menores de 12 anos ainda não bem estabelecida Procedimentos de curta duração: bolo (em 3-5min) de 8-20mcg/kg, seguido de 3 a 5mcg/kg/min Início de ação em 5min, durando menos de 15-20min (dose única)	Efeitos colaterais: bradicardia, depressão respiratória, rigidez muscular, hipotensão leve e transitória, tonturas, náuseas e vômitos Uso concomitante de diazepam pode produzir vasodilatação, hipotensão e recuperação mais demorada Pode causar rigidez torácica se a infusão for rápida Antagonista: naloxona
Alopurinol (Zyloric®)	Comprimido: 100 e 300mg	Hiperuricemia, gota	< 6 anos: 150mg/dia, VO, 8/8h 6-10 anos: 300mg/dia, VO, 2-3x ao dia > 10 anos: 600-800mg/dia, VO, 2-3x ao dia	Inibidor da xantina oxidase, diminuindo a produção de ácido úrico Deve-se manter fluxo urinário alcalino Diminuir a dose em caso de insuficiência renal Efeitos colaterais: exantema, neurite e hepatotoxicidade, distúrbios gastrintestinais Controlar nível sérico do ácido úrico Administrar após as refeições
Alprazolam (Frontal®)	Comprimido: 0,25, 0,5, 1 e 2mg	Benzodiazepínico de curta ação, para tratamento de ansiedade	Segurança não estabelecida em < 18 anos > 7 anos: 0,005-0,02mg/kg/dose, 3x ao dia, VO	Efeitos colaterais comuns aos benzodiazepínicos
Alprostadil (ou prostaglandina E₁) (Prostin VR®, Bedfordalprost 500mcg®)	Ampola: 1ml = 0,5mg	Vasodilatador Usado para manter patência do canal arterial	IV contínuo: Iniciar com 0,01mcg/kg/min e aumentar progressivamente se necessário, até 0,1mcg/kg/min	Pode causar apneia, febre, rash, hipotensão, bradicardia Meia-vida 5-10 minutos

Nome	Apresentação	Indicação/classificação	Dosagem	Observação
Alteplase (Actilyse®)	Ampola: 50mg	Agente trombolítico Ativador do plasminogênio tecidual Usado em cateteres obstruídos e infarto agudo do miocárdio	Para a desobstrução de cateteres usar concentração de 1mg/ml, com o volume igual ao da luz do cateter, mantendo por 2 a 4h. Não infundir esse volume ao paciente (aspirar droga antes do uso do cateter)	Se uso sistêmico pode causar sangramento
Alumínio, hidróxido de (Aldrox®, Pepsamar®)	5ml de gel: 300mg Comprimido mastigável: 230mg	Sangramento gastrintestinal, gastrite, úlcera péptica, hiperfosfatemia (por exemplo, na insuficiência renal crônica)	Gastrite: Lactentes: 2-5ml/dose, VO ou SNG, de 2/2h Crianças maiores: 5-15ml, VO ou SNG, de 2/2h Úlcera péptica: 5-15ml, VO, 3/3h ou 6/6h Hiperfosfatemia: 50-150mg/kg/dia, a cada 4-6h	Pode causar obstipação, redução da motilidade intestinal, hipofosfatemia Interfere com a absorção de digoxina, indometacina, isoniazida, tetraciclina e ferro Manter pH gástrico acima de 5,0 nas úlceras pépticas
Alumínio (hidróxido de) + hidróxido de magnésio (Mylanta®, Maalox plus®)	Maalox plus (+ dimeticona) Alumínio: magnésio Suspensão 5ml = 200mg: 200mg Comprimido mastigável = 200mg: 200mg Mylanta plus (+ dimeticona) Alumínio: magnésio Suspensão 5ml = 400mg: 400mg Comprimido mastigável = 400mg: 400mg	Idem hidróxido de alumínio	Idem hidróxido de alumínio	Magnésio pode ter efeito laxante Pode causar hipocalemia Usar com cuidado na insuficiência renal

TABELAS E BULÁRIO

Amantadina (Mantidan®)	Comprimido: 100mg	Tratamento e profilaxia do vírus Influenzae A	Profilaxia e tratamento: 1-9 anos: 5mg/kg/dia, VO, em 1-2 doses (máximo 150mg/dia) > 9 anos: 200mg/dia, VO, em 1-2 doses Duração da profilaxia: Exposição simples: mínimo 10 dias de terapia Exposição repetida: máximo 90 dias de terapia Se possível administrar vacina Se sintomático tratar por 24-48h após o desaparecimento dos sintomas; iniciar tratamento até 48h do início dos sintomas	Pode causar depressão, mudanças do estado mental (insônia, confusão, alucinação), insuficiência cardíaca, hipotensão ortostática e retenção urinária Ajustar a dose na insuficiência renal
Amicacina (Novamin®)	Ampola: 2ml com 100 ou 250 ou 500mg Ampola: 4ml com 1g	Antibiótico Aminoglicosídeo Para uso em infecções por bactérias gram-negativas	IV/IM Recém-nascidos: < 1.200g: 7,5mg/kg/dose 18-24h RN ≤ 7 dias: 1.200g-2kg: 7,5mg/kg/dose 12/12h > 2kg: 7,5-10mg/kg/dose 12/12h RN > 7 dias: 1.200g-2kg: 7,5-10mg/kg/dose a cada 8-12h > 2kg: 10mg/kg/dose 8/8h Crianças: 15-22,5mg/kg/dia, a cada 8h, IV/IM (máximo 1,5g/dia) Infusão lenta (30 minutos) em concentração (máxima de 10mg/ml)	Podem ocorrer oto e nefrotoxicidade, rash, febre, eosinofilia e cefaleia Controlar níveis séricos Níveis terapêuticos: pico = 20-30mg/l; vale = 5-10mg/l O uso de doses elevadas associado a bloqueadores neuromusculares (succinilcolina) e grandes transfusões de sangue com citrato pode causar paralisia respiratória reversível com sais de cálcio por via IV Ajustar a dose em insuficiência renal Doses únicas diárias têm sido utilizadas, com a mesma eficácia e sem aumento de efeitos colaterais

Nome	Apresentação	Indicação/classificação	Dosagem	Observação
Aminofilina (Aminofilina®, Euphyllin®)	Comprimido: 100 ou 200mg Solução oral: 240mg/ml (gotas: 1gt = 10mg) Ampola: 10ml = 240mg	Broncodilatador formado da associação entre etilenodiamina e teofilina	IV inicial: 6mg/kg em 20min (a cada dose de 1,2mg/kg eleva a concentração de teofilina sérica em 2mg/l) IV manutenção (infusão contínua): RN: 0,2mg/kg/h 6 semanas-6 meses: 0,5mg/kg/h 6 meses-1 ano: 0,6-0,7mg/kg/h 1-9 anos: 1mg/kg/h 9-12 anos: 0,9mg/kg/h > 12 anos: 0,7mg/kg/h Obs.: as doses diárias acima podem ser a cada 4-6h Uso VO Início: 6mg/kg Manutenção: 6-52 semanas: [0,2 x idade (semanas) + 5] x peso (kg): dose diária, a cada 6-8h 1-9 anos: 27mg/kg/dia a cada 4-6h 9-12 anos: 20mg/kg/dia de 6/6h 12-16 anos: 16mg/kg/dia de 6/6h Apneia neonatal: Inicial: 5-6mg/kg, VO ou IV, em 15min Manutenção: 1-2mg/kg/dose, VO ou IV, a cada 6-8h	É essencial monitorizar nível sérico Nível terapêutico de teofilina em asma = 10-20mg/l Nível terapêutico de teofilina em apneia neonatal = 6-13mg/l Efeitos colaterais: dispepsia, insônia, convulsão, arritmia Excreção aumentada pela fenitoína e retardada pela eritromicina e cimetidina Aminofilina x 0,85 = teofilina

Amiodarona (Ancoron®, Miodaron®)	Comprimido: 100 ou 200mg Gotas: 1ml = 30gts = 200mg Ampola: 3ml = 150mg	Antiarrítmico classe III Uso em taquicardia supraventricular, fibrilação ventricular e taquicardia ventricular	Uso VO < 1 ano: 600-800mg/1,73m²/dia a cada 12-24h por 4-14 dias e reduzir para 200-400mg/1,73m²/dia ≥ 1 ano: 10-15mg/kg/dia a cada 12-24h por 4-14 dias e reduzir para 5mg/kg/dia Uso IV Dose de ataque: 5mg/kg em 30min e manter IV contínuo 10-15mg/kg/dia	Meia-vida longa (40-55 dias) Nível terapêutico: 0,5-2,5mg/l Pode causar microdepósitos corneanos assintomáticos Altera enzimas hepáticas e função tireoidiana Contraindicada em disfunção grave do nó sinusal com bradicardia, e em bloqueio AV Pode causar anorexia, náuseas, vômitos, tonturas, parestesias, ataxia Aumenta os níveis séricos de digoxina, warfarina, fenitoína, quinidina e ciclosporina No uso por via IV contínuo diluir com SG a 5%, máximo 2mg/ml
Amitriptilina (Tryptanol®)	Comprimido: 25 ou 75mg	Antidepressivo tricíclico, utilizado no tratamento do déficit de atenção, enurese noturna, profilaxia de enxaqueca, dores crônicas	Antidepressivo Crianças: iniciar com 1mg/kg/dia, de 8/8h por 3 dias; aumentar para 1,5mg/kg/dia; dose pode ser aumentada gradualmente, até máximo 5mg/kg/dia Adolescentes: 10mg de 8/8h com aumento progressivo (máximo 200mg/dia) Dores crônicas: iniciar com 0,1mg/kg/dose à noite; aumento progressivo até 0,5-2mg/kg/dose	Efeitos colaterais: sonolência, distúrbios gastrintestinais, manifestações alérgicas, reações anticolinérgicas, taquicardia; deve ser retirada lentamente Contraindicada em convulsões, glaucoma Obs.: efeito antidepressivo pode necessitar de pelo menos 15 dias de tratamento para ocorrer
Amlodipina (Norvasc®, Amlocor®)	Comprimido: 2,5 ou 5 ou 10mg	Anti-hipertensivo, bloqueador de canal de cálcio	Iniciar com 0,1mg/kg/dia 1-2x ao dia e se necessário aumentar progressivamente até 0,6mg/kg/dia (máximo 10mg/dia)	Reduzir dose em insuficiência hepática Ajustar a dose inicial após 5 dias, pelo início gradual de sua ação Efeitos colaterais: edema, tontura, fadiga, palpitação Meia-vida: 30-50h Pico sérico em 6-12h

COMPÊNDIO DE DROGAS

Nome	Apresentação	Indicação/classificação	Dosagem	Observação
Amônio, cloreto de	Ampola: 5mEq/ml (1mEq = 53mg) Comprimido: 500mg	Diurético Agente para acidificação urinária	Acidificação urinária: 75mg/kg/dia, VO/IV, de 6/6h (máximo 6g/dia) Infusão: não exceder 50mg/kg/h ou 1mEq/kg/h	PoIDe causar acidose e hiperamonemia Não usar em insuficiência hepática ou renal Usar com cautela em crianças Pode causar irritação gastrintestinal Monitorizar cloremia e acidose
Amoxicilina (Amoxi®, Amoxi-Ped®, Hiconcil®, Novocilin®, Velamox®)	Cápsula: 500mg Suspensão: 5ml = 125 ou 250mg ou 500mg Apresentação BD (2x ao dia): Comprimido: 875mg Suspensão: 5ml = 200 ou 400mg	Antibiótico beta-lactâmico do grupo das penicilinas	Habitual: 25-50mg/kg/dia, VO, 8/8h (máximo 500mg/dose) Pode ser administrada 2x ao dia (máximo 875mg/dose) Dose alta: 80-90mg/kg/dia, VO, 2x ao dia (máximo 875mg/dose)	Efeitos colaterais comuns às penicilinas (*rash* e diarreia) Menos efeitos gastrintestinais que a ampicilina Menos eficaz contra a *Shigella* que a ampicilina Excreção renal; ajustar a dose na insuficiência renal Absorção oral: 74-92%
Amoxicilina + clavulanato (Clavulin®, Clavoxil®, Clav-air®, Novamox®)	Amoxicilina/clavulanato Comprimido: 500mg/125mg Suspensão: 5ml = 125mg/31,25mg Suspensão: 5ml = 250mg/62,5mg Ampola: 500mg/100mg ou 1.000mg/200mg Apresentação BD (2x ao dia) Comprimido: 875mg/125mg Suspensão: 5ml = 200mg/28,5mg Suspensão: 5ml = 400mg/57mg	Antibiótico beta-lactâmico do grupo das penicilinas, associado a inibidor de betalactamase	Dose baseada na amoxicilina: 25-50mg/kg/dia, VO, 8/8h (máximo 500mg/dose) Apresentação BD: 25-45mg/kg/dia, VO, de 12/12h (máximo 875mg/dose) Doses de 80-90mg/kg/dia, VO, de 12/12h podem ser usadas para otite média por pneumococos resistentes (usar apresentação BD) 0-3 meses: 50mg/kg/dia, IV, de 12/12h de 3 meses-12 anos: 75mg/kg/dia, IV, de 8/8h	Efeitos colaterais comuns às penicilinas mais frequentes que com a amoxicilina isoladamente Efeitos colaterais: *rash*, náuseas, vômitos, dor abdominal, diarreia Ajustar a dose na insuficiência renal

TABELAS E BULÁRIO

Ampicilina (Amplacilina®, Binotal®)	Comprimido de 250 ou 500mg ou 1.000mg Suspensão: 5ml = 125mg ou 250mg Ampola: 250mg ou 500mg ou 1g	Antibiótico beta-lactâmico do grupo das penicilinas	RN < 7 dias: < 2kg: 50-100mg/kg/dia, IV/IM, de 12/12h ≥ 2kg: 75-150mg/kg/dia, IV/IM, de 8/8h RN ≥ 7 dias: < 1,2kg: 50-100mg/kg/dia, IV/IM, de 12/12h 1,2-2kg: 75-150mg/kg/dia, IV/IM, de 8/8h > 2kg: 100-200mg/kg/dia, IV/IM, de 6/6h Crianças: Infecção leve ou moderada: IM ou IV: 100-200mg/kg/dia, de 6/6h VO: 50-100mg/kg/dia, de 6/6h (máximo VO, 2-3g/dia) Infecção grave: IM ou IV: 200-400mg/kg/dia, de 6/6h (máximo 12g/dia)	Efeitos colaterais comuns à penicilina *Rash* geralmente aparece com 5 a 10 dias de terapêutica; maior incidência se associado com infecção por citomegalovírus ou vírus Epstein-Barr Pode causar nefrite intersticial, diarreia Ajustar a dose na insuficiência renal Absorção oral: 50%, diminuída se administrada com alimentos; portanto, o ideal é administrar 1-2h antes da refeição
Ampicilina + sulbactam (Unasyn®)	Ampola: 1g de ampicilina e 0,5g de sulbactam ou ampola: 2g de ampicilina e 1g de sulbactam VO = sultamicilina (éster de ampicilina + sulbactam); comprimido: 375mg de sultamicilina; suspensão oral: 5ml = 250mg de sultamicilina	Antibiótico beta-lactâmico do grupo das penicilinas, associado a inibidor de betalactamase	Dose baseada na ampicilina, IV/IM: ≥ 1 mês e < 1 ano: Infecção leve ou moderada: 100-150mg/kg/dia, de 6/6h Infecção grave: 200-300mg/kg/dia, de 6/6h Crianças maiores: Infecção leve ou moderada: 100-200mg/kg/dia, de 6/6h Infecção grave: 200-400mg/kg/dia, de 6/6h Crianças: 25-50mg/kg/dia, de 12/12h	Efeitos colaterais comuns à penicilina *Rash* geralmente aparece com 5 a 10 dias de terapêutica; maior incidência se associado com infecção por citomegalovírus ou vírus Epstein-Barr Pode causar nefrite intersticial, diarreia Ajustar a dose na insuficiência renal Dose total de sulbactam não deve exceder 4g/dia
Amprenavir (Agenerase®)	Cápsula: 50mg ou 150mg Solução: 15mg/ml	Antirretroviral Inibidor de protease	Crianças < 50kg: Solução oral: 22,5mg/kg/dose, VO, de 12/12h (máximo 2.800mg/dia) Cápsulas: 20mg/kg/dose, VO, de 12/12h (máximo 2.400mg/dia) Adolescentes ≥ 50kg: 1.200mg, VO, de 12/12h	Solução oral é contraindicada em < 4 anos, grávidas, pacientes com insuficiência renal ou hepática, pacientes em uso de dissulfiram Efeitos colaterais: náuseas, diarreia, vômitos, parestesia perioral, *rash* Não administrar com cisaprida, midazolam

Nome	Apresentação	Indicação/classificação	Dosagem	Observação
Amrinona (Inocor®)	Ampola: 5mg/ml	Inibidor da fosfodiesterase III Inodilatador	IV contínuo Dose de ataque: 0,75mg/kg em 5min (pode ser repetido a cada 30min 2x, máximo 3mg/kg de ataque) Manutenção: 5-10mcg/kg/min (máximo 10mg/kg/dia)	Efeitos colaterais: trombocitopenia, arritmia supraventricular e ventricular, hipotensão, hepatotoxicidade Diluir com soro fisiológico Metabolismo hepático Excreção renal
Anfotericina B (Fungizon®)	Ampola: 50mg	Antifúngico	IV Iniciar com 0,5mg/kg/dia 1x ao dia Manutenção: 1mg/kg/dia 1x ao dia Expansão com soro fisiológico: 10-15ml/kg prévio a anfo, pode minimizar o risco de nefrotoxicidade	Diluir com SG a 5% para a concentração de 0,1mg/ml em veia periférica, ou 0,2mg/ml em veia central Infundir em 2 a 6h Durante a infusão podem ocorrer febre, calafrios, cefaleia, hipotensão, náuseas e vômitos; podem ser usados paracetamol e difenidramina 30 minutos antes da anfotericina (ou hidrocortisona) Efeitos colaterais: hipocalemia, hipomagnesemia, hipercalciúria, insuficiência renal e hepática, hipotensão, flebite Ajustar a dose na insuficiência renal
Anfotericina B complexo lipídico (Abelcet®, Amphocil®)	Ampola: 50 ou 100mg	Antifúngico	IV: 2,5-5mg/kg/dia 1x ao dia Velocidade de infusão: 2,5mg/kg/h	Diluir com SG a 5% para a concentração de 1mg/ml, ou 2mg/ml se houver necessidade de restrição hídrica Efeitos colaterais semelhantes aos da anfotericina convencional, com menor incidência de insuficiência renal Necessidade de ajustar a dose na insuficiência renal ainda não estabelecida

Anfotericina B lipossomal (Ambisome®)	Ampola: 50mg	Antifúngico	IV: 3-5mg/kg/dia 1x ao dia	Diluir com SG a 5% para a concentração de 1mg/ml, ou 2mg/ml (em crianças 0,2-0,5mg/ml) Efeitos colaterais semelhantes aos da anfotericina convencional, com menor incidência de insuficiência renal Infundir em 2h Necessidade de ajustar a dose na insuficiência renal ainda não estabelecida
Antimoniato de meglumina (Glucantime®)	Ampola: 5ml = 1,5g de antimoniato de meglumina = 405mg de antimônio pentavalente	Antiparasitário de escolha nas leishmanioses	Dose baseada no antimônio pentavalente, IV/IM: Leishmaniose visceral: 20mg/kg/dia 1x ao dia por 20 dias (máximo 3 ampolas/dia) Pode ser repetido se necessário	Efeitos colaterais: cardio e hepatotóxico; arritmias, neurite, choque anafilático, lesão pancreática Eliminação renal
Antitoxina tetânica (Tetanogamma®, Gama antitétano®)	Ampola: 1ml = 250UI de antitoxina tetânica ou 2ml = 500UI	Imunoglobulina antitetânica para profilaxia e tratamento de tétano	Profilaxia: 250UI, IM Tratamento: 250-6.000UI, IM, dose única	Eteitos colaterais: urticária, artralgia, neurite, choque anafilático
Arabinosil--citosina ou citarabina (Aracytin®, Citarax®, Darbin®)	Ver citarabina			
Asparaginase (Elspar®)	Frasco: 10ml = 10.000UI	Quimioterápico (antineoplásico) Usado em leucemias e linfomas	Verificar protocolo utilizado: 6.000-10.000UI/m²/dose por 9 doses, 3x/semana na indução, IM Uso IV não é o mais indicado, mas é possível	Efeitos colaterais: reações alérgicas, pouco hematogênica, hiperglicemia, febre, pancreatite, coagulopatia, tromboses, hepatite, encefalopatia, convulsões, uremia

Nome	Apresentação	Indicação/classificação	Dosagem	Observação
Atenolol (Atenol®, Angipress®)	Comprimido de 25 ou 50 ou 100mg	Anti-hipertensivo, antianginoso e antiarrítmico, betabloqueador	VO: 1mg/kg, 1x ao dia (máximo 2mg/kg/dia)	Evitar na presença de bloqueio AV de 2º e 3º graus, insuficiência cardíaca Cautela em pacientes com asma Não suspender o uso de forma abrupta Efeitos colaterais: fadiga muscular, bradicardia, hipotensão, bloqueio AV, broncoespasmo, ICC, erupção cutânea Ajustar a dose na insuficiência renal Início de ação em ≤ 1 hora; máximo em 2-4h; duração ≥ 24h
Atracúrio (Tracrium®, Tracur®)	Ampola: 2,5ml = 25mg e 5ml = 50mg	Bloqueador neuromuscular não despolarizante	IV Inicial: 0,4-0,5mg/kg/dose Manutenção (IV contínuo): 0,4-1,2mg/kg/h	Metabolismo por degradação não enzimática no plasma (eliminação de Hofmann) Início de ação em 1-4 minutos Duração da ação: 20-40 minutos Promove liberação de histamina e pode ocasionar hipotensão e broncoespasmo Não necessita de correção da dose na insuficiência renal ou hepática Bloqueio neuromuscular pode ser revertido com neostigmina

TABELAS E BULÁRIO

Fármaco	Apresentação	Indicação	Dose	Observações
Atropina, sulfato de (Atropion®)	Ampola: 1ml = 0,25mg ou 1ml = 0,5mg	Agente anticolinérgico. Usado em ressuscitação cardiopulmonar (bradicardia) e em intoxicação por inseticidas inibidor da colinesterase (organofosforados)	IV/IM/intratraqueal. Bradicardia: 0,02mg/kg/dose; dose mínima = 0,1mg; dose máxima 0,5mg em crianças e 1mg em adolescentes; pode ser repetido 1x	Doses menores que 0,1mg podem causar bradicardia paradoxal. Efeitos colaterais: boca seca, turvação visual, febre, taquicardia, obstipação intestinal, retenção urinária, sinais neurológicos (alucinações, sonolência, cefaleia). Contraindicado em glaucoma, uropatia obstrutiva, taquicardia, tirotoxicose e hipersensibilidade a sulfitos. Colírio de atropina usado para promover midríase. No uso intratraqueal, diluir com soro fisiológico 3-5ml. Pode ser usado por via subcutânea
Azatioprina (Imuran®, Imunen®)	Comprimido: 50mg	Imunossupressor	Inicial: 3-5mg/kg/dia, VO, 1x ao dia. Manutenção: 1-3mg/kg/dia, VO, 1x ao dia	Toxicidade: supressão da medula óssea, *rash*, estomatite, distúrbios gastrintestinais, hepatotoxicidade, alopecia, artralgia. Reduzir para $\frac{1}{4}-\frac{1}{3}$ da dose quando usada com alopurinol. Monitorizar leucócitos, plaquetas, bilirrubinas, fosfatase alcalina, ureia e creatinina. Administrar dose com alimentação para minimizar desconforto gastrintestinal. Obs.: formulação por via IV não disponível no Brasil

Nome	Apresentação	Indicação/classificação	Dosagem	Observação
Azitromicina (Zitromax®, Zitamax®, Zitri®, Azi®, Azimix®)	Cápsula: 250mg Comprimido: 500mg Suspensão oral: 5ml = 200mg Ampola: 500mg	Antibiótico macrolídeo	Otite média/pneumonia: 10mg/kg/dia, VO, no 1º dia, 1x ao dia (máximo 500mg/dia), seguido de 5mg/kg/dia nos dias 2 a 5 (máximo 250mg/dia) Faringite (≥ 2 anos): 12mg/kg/dia, VO, 1x ao dia por 5 dias (máximo 500mg/dia)	Cápsulas e suspensão oral devem ser administradas 1 hora antes ou 2h após as refeições Antiácidos (com alumínio ou magnésio) diminuem a absorção Baixa penetração no sistema nervoso central Efeitos colaterais: aumento de transaminases, icterícia colestática, desconforto gastrintestinal, dor local por via IV Administração por via IV deve ser lenta, em 1-3h
Aztreonam (Azactam®, Itatreonam®)	Ampolas = 0,5g e 1g	Antibiótico monobactâmico (beta-lactâmico)	RN: 30mg/kg/dose, IV/IM < 1,2kg e 0-4 semanas: 12-12h 1,2-2kg e 0-7 dias: 12/12h 1,2-2kg e > 7 dias: 8/8h > 2kg e 0-7 dias: 8/8h > 2kg e > 7 dias: 6/6h Crianças: 90-120mg/kg/dia, 6/6h ou 8/8h, IV/IM Fibrose cística: 150-200mg/kg/dia, IV/IM, 6/6 ou 8/8h (máximo 8g/dia)	Efeitos colaterais: flebite, eosinofilia, leucopenia, neutropenia, trombocitopenia, hipersensibilidade, elevação de enzimas hepáticas, hipotensão, convulsões, confusão mental, vômitos, diarreia, náuseas Ajustar a dose na insuficiência renal Boa penetração no sistema nervoso central

TABELAS E BULÁRIO

Azul-de-metileno	10mg/ml (1%)	Antídoto para tratamento de meta-hemoglobinemia induzida por drogas e para intoxicação por cianeto	1-2mg/kg, IV, em 5 minutos; repetir em 1 hora se necessário	Em altas doses pode causar meta-hemoglobinemia Efeitos colaterais: náuseas, vômitos, cefaleia, dor abdominal, confusão mental, tontura Colore urina e fezes de azul
Bacitracina + Neomicina (Nebacetin® pó, spray ou pomada, Nebaciderme® pomada, Nebacitrin® pomada)	Pomada ou spray	Associação de antibióticos	Aplicar na pele 2-5x ao dia	–
Baclofen (Lioresal®)	Comprimido: 10mg	Relaxante muscular de ação central	Crianças ≥ 2 anos: 10-15mg/dia, VO, 8/8h (máximo em < 8 anos: 40mg/dia e em ≥ 8 anos: 60mg/dia)	Evitar suspensão abrupta Usar com cautela em convulsivos e em insuficiência renal Administrar nas refeições Efeitos colaterais: fadiga, náuseas, distúrbios psiquiátricos, *rash*, hipotonia

Nome	Apresentação	Indicação/classificação	Dosagem	Observação
Beclometasona, dipropionato de (Beclosol®, Clenil®)	Asma: Beclosol spray (50mcg/dose) Beclosol 250 spray (250mcg/dose) Clenil A susp. para nebulização: flaconete de 2ml (1ml = 400mcg) Clenil 250mcg spray (250mcg/dose) Clenil jet 250mcg (250mcg/dose) Clenil pulvinal: pó para inalação dosimetrada (frasco de 100mcg/dose ou 200 ou 400) Rinite: Beclosol aquoso nasal spray (50mcg/dose) Beclosol nasal spray (50mcg/dose) Clenil nasal aquoso (50mcg/dose) Clenil nasal spray (50mcg/dose)	Corticosteroide para profilaxia e tratamento da rinite alérgica e asma	Inalatório (asma): 6-12 anos: 100-800mcg/dia, 2 a 4x ao dia > 12 anos: 200 a 1.600mcg/dia, 2 a 4x ao dia Spray nasal (rinite): ≥ 6 anos: 50-150mcg em cada narina 2x ao dia (dose diária de 6/6h)	Enxaguar orofaringe com água após inalação Doses devem ser tituladas para menor dose efetiva Não recomendado para crianças com menos de 6 anos de idade Pode ocorrer supressão do eixo hipotálamo-hipófise-adrenal Efeitos colaterais: monilíase oral, supressão da velocidade do crescimento, tosse, rouquidão

Beclometasona, dipropionato de + salbutamol (Clenil compositum®, Aerotide®)	Clenil compositum A susp. para nebulização: flaconete de 2ml (1ml = beclometasona 400mcg e salbutamol 800mcg) Clenil compositum spray jet (dose = 50mcg de beclometasona + 100mcg de salbutamol) Aerotide spray (dose = 50mcg de beclometasona + 100mcg de salbutamol)	Associação de corticosteroide com agonista beta-2-adrenérgico	Ver dose de beclometasona e albuterol (salbutamol)	
Benzoato de benzila (Acarsan®, Miticoçan®)	Líquido (a 25%) e sabonete	Pediculose e escabiose	Para tratamento usar formulação líquida Escabiose: aplicar em todo o corpo 1 x ao dia, à noite, por 5 a 7 dias; banho pela manhã; repetir após 1 semana Pediculose: aplicar no couro cabeludo 1x ao dia	Efeito colateral: irritação cutânea
Benzidamina (Benflogin®)	Gotas: 30mg/ml (20 gotas) Drágea: 50mg	Anti-inflamatório não hormonal	1,5mg/kg/dose, VO, a cada 6-8h	Efeitos colaterais: irritabilidade, alucinações, alterações hematológicas, alterações gastrintestinais
Betametasona (Celestone®)	Comprimido: 0,5mg ou 2mg Elixir: 0,5mg/5ml Solução: 0,5mg/ml (26 gotas) Ampola: 1ml = 4mg (na forma de fosfato dissódico)	Corticosteroide	VO: Crianças: 0,017-0,25mg/kg/dia a cada 6-8h Adolescentes: 2,4-4,8mg/dia em 2 a 4x ao dia (máximo 7,2mg/dia) IM: Crianças: 0,017-0,125mg/kg/dia a cada 6-12h Adolescentes: 0,6-9mg/dia a cada 12-24h	Efeitos colaterais: edema, hipertensão, retenção de sódio, Cushing, supressão adrenal e do crescimento, intolerância à glicose, úlcera, osteoporose, fraqueza muscular, glaucoma Metabolismo hepático

Nome	Apresentação	Indicação/classificação	Dosagem	Observação
Biotina ou vitamina H		Deficiência primária de biotinidase e deficiência nutricional de biotina	VO: Necessidades diárias: 100-200mcg/dia Deficiência de biotinidase: 5-10mg/dia 1x ao dia Deficiência de biotina: 5-20mg/dia 1x ao dia	Faz parte das vitaminas do complexo B
Biperideno (Akineton®)	Comprimido: 2mg Comprimido retard: 4mg Ampola: 1ml = 5mg	Anticolinérgico Usado na doença de Parkinson e síndromes extrapiramidais de origem medicamentosa	VO: 3-15 anos: 1-2mg/dose 1-3x ao dia; IV/IM: até 1 ano: 1mg/dose de 1-6 anos: 2mg/dose de 6-10 anos: 3mg/dose	Efeitos colaterais: cansaço, náuseas, agitação, obstipação, boca seca, reações alérgicas, retenção urinária, movimentos coreicos Contraindicado em glaucoma, íleo, *miastenia gravis*
Bisacodil (Dulcolax®)	Drágea: 5mg Supositório: 10mg	Laxante, preparatório para exames abdominais	VO: Crianças: 0,3mg/kg/dia, 6h antes do efeito desejado > 12 anos: 5-15mg/dose VR: < 2 anos: 5mg 2-11 anos: 5-10mg ≥12 anos: 10mg	Não usar 1 hora após antiácidos ou leite Não usar no período neonatal Pode causar náuseas, vômitos, irritação retal Efetivo por via oral em 6-10h; efeito por via retal em 15-60min Ingerir drágea sem mastigar ou partir
Bleomicina (Blenoxane®)	Ampola: 15U	Quimioterápico (inibe a síntese de DNA)	SC, IM ou IV: 10-20U/m² ou 0,25-0,50U/kg 1-2x/semana Verificar protocolo utilizado	Efeitos colaterais: pouco hematogênica, febre, anafilaxia e outras reações alérgicas, estomatite, fenômeno de Raynaud Uso crônico: pneumonite, fibrose pulmonar Ajustar a dose na insuficiência renal Administração por via IV deve ser lenta

TABELAS E BULÁRIO

Bretílio	Ampola: 50mg/ml	Antiarrítmico classe III	IV: 5-10mg/kg/dose; pode repetir a cada 10-20min, até dose total de 30mg/kg IM: 2-5mg/kg 1x Manutenção: 5mg/kg/dose a cada 6-8h, IM/IV	Contraindicado em arritmias induzidas por intoxicação digitálica Pode causar hipertensão inicial seguida de hipotensão Ajustar a dose na insuficiência renal Pode aumentar a sensibilidade a digitálicos e catecolaminas
Bromoprida (Digesan®, Plamet®)	Cápsula: 10mg Ampola: 2ml = 10mg Solução: 1ml = 1mg Gotas pediátricas: 4mg/ml (6 gotas = 1mg) Digesan retard: 20mg/cápsula	Procinético antiemético	VO: 0,5-1mg/kg/dia 4x ao dia	Efeitos colaterais: sonolência, fraqueza
Brometo de ipratrópio (Atrovent®)	Aerossol: 20mcg/dose (puff) Solução para inalação 0,025%: 1ml (20 gotas) = 0,25mg	Agente anticolinérgico para asma	Aerossol < 12 anos: 1-2 puffs 3-4x ao dia ≥ 12 anos: 2-3 puffs 4x ao dia Nebulização/inalação Crianças: 250mcg/dose 3-4x ao dia > 12 anos: 250-500mcg/dose 3-4x ao dia	Usar com cautela em glaucoma
Budesonida (Pulmicort®)	Suspensão para nebulização (frasco com 2ml): 0,25mg/ml ou 0,5mg/ml Turbuhaler: 200mcg/dose ou 100mcg/dose	Corticosteroide	Nebulização: 1-8 anos: 0,5-1mg/dia 1-2x ao dia Turbuhaler: > 6 anos: 200mcg 2x ao dia e aumentar se necessário (máximo 800mcg/dia)	Reduzir manutenção para a menor dose possível Efeitos colaterais: faringite, tosse, epistaxe, irritação nasal Enxaguar boca após o uso

Nome	Apresentação	Indicação/classificação	Dosagem	Observação
Bumetanida (Burinax®)	Comprimido: 1mg	Diurético de alça	≥ 6 meses: VO, 0,015-0,1mg/kg/dose 1x ao dia; máximo 10mg/dia	Efeitos colaterais: tremores, hipotensão, cefaleia, encefalopatia, hipocalemia, hipocloremia, hiponatremia, hipocalcemia, alcalose metabólica Pode interagir com lítio, indometacina, probenecid Administrar dose oral com alimentos Pode ocorrer reação alérgica cruzada em pacientes alérgicos a sulfanamidas
Buprenorfina (Temgesic®)	Comprimido sublingual: 0,2mg Ampola: 1ml = 0,3mg	Analgésico opioide	> 13 anos: SL: 0,4-0,8mg/dose IV/IM: 0,3mg/dose de 6/6h	Efeitos colaterais: náuseas, vômitos, obstipação, rash cutâneo, bradicardia, hipotensão, hipoventilação, miose 25 a 50 vezes mais potente do que a morfina 0,4mg, IM, equivale a morfina 10mg, IM
Buspirona (Ansitec®, Buspanil®)	Comprimido: 5 ou 10mg	Ansiolítico	Crianças e adolescentes: dose não estabelecida (iniciar com 5mg/dia 1x ao dia e aumentar até 10mg/dia 2x ao dia)	Usar com cautela em insuficiência hepática ou renal Efeitos colaterais: taquicardia, dor torácica, tontura, cefaleia, fadiga, confusão, febre, sedação
Bussulfano (Myleran®)	Comprimido: 2mg	Quimioterápico Agente alquilante	0,06-0,12mg/kg 1x ao dia, VO Verificar protocolo utilizado	Efeitos colaterais: agudos – muito hematogênico, depressão medular, mucosite, convulsão, doença veno-oclusiva hepática, hiperpigmentação, hipotensão; crônicos – fibrose endocárdica, infertilidade, neoplasia secundária

Cafeína	Citrato de cafeína (contém 50% de cafeína base)	Metilxantina estimulante do *drive* respiratório em RN (para apneia da prematuridade)	Doses em mg de citrato de cafeína Para apneia neonatal: Dose de ataque: 10-20mg/kg, IV/VO, dose única Manutenção: 5-10mg/kg/dose, IV/VO, 1x ao dia; iniciar 24h após a dose de ataque	Níveis terapêuticos: 5-25mg/l Toxicidades cardiovascular, neurológica e gastrintestinal em níveis séricos > 50mg/l Colher nível sérico 30min antes da dose Não usar benzoato de cafeína sódica (kernicterus e toxicidade fatal em RN) Evitar uso em pacientes com arritmia cardíaca
Cálcio, cloreto de	Ampola: a 10%: 100mg/ml 1ml = 1,36mEq de cálcio = 27,3mg de cálcio elementar	Hipocalcemia Em intoxicação por bloqueador de canal de cálcio e hipercalemia grave	Dose em mg de cloreto de cálcio *Push:* 20mg/kg/dose, IV, em 10min Manutenção: 1-2,5mEq de cálcio elementar por kg/dia (máximo 35mEq/dia)	Uso por via IV, em *push* com extremo cuidado Extravasamento pode levar à necrose local, se extravasamento, infiltração local com hialuronidase pode ser útil Uso por acesso venoso central é preferível A infusão rápida está associada com bradicardia, hipotensão e vasodilatação periférica Cloreto de cálcio pode causar acidose hiperclorêmica; uso por via VO é possível (a 2%)
Cálcio, gluconato de	Ampola: a 10%: 100mg/ml 1ml = 0,45mEq de cálcio = 9mg de cálcio elementar	Hipocalcemia Em intoxicação por bloqueador de canal de cálcio e hipercalemia grave	Dose em mg de gluconato de cálcio *Push:* 100mg/kg/dose, IV, em 10min Manutenção: 1-2,5mEq de cálcio elementar por kg/dia (máximo 35mEq/dia)	Ver cálcio, cloreto de Gluconato de cálcio pode precipitar se misturado a bicarbonato; uso por VO é possível

Nome	Apresentação	Indicação/classificação	Dosagem	Observação
Cálcio, carbonato de (Calciodex®, Calciolit®)	Comprimido: 500mg (contêm 200mg de cálcio elementar)	Para hipocalcemia e hiperfosfatemia Antiácido	Dose em mg de cálcio elementar, VO: RN: 50-150mg/kg/dia a cada 4-6h (máximo 1g/dia) Crianças: 45-65mg/kg/dia 4x ao dia	Efeitos colaterais: obstipação, hipercalcemia, hipofosfatemia, hipomagnesemia, náuseas, vômitos, cefaleia, confusão mental Para o tratamento de hiperfosfatemia deve ser administrado com as refeições
Calcitriol ou 1,25-di-hidroxicolecalciferol ou forma ativa da vitamina D (Rocaltrol®, Calcijex®)	Comprimido: 0, 25mcg (Rocaltrol®) Ampola: 1ml = 1mcg (Calcijex®)	Usado em raquitismo renal, insuficiência renal crônica, hipoparatireoidismo	Para insuficiência renal: 0,01-0,05mcg/kg/dia, VO, 1x ao dia Titular dose baseada na resposta clínica	É o metabolito mais potente da vitamina D Monitorizar cálcio e fósforo séricos Uso por via IV, em pacientes em hemodiálise Contraindicado em hipercalcemia Efeitos colaterais: fraqueza, cefaleia, vômitos, obstipação, calcificação metastática, hipotonia, polidipsia e poliúria, mialgia
Cambendazol (Cambem®)	Comprimido: 180mg Suspensão: 6mg/ml	Estrongiloidíase	Maiores de 2 anos: 5mg/kg, VO, dose única, repetir após 10 dias	Efeitos colaterais (pouco comuns): astenia, cefaleia, tontura, náuseas, vômitos, diarreia, dor abdominal Eficácia de 90-95% Não usar em gestantes, em menores de 2 anos e naqueles com insuficiência renal ou hepática

Captopril (Capoten®, Captobel®, Captolab®, Captolin®)	Comprimido: 12,5 ou 25 ou 50mg	Anti-hipertensivo Inibidor da enzima conversora da angiotensina	RN: 0,1-0,4mg/kg/dia 3-4x ao dia, VO < 1 ano: 0,15-0,3mg/kg/dose 1-4x ao dia, VO, e aumentar se necessário (máximo 6mg/kg/dia) Crianças: inicialmente 0,3-0,5mg/kg/dose de 8/8h, VO, e aumentar se necessário (máximo 6mg/kg/dia 2-4x ao dia) > 12 anos: iniciar com 12,5-25mg/dose, VO, 2-3x ao dia e aumentar semanalmente, se necessário, em 25mg/dose (máximo 450mg/dia)	Início do efeito 15-30min da administração Pico com 1-2h Ajustar a dose em insuficiência renal Administrar 1 hora antes ou 2 depois das refeições Efeitos colaterais: *rash*, neutropenia, febre, tosse, eosinofilia, diminuição do paladar, hipercalemia, angioedema, hipotensão Promove hipoaldosteronismo e aumento da produção de renina
Carbamazepina (Tegretol®)	Comprimido: 200 ou 400mg Suspensão oral a 2%: 5ml = 100mg	Anticonvulsivante	< 6 anos: iniciar com 10-20mg/kg/dia, VO, 2-3x ao dia (4x ao dia se suspensão) e aumentar a cada 5-7 dias até 35mg/kg/dia 6-12 anos: iniciar com 10mg/kg/dia, VO, 2x ao dia (máximo 100mg/dose); aumentar 100mg/dia com intervalo de 1 semana (2-3x ao dia) até melhor resposta Manutenção: 20-30mg/kg/dia, VO, 2-3x ao dia (máximo 1.000mg/dia) Adolescentes: iniciar com 200mg, 2x ao dia, VO; aumentar 200mg/dia com intervalo de 1 semana (2-4x ao dia) até melhor resposta Manutenção: 800-1.200mg/dia em 2-4 doses/dia (máximo: de 12-15 anos: 1.000mg/dia; > 15 anos: 1.200mg/dia)	Níveis terapêuticos: 4-12mg/l Contraindicada em usuários de inibidores da MAO Eritromicina, verapamil e cimetidina podem aumentar os níveis séricos A carbamazepina pode diminuir a atividade da warfarina, doxiciclina, contraceptivos orais, ciclosporinas, teofilina, fenitoína, benzodiazepínicos e ácido valproico Efeitos colaterais: nistagmo, tontura, sonolência, diplopia, anorexia, náuseas, vômitos, anemia aplástica, neutropenia, icterícia, SSIADH, síndrome de Stevens-Johnson, retenção urinária Administrar com refeições Sugere-se hemograma prévio ao tratamento Monitorizar hemograma e toxicidade hepática Ajustar a dose em insuficiência renal

Nome	Apresentação	Indicação/classificação	Dosagem	Observação
Carbenicilina	Ampola: 1g	Ureidopenicilina	RN: 225-400mg/kg/dia, IV/IM, de 6/6h Crianças: 50-600mg/kg/dia 4-6x ao dia, IV/IM	Efeitos colaterais: plaquetopenia, *rash*, urticária, náuseas, vômitos, diarreia, eosinofilia, hepatotoxicidade Acarreta perda urinária de potássio Ajustar a dose na insuficiência renal 1g de carbenicilina contém 4,7mEq de Na
Carbicarb	Solução equimolar de bicarbonato de sódio e carbonato de sódio	Tampão utilizado para acidose metabólica	–	Menor produção de gás carbônico do que com o uso de bicarbonato de sódio
Carboplatina (Paraplatin®, Carboplatina®)	Ampola: 50mg ou 150mg ou 450mg	Quimioterápico Agente alquilante	Crianças: 400-560mg/m²/dose, IV Verificar protocolo utilizado	Efeitos colaterais: plaquetopenia, nefrotoxicidade, muito hematogênica, ototoxicidade, neuropatia periférica Ajustar a dose na insuficiência renal
Carmustina (Becenum®)	Frasco-ampola: 100mg	Quimioterápico Agente alquilante	200-250mg/m²/dose, IV, a cada 4-6 semanas Verificar protocolo utilizado	Efeitos colaterais: Agudos: mielossupressão, náuseas, muito hematogênica, descoloração da pele, toxicidades renal e hepática Crônicos: fibrose pulmonar, infertilidade, neoplasias secundárias
Carnitina	–	Suplemento nutricional	VO: 50-100mg/kg/dia a cada 8-12h; aumentar progressivamente se necessário e tolerado até máximo 3g/dia	Efeitos colaterais: náuseas, vômitos, dor abdominal, diarreia, convulsão Também pode ser usada por via IV

Carvão ativado	–	Adsorvente para descontaminação do trato gastrintestinal em intoxicações	Crianças: 1-2g/kg/dose, VO, ou 10g de carvão/g de tóxico ingerido Adolescentes: 30-100g/dose, VO	Administrar logo que possível, de preferência até 1 hora da ingesta do tóxico Contraindicado em cáusticos, álcoois, ferro, ácido bórico, lítio, soluções eletrolíticas e em risco de aspiração: íleo, obstrução intestinal, hidrocarbonetos Efeitos colaterais: vômitos, obstipação intestinal, obstrução intestinal, aspiração Pode ser repetido a cada 2-6h
Caspofungina (Cansidas®)	Ampola: 50mg ou 70mg	Antifúngico	IV 2-11 anos: 70mg/m²/dia 1x ao dia no 1º dia (máximo 70mg); depois 50mg/m²/dia 1x ao dia (máximo 50mg) ≥ 12 anos: 70mg no 1º dia e depois 50mg/dia	Efeitos colaterais: edema periférico, febre, cefaleia, *rash*, prurido, hipocalemia, hipercalcemia, diarreia, vômitos, eosinofilia, aumento de transaminases e bilirrubinas, flebite, mialgia, anafilaxia Ajustar a dose na insuficiência hepática Concentração máxima a ser infundida: 0,47mg/ml
Cefaclor (Ceclor®, Cefaclor®, Faclor®)	Cápsula: 250mg ou 500mg Suspensão: 5ml = 125mg ou 250mg ou 187mg ou 375mg Ceclor AF: drágea de liberação prolongada de 375mg ou 750mg	Antibiótico Cefalosporina de 2ª geração	20-40mg/kg/dia, VO, de 8/8h (máximo 2g/dia) Em otite média e faringite pode ser 2x ao dia	Usar com cautela em pacientes com alergia a penicilina ou com insuficiência renal Pode causar Coombs positivo, ou glicosúria falso-positiva Doença do soro tem sido relatada em pacientes recebendo múltiplos tratamentos com cefaclor Não estão estabelecidas a segurança e a eficácia em recém-nascidos Ajustar a dose em insuficiência renal

Nome	Apresentação	Indicação/classificação	Dosagem	Observação
Cefadroxil (Cefamox®, Cefadrox®, Cefadroxil®)	Comprimido: 1g Cápsula: 500mg Suspensão: 5ml = 250mg ou 500mg	Antibiótico Cefalosporina de 1ª geração	Crianças: 30mg/kg/dia, VO, de 12/12h Em faringite por estreptococo do grupo A pode ser administrado 1x ao dia Adolescentes: 1-2g/dia, VO, de 12/12h (máximo 4g/dia)	Alterações gástricas, rash cutâneo, colite pseudomembranosa, neutropenia, vaginite, candidíase Meia-vida maior que a cefalexina Ajustar a dose em insuficiência renal
Cefalexina (Keflex®, Cefalexina®, Celexin®)	Cápsula: 250mg Drágea: 500mg ou 1g Suspensão: 5ml = 125mg ou 250mg ou 500mg Suspensão gotas: 1 gota = 4,5mg	Antibiótico Cefalosporina de 1ª geração	Crianças: 25-100mg/kg/dia, VO, de 6/6h Pode ser usada a cada 8-12h para infecções não complicadas	Pode haver reação cruzada em pacientes alérgicos a penicilinas Usar com cautela em pacientes com insuficiência renal Ajustar a dose na insuficiência renal Administrar 1 hora antes ou 2 depois das refeições Efeitos colaterais: náuseas, vômitos, diarreia, dor abdominal
Cefalotina (Keflin®, Cefalin®)	Ampola: 1g	Antibiótico Cefalosporina de 1ª geração	RN < 2kg: 0-7 dias: 40mg/kg/dia, IV, de 12/12h > 7 dias: 40-60mg/kg/dia, IV, a cada 8-12h RN ≥ 2kg: 0-7 dias: 60mg/kg/dia, IV, de 8/8h > 7 dias: 80mg/kg/dia, IV, de 6/6h Crianças: 80-160mg/kg/dia, IV/IM, de 4-6h	Pode causar flebite Pode haver reação cruzada em pacientes alérgicos a penicilinas Usar com cautela em pacientes com insuficiência renal Ajustar a dose na insuficiência renal baixa penetração em sistema nervoso central Mesmo espectro que a cefazolina, mas com meia-vida menor

TABELAS E BULÁRIO

Cefazolina (Kefazol®, Cefazotan®, Cefazolina®)	Ampola: 250mg ou 500mg ou 1g	Antibiótico Cefalosporina de 1ª geração	RN uso IV/IM: 0-7 dias: 40mg/kg/dia, de 12/12h > 7 dias e ≤ 2.000g: 40mg/kg/dia de 12/12h > 7 dias e > 2.000g: 60mg/kg/dia, de 8/8h Crianças: 50-100mg/kg/dia, IM/IV, de 8/8h (máximo 6g/dia)	Pode haver reação cruzada em pacientes alérgicos a penicilinas Usar com cautela em pacientes com insuficiência renal Ajustar a dose na insuficiência renal não penetra bem em sistema nervoso central Pode causar flebite, leucopenia, plaquetopenia, elevação transitória de enzimas hepáticas
Cefepima (Maxcef®)	Ampola: 500mg ou 1 ou 2g	Antibiótico Cefalosporina de 4ª geração	Crianças > 2 meses: 100mg/kg/dia, IV/IM, de 12/12h Meningite e outras infecções graves: 150mg/kg/dia, IV/IM, de 8/8h (máximo 6g/dia)	Pode haver reação cruzada em pacientes alérgicos a penicilinas Usar com cautela em pacientes com insuficiência renal Ajustar a dose na insuficiência renal Efeitos colaterais: tromboflebite, desconforto gastrintestinal, aumento transitório de enzimas hepáticas
Cefixima (Plenax®, Cefix®)	Suspensão: 5ml = 100mg Cápsula: 400mg	Antibiótico Cefalosporina de 3ª geração	Crianças: 8mg/kg/dia, VO, a cada 12-24h (máximo 400mg/dia) Adolescentes: 400mg/dia a cada 12-24h, VO	Pode haver reação cruzada em pacientes alérgicos a penicilinas Usar com cautela em pacientes com insuficiência renal Efeitos colaterais: alterações gastrintestinais, cefaleia, urticária, prurido, *rash* cutâneo Ajustar a dose na insuficiência renal
Cefoperazona (Cefobid®)	Ampola: 1 e 2g	Antibiótico Cefalosporina de 3ª geração	100-150mg/kg/dia, IV/IM, a cada 8-12h	Pode haver reação cruzada em pacientes alérgicos a penicilinas Usar com cautela em pacientes com insuficiência hepática ou obstrução biliar Excreção biliar Não tem boa penetração no SNC

Nome	Apresentação	Indicação/classificação	Dosagem	Observação
Cefotaxima (Claforan®)	Ampola: 0,5 ou 1g	Antibiótico Cefalosporina de 3ª geração	RN uso IV/IM ≤ 7 dias: < 2.000g: 100mg/kg/dia, 12/12h ≥ 2.000g: 100-150mg/kg/dia a cada 8-12h > 7 dias: < 1.200g: 100mg/kg/dia, de 12/12h ≥ 1.200g: 150mg/kg/dia, de 8/8h Crianças: 100-200mg/kg/dia, IV/IM, a cada 6-8h Meningite: 200mg/kg/dia, IV/IM, de 6/6h (máximo 12g/dia)	Pode haver reação cruzada em pacientes alérgicos a penicilinas Usar com cautela em pacientes com insuficiência renal Ajustar a dose na insuficiência renal Boa penetração no sistema nervoso central Efeitos colaterais: alergia, neutropenia, plaquetopenia, eosinofilia, aumento de ureia e creatinina, enzimas hepáticas
Cefoxitina (Mefoxin®)	Ampola: 1g ou 2g	Antibiótico Cefalosporina de 2ª geração	80-160mg/kg/dia, IM/IV, a cada 4-8h Ajustar a dose na insuficiência renal	Pode haver reação cruzada em pacientes alérgicos a penicilinas Usar com cautela em pacientes com insuficiência renal Boa atividade contra anaeróbios Não tem boa penetração no SNC Efeitos colaterais: flebite, *rash*, prurido, leucopenia, aumento transitório de enzimas hepáticas Falso aumento da creatinina
Cefpodoxima (Orelox®)	Comprimido: 100 e 200mg Suspensão: 5ml = 40mg (8mg/ml)	Antibiótico Cefalosporina de 3ª geração	2 meses-12 anos: 10mg/kg/dia, VO, a cada 12-24h (máximo 400mg/dia) > 12 anos: 200-800mg/dia, VO, de 12/12h Administrar comprimido com refeições para melhorar absorção	Pode haver reação cruzada em pacientes alérgicos a penicilinas Usar com cautela em pacientes com insuficiência renal Ajustar a dose na insuficiência renal Efeitos colaterais: diarreia, vômitos, náuseas

TABELAS E BULÁRIO

Cefprozil (Cefzil®)	Suspensão: 250mg/5ml Comprimido: 500mg	Antibiótico Cefalosporina de 2ª geração	≥ 6 meses-12 anos: 30mg/kg/dia, VO, de 12/12h ≥ 12 anos: 500-1.000mg/dia, VO, a cada 12-24h (máximo 1g/dia)	Pode haver reação cruzada em pacientes alérgicos a penicilinas Usar com cautela em pacientes com insuficiência renal Ajustar a dose na insuficiência renal
Ceftazidima (Fortaz®)	Ampola: 1g ou 2g	Antibiótico Cefalosporina de 3ª geração	RN, uso IV/IM 0-7 dias: 100mg/kg/dia, de 12/12h > 7 dias: < 1.200g: 100mg/kg/dia, de 12/12h ≥ 1.200g: 150mg/kg/dia, de 8/8h Crianças: 90-150mg/kg/dia, IV/IM, de 8/8h	Pode haver reação cruzada em pacientes alérgicos a penicilinas Usar com cautela em pacientes com insuficiência renal Ajustar a dose na insuficiência renal Boa penetração no sistema nervoso central
Ceftriaxona (Rocefin®)	Ampola: 250mg ou 0,5g ou 1g	Antibiótico Cefalosporina de 3ª geração	> 1 mês: 50-75mg/kg/dia, IV/IM, a cada 12-24h Meningite: 100mg/kg/dia, IV/IM, de 12/12h (máximo 4g/dia)	Cautela em RN pelo risco de hiperbilirrubinemia Pode haver reação cruzada em pacientes alérgicos a penicilinas Usar com cautela em pacientes com insuficiência renal Efeitos colaterais: colelitíase reversível, icterícia
Cefuroxima (Zinacef® – apresentação IV, Zinnat® – apresentação VO)	Ampola: 750mg Comprimido: 250mg ou 500mg Suspensão: 5ml = 250mg	Antibiótico cefalosporina de 2ª geração	IM/IV RN: 20-60mg/kg/dia, de 12/12h Crianças: 75-150mg/kg/dia, de 8/8h (máximo 6g/dia) VO 20-30mg/kg/dia, de 12/12h (máximo 1g/dia)	Administrar suspensão com as refeições para melhorar a absorção Pode haver reação cruzada em pacientes alérgicos a penicilinas Usar com cautela em pacientes com insuficiência renal Ajustar a dose na insuficiência renal Efeitos colaterais: tromboflebite local, alteração no resultado da creatinina

Nome	Apresentação	Indicação/classificação	Dosagem	Observação
Cetamina (Ketalar®)	Ampola: 10ml (1ml = 50mg)	Anestésico sedativo e analgésico	Sedação/analgesia Crianças: 0,5-2mg/kg/dose, IV, ou 3-7mg/kg/dose, IM Contínuo: 5-20mcg/kg/min IV	Pode causar hipertensão, taquicardia, depressão respiratória, laringoespasmo, aumento de secreções salivares, alucinações Contraindicada em pressão intracraniana elevada, aumento da pressão ocular, hipertensão, aneurismas, tireotoxicose, ICC, angina, doenças psicóticas Monitorar função cardíaca, quando usar halotano associado Uso prévio de benzodiazepínicos diminui incidência de alucinações
Cetirizina (Zyrtec®)	Comprimido: 10mg Solução oral = 1mg/ml	Anti-histamínico	2-5 anos: 2,5mg/dose, VO, 1x ao dia e aumentar para 5mg/dia se necessário, 1x ao dia ≥ 6 anos: 5-10mg/dia, VO, 1x ao dia	Menor sedação que outros anti-histamínicos Efeitos colaterais: cefaleia, faringite, boca seca, sedação, sintomas gastrintestinais Ajustar a dose na insuficiência hepática ou renal
Cetoconazol (Nizoral®, Candoral®)	Comprimido: 200mg Creme e shampoo	Antifúngico	≥ 2 anos: 3,3-6,6mg/kg/dia, VO, 1x ao dia	Contraindicado em pacientes com hepatopatia Monitorar função hepática quando usado por longo período Maior absorção em meio ácido Efeitos colaterais: náuseas, vômitos, prurido, dor abdominal, cefaleia Não usar com cisaprida, terfenadina e astemizol (causa arritmia)

TABELAS E BULÁRIO

Cetotifeno (Zaditen®, Asdron®)	Comprimido: 1mg Comprimido SRO = 2mg (liberação lenta) Suspensão: 5ml = 1mg Solução oral: 1ml = 1mg = 20gts	Anti-histamínico	≥ 6 meses-3 anos: 0,05mg/kg/dose, VO, de 12/12h > 3 anos: 1mg, VO, de 12/12h	Efeitos colaterais: sonolência, tontura, boca seca, rash cutâneo
Ciclofosfamida (Enduxan®, Ciclofosfamida®)	Ampola: 200mg ou 1.000mg Drágea: 50mg	Quimioterápico agente alquilante	Indução: 2-8mg/kg/dia, VO, ou 40-50mg/kg, IV, ao longo de 2-5 dias Verificar protocolo utilizado	Efeitos colaterais: vômitos, alopecia, cistite hemorrágica, depressão medular (principalmente leucopenia), miocardiopatia, infertilidade, neoplasia secundária, nefrotoxicidade, leucoencefalopatia, fibrose pulmonar, SIHAD Ajustar a dose na insuficiência renal
Ciclosporina (Sandimmun®, Sandimmun Neoral®, Sigmasporin®, Sigmasporina microoral®)	Ampola: 50mg = 1ml Cápsula: 10mg ou 25mg ou 50mg ou 100mg Cápsula: 10mg ou 25mg ou 50mg ou 100mg (microemulsão – Neoral) Solução oral: 100mg/ml Solução oral: 100mg/ml (microemulsão – Neoral)	Imunossupressor Inibe a produção e liberação de interleucina-2	VO: 5-15mg/kg/dia, 1-2x ao dia IV: 5-6mg/kg/dia, 1-3x ao dia Neoral tem melhor absorção	Efeitos colaterais: nefrotoxicidade, hepatotoxicidade, hipomagnesemia, hipercalemia, hipertensão, hirsutismo, hiperplasia gengival, convulsão, encefalopatia Monitorar nível sérico
Cimetidina (Tagamet®, Ulcedine®)	Comprimido: 200 ou 400mg ou 800mg Ampola: 2ml = 300mg Suspensão: 5ml = 200mg	Antiácido bloqueador de receptor H₂	RN: 5-20mg/kg/dia, VO/IV/IM, a cada 6-12h < 1 ano: 10-20mg/kg/dia, VO/IV/IM, a cada 6-12h Crianças: 20-40mg/kg/dia, VO/IV/IM, de 6/6h	Efeitos colaterais: diarreia, rash, mialgia, neutropenia, ginecomastia, sonolência, pode elevar enzimas hepáticas Ajustar a dose na insuficiência renal

Nome	Apresentação	Indicação/classificação	Dosagem	Observação
Ciprofloxacino (Cipro®)	Comprimido: 250mg ou 500mg Solução para infusão IV com 200mg ou 400mg	Antibiótico fluorquinolona	Crianças: 20-30mg/kg/dia, VO, de 12/12h (máximo 1,5g/dia) ou 20-30mg/kg/dia, IV, de 12/12h (máximo 800mg/dia)	Não recomendado para crianças menores de 18 anos Efeitos colaterais: distúrbios gastrintestinais, reações alérgicas, alterações hematológicas e renais, convulsão, cefaleia Ajustar a dose na insuficiência renal
Cisaprida (Prepulside®)	Comprimido: 5mg ou 10mg ou 20mg Suspensão: 1mg/ml	Agente procinético usado em refluxo gastroesofágico	RN: 0,1-0,2mg/kg/dose, VO, a cada 6-12h Crianças: 0,2-0,3mg/kg/dose, VO, 3-4x ao dia (máximo 10mg/dose)	Realizar eletrocardiograma prévio ao uso, para verificar intervalo QT Contraindicado uso com cetoconazol, fluconazol, macrolídeos e outras drogas que inibem o citocromo P-450, pois há risco de arritmia fatal Não usar se paciente com distúrbio eletrolítico Risco de arritmia se paciente apresenta arritmia prévia ou em uso de medicamentos que prolonguem o intervalo QT (quinidina, procainamida, antidepressivo tricíclico, fenotiazinas) Aumenta a peristalse antral, a pressão do esfíncter esofágico inferior e o trânsito no delgado Efeitos colaterais: cefaleia e distúrbios gastrintestinais

Cisatracúrio (Nimbium®)	Ampola: 2mg ou 5mg	Bloqueador neuromuscular	IV 2-12 anos: 0,1mg/kg/dose; se necessário repetir 0,03mg/kg/dose > 12 anos: 0,15-0,2mg/kg/dose; se necessário repetir 0,03mg/kg/dose IV contínuo ≥ 2 anos: 1-4mcg/kg/min	Efeitos colaterais: poucos efeitos cardiovasculares por liberação de histamina, *rash*, broncoespasmo, anafilaxia Potência é 3 vezes maior que o atracúrio Meia-vida 20 a 30 minutos Metabolismo por meio de degradação não enzimática no plasma (metabolismo de Hofmann)
Cisplatina (Platiran®, Cisplatyl®)	Frasco-ampola: 10mg ou 50mg	Quimioterápico Agente alquilante	IV: intermitente: 50-100mg/m² em 4-6h, 1x a cada 14-21 dias ou 15-20mg/m²/dia, durante 5 dias, a cada 21-28 dias Verificar protocolo utilizado	Manter hidratação adequada por 24h após a administração do fármaco Ajustar a dose na insuficiência renal Efeitos colaterais: agudo – depressão medular, muito hematogênico, nefrotoxicidade, neuropatia periférica Crônicos – insuficiência renal, ototoxicidade, neuropatia periférica
Citarabina ou arabinosil-citosina (Aracytin®, Citarax®, Darbin®)	Ampola: 100mg ou 500mg ou 1.000mg	Quimioterápico	Indução: 200mg/m²/dia, IV, durante 5 dias; pode ser usado também por via intratecal Verificar protocolo utilizado	Efeitos colaterais: depressão medular, toxicidade cerebelar, emese moderada, diarreia, leucoencefalopatia Pode ser administrada por via IM e SC
Citrato		Agente alcalinizante	5-15ml/dose a cada 6-8h, VO, ou 2-3mEq/kg/dia, a cada 6-8h, VO	Ajustar a dose para manter pH desejado 1mEq de citrato: 1mEq de HCO₃⁻ em pacientes com função hepática normal Contraindicado em insuficiência renal grave e desidratação Efeitos colaterais: diarreia, hipocalemia, alcalose metabólica

Nome	Apresentação	Indicação/classificação	Dosagem	Observação
Claritromicina (Klaricid®)	Suspensão: 125mg/5ml ou 250mg/5ml Comprimido: 250mg ou 500mg Ampola: 500mg Klaricid UD (liberação prolongada): 1 Comprimido: 500mg	Antibiótico macrolídeo	15mg/kg/dia, VO, de 12/12h (máximo 500mg/dose) Administrar com refeições	Efeitos colaterais: diarreia, náuseas, alteração do paladar, dispepsia, desconforto abdominal, cefaleia, arritmias (principalmente se associada à cisaprida) Pode aumentar a concentração de carbamazepina, teofilina e ciclosporina Contraindicado em pacientes alérgicos à eritromicina Ajustar a dose na insuficiência renal
Clemastina, fumarato de (Agasten®)	Comprimido: 1mg Xarope: 0,75mg/15ml	Anti-histamínico	Crianças < 6 anos: 0,05mg/kg/dia 2-3x ao dia (máximo 1mg/dia) 6 a 12 anos: 0,5mg/dose 2x ao dia (máximo 3mg/dia) > 12 anos: 1mg/dose 2x ao dia (máximo 6mg/dia)	Contraindicado em glaucoma Efeitos colaterais: tontura, sonolência, boca seca, obstipação Administrar com refeições
Clindamicina (Dalacin C®)	Cápsula: 300mg Ampola: 300mg ou 600mg ou 900mg	Antibiótico (derivado da lincomicina)	RN: 10-30mg/kg/dia, IM/IV, a cada 6-8-12h Crianças: 20-30mg/kg/dia, VO, a cada 6-8h ou 25-40mg/kg/dia, IV/IM, a cada 6-8h	Usar com cautela em pacientes com insuficiência hepática ou renal Colite pseudomembranosa pode ocorrer até várias semanas após a suspensão da droga Efeitos colaterais: diarreia, *rash*, síndrome de Stevens-Johnson, granulocitopenia, trombocitopenia ou abscesso estéril no local da aplicação Velocidade máxima de infusão: 30mg/min

Clobazam (Frisium®, Urbanil®)	Comprimido: 10 ou 20mg	Benzodiazepínico Ansiolítico anticonvulsivante	6 meses-3 anos: a critério médico 3-15 anos: 5-10mg/dia, VO, de 12/12h e aumentar se necessário até 1mg/kg (máximo 80mg/dia) > 15 anos: 10-20mg/dia (máximo 80mg/dia) 1-2x ao dia, VO	Dependência física e psíquica no uso prolongado Efeitos colaterais semelhantes a outros benzodiazepínicos
Clonazepam (Rivotril®)	Comprimido: 0,5mg ou 2mg 1 gota = 0,1mg (2,5mg/ml)	Benzodiazepínico anticonvulsivante	< 10 anos ou < 30kg: Inicial: 0,01-0,03mg/kg/dia, VO, de 8/8h; aumentar em 0,25-0,5mg/dia a cada 3 dias, até a dose de manutenção máxima de 0,1-0,2mg/kg/dia, de 8/8h ≥ 10 anos ou ≥ 30kg: Inicial: 1,5mg/dia, VO, de 8/8h, aumentar em 0,5-1mg/dia a cada 3 dias (máximo 20mg/dia)	Efeitos colaterais: sonolência, hipersecreção brônquica, hipersalivação, hipotensão; mais raramente toxicidade hematopoiética, gastrintestinal Pode causar alterações de comportamento. Usar com cautela em pacientes com insuficiência renal Níveis terapêuticos: 20-80 ng/ml Contraindicado em glaucoma e disfunção hepática Meia-vida: 24-36h
Clonidina (Atensina®)	Comprimido: 0,1mg ou 0,15mg ou 0,2mg	Anti-hipertensivo Agonista alfa-adrenérgico, central também para déficit de atenção/hiperatividade	5-7mcg/kg/dia, VO, a cada 6-12h; se necessário aumentar a cada 5-7 dias até 25mcg/kg/dia, de 6/6h (máximo 0,9mg/dia)	Meia-vida durante 6-20h (adultos) Efeitos colaterais: sedação, tontura, fadiga, boca seca, obstipação, anorexia, arritmias. Não interromper o tratamento abruptamente
Clorambucil (Leukeran®)	Comprimido: 2mg	Quimioterápico Agente alquilante	0,1-0,2mg/kg/dia 1x ao dia, VO, durante 3-6 semanas Verificar protocolo utilizado Administrar com refeições	Efeitos colaterais: depressão medular, fibrose pulmonar, toxicidade hepática, alucinações

Nome	Apresentação	Indicação/classificação	Dosagem	Observação
Cloranfenicol (Quemicetina®)	Drágea: 250mg ou 500mg Xarope: 150mg/5ml Ampola: 1.000mg	Antibiótico	RN: ≤7 dias: 25mg/kg/dia, IV, 1x ao dia 7-28 dias: ≤2kg: 25mg/kg/dia, IV, 1x ao dia >2kg: 50mg/kg/dia, IV, de 12/12h Crianças: 50-75mg/kg/dia, IV/VO, de 6/6h (máximo 4g/dia) Meningite: 75-100mg/kg/dia, IV, de 6/6h	Bem absorvido pelo trato gastrintestinal Boa penetração no SNC Maior parte é metabolizada no fígado Ajustar a dose na insuficiência hepática e renal Anemia aplástica é rara, porém grave (é idiossincrática); supressão medular dose-relacionada é comum e reversível, sendo a monitorização do hemograma essencial No RN níveis séricos elevados podem levar a um quadro semelhante a choque (síndrome cinzenta), com níveis séricos maiores que 50mg/l Níveis terapêuticos: 15-25mg/l para meningite; 5-10mg/l para outras infecções
Clorfeniramina (Polaramine®)	Comprimido: 2mg Drágeas repetabs (liberação prolongada): 6mg Suspensão: 2mg/5ml	Anti-histamínico	Crianças <12 anos: 0,35mg/kg/dia, VO, de 6/6h (máximo 12mg/dia) ≥12 anos: 4mg/dose, VO, de 6/6h (máximo 24mg/dia)	Efeitos colaterais: sonolência, euforia, boca seca, poliúria e distúrbios da coordenação Crianças pequenas podem ter excitação paradoxal Administrar com alimentos

TABELAS E BULÁRIO

Clorpromazina (Amplictil®)	Comprimido: 25 ou 100mg Solução: 1 gota = 1mg Ampola: 5ml = 25mg	Neuroléptico da classe dos fenotiazídicos	> 6 meses IM ou IV: 2,5-4mg/kg/dia a cada 6-8h (máximo IM/IV, em < 5 anos: 40mg/dia; 5-12 anos: 75mg/dia) VO: 2,5-6mg/kg/dia a cada 4-6h	Efeitos colaterais: sonolência, icterícia, sintomas extrapiramidais, hipotensão, arritmia, agranulocitose, síndrome neuroléptica maligna Pode potencializar o efeito de narcóticos e sedativos Reduz o limiar convulsivo Pressão arterial deve ser controlada, pois acarreta hipotensão postural com taquicardia reflexa
Clortalidona (Higroton®)	Comprimido: 12,5mg ou 25mg ou 50mg	Anti-hipertensivo Diurético tiazídico	Crianças: 0,5-1mg/kg/48h, VO Adolescentes: iniciar com 25mg/dia, VO, e aumentar até 200mg/dia se necessário 1x ao dia	Efeito colateral comum: distúrbios eletrolíticos
Clotrimazol (Canesten®)	Creme, spray ou pó	Antifúngico tópico	Tópico, aplicar 3x ao dia na pele	Reações locais: rash, urticária, prurido
Codeína		Analgésico opioide antitussígeno	Analgésico: 0,5-1mg/kg/dose, VO, a cada 4-6h (máximo 60mg/dose) Antitussígeno: 1-1,5mg/kg/dose, VO, se necessário (máximo 20mg/dose de 4/4h)	Efeitos colaterais: depressão do SNC e centro respiratório, obstipação, hipotensão, prurido Não usar em crianças menores de 2 anos como antitussígeno Pode causar dependência
Colestiramina (Questran Light®)	Envelope: 4g	Antilipêmico Quelante de sais biliares	240mg/kg/dia, VO, 3x ao dia, diluído em água, suco, etc., antes das refeições	Efeitos colaterais: obstipação, distensão abdominal, vômitos, rash Altas doses podem levar à esteatorreia e à deficiência de vitaminas lipossolúveis

Nome	Apresentação	Indicação/classificação	Dosagem	Observação
Colistin ou polimixina E ou colistimetato (Colis-tek®)	Ampola: 150mg	Antibiótico	2,5-5mg/kg/dia, IM/IV, a cada 6-12h	Excreção renal Efeitos colaterais: bloqueio neuromuscular, nefrotoxicidade, ataxia, febre, *rash* Ajustar a dose na insuficiência renal
Cromoglicato Dissódico (Intal®)	Cápsula para inalação: 20mg/cápsula Solução para nebulização: 10mg/ml (ampola: 2ml) Aerossol: 5mg/jato dosimetrado	Profilático da asma	Inalação: 20mg a cada 6-8h Nebulização para > 2 anos: 20mg a cada 6-8h Aerossol: crianças < 12 anos: 1-2 *puffs* 3-4x ao dia	Efeitos colaterais: irritação da orofaringe, tosse, sibilância (principalmente após o uso da forma em pó)
Dacarbazina (Dacarb®)	Frasco-ampola: 100 ou 200mg	Quimioterápico Agente alquilante	200-470mg/m²/dia, IV, durante 5 dias, a cada 3-4 semanas Verificar protocolo utilizado	Efeitos colaterais: leucopenia, trombocitopenia muito hematogênica, mialgia, parestesias, alopecia, necrose hepática, infertilidade
Dantrolene (Dantrium®, Dantrolen®)	Ampola: 20mg/60ml Cápsula: 25mg ou 50mg ou 100mg	Relaxante da musculatura esquelética Usado para hipertermia maligna	Espasticidade crônica: Iniciar com 0,5mg/kg/dose, VO, de 12/12h; aumentar a frequência para 3-4x ao dia a cada 4-7 dias. Depois aumentar doses em 0,5mg/kg/dose (máximo 3mg/kg/dose 4x ao dia até 400mg/dia) Hipertermia maligna: Prevenção: 4-8mg/kg/dia, VO, de 6/6h durante 1-3 dias antes da cirurgia Tratamento: 1mg/kg, IV, repetir até dose acumulada de 10mg/kg, se necessário. Depois manter 4-8mg/kg/dia, VO, 4x ao dia durante 3 dias (até níveis normais de CPK)	Contraindicado na doença hepática ativa Monitorar transaminases Efeitos colaterais: alteração do sensório, diarreia, fraqueza, obstipação, incontinência urinária

TABELAS E BULÁRIO

Daunorrubicina (Daunoblastina®)	Frasco-ampola: 20mg	Quimioterápico antracíclico	< 2 anos: 1mg/kg, IV ≥ 2 anos: 30-45mg/m²/dia durante 3 dias; repetir em intervalos de 3-4 semanas Verificar protocolo utilizado	Metabolizada no fígado, formando o daunorrubicinol, metabólito ativo, excretado lentamente pela urina e pela bile Efeitos colaterais: moderadamente hematogênica, estomatite, reações febris; cardiotoxicidade e miocardiopatia dose-dependente, arritmias Ajustar a dose nas insuficiências hepática e renal
Delavirdina (Rescriptor®)	Comprimido: 100mg ou 200mg	Antirretroviral Inibidor da transcriptase reversa	> 12 anos: 400mg, VO, 3x ao dia	Usar com cautela na doença hepática Efeitos colaterais: rash, cefaleia, fadiga, desconforto gastrintestinal Interfere com metabolismo de outras drogas
Desferoxamina (Desferal®)	Frasco-ampola: 500mg	Quelante de ferro	Sobrecarga crônica de ferro: 20-40mg/kg/dia, 1x ao dia, SC, em 8-12h (máximo 2g/dia) ou 15mg/kg/h IV (máximo 12g/dia) Intoxicação aguda por ferro: 15mg/kg/h, IV, ou 50mg/kg/dose, IM, de 6/6h (máximo 6g/dia)	Urina toma-se castanho-avermelhada Contraindicada em pacientes com anúria, hemocromatose Efeitos colaterais: rash, eritema, urticária, hipotensão, taquicardia, febre, diarreia, catarata, perda auditiva
Desmopressina, acetato de (DDAVP®)	Spray nasal: 0,1mg/ml (10mcg/dose) Solução intranasal com aplicador: 10mcg/dose Ampola: 4mcg/ml Comprimido: 0,1mg ou 0,2mg	Análogo sintético da vasopressina Para diabetes insipidus e enurese noturna Agente hemostático	Diabetes insipidus: > 3 meses-12 anos: 5-30mcg/dia em 1-2x ao dia, intranasal Hemofilia A e doença de von Willebrand: 2-4mcg/kg/dose intranasal Enurese noturna (> 6 anos): 20mcg intranasal à noite (efeito em 1 hora, duração 5-21h)	Cautela em pacientes hipertensos e com doença coronariana Efeitos colaterais: cefaleia, náuseas, congestão nasal, rinite, cólicas, aumento da pressão sanguínea

Nome	Apresentação	Indicação/classificação	Dosagem	Observação
Dexametasona (Decadron®)	Comprimido: 0,5mg ou 0,75mg ou 4mg Ampola: 2mg ou 10mg Elixir: 5ml = 0,5mg	Corticosteroide	Edema cerebral Inicial: 1-2mg/kg/dose, IV/IM, 1x Manutenção: 1-1,5mg/kg/dia, de 6/6h, IV/IM (máximo 16mg/dia) Edema de vias aéreas: 0,5-2mg/kg/dia, IV/IM, a cada 6h; na extubação eletiva iniciar 24h antes e manter por 4-6 doses Laringite: 0,6mg/kg/dose, IV/IM/VO, 1x Anti-inflamatório: 0,08-0,3mg/kg/dia, a cada 6-12h, IV/IM/VO Meningite por *Haemophilus*: 0,15mg/kg/dose, IV, de 6/6h durante 3 dias. Iniciar antes da antibioticoterapia	Retirada gradual se utilizada por mais de 7 dias Pico de nível sérico oral ocorre em 1-2h, e intramuscular no decorrer de 8h Efeitos colaterais: edema, hipertensão, cefaleia, psicose, supressão do eixo hipotálamo-hipófise-adrenal, supressão do crescimento, intolerância a glicose, alcalose, síndrome de Cushing, úlcera, fraqueza muscular, osteoporose, catarata, glaucoma, imunossupressão
Dextrano (ou dextrano 40 ou dextrano 70)		Expansor volumétrico	IV: máximo 20ml/kg/dia	Efeitos colaterais: urticária, náuseas, vômitos, antiagregante plaquetário
Diazepam (Valium®, Dienpax®)	Comprimido: 5mg ou 10mg Ampola: 2ml = 10mg	Benzodiazepínico anticonvulsivante, relaxante muscular, sedativo, ansiolítico	Sedativo e relaxante muscular Crianças: 0,1-0,8mg/kg/dia, VO, a cada 6-8h; 0,04-0,2mg/kg/dose, IV, a cada 2-4h, se necessário (máximo 0,6mg/kg em período de 8h) Anticonvulsivante (estado de mal epiléptico) ≤ 1 mês: 0,3-0,75mg/kg/dose, IV, a cada 15-30min 2-3 doses > 1 mês: 0,2-0,5mg/kg/dose, IV, a cada 15-30min (máximo < 5 anos: 5mg e em ≥ 5 anos: 10mg)	Pode levar à hipotensão e à depressão respiratória Usar com cuidado em glaucoma, choque e depressão Administrar não diluído, máximo ≤ 5mg/min Não misturar a outras soluções de uso parenteral

TABELAS E BULÁRIO

Diazóxido (Tensuril®)	Ampola: 20ml = 300mg	Anti-hipertensivo Agente anti-hipoglicemiante	Crise hipertensiva 1-3mg/kg, IV; pode ser repetido em 5-15min, se necessário; manter a cada 4-24h (máximo 150mg/dose) Hipoglicemia hiperinsulinêmica RN e < 1 ano: 8-15mg/kg/dia, VO, 8/8 ou 12/12h Crianças maiores: 3-8mg/kg/dia, VO, de 8/8 ou 12/12h	Pode causar retenção de água e sal, hipotensão, hiponatremia, arritmia, taquicardia transitória Usar com cautela em portadores de ICC Relaxamento arteriolar direto e inibe a liberação de insulina pelo pâncreas
Diclofenaco (Voltaren®, Cataflan®)	Cataflan (diclofenaco potássico): Drágea: 50mg Ampola: 3ml = 75mg Supositório: 12,5mg ou 75mg Suspensão oral: 2mg/ml Suspensão (gotas): 15mg/ml (30gts = 1ml) Voltaren (diclofenaco sódico): Comprimido: 50mg Ampola: 3ml = 75mg Supositório: 50mg Voltaren retard (desintegração lenta) = comprimido: 100mg Voltaren SR 75 (liberação gradativa) = comprimido: 75mg	Anti-inflamatório não hormonal	2-3mg/kg/dia, VO, 2-4x ao dia	Efeitos comuns aos demais anti-inflamatórios não hormonais: *rash*, prurido, dor abdominal, úlcera, hepatite, nefrotoxicidade

Nome	Apresentação	Indicação/classificação	Dosagem	Observação
Didanosina ou DDI (Didanosina®, Videx®)	Comprimido: 25mg ou 50mg ou 100mg ou 200mg Solução oral: 10mg/ml	Agente antirretroviral Usado no tratamento do HIV	RN e ≤ 3 meses: 100mg/m²/dia, VO, de 12/12h > 3 meses e ≤ 13 anos: 180-300mg/m²/dia, VO, de 12/12h > 13 anos: < 60kg: 125mg/dose, VO, de 12/12h ≥ 60kg: 200mg/dose, VO, de 12/12h	Inibidor da transcriptase reversa Efeitos colaterais: neuropatia periférica dose-relacionada, cefaleia, diarreia, dor abdominal, náuseas, vômitos, pancreatite e hepatite ocasional Ajustar a dose na insuficiência renal Administrar longe das refeições
Difenidramina (Benadryl®, Difenidrin®)	Suspensão: 12,5mg/5ml Ampola: 10mg e 50mg	Anti-histamínico	5mg/kg/dia, VO/IM/IV, de 6/6h (máximo 300mg/dia) Antídoto da intoxicação por fenotiazídicos: 1-2mg/kg, IV, lento	Efeitos colaterais: sedação, tonturas, visão borrada, boca seca, náuseas, hipotensão, agitação paradoxal Contraindicada em recém-nascidos, usuários de inibidores da MAO, ou em surtos agudos de asma
Digoxina (Digoxina®)	Comprimido: 0,25mg Elixir: 1ml = 0,05mg Gotas: 1ml = 0,5mg	Inotrópico Agente antiarrítmico	< 10 anos: 10mcg/kg/dia, VO, de 12/12h ≥ 10 anos: 5mcg/kg/dia, VO, 1x ao dia	Contraindicada em arritmia ventricular Excreção renal, ajustar a dose em insuficiência renal Nível sérico terapêutico: 0.8-2ng/ml Sinais e sintomas de intoxicação: náuseas, vômitos, diarreia, tontura, cefaleia, alterações visuais, arritmias cardíacas Os dados clínicos de melhora da ICC são mais importantes do que os níveis séricos
Digoxina imune Fab (Digibind®)	Frasco: 38mg	Antídoto da digoxina Anticorpo antidigoxina	Calcular inicialmente a DCT (mg), pela qual se obterá a dose da digoxina imune Fab, conforme fórmulas: DCT (mg) = [(digoxina sérica (ng/ml) x 5,6 x peso (kg)]/1.000 Dose de digoxina imune Fab (mg): DCT x 76 Infundir em 15-30 minutos, em filtro de 0,22µ	Monitorização durante e após a administração Controle de K sérico. Dosagem da concentração sérica pré-administração Se necessário, suporte inotrópico Reações adversas: hipocalemia (reativação Na⁺-K⁺-ATPase), piora do débito cardíaco, urticária, reações alérgicas

Diltiazem (Cardizem®, Balcor®)	Comprimido: 30mg ou 60mg Cardizem CD = cápsula de liberação prolongada 180mg ou 240mg (1x ao dia) Cardizem SR = cápsula de liberação retardada 90mg ou 120mg (2x ao dia) Ampola: 25mg ou 50mg (Balcor)	Anti-hipertensivo Bloqueador de canal de cálcio	Crianças: 1,5-2mg/kg/dia, VO, 3-4x ao dia Adolescentes: 30-120mg/dose, VO, 3-4x ao dia Antiarrítmico: 0,25mg/kg, IV, em 2min; repetir se necessário após 15min	Contraindicado em infarto do miocárdio com congestão pulmonar, bloqueio AV de 2º e 3º graus Efeitos colaterais: tontura, cefaleia, edema, náuseas, arritmia Aumenta nível sérico de ciclosporina, carbamazepina e digoxina
Dimenidrato (Dramin®)	Ampola: 1ml = 50mg (uso IM) Ampola: 10ml = 30mg (dramin DL – uso IV) solução gotas: 20 gotas = 25mg = 1ml Comprimido: 50mg ou 100mg Solução oral: 12,5mg/5ml	Antiemético Anti-histamínico	< 12 anos: 5mg/kg/dia, VO/IM/IV, de 6/6h Dose máxima VO: em 2-6 anos: 75mg/dia 6-12 anos: 150mg/dia	Efeitos comuns aos demais anti-histamínicos Causa sonolência, efeitos anticolinérgicos Não recomendado para crianças menores de 2 anos
Dimeticona (Lufta®, Silidron®)	Comprimido: 40mg Gotas: 75mg/30gts	Antigases	Lactentes: 4-6 gotas 3x ao dia, VO < 12 anos: 6-12 gotas 3x ao dia, VO > 12 anos: 16 gotas ou 1 comprimido, 3x ao dia, VO	Não absorvida Sem efeitos colaterais conhecidos
Dipiridamol (Persantim®)	Drágea: 75 ou 100mg Ampola: 2ml = 10mg	Antiagregante plaquetário	3-6mg/kg/dia, de 8/8h, VO	Efeitos colaterais: vasodilatação, tontura, cefaleia, rash, prurido, náuseas, vômitos

Nome	Apresentação	Indicação/classificação	Dosagem	Observação
Dipirona (Novalgina®, Anador®, Magnopyrol®)	Ampola: 500mg/ml Comprimido: 500mg Solução oral: 50mg/ml Solução (gotas): 30 gotas = 1ml = 500mg Supositório infantil = 300mg	Antitérmico e analgésico	10mg/kg/dose, VO/IM/IV, de 6/6h	Evitar emprego na agranulocitose Efeitos colaterais: choque, urticária Stevens-Johnson
Divalproato de sódio (Depakote®)	Comprimido: 250mg ou 500mg Sprinkle = cápsula de 125mg	Anticonvulsivante	Verificar valproato de sódio	
Dobutamina (Dobutrex®)	Ampola: 20ml = 250mg	Agonista beta-adrenérgico sintético inotrópico	5-20mcg/kg/min, IV, contínuo	Meia-vida de 2 minutos; efeito máximo é atingido em 10-20min Efeitos colaterais: taquicardia, arritmias, hipertensão
Docusato sódico (Humectol D®; com bisacodil)	Drágea com 60mg de docusato e 5mg de bisacodil	Laxante	VO (tomar com líquidos): < 3 anos: 10-40mg/dia 1-4x ao dia 3-6 anos: 20-60mg/dia 1-4x ao dia 6-12 anos: 40-150mg/dia 1-4x ao dia > 12 anos: 50-400mg/dia 1-4x ao dia	Efeito após 3 dias de uso Poucos efeitos colaterais
Domperidona (Motilium®)	Comprimido: 10mg Suspensão: 1mg/ml	Agente procinético usado em refluxo gastroesofágico antiemético	2,5ml para cada 10kg de peso/dose, VO, 3-4x ao dia	Antagonista da dopamina, não atravessa a barreira hematoencefálica e raramente causa efeitos extrapiramidais Administrar 30min antes das refeições

Dopamina (Revivan®)	Ampola: 10ml = 50mg	Agonista adrenérgico	2-5mcg/kg/min, IV contínuo: causa vasodilatação arteriolar renal (efeito dopaminérgico) 5-10mcg/kg/min, IV contínuo: ação inotrópica e cronotrópica positiva (efeito beta-adrenérgico) > 10mcg/kg/min, IV contínuo: vasoconstrição arteriolar periférica (efeito alfa-adrenérgico)	Extravasamento pode ocasionar necrose tecidual Corrigir volemia antes de sua indicação Não usar em feocromocitoma Administração por cateter em artéria umbilical não é recomendada
Dornase alfa ou DNAse (Pulmozyme®)	Ampola: 2,5mg	Para fibrose cística	Em maiores de 5 anos: inalatório: 2,5mg 1x ao dia	Beta-agonista prévio pode melhorar a distribuição da droga Efeitos colaterais: faringite, laringite, alteração da voz Tem sido usado em menores de 5 anos
Doxapram		Estimulante do sistema nervoso central Para apneia neonatal	1-2,5mg/kg/h, IV contínuo Com o controle da apneia, reduzir para 1mg/kg/h	Efeitos colaterais: estimulação do SNC, convulsões, hipertensão, hipotermia, sialorreia, distensão abdominal, vômitos, hiperglicemia e glicosúria
Doxiciclina (Vibramicina®)	Drágea: 100mg Comprimido solúveis = 100mg	Antibiótico do grupo das tetraciclinas	Crianças ≥ 8 anos: 5mg/kg/dia, VO, de 12/12h (máximo 200mg/dia) Adolescentes: 200mg/dia, VO, de 12/12h (máximo 300mg/dia)	Provoca descoloração amarelada dos dentes Pode provocar hipertensão intracraniana Não usar em crianças com menos de 8 anos de idade Evitar exposição à luz solar
Doxorrubicina (Adriblastina RD®)	Ampola: 10 ou 50mg	Quimioterápico antracíclico	35-75mg/m², IV, 1x a cada 3 semanas Verificar protocolo utilizado	Efeitos colaterais: moderadamente hematogênica, diarreia, febre, reações alérgicas, ulceração oral, miocardiopatia Ajustar a dose na insuficiência hepática

Nome	Apresentação	Indicação/classificação	Dosagem	Observação
Droperidol (Droperdal®)	Ampola: 2,5mg/ml	Neuroléptico, bloqueador alfa-adrenérgico, antiemético	0,03-0,07mg/kg/dose, IV/IM (máximo 0,15mg/kg/dose com máximo 2,5mg/dose) a cada 4-6h para êmese ou a cada 15-30min para sedação, se necessário	Efeitos colaterais: hipotensão, taquicardia, reações extrapiramidais, tontura, calafrios ou tremores, laringoespasmo, broncoespasmo. Diminui limiar convulsivo
Drotrecogina alfa ativada ou proteína C ativada (Xigris®)	Frasco: 5mg ou 20mg	Modulador da resposta biológica	24mcg/kg/h, IV continuo durante 96h	Contraindicada em sangramento ativo, sangramento recente, cirurgia craniana ou espinhal recente, traumatismo de crânio. Efeitos colaterais: sangramento
EDTA ou edetato dissódico		Antídoto na intoxicação por chumbo também para hipercalcemia	40-70mg/kg/dia, IV, em 3-4h (máximo 3g/dia) durante 5 dias	Pode-se adicionar procaína a 0,5%, quando IM por via preferencial. Pode causar necrose tubular aguda. Contraindicado em pacientes anúricos. Pode causar deficiência de zinco e cobre por quelação. Monitorar nível de cálcio e fósforo. Infusão rápida IV pode aumentar subitamente a pressão intracraniana em pacientes com edema cerebral
Edrofônio (Tensilon®)	Solução injetável: 10mg/ml	Agente anticolinesterásico. Antídoto de bloqueio neuromuscular	Teste para miastenia grave (IV): RN: 0,1mg, dose única. Lactentes e crianças: 0,04mg/kg/dose x1 (máximo 1mg em < 34kg e 2mg em ≥ 34kg); repetir após 1min se necessário 0,16mg/kg/dose (dose máximo total 5mg em < 34kg e 10mg em ≥ 34kg)	Pode precipitar crise colinérgica. Efeito colateral: hipertensão. Curta duração de ação (minutos). Antídoto: atropina 0,01-0,04mg/kg/dose, IM/IV. Contraindicado em pacientes com obstrução gastrintestinal ou geniturinária. Ajustar a dose em insuficiência renal

TABELAS E BULÁRIO

Efavirenz (Stocrin®)	Cápsula: 50mg ou 100mg ou 200mg Solução oral: 30mg/ml	Antirretroviral Inibidor da transcriptase reversa	VO, 1x ao dia 10-15kg: 200mg 15-20kg: 250mg 20-25kg: 300mg 25-32,5kg: 350mg 32,5-40kg: 400mg	Não usar como agente único no tratamento Efeitos colaterais: tontura, sonolência, insônia, alucinações, euforia, *rash* cutâneo Interfere com o metabolismo de outras drogas
Efedrina (Efedrin®)	Ampola: 1ml = 50mg	Agonista adrenérgico	Em < 12 anos: 3mg/kg/dia, IM/SC/IV, a cada 4-6h Em ≥ 12 anos: 25-50mg/dose, IM/SC, e repetir se necessário (máximo 150mg/dia) ou 10-25mg/dose, IV, e repetir se necessário (máximo 150mg/dia)	Pode precipitar arritmia cardíaca Efeitos colaterais: hipertensão, dor precordial, ansiedade, irritabilidade, *rash*, náuseas, vômitos
Enalapril (Renitec®)	Comprimido: 5mg ou 10mg ou 20mg Frasco-ampola: 1mg/ml (5ml = 5mg)	Anti-hipertensivo Inibidor da enzima conversora da angiotensina	0,1mg/kg/dia 1-2x ao dia, VO, e aumentar se necessário até 0,5mg/kg/dia; ou IV, 0,005-0,01mg/kg/dose a cada 8-24h	Efeitos colaterais: náuseas, diarreia, cefaleia, tontura, hipercalemia, hipotensão, tosse Ajustar a dose na insuficiência renal Metabolizado em componente ativo pelo fígado Usar com cautela em estenose de artéria renal
Enoxaparina (Clexane®)	Seringas preenchidas de 20mg ou 40mg ou 60mg ou 80mg ou 100mg	Heparina de baixo peso molecular Anticoagulante	Tratamento Em < 2 meses: 1,5mg/kg/dose, SC, de 12/12h ≥ 2 meses: 1mg/kg/dose, SC, de 12/12h Profilaxia: Em < 2 meses: 1mg/kg/dose, SC, de 12/12h ≥ 2 meses e ≤ 18 anos: 0,5mg/kg/dose, SC, de 12/12h	Ajustar a dose pelo nível de anti fator X ativado (0,5-1U/ml) Contraindicada em sangramento ativo Efeitos colaterais: febre, confusão mental, edema, náuseas, hemorragia, trombocitopenia Sulfato de protamina é o antídoto

COMPÊNDIO DE DROGAS

Nome	Apresentação	Indicação/classificação	Dosagem	Observação
Epinefrina ou adrenalina	Ampola: 1ml = 1mg (1: 1.000)	Agonista adrenérgico	Choque anafilático: 0,01mg/kg/dose,IM; pode ser repetido após 20min (máximo 0,5mg/dose) Assistolia/bradicardia/atividade elétrica sem pulso/fibrilação ventricular/taquicardia ventricular sem pulso: 0,01 mg/kg/dose = 0,1ml/kg/dose da solução aquosa 1: 10.000 IV (diluir 1 ampola: em SF a 0,9%, 9ml); se não houver resposta repetir 0,1ml/kg/dose da mesma solução 1: 10.000 após 3 min Uso em infusão IV contínua: 0,1–0,3mcg/kg/min (efeito beta-adrenérgico predominante); 0,3–2mcg/kg/min (efeito alfa-adrenérgico predominante) Pode ser usado por via intratraqueal	Pode precipitar arritmia cardíaca, taquicardia, hipertensão, cefaleia, vômitos, náuseas, nervosismo Pode ocorrer necrose tecidual após injeções repetidas
Ergocalciferol ou vitamina D_2 (Calciferol®)		Osteodistrofia renal Raquitismo, vitamina D-dependente, raquitismo vitamina D-resistente, raquitismo nutricional	Suplementação dietética Pré-termo: 400–800UI/dia, VO Lactentes/crianças: 400UI/dia, VO Raquitismo Vitamina D-dependente: crianças – 3.000–5.000UI/dia, VO Vitamina D-resistente: crianças – 40.000–80.000UI/dia, VO e aumentar se necessário	Controlar cálcio, fósforo e fosfatase alcalina Observar sinais de hipercalcemia: fraqueza, diarreia, poliúria, calcificação metastática, nefrocalcinose
Eritromicina, estolato de (Ilosone® Ilocin, Eritrex®); estearato de (Pantomicina®)	Cápsula: 250mg Drágea: 500mg Suspensão oral: 125mg/5ml ou 250mg/5ml Suspensão oral gotas: 100mg/ml (20 gotas = 1ml)	Antibiótico macrolídeo	30–50mg/kg/dia, VO, a cada 6-8h (máximo 2g/dia) Profilaxia de doença reumática: 500mg/dia, de 12/12h, VO Pertussis: 50mg/kg/dia, VO, de 6/6h (usar estolato) por 14 dias Administrar após refeições Estolato pode ser a cada 6-12h	Efeitos colaterais: reações alérgicas, hepatite colestática, epigastralgia, náuseas, vômitos, dor abdominal Excreção predominantemente hepática Estolato de eritromicina é mais bem absorvido por via VO, altera-se pouco com a alimentação, porém está mais relacionado com hepatite colestática Não associar com cisaprida

TABELAS E BULÁRIO

Eritropoetina (Eprex®, Eritromax®)	Ampola: 1.000UI ou 2.000 ou 3.000 ou 4.000 ou 10.000UI Seringas preenchidas: 1.000UI ou 2.000 ou 3.000 ou 4.000 ou 10.000UI	Eritropoetina humana recombinante Usada para anemia em pacientes com insuficiência renal crônica (IRC)	Anemia da IRC: 50-100UI/kg/dose 3x/semana, IV/SC; a dose pode ser aumentada em 5% a cada 8 semanas	Efeitos colaterais: hipertensão arterial, cefaleia, febre, artralgia, reações cutâneas Pico de efeito em 2-3 semanas Reduzir dose quando nível de hematócrito desejado for atingido Suplementação de ferro é recomendada, com exceção de pacientes que apresentem estoques excessivos
Escopolamina ou hioscina (Buscopan®)	Drágea: 10mg Solução oral gotas: 10mg/ml Ampola: 20mg = 1ml (20gts)	Anticolinérgico Antiespasmódico Usado em cólicas intestinais e renais	> 6 anos: 1-2 drágeas, VO, 3-5 vezes ao dia Lactentes: 10 gotas, VO, 3x ao dia Crianças de 1-6 anos: 10-20 gotas, VO 3x ao dia Crianças maiores de 6 anos: 20-40 gotas, VO, 3-5x ao dia Adolescentes acima de 12 anos: 20-40mg, IV/IM/SC, 3-4x ao dia (máximo 100mg/dia) Lactentes e crianças: 0,3-0,6mg/kg/dose, IV/IM/SC, 3-4x ao dia (máximo 1,5mg/kg/dia)	Efeitos colaterais: boca seca, disidrose, taquicardia, retenção urinária; em geral, estes efeitos são leves Contraindicada nos casos de glaucoma, obstrução urinária e gastrintestinal, *miastenia gravis* e megacólon
Esmolol (Brevibloc®)	Ampola: 2,5g/10ml Frasco-ampola: 100mg/10ml	Anti-hipertensivo, antiarrítmico classe II, bloqueador adrenérgico beta-1 seletivo	Inicial: 100-500mcg/kg, IV, em 1 min; a seguir: 25-100mcg/kg/min, IV contínuo; aumentar se necessário (geralmente 50-500mcg/kg/min)	Efeitos colaterais: hipotensão, bradicardia, tontura, broncoespasmo, sonolência Meia-vida: 9min Diluir para ≤10mg/ml Monitorar o paciente antes da administração
Espironolactona (Aldactone®)	Comprimido: 25mg ou 50mg ou 100mg	Diurético antagonista competitivo da aldosterona	1,0-3,3mg/kg/dia, VO, 1-4x ao dia	Efeitos colaterais: hiperpotassemia, distúrbios gastrintestinais, *rash*, ginecomastia Contraindicada na insuficiência renal aguda Pode potencializar os efeitos de bloqueadores ganglionares e outros anti-hipertensivos

Nome	Apresentação	Indicação/classificação	Dosagem	Observação
Estreptomicina	Ampola: 1g	Antibiótico aminoglicosídeo, empregado no tratamento da tuberculose	RN: 10-20mg/kg/dia, IM, 1x ao dia Crianças: 20-40mg/kg/dia, IM, 1x ao dia (máximo 1g/dia)	Pode causar reações de hipersensibilidade, discrasia sanguínea, toxicidades vestibular e auditiva, nefrotoxicidade, miocardite Nível terapêutico: 15-40mg/l (pico) e < 5mg/l (vale) Níveis terapêuticos não são alcançados no liquor Ajustar a dose na insuficiência renal
Estreptoquinase (Streptase®, Streptonase®)	Frasco-ampola: 250.000UI ou 750.000 ou 1.500.000UI	Enzima de atividade trombolítica	Trombolítico: iniciar com 3.500-4.000UI/kg em 30min, IV, seguido de 1.000-1.500UI/kg/h, IV, em infusão contínua	Estimula a conversão do plasminogênio em plasmina Segurança não estabelecida em crianças Contraindicada em cirurgia intracraniana ou intraespinhal prévia, sangramento ativo Usado em embolia pulmonar, tromboflebite profunda, trombose venosa profunda Efeitos colaterais: hemorragia, urticária, prurido, dor muscular, broncoespasmo, anafilaxia Não é recomendada para restabelecer patência de cateteres venosos obstruídos

TABELAS E BULÁRIO

Etambutol	Comprimido: 400mg	Antimicrobiano empregado no tratamento da tuberculose	Tuberculose: 15-25mg/kg/dia, VO, 1x ao dia ou 50mg/kg/dose, VO, 2 vezes por semana (máximo 2,5g/dia) Administrar com refeições	Pode causar neurite óptica e demais alterações visuais Realizar estudo oftalmológico prévio à terapia e após, mensalmente Descontinuar o uso se ocorrer deterioração visual Controlar ácido úrico, funções hepática, hematológica e renal Pode ocorrer distúrbio gastrintestinal Ajustar a dose na insuficiência renal
Etoposídeo (Vepesid®, Eposido®)	Ampola: 100mg Cápsula: 500mg ou 100mg ou 50mg	Quimioterápico Inibidor de topoisomerase	60-150mg/m²/dia, IV, por 2-5 dias a cada 3-6 semanas Verificar protocolo utilizado	Efeitos colaterais: pouco hematogênico, diarreia, febre, depressão medular, neuropatia periférica, neoplasia secundária, cegueira cortical transitória, hipotensão
Famotidina (Famodine®, Famoset®, Famox®, Famoset® Famoxil®)	Comprimido: 20-40mg	Antagonista do receptor H₂ Indicado em úlcera duodenal ativa, estados hipersecretórios patológicos (síndrome de Zollinger-Ellison)	< 16 anos: VO (IV não disponível no BR) Úlcera péptica: 0,5mg/kg/dia, 2x ao dia (máximo 40mg/dia) RGE: 1mg/kg/dia, 2x ao dia (máximo 80mg/dia)	CV: bradicardia, taquicardia, hipertensão SNC: cefaleia, vertigem, ansiedade, convulsões, depressão, sonolência, insônia Pele: acne, prurido, urticária, pele seca, alopecia TGI: constipação, náuseas, vômitos, diarreia, dor abdominal, flatulência, boca seca, anorexia Hematológico: trombocitopenia, pancitopenia, leucopenia (raro) Hepático: elevação de enzimas, hepatomegalia, icterícia colestática Renal: aumento de U e C, proteinúria, necessita de correção em IRA (redução para 10mg ou intervalo 36-48h)

Nome	Apresentação	Indicação/classificação	Dosagem	Observação
Fanciclovir (Penvir®)	Comprimido de 125 e 500mg	Antiviral oral para tratamento de herpes-zóster agudo, tratamento ou supressão de herpes genital recorrente em imunocompetente, tratamento de herpes simples mucocutâneo em HIV +	Adolescentes (AAP, 2000): Herpes genital: 750mg/dia em 3 doses por 7-10 dias Herpes genital episódico recorrente: 250mg/dia em 2 doses por 5 dias Terapia supressiva diária: 250-500mg/dia em 2 doses por 1 ano	SNC: cefaleia, fadiga, febre, sonolência, confusão Pele: prurido, rash TGI: náuseas, diarreia, vômitos, constipação, anorexia, dor abdominal Neuromuscular: rigidez, parestesia
Fatores II, VII, IX e X da coagulação (complexo) (Prothromplex –T®)	Frasco-ampola: 200 ou 600UI de cada um dos fatores	Deficiência dos fatores de coagulação	Nº UI = peso (kg) x aumento do fator desejado x 0,5 de fator VIII (% normal)	1UI/kg aumenta 2%
Fator VIII coagulação (humano) (Alphanate TM®, Beriate P®, Emoclot DI®, Haemate P®, Immunate®, Monoclate P®)	Frascos com 250, 500 e 1.000UI	Tratamento da hemofilia A	Nº UI = peso (kg) x 0,5 x aumento desejado de fator VIII (unidades internacionais UI/dL ou % do normal)	Cada 1UI/kg aumento de 2% no fator VIII CV: taquicardia, febre, calafrios, dor torácica SNC: cefaleia, letargia, sonolência, ansiedade, parestesia Pele: urticária, rash, prurido TGI: náuseas, vômitos, gosto não usual Local: reação local, flebite Miscelânea: reações alérgicas vasomotoras, edema, desenvolvimento de anticorpos inibitórios (3-52%)

TABELAS E BULÁRIO

Fator IX coagulação (humano) (Aimafix®, Alphanine SD®, Immunine®, Mononine®, Profilnine SD®)	Frascos: 200, 600 e 1.200UI	Tratamento da hemofilia B, prevenção/controle de sangramento na hemofilia A com inibidores do fator VIII	IV Deficiência de fator IX: 20-50UI/kg/dose (doses maiores e repetição a cada 24h podem ser consideradas em casos especiais) Pacientes com inibidor do fator VIII: 75-100UI/kg/dose a cada 6-12h	Cada 1UI/kg aumenta o fator IX em 1% Contraindicado em doenças hepáticas, CIVD e fibrinólise
Fenazopiridina, fempiridina (Pyridium®, Urotril®)	Drágeas: 100 e 200mg	Analgésico de vias urinárias	Crianças: 7-10mg/kg/dia, VO, 8/8h 6-12 anos: 100mg, VO, de 12/12h	Pode causar meta-hemoglobinemia Atenção para formulações com Sulfa/TMP associados
Fenilefrina (Fenilefrin®) Associações (Afebrin®, Coristina D®, Decadron® solução nasal, Decongex®, Dimetapp®, Respirin®, Trimedal®)	Ampola: 1ml = 10mg Frasco com solução 0,125% e 0,5% Associações	Taquicardia supraventricular, hipotensão, descongestionante nasal	Descongestionante nasal (não deve exceder 3-5 dias). Obs.: se não houver solução de 0,125% disponível, diluir com soro fisiológico Dose > 6 meses: 1-2 gotas 0,125% a cada 3h 1-6 anos: 2-3 gotas 0,125% a cada 4h > 6 anos: 2-3 gotas 0,5% a cada 4h Hipotensão IM, SC: 0,1mg/kg/dose a cada 1-2h (máximo 5mg) IV: 5-20mcg/kg/dose de ataque e 0,1-0,5mcg/kg/min	Diluição 1mg/ml (ataque) e 20-60mcg/ml (contínuo) Contraindicação: feocromocitoma e hipertensão grave CV: hipertensão, angina, bradicardia reflexa, arritmia, vasoconstrição SNC: agitação, cefaleia, excitabilidade, ansiedade Local: necrose pós-extravasamento Neuromuscular: tremores Respiratório: desconforto respiratório, congestão nasal rebote, broncoespasmo

Nome	Apresentação	Indicação/classificação	Dosagem	Observação
Fenitoína (Epelin®, Fenital®, Feniton®, Hidantal® comprimidos e injetável)	Solução oral (5ml = 100mg) Cápsula: 100mg Ampola (5ml =250mg)	Anticonvulsivante Arritmia	Mal convulsivo (ataque) RN: 15-20mg/kg Crianças: 15-18mg/kg Manutenção (geralmente 12h após ataque): RN: 5mg/kg/dia 0,5-3 anos: 8-10mg/kg/dia 4-6 anos: 7,5-9mg/kg/dia 7-9 anos: 7-8mg/kg/dia 10-16 anos: 6-7mg/kg/dia	Não refrigerar, não diluir com glicose. Diluição 1-10mg/ml Ajuste em insuficiência hepática e renal Eventos adversos dose-relacionados SNC: coma, ataxia, alterações de fala, discinesia, letargia Ocular: nistagmo, diplopia CV (IV): hipotensão, bradicardia, arritmias, colapso cardiovascular Endócrino: hiperglicemia TGI: hepatite, náuseas, vômitos, hiperplasia gengival Hematológico: discrasia sanguínea, linfoma Local: flebites
Fenobarbital (Gardenal®, Edhanol®, Fenocris®, Gardenal injetável®)	Comprimidos: 50 e 100mg Frasco: 1 gota = 1mg Ampola: 1ml = 200mg	Anticonvulsivante barbitúrico sedativo	Mal convulsivo (ataque): 15-20mg/kg, IV Manutenção (geralmente 12-24h após ataque): 1-6mg/kg/dia Sedação: 1-3mg/kg/dose, VO ou IM (até 8/8h)	Nível sérico: 15-40mg/l Contraindicação: porfiria, hipersensibilidade à barbitúricos, hepatopatias, nefrite Eventos adversos: sonolência, sedação, depressão, hiperatividade, bradicardia, hipotensão, tromboflebite, apneia/depressão respiratória, eritema multiforme, síndrome de Stevens-Johnson

TABELAS E BULÁRIO

Fenoterol (Berotec®)	Gotas (1ml = 5mg) Xarope: pediátrico (10ml = 2,5mg) Comprimido: 2,5mg Aerossol 100 (a cada dose/puff = 0,1mg) Aerossol 200 (a cada dose/puff = 0,2mg)	Broncodilatador β_2-adrenérgico	Crise asmática Inalação: 1 gota/3-5kg Suspensão: 0,5mg/kg/dia a cada 6-8h	Eventos adversos: fraqueza, tontura, agitação, taquicardia, arritmias, tremores, hipopotassemia
Fenoxazolina (Aturgyl®)	1ml = 0,5mg (0,05%) (uso para > 6 anos)	Rinites	2-3 pulverizações em cada narina de 12/12h	Contraindicação: glaucoma, hipersensibilidade ao medicamento, crianças < 6 anos CV: hipertensão, bradicardia reflexa, palpitações SNC: nervosismo, depressão SNC, insônia, cefaleia, convulsões, alucinações Ocular: midríase, aumento da PIO, visão turva Respiratório: chiado, dificuldade respiratória, congestão rebote, ressecamento da mucosa nasal
Fentanil (Fentanil®, Durogesic®)	Ampola: 0,05mg/ml (50mcg/ml) Adesivo transdérmico 2,5mg (25mcg/h); 5mg (50mcg/h); 7,5mg (75mcg/h) e 10mg (100mcg/h)	Opioide sintético; Analgésico/ sedativo	RN: 0,5-3mcg/kg/dose (bolo) 0,5-2mcg/kg/h (contínuo) Lactentes: 1-4mcg/kg/dose (bolo) 0,5-1mcg/kg/h (início): titular de acordo com efeito até 20mcg/kg/h (dose para ECMO) Crianças: 1-2mcg/kg/dose Anestesia: 2-100mcg/kg Transdérmico: iniciar com 25mcg/h. Aumentar de acordo com o efeito desejado	200-300 vezes mais potente que a morfina Duração: 30-60min CV: hipotensão, bradicardia SNC: coma, depressão do SNC, sedação, euforia Pele: eritema, prurido Neuromuscular: rigidez de parede torácica e musculatura esquelética Ocular: miose Respiratório: depressão, apneia Miscelânea: dependência

Nome	Apresentação	Indicação/classificação	Dosagem	Observação
Fentolamina (Regitina®, Herivyl®)	Comprimido: 20 e 40mg	Bloqueador adrenérgico empregado no diagnóstico de feocromocitoma, na HAS pós-intoxicação por anfetamina	Dose-teste: 0,05-1mg/kg, IV Terapêutica: 2,5-5mg/kg/dia (não há formulação IV no Brasil).	Eventos adversos: taquicardia, hipotensão, arritmias
Ferro (Fer-in-sol®, Noripurum®, Neutrofer®, Iberol®, Combirom®)	FeSO₄ susp. (250mg = 10ml) Fer-in-sol, Iberol, Combiron gotas (125mg/ml ou 25mg Fe/ml) Drágeas 300mg Noripurum gotas 50mg Fe/ml Noripurm xarope 50mg Fe/5ml Noripurum, IV, ampola: 5ml = 100mg Fe Noripurum, IM, ampola: 2ml = 100mg Fe Neutrofer flaconete: 250mg e cp 500mg	Profilaxia e tratamento das anemias ferroprivas	IM Até 5kg: 0,5ml 5-10kg: 1ml IV Crianças: 0,15ml/kg 2-3x/semana (dose máxima por aplicação 0,35ml/kg infundidos em 3,5h)	Terapia VO é preferível Eventos adversos (IM/IV) Anafilaxia, febre, mialgia, artralgia Contraindicado em doenças hemolíticas
Fexofenadina (Allegra®)	Comprimidos de 60, 120 e 180mg Comprimido infantil de 30mg Suspensão oral: 6mg/ml	Anti-histamínico	> 12 anos: 1 comprimido 120mg, 1x ao dia 6 meses-2 anos: 2,5ml, 2x ao dia 2 anos-11 anos: 5ml, 2x ao dia	Uso acima de 6 meses Eventos adversos: cefaleia, sonolência, vertigem e náuseas
Fibrina (Beriplast P®)	Frasco	Selante de fibrina para aplicação local	Aplicação tópica local	

TABELAS E BULÁRIO

Filgrastima (Granulen®, Granulokine®, Leucin®)	Frasco-ampola (1ml = 300mcg) Seringa preenchida (0,5ml = 300mcg)	Fator estimulador de colônias Granulócitos G-CSF	IV, SC: 5-10mcg/kg/dia (150-300mcg/m²/dia), 1x ao dia, até 14 dias	IV: concentração 15mcg/ml CV: queda transitória da PA, vasculite, dor torácica SNC: febre, cefaleia Pele: alopecia, *rash*, prurido TGI: esplenomegalia, náuseas, vômitos, diarreia, mucosite, elevação da fosfatase alcalina e DHL Miscelânea: dor em medula óssea (24%)
Fisostigmina (enterotonus®)	Frasco: 200ml Frasco: 20ml (gotas) Drágeas Flaconetes: 10ml Ampola: (1mg/ml) – não disponível no Brasil – importação	Antídoto na intoxicação grave por anticolinérgicos ou anti-histamínicos	0,01-0,03mg/kg/dose Repetir a cada 15-30min IM ou IV lento (máximo 8mg)	Contraindicada em pacientes com obstrução mecânica do intestino ou trato urinário, asma, gangrena, diabetes, vagotonia Eventos adversos mais comuns: convulsões, excitabilidade, bradicardia, salivação excessiva, broncoespasmo
Fitomenadiona (Kanakion®, Kanakion MM®, Kavit®, Vikatron®)	Ampola: IV (1ml = 10mg) Ampola: IM, IV, VO (0,2ml = 2mg)	Promove síntese hepática de fatores II, VII, IX e X	Doença hemorrágica do RN Profilaxia e tratamento: 0,5-1mg, IM, IV, SC, 1x Deficiência de vitamina K: 1-2mg/dose, IV, 1x ou 2-5mg/dia, VO Hepatopatia e síndrome da má absorção: 2,5-5mg/dia, VO, IM, IV, SC Excesso de anticoagulante oral: 5-10mg/dose, IV	Irritação no local da aplicação Flebite Eventos anafilactoides raros (relatos isolados e não confirmados)
Flecainida, acetato (Tambocor®)	Comprimido: 50, 100 e 150mg Ampola: 150mg/15ml (não disponível no Brasil)	Antiarrítmico classe Ic	VO: 3-6mg/kg/dia IV: 0,1-0,25mg/kg/h	Incompatível com bicarbonato Diluir em SG a 5% Atenção para síndrome de Wolff-Parkinson-White Eventos adversos sérios: arritmias ventriculares, Insuficiência cardíaca, parada cardíaca Reações comuns: arritmias, dispneia, fatiga, náuseas, cefaleia, dor torácica

Nome	Apresentação	Indicação/classificação	Dosagem	Observação
Fluconazol (Candizol®, Fluconal®, Fluconel® Flunazol®, Zelix®, Zolstatin®, Zoltec®)	Cápsulas com 50, 100 e 150mg Frasco com 2mg/ml (100ml).	Antifúngico	Inicial: 10mg/kg/dia (1x), VO ou IV Manutenção: 3-6mg/kg/dia (1x ao dia) Infecções graves/invasivas: até 12mg/kg/dia	Correção para insuficiência renal aguda (IRA) Eventos adversos: náuseas, cefaleia, rash, vômitos, elevação de enzimas hepáticas, convulsões, leucopenia com neutropenia, agranulocitose e plaquetopenia, dor abdominal e diarreia
Flumazenil (Lanexat®)	Ampola: 0,1mg/ml (5ml)	Antagonista benzodiazepínico	0,01mg/kg/dose (máximo 0,2mg), IV	Contraindicado em pacientes com intoxicação por antidepressivos tricíclicos. Atenção em alcoolatras SNC: confusão mental, convulsões, cefaleia Miscelânea: dor local CV: arritmias
Flunazirina (Sibelium®, Flunarin®)	Comprimido: 10mg Frasco: 5mg/ml	Distúrbios circulatórios cerebrais e periféricos, distúrbios do equilíbrio, profilaxia de enxaqueca	10mg, VO, 1x ao dia	
5-Fluorouracil (Fluoro-uracil®, Fluorouracila®)	Ampola: 10ml/250mg e 10ml/500mg Cápsula: 250mg (não disponível no Brasil)	Citostático Quimioterápico Carcinomas de cabeça, pescoço e gastrintestinal	IV: 400-500mg/m² (4-5 dias) Manutenção: 200-250mg/m²/dose (4 doses) Repetir a cada 4 semanas Alternativa: 10-12mg/kg/sem VO: 15-20mg/kg/dia	Eventos adversos: náuseas, vômitos, diarreia, reação de hipersensibilidade Uso crônico: úlceras orais e gastrintestinais, depressão medular, efeitos cerebelares
Fluorocitosina (Ancotil®)	Comprimido: 500mg	Antifúngico eficaz contra Cryptococcus	50-150mg/kg/dia, VO, de 6/6h	Ajuste para pacientes com IRA Eventos adversos: rash, depressão medular, náuseas, vômitos, elevação de enzimas hepáticas, hepatomegalia

Medicamento	Apresentação	Indicação	Dose	Efeitos
Fluorocortisol (9-α-fluorocortisol) (Florinefe®)	Tablete: 0,1mg Comprimido: 0,1mg	Mineralocorticoide – insuficiência adrenal	VO: 0,05-0,1mg/dia Hiperplasia adrenal congênita: 0,05-0,3mg/dia (AAP, 2000)	CV: hipertensão, edema, insuficiência cardíaca SNC: convulsões, cefaleia Pele: *rash*, acne Metabolismo: hipocalemia com alcalemia, supressão do crescimento, hiperglicemia TGI: úlcera Ocular: catarata
Fluoxetina (Prozac®, Deprex®, Deprax®, Fluxene®, Psiquial®)	Comprimido: 20mg Frasco: 20mg/5ml	Antidepressivo, distúrbio obsessivo-compulsivo	< 5 anos: sem dose definida (ECR, Black 94 – 0,2-0,6mg/kg/dia) 5-18 anos: dose e segurança não estabelecidas. Dose inicial: 5-10mg/dia (ou 10mg 3x/semana	Contraindicação: atenção com inibidores da MAO Eventos adversos SNC: nervosismo, ansiedade, insônia, cefaleia, tremores, astenia, fadiga TGI: náuseas, diarreia, boca seca, anorexia, perda de peso Pele: *rash*, prurido
Fosfomicina (Monuril®)	Granulado: envelope 3g	Antibiótico, infecções por gram-negativos	100-200mg/kg/dia, IM, IV, VO	Eventos adversos: náuseas, pirose, diarreia, erupção cutânea
Foscarnet (Foscavir® – importado)	Solução injetável: 24mg/ml (250, 500ml)	HIV, Inibidor da transcriptase reversa Alternativa ao ganciclovir para CMV, retinite CMV, infecção herpes simples mucocutânea	Indução: 180mg/kg/dia, de 8/8h durante 14-21 dias Manutenção: 90-120mg/kg/dia, 1x ao dia	Eventos adversos: cefaleia, convulsões, meningite, hipertensão, bloqueio de 1º grau, hipotensão, pancreatite, vômitos, náuseas, insuficiência renal, ITU, poliúria, aumento de creatinina, albuminúria, disúria, anemia, granulocitopenia, leucopenia, trombocitopenia, tosse, dispneia, broncoespasmo, *rash*, morte súbita, febre

Nome	Apresentação	Indicação/classificação	Dosagem	Observação
Furosemida (Lasix®, Furosix®, Fluxil®, Furesin®, Furolasil®)	Comprimido: 40mg Ampola: 2ml/10mg Ampola: 2ml/20mg Cápsula: 60mg Envelope: 20 e 40mg	Diurético com ação em alça ascendente de Henle	IV: 1-2mg/kg/dose (a cada 6-12h) VO: 2-5mg/kg/dose (a cada 6-12h) Edema agudo: até 6mg/kg/dia	Contraindicação: anúria e hipersensibilidade à droga SNC: vertigem, cefaleia, parestesia CV: desidratação, hipotensão ortostática, tromboflebite Miscelânea: surdez transitória (IV) TGI: pancreatite Hematológico: agranulocitose, trombocitopenia Metabolismo: hipocalemia, alcalose hipoclorêmica, hiperuricemia, hiperglicemia, hiponatremia dilucional
Gabapentina (Neurontin®)	Cápsulas: 300 e 400mg	Anticonvulsivante/tratamento para crises parciais com ou sem generalização	12 anos: 300mg 1x ao dia no 1º dia, 300mg 2x ao dia no 2º dia, 300mg 3x ao dia no 3º dia. Aumentar conforme tolerabilidade até 1.800mg/dia (8/8h)	Eventos adversos (+ comuns): fadiga, ataxia, nistagmo, tremores, sonolência, diplopia, rinite, leucopenia
Gamaglobulina (Armoglobulina®, Endoglobulin®, Sandoglobulina®, Intraglobulin®, Varitec®, Venoglobulin®)	Frascos com 1, 3, 6g Frascos com 500, 1.000, 2.500, 5.000 e 10.000mg	Imunodeficiências, síndrome de Kawasaki	Dependente da indicação clínica: 100-1.000mg/kg/dose, IV	Eventos adversos: anafilaxia, eritema, urticária, cefaleia, dor torácica, náuseas, vômitos, dispneia, mialgia, artralgia Requer monitorização em UTI por risco de descompensação cardíaca

Gamaglobulina antilinfócitos (Lymphoglobuline®)	Frasco de 5ml (100mg)	Tratamento da rejeição de transplante de órgãos/aplasia de medula	Dependente da indicação: 10-20mg/kg, IV	Recomenda-se teste cutâneo intradérmico 1 hora da primeira dose (edema local ou eritema > 10mm indicam potencial de reação alérgica grave – anafilaxia) Atenção em pacientes imunossuprimidos (em uso de corticoide ou azatioprina) Eventos adversos: convulsões, hipotensão, laringoespasmo, leucopenia, trombocitopenia, hemólise, anemia aplástica, edema pulmonar, rash
Gamaglobulina antitetânica (Tetanogama®)	Frasco: 1ml = 250UI (100-170mg)	Tétano	Profilaxia: 250-500UI, IM, dose única Terapêutico: 50-300UI/kg, IM, dose única	Eventos adversos: hipersensibilidade transitória, reações cutâneas, febre, calafrios, náuseas e vômitos
Gamaglobulina antitimócitos (Thymoglobuline®)	Frasco ampola: 25mg	Transplantes, aplasia de medula, doença enxerto vs. hospedeiro	2,5-5mg/kg/dia, IV	Infusão em 8-12h Aplicar anti-histamínico 1 hora antes Atenção em pacientes imunossuprimidos (em uso de corticoide ou azatioprina) Eventos adversos: convulsões, hipotensão, laringoespasmo, leucopenia, trombocitopenia, hemólise, anemia aplástica, edema pulmonar, rash
Ganciclovir (Cymeveme®, Gancivir®, Itagan®)	Cápsula: 250mg Frasco-ampola: 500mg	Antiviral (CMV)	5mg/kg/dia, IV, de 12/12h (14-21 dias) ou 2,5mg/kg/dia, IV, de 8/8h	Contraindicação: hipersensibilidade à droga e com contagem de neutrófilos < 500/mm³ ou contagem de plaquetas < 25.000mm³ Uso criterioso na insuficiência renal Eventos adversos: coma, convulsões, granulocitopenia, trombocitopenia, leucopenia, anemia, rash, sudorese, febre

Nome	Apresentação	Indicação/classificação	Dosagem	Observação
Gatifloxacino (Tequin®)	Comprimido: 400mg Frasco-ampola: 10mg/ml (40ml) Bolsas flexíveis: 200ml/2mg	Antibiótico (quinolona)	200-400mg, IV ou VO 1x/dia	Contraindicado: na lactação, QT longo, uso concomitante de antiarrítmico, hipocalemia Uso em > 18 anos
Gentamicina (Garamicina®, Garacin®, Amplomicina®, Gentaxil®)	Adultos Ampola: 1,5ml/60mg Ampola: 2ml/80mg Ampola: 1,5ml/120mg Ampola: 2ml/160mg Ampola: 2ml/280mg Pediátrico Ampola: 1ml/10mg Ampola: 1ml/20mg Ampola: 1ml/40mg.	Antibiótico (aminoglicosídeo)	Lactentes/crianças: 5-7,5mg/kg/dia, IM ou IV, 8/8h > 3 meses: 1-8mg/dia	Eventos adversos: convulsões, ototoxicidade, hipotensão (injetável), nefrotoxicidade, leucopenia, trombocitopenia, granulocitopenia, apneia, anafilaxia, *rash* Nível sérico terapêutico: 6-10mg/l (pico) e < 2mg/l (vale) Eliminação mais rápida em pacientes com fibrose cística, esclerose múltipla, queimados ou neutropênicos
Glucagon (Glucagen®)	Ampola: 1mg/1UI (1ml)	Hipoglicemia neonatal, hiperinsulinêmica, diagnóstico dos distúrbios de GH, antídoto de agentes betabloqueadores	Hipoglicemia insulinoinduzida: 0,025mg/kg, SC, IM, IV (pode repetir em 20 minutos – 2 doses)	Não retardar infusão de glicose enquanto aguarda o efeito Eventos adversos: hipotensão, broncoespasmo
Gonadotrofina coriônica humana (Pregnyl®, Choragon®)	Ampola: 1.500UI e 5.000UI hCG/ml	Hormônio de origem placentária – criptorquidia, atraso da puberdade	Testículos ectópicos 4-9 anos: 5.000UI, IM, 4 doses, ou 4.000UI, 3x/semana durante 3 semanas ou 500UI 3x/semana durante 4-6 semanas Hipogonadismo hipogonadotrófico: 500-1.000UI, IM, 3x/semana durante 3 semanas	Contraindicada em puberdade precoce ou câncer andrógeno-responsivo Eventos adversos: ruptura de cistos ovarianos, cefaleia, edema, dor local

TABELAS E BULÁRIO

Griseofulvina (Fulcin®, Sporostatin®)	Comprimido: 500mg	Antifúngico eficaz contra *Tinea, Microsporum* e *Trico-phyton*	Crianças > 2 anos: 10-20mg/kg/dia, VO, de 12/12h	Administrar com leite, ovos ou alimentos gordurosos Contraindicação: porfiria e hepatopatias Eventos adversos: leucopenia, fotossensibilidade
Haloperidol (Haldol®, Halo®, Haloper®, Loperidol®)	Comprimido: 1mg, 1,5mg, 5mg e 10mg Solução oral: 2mg/ml Solução injetável: 5mg/ml Haldol decanoato: 50mg/ml (longa duração)	Antipsicótico (coreia de Sydenham, psicoses, estados de hiperagitação)	Crianças 3-12 anos VO: inicial 0,025-0,05mg/kg/dia, a cada 8-12h. Aumentar até máximo de 0,15mg/kg/dia Manutenção Agitação: 0,01-0,03mg/kg/dia Psicose: 0,05-0,15mg/kg/dia Síndrome de Tourette: 0,05-0,075mg/kg/dia IM (6-12 anos): 1-5mg/dose, a cada 4-8h	Atenção para cardiopatas (risco de hipotensão) e epilépticos (haloperidol reduz gatilho convulsivo) Eventos adversos: sintomas extrapiramidais, cefaleia, taquicardia, arritmias, náuseas e vômitos
Heparina (Cellparin®, Disotron®, Heparin®, Heptal®, Liquemine®)	Frasco-ampola: 5ml/25.000UI Frasco-ampola: 5ml/5.000UI Frasco-ampola: 0,25ml/5.000UI	Anticoagulante	Inicial: 50UI/kg, IV, em bolo Manutenção: 10-25UI/kg/h, IV, ou 50-100UI/kg/dose, de 4/4h, IV Bolo de heparina (*flush*) Periférico: 1-2ml da solução 10UI/ml (4/4h) Central: 2-3ml da solução 100UI/ml (em 24h)	Eventos adversos: sangramento, alergia, alopecia, trombocitopenia Antídoto: ver sulfato de protamina
Heparina de baixo peso molecular	(ver enoxaparina)			

Nome	Apresentação	Indicação/classificação	Dosagem	Observação
Hidralazina (Apresolina®, Lowpress®)	Drágea: 25 e 50mg Comprimido: 25 e 50mg (ampola: não disponível no Brasil – 20mg/ml)	Anti-hipertensivo de ação vasodilatadora arteriolar	Crise hipertensiva: 0,1-0,2mg/kg/dose, IM ou IV, a cada 4-6h (máximo 20mg/dose) HAS crônica: 0,75-1mg/kg/dia, a cada 6-12h (máximo 25mg/dose)	Cautela em pacientes com insuficiências renal e cardíaca Síndrome lúpus-*like* 10-20% (geralmente reversível) Eventos adversos: taquicardia reflexa, palpitações, cefaleia, desconforto intestinal, polineurite
Hidrato de cloral (Solução a 10%)	Solução: 10%	Hipnótico/sedativo	Sedação: 25-50mg/kg/dia, a cada 4-6h (máximo 500mg/dose) VO, VR Procedimentos: 25-100mg/kg/dose (máximo 1-2g/dose)	Contraindicado em pacientes com insuficiência renal ou hepática Eventos adversos: irritação gastrintestinal, excitação paradoxal, hipotensão, depressão miocárdica/respiratória (raros) Administração crônica: acúmulo de metabólitos ativos (evitar uso > 2 semanas) Sem efeitos analgésicos Desmame abrupto pode causar *delirium tremens*
Hidroclorotiazida (Clorana®, Diurepina®, Diuretic®, Diuretil®, Diurezin®, Diurix®, Drenol®, Hidrofall®)	Comprimido de 25 e 50mg	Diurético tiazídico com ação em alça ascendente de Henle	1-3mg/kg/dia, de 12/12h, VO (máximo 25-200mg/dia)	Cautela em insuficiências hepática e renal grave Contraindicada em pacientes anúricos Eventos adversos graves: pancreatite, insuficiência renal, aplasia de medula, agranulocitose, leucopenia, trombocitopenia, anafilaxia Causa hiperbilirrubinemia, hipopotassemia, alcalose, hiperglicemia, hiperuricemia

Hidrocortisona (Benzenil®, Cortisonal®, Cortiston®, Flebocortid®, Hidrocortex®, Solu-Cortef®)	Frasco-ampola: 100 e 500mg	Glicocorticoide	Dose fisiológica: 12mg/m²/dia Insuficiência adrenal, inflamação grave: 0,5-8mg/kg/dia ou 16-240mg/m²/dia (3-4 doses) Choque anafilático: 10mg/kg, IV, em bolo + 16-20mg/kg/dia, a cada 4-6h Mal asmático: 4-8mg/kg, IV, seguido de 20-40mg/kg/dia, a cada 4-6h	Eventos adversos comuns a todos os corticoides, que são dose e duração dependentes Eventos adversos SNC: euforia, insônia, convulsões CV: insuficiência cardíaca, hipertensão, edema, arritmias Miscelânea: catarata, glaucoma, Cushing, hiperglicemia, hirsutismo, suscetibilidade a infecções, insuficiência adrenal aguda com estresse TGI: pancreatite, úlcera péptica
Hidroxietilamino (Pentaspan®, Plasmin®)	Bolsa com 250 e 500ml (100mg/ml)	Expansor de volume, mistura heterogênea de moléculas ramificadas de amilopectina	3-20ml/kg, em 1-2h	pH 5,5; osm 310 mOsm/l; PM médio 450.000 dáltons Meia-vida: 17 dias Aumento de pressão coloidosmótica, com expansão do volume plasmático Atenção para sobrecarga de volume Pode causar plaquetopenia
Hidroxiureia (Hydrea®)	Cápsula: 500mg	Antineoplásico	500-1500mg/dia, VO	Evntos adversos: hiperpigmentação, supressão medular, efeitos tóxicos, náuseas, vômitos
Hidroxizina (Hidroxine®, Hixizine®, Prurizin®)	Comprimido: 10 e 25mg Xarope: 2mg/ml Cápsula: 25mg	Anti-histamínico, prurido, sedativo, antiemético	< 6 anos: 50mg/dia, a cada 6-12h > 6 anos: 50-100mg/dia, a cada 6-12h Crianças (sedação): 0,6mg/kg, VO ou 1,1mg/kg, a cada 4-6h	Eventos adversos: sonolência, boca seca, reação de hipersensibilidade Observar sedação Injeção IM profunda
Hipossulfito de sódio a 25%	Fórmula	Antídoto na intoxicação pelo cianeto	0,8-1,25mg/kg, VO, a cada 4-6h	

Nome	Apresentação	Indicação/classificação	Dosagem	Observação
Hioscina (Buscopan®, Hioscin®, Hiospan®)	Drágeas: 10mg Ampola: (1ml) 20mg/ml Frasco: 20ml (10mg/ml)	Espasmolítico	0,5mg/kg (1 gota), VO, a cada 6-8h (máximo 10mg) 0,5mg/kg/dose, IM ou IV	Efeitos anticolinérgicos: boca seca, diplopia, taquicardia, febre, retenção urinária Cautela em < 2 anos
Hormônio do crescimento (Biotropin®, Genotropin®, Hormotropp®, Humatrope®, Norditropin®, Serostim®, Somatrop®)	Frasco com 4, 12, 16, 24 e 36UI	Hipopituitarismo, baixa estatura	Dependente da indicação 0,16UI/kg (0,06mg/kg), IM ou SC, 3x/semana ou 0,3mg/kg/semana ou 0,03-0,05mg/kg/dia	Contraindicação: pacientes com fechamento de epífise ou lesão intracraniana ativa (tumoral) Atenção para pacientes com hipotireoidismo Eventos adversos: cefaleia, leucemia, hiperglicemia, hipertireoidismo, edema
Ibuprofeno (Actiprofen®, Advil®, Algiflex®, Artri®, Dalsy®, Doretrim®, Ibufran®, Ibuprofen®, Parartrin®)	Comprimido: 200, 300 e 600mg Suspensão: 5ml/100mg	Anti-inflamatório, analgésico	Crianças (dor): 10mg/kg, a cada 6-8h, VO (máximo 40mg/kg/dia) Artrite: 20-40mg/kg/dia Febre: 5mg/kg/dose, a cada 6-8h	Eventos adversos: cefaleia, confusão, edema, náuseas, úlcera péptica, diarreia, insuficiência renal, neutropenia, pancitopenia, trombocitopenia, aplasia de medula, leucopenia, agranulocitose, broncoespasmo, rash, síndrome de Stevens-Johnson
Imipenem-cilastatina (Tienam®)	Frasco-ampola: 250 e 500mg	Antibiótico	1-3 meses: 60 -75mg/kg/dia, a cada 6h, IV > 3 meses: 60-100mg/kg/dia, a cada 6h, IV Dose máxima: 4g/dia	Cautela em pacientes com insuficiência renal, convulsões e alergia às penicilinas ou cefalosporinas Eventos adversos: convulsões, colite pseudomembranosa, agranulocitose, anafilaxia, tromboflebite

Imipramina (Depramina®, Imipra®, Tofranil®)	Comprimidos de 10 e 25mg Cápsula (pamoato) de 75 ou 150mg	Antidepressivo Enurese	Enurese (6-12 anos): 25mg/dia, VO, 1 hora antes de dormir Depressão: 1,5-5mg/kg/dia, VO	Contraindicada em pacientes com inibidores da MAO Eventos adversos: confusão mental, ansiedade, convulsões, taquicardia, alterações do ECG, infarto agudo do miocárdio, arritmias, insuficiência cardíaca, boca seca, retenção urinária, ginecomastia, aumento de enzimas hepáticas Dose máxima por idade: 5-6 anos, 40mg/dia; 6-8 anos, 50mg/dia; 10-12 anos, 70mg/dia
Indinavir (Crixivan®)	Cápsula de 200 e 400mg	Inibidor da protease, HIV, antiviral	> 3 anos: 250-500mg/m², VO, a cada 8h	Eventos adversos: náuseas, hiperbilirrubinemia Evitar o uso com cisaprida, midazolam e triazilam Cautela em pacientes com insuficiência hepática
Indometacina (Indocid®)	Cápsula de 25 e 50mg Supositório de 100mg (suspensão: 25mg/5ml e ampola: 1mg não disponíveis no BR – importados)	Anti-inflamatório, analgésico, inibidor da via ciclo-oxigenase na metabolização do ácido araquidônico	Anti-inflamatório (> 14 anos): 1-3mg/kg/dia (máximo 200mg/dia) Fechamento PCA: 0,1-0,25mg/kg/dose, IV, doses adicionais de 3-5 dias	Contraindicada: em sangramento ativo, coagulopatias, enterocolite necrosante e insuficiência renal Eventos adversos: oligúria, disfunção plaquetária, diminuição do fluxo sanguíneo esplâncnico, redução do fluxo sanguíneo cerebral (IV) Monitorar função hepática e renal
Ipratrópio, brometo de	Ver brometo			

Nome	Apresentação	Indicação/classificação	Dosagem	Observação
Isoniazida (Fluodrazin®)	Comprimido: 50, 100 e 300mg	Antibiótico utilizado para o tratamento de tuberculose	Tratamento: 10 -20mg/kg/dia, 1x ao dia, VO ou 20-40mg/kg/dose, 2x/semana, por 9 meses (+ RMP) Profilaxia: 10mg/kg/dia, 1x ao dia, VO, ou 20mg/kg/dose, VO, 2x/semana Máximo: 300mg/dia (900mg/dose no esquema bissemanal)	Hepatotoxicidade Recomenda-se suplementação da piridoxina (1-2mg/kg/dia) Eventos adversos: neurite periférica, cefaleia, convulsões, irritação gástrica, rash, febre, encefalopatia, psicose, falsa glicosúria
Isoproterenol	Tablete (SL) de 10 e 15mg Aerossol: 120 e 131mcg/spray Injeção: 200mcg/ml (não disponíveis no Brasil)	Beta-adrenérgico, aumenta o inotropismo e cronotropismo, reduz resistência arteriolar periférica e pulmonar, promove broncodilatação		Contraindicado em pacientes com taquicardia por intoxicação digitálica, arritmias ou angina Cautela em pacientes com insuficiências renal e cardíaca, diabetes e hipertireoidismo Eventos adversos (**fatais**): cefaleia, tremores, nervosismo, **convulsões**, taquicardia, **arritmias, parada cardíaca,** náuseas e vômitos, **broncoespasmo**
Itraconazol (Estiranox®, Itracotan®, Itrazol®, Sporanox®, Traconal®)	Cápsula: 100mg	Antifúngico Esporotricose, aspergilose, Candida, histoplasmose	> 18 meses: 150mg/dia, VO	Eventos adversos: alterações do TGI
Kanamicina	Cápsula: 500mg Injeção: 37,5, 250, 333 e 500mg/ml	Antibiótico Aminoglicosídeo	15-30mg/kg/dia, a cada 8-12h, IM ou IV	Toxicidade renal e ototoxicidade Nível terapêutico: 15-30mg/l (pico) e 5-10mg/l (vale)
Ketamina	(ver cetamina)			

TABELAS E BULÁRIO

Labetalol	Tabletes: 100, 200 e 300mg Injeção: 5mg/ml Suspensão: 10mg/ml (não disponíveis no Brasil)	Antagonista adrenérgico (alfa e beta), Anti-hipertensivo	VO: 4mg/kg/dia, 2x ao dia (aumentar até 40mg/kg/dia) IV (crise hipertensiva) Intermitente: 0,2-1mg/kg/dose, a cada 10min (máximo 20mg/dose) Infusão contínua: 0,4-1mg/kg/h (máximo 3mg/kg/h)	Contraindicado: em asmáticos, edema pulmonar, choque cardiogênico e bloqueio cardíaco Eventos adversos: hipotensão ortostática, edema, ICC, bradicardia, broncoespasmo, retenção urinária
Lactulose (Farlac®, Lactulona®, Lactolosum®, Pentalac®)	Frasco 120ml (667mg/ml)	Laxativo	Lactentes: 2,5-10ml/24h, 3-4x ao dia, VO Crianças: 40-90ml/dia	Cautela em pacientes diabéticos Contraindicado na galactosemia Eventos adversos: desconforto do TGI e diarreia Não utilizar concomitantemente com antiácidos
Lanatosídeo C Deslanósido (Cedilanide®)	Ampola: 0,2mg/ml	Cardiotônico, inotrópico	Dose de ataque: 20-40mcg/kg, IV (1/2 dose de início 1/4 nas próximas 16h de 8/8h) Manutenção: equivalente a 1/4 da dose de ataque, 2x ao dia	Ver digoxina
Lamivudina (3TC, Epivir®)	Comprimido: 150mg Frasco: 240ml (10mg/ml)	Agente antiviral Nucleosídeo análogo com inibição da transcriptase reversa	3 meses-12 anos: 4mg/kg/dose, VO, 2x ao dia (máximo 150mg/dose)	Eventos adversos: cefaleia, fatiga, náuseas, diarreia, *rash*, pancreatite e dor abdominal Uso concomitante de cotrimoxazol resulta em níveis aumentados de lamivudina
Lamotrigina (Lamictal®, Neurium®)	Comprimido de 25, 50, 100 e 200mg	Anticonvulsivante	2-16 anos Inicial: 2mg/kg/dia, VO, de 12/12h (2 semanas) Aumento: 5mg/kg/dia, VO, de 12/12h (2 semanas) Dose: 5-15mg/kg/dia Máximo: 15mg/kg/dia ou 400mg/dia	Uso com ácido valproico, reduzir a dose máxima de 5mg/kg/dia ou 250mg/dia Eventos adversos: síndrome de Stevens-Johnson, fatiga, ataxia, *rash*, cefaleia, náuseas, vômitos e dor abdominal, diplopia, nistagmo e alopecia Corrigir dose na IRA Paracetamol, carbamazepina e fenitoína diminuem NS de lamotrigina

Nome	Apresentação	Indicação/classificação	Dosagem	Observação
Levamisol (Ascaridil®)	Comprimido pediátrico 80mg e adulto 150mg	Ascaridíase	3-5mg/kg, VO, dose única	Eventos adversos: náuseas, vômitos, dor abdominal, cefaleia, leucopenia, encefalopatia
Levarterenol (Levophed®)	Ver noradrenalina			
Levolepromazina (Neozine®)	Ampola: 5mg/ml (5ml) Frasco gotas: 1mg/gta Comprimido de 25 e 100mg	Neuroléptico	0,25-0,5mg/kg/dia	Eventos adversos: reações extrapiramidais, taquicardia, hipotensão, obstipação e retenção urinária
Levotiroxina (Euthyrox®, Synthroid®)	Comprimidos de 25, 50, 75, 88, 100, 112, 125, 150, 175, 200 e 300mcg	Hipotireoidismo	VO (25-150mcg/dia) 0-6 meses: 8-10mcg/kg/dia 6-12 meses: 6-8mcg/kg/dia 1-5 anos: 5-6mcg/kg/dia 6-12 anos: 4-5mcg/kg/dia > 12 anos: 2-3mcg/kg/dia IM ou IV: 75% da dose, VO	Eventos adversos: nervosismo, insônia, tremor, taquicardia, arritmias, parada cardíaca, diarreia, vômitos, febre Cautela em pacientes com uso de anticoagulantes
Lidocaína (Xylocaína®)	Solução: 1% (1ml/10mg) Solução: 2% (1ml/100mg) Solução: 5% Spray/creme/pomada	Anestésico, agente arrítmico (classe Ib), redutor da HIC secundária à intubação traqueal	Intubação: 1-2mg/kg Arritmia: 1mg/kg/dose, IV, IO, ET (repetir a cada 15min com máximo de 4,5mg/kg/h) Infusão contínua: 20-50mcg/kg/min, IV Anestésico Tópico: 3mg/kg/dose (máximo 200mg), a cada 2h Injeção: 7mg/kg/dose (com epinefrina), máximo 300mg e 4-5mg/kg/dose (sem epinefrina), máximo 500mg	Contraindicação: bloqueio AV (sem marca-passo) Eventos adversos: hipotensão, assistolia, arritmias, convulsões, parada respiratória, ansiedade, sonolência, letargia, estupor, anafilaxia, mal asmático

TABELAS E BULÁRIO

Linezolida (Zyvox®)	Bolsa para infusão: 2mg/ml (300ml) Comprimido: 600mg	Antibiótico	> 5 anos: 10mg/kg, VO, de 12/12h (máximo 600mg 2x ao dia)	Reações não dose-dependentes, geralmente leves a moderadas Eventos adversos: cefaleia, diarreia, náuseas, vômitos, sabor metálico, elevação de enzimas hepáticas e moniliase vaginal
Lítio (Carbolin®, Carbolitium®, Neurolithium®)	Comprimido: 300 e 450mg	Bulimia nervosa, depressão, déficit de atenção, anorexia nervosa, mania	Inicial: 15-60mg/kg/dia, 2-3x ao dia, VO (máximo 2,4g/dia)	Contraindicado: cardiopatias e nefropatias graves Eventos adversos: *diabetes insípidus* nefrogênico, hipotireoidismo, arritmias, sedação em doses terapêuticas Nível terapêutico: 0,6-1,5mEq/l Toxicidade: confusão, sonolência, convulsões e morte
Loperamida (Diafuran®, Diasec®, Imosec®)	Comprimido: 2mg	Antidiarreico, inibidor do peristaltismo intestinal, opioide	2-5 anos: 1mg, 3x ao dia (1º dia) 6-8 anos: 2mg, 2x ao dia (1º dia) 9-11 anos: 2mg, 3x ao dia (1º dia) > 12 anos: 4mg, VO, seguido de 2mg/dose após cada evacuação alterada (máximo 16mg/dia)	Contraindicada em < 2 anos e em pacientes nos quais a constipação deva ser evitada Não usar em diarreia causada por *Salmonella*, *Shigella* ou *E. coli* ou em suspeita de colite pseudomembranosa Eventos adversos: fatiga, confusão, constipação, náuseas, vômitos, *rash*, boca seca
Loracarbef (Lorabid®)	Comprimido: 200 e 400mg Suspensão: 100 e 200mg/5ml (não disponíveis no Brasil)	Cefalosporina de 2ª geração	6 meses-12 anos: 15-30mg/kg, VO, de 12/12h	Eventos adversos: colite pseudomembranosa, trombocitopenia, leucopenia, pancitopenia, neutropenia, eritema multiforme e anafilaxia

Nome	Apresentação	Indicação/classificação	Dosagem	Observação
Lorazepam (Lorax®)	Comprimido: 1 e 2mg Ampola: 2mg/ml e 4mg/ml (não disponível no Brasil)	Ansiolítico, benzodiazepínico Tratamento de estado epiléptico	0,1mg/kg, IV, em 2-5min; repetir 2ª dose de 0,05mg/kg, IV, em 10-15min (máximo 4mg/dose)	Eventos adversos: sedação, confusão mental, distúrbios visuais, síndrome de abstinência, elevação de enzimas hepáticas
Losartana (Aradois®, Cozaar®, Losartec®, Redupress®)	Comprimido de 25, 50 e 100mg	Bloqueador do receptor de angiotensina II	25-100mg/dia Dose pediátrica ainda não estabelecida	Cautela em pacientes com disfunção hepática
Manitol (Manitol 20%)	Frasco com 250 e 500ml	Diurético osmótico	0,5-1g/kg, IV, bolo	Precipitação com concentrações maiores que 20% Eventos adversos: hipovolemia, cefaleia, náuseas, vômitos, polidipsia, insuficiência cardíaca e distúrbios eletrolíticos
Mebendazol (Bendrax®, Necamin®, Panfugan®, Pantelmin®, Vermoral®)	Comprimido: 100mg Suspensão: 100mg/5ml (30ml)	Anti-helmíntico eficaz contra Ascaris sp., Ancylostoma, Tricocephalus e Enterobius	100mg, VO, de 12/12h durante 3 dias Repetir o esquema em 3 semanas Toxocara: 5 dias	Eventos adversos: dor abdominal ocasional e transitória, diarreia, febre
Medroxiprogesterona (Contracep®, Cycrin®, Depo-provera®, Farlutal®, Provera®, Tricilon®)	Suspensão aquosa injetável: 50mg/ml Frasco-ampola: 1ml/150mg Comprimido: 2,5/5/10mg	Puberdade precoce, sangramento vaginal anormal	Puberdade precoce: 0,3mg/kg/dose (até total mensal de 7,5mg) Sangramento anormal: 10mg, 1-2x ao dia, durante 10-14 dias	Contraindicada em pacientes com hipersensibilidade à droga, fenômenos tromboembólicos ativos, antecedentes de fenômenos tromboembólicos, acidente vascular cerebral, câncer de mama, sangramento vaginal anormal ou disfunção hepática Eventos adversos (graves): embolia pulmonar, tromboembolismo

Meglumina (Glucantime®, Megluxil®)	Ampola: 300mg/ml (5ml)	Leshmaniose	20mg/kg/dia, durante 20-30 dias	–
Menadiona	Ver vitamina K			
Meperidina (Dolantina®, Dolosal®)	Ampola: 2ml/100mg	Analgésico opioide sintético	1-1,5mg/kg/dose, IM, IV, VO, a cada 3-4h (máximo 100mg/dose)	Risco de depressão respiratória neonatal (atravessa a barreira placentária) Contraindicada em arritmias cardíacas, asma, aumento da pressão intracraniana Eventos adversos: náuseas, vômitos, espasmo da musculatura lisa, prurido, hipotensão, constipação, letargia Cautela em insuficiência renal, anemia falciforme e convulsivos
Mercaptopurina (Puri-nethol®)	Comprimido: 50mg	Quimioterápico, tratamento de LLA, LMC, histiocitose X, LMA	Dependente da indicação e protocolo: 2,5mg/kg, VO, 1x ao dia. Manutenção: 1,5-2,5mg/kg, 1x ao dia	Eventos adversos: TGI: náuseas, vômitos, anorexia, úlceras orais, diarreia, pancreatite, hepatotoxicidade Hematológicos: leucopenia, trombocitopenia Pele: *rash*, hiperpigmentação Miscelânea: hiperuricemia
Meropenem (Meronem®)	Frasco-ampola: 500 e 1.000mg	Antibiótico (carbapenem)	Lactentes > 3 meses e crianças: 60mg/kg/dia, IV, de 8/8h (máximo 3g/dia) Meningite ou infecções graves: 120mg/kg/dia, IV, de 8/8h (máximo 6g/dia)	Boa penetração no SNC Eventos adversos: diarreia, *rash*, vômitos, monilíase oral, glossite, dor e irritação no local de aplicação, neutropenia, leucopenia, elevação de enzimas hepáticas e cefaleia
Mesna (Mitexan®)	Ampola: 4ml/400mg Ampola: 2ml/800mg	Prevenção da toxicidade da ifosfamida (oxazafosforinas) ao nível das vias urinárias	60% da dose de ifosfamida, dividida em 3 doses, IV. 1ª dose concomitante com ifosfamida. 2ª dose com 4h e 3ª dose com 8h	Difícil determinação de eventos adversos (uso concomitante com ifosfamida) Mais comuns: cefaleia, fadiga, hipotensão, alergia, diarreia, náuseas e vômitos

Nome	Apresentação	Indicação/classificação	Dosagem	Observação
Metadona (Metadon®)	Comprimido de 5 e 10mg Solução injetável: 10mg/ml	Narcótico opioide, analgesia, síndrome de abstinência	0,7mg/kg/dia, a cada 4-6h, VO, SC, IM, IV (máximo 10mg/dose)	Eventos adversos similares à morfina Mais comuns: depressão respiratória, sedação, aumento da PIC, hipotensão e bradicardia Meia-vida: 19h. Duração oral: na 1ª dose 6-8h e doses repetidas 22-48h
Metaproterenol (Alupent®)	Comprimido de 20mg Ampola: 0,5mg/ml	Agonista β_2-adrenérgico	VO 0,3-0,5mg/kg/dose, a cada 6-8h	Pode causar arritmias cardíacas Eventos adversos: taquicardia, tremores, palpitações, aumento do consumo miocárdico, hipertensão
Metaraminol (Aramin®)	Ampola: 19mg/ml (1ml)	Amina simpatomimética com efeito semelhante à norepinefrina	Ver noradrenalina	Meia-vida maior (em relação à norepinefrina)
Metotrexato (Biometrox®, Metotrexin®, Metrotex®)	Comprimido de 2,5mg Frasco-ampola: 2ml/50mg e 20ml/500mg	Quimioterápico, LLA, tumor não Hodgkin, tumores no SNC metastáticos	Dependente da indicação/protocolo: 20mg/m², VO, IM, IV, 1x/semana Intratecal: 1-2mg/ml, lentamente	Eventos adversos: SNC: neurotóxico, leucoencefalopatia necrosante desmielinizante, cefaleia, fadiga, convulsões TGI: toxicidade hepática, cirrose, diarreia, estomatite, anorexia, náuseas e vômitos Renal: insuficiência renal, necrose tubular, hematúria, cistite Hematológico: leucopenia e trombocitopenia Respiratório: fibrose e infiltrados pulmonares Pele: urticária, prurido, hiperpigmentação

Metildopa (Aldomet®, Metilcord®)	Comprimido de 250 e 500mg	Anti-hipertensivo com ação simpatolítica central	Inicial: 10mg/kg/dia ou 300mg/m²/dia, VO, em 2 ou 4 doses; 20-40mg/kg/dia, IV, 6/6h Dose máxima: 65mg/kg, 2g/m² ou 3g	Contraindicação: feocromocitoma e hepatopatias Cautela em pacientes recebendo haloperidol, propranolol, lítio, simpatomiméticos Interfere com testes laboratoriais para creatinina e catecolaminas urinárias Eventos adversos: sedação, cefaleia, fraqueza, bradicardia, hipotensão ortostática, miocardite, pancreatite, boca seca, anemia hemolítica, trombocitopenia, leucopenia, hepatite, rash
Metilprednisolona (Predmetil®, Solu-Medrol®, Solupren®)	Frasco-ampola: 40mg/ml 125mg/2ml 500mg/8ml 1g/16ml	Glicocorticoide, anti-inflamatório, imunossupressor	Dependente da indicação Inflamação/imunossupressão: 0,16-1,66mg/kg/dia, 3-4 doses Asma/alergias Dose de ataque: 1-2mg/kg/dose, IV Manutenção: 2mg/kg/dia, IV, de 6/6h Rejeição: 5-10mg/kg/dia, 1x ao dia ou em dias alternados Pulsoterapia: 30mg/kg/dose	Ver outros glicocorticoides/hidrocortisona
Metimazol (Tapazol®)	Comprimidos de 5 e 10mg	Hipertireoidismo	0,5-1mg/kg, de 12/12h, VO Manutenção: metade da dose inicial, VO, de 8/8h	Eventos adversos: rash, icterícia colestática, alopecia, síndrome nefrótica e hipoglicemia
Metoclopramida (Eucil®, Plasil®)	Comprimido: 10mg Frasco com solução: 5mg/5ml Ampola: 2mg/10ml Frasco gotas de 10ml (4mg/ml) Supositório: 10mg	Refluxo gastroesofágico, hipomotilidade intestinal, antiemético	Vômitos: 1-2mg/kg/dose, IV, pode ser repetido em 1 hora (1x). Manutenção: de 6/6h RGE: 0,2-0,4mg/kg/dia, de 6/6h, IV ou VO	Eventos adversos: sintomas extrapiramidais (especialmente em doses altas), ansiedade, fadiga, depressão, confusão, convulsões, bradicardia, neutropenia, agranulocitose, broncoespasmo, febre, secreção de prolactina

Nome	Apresentação	Indicação/classificação	Dosagem	Observação
Metolazona (Mykrox®)	Comprimido 2,5/5/10mg Não disponível no Brasil	Diurético tiazídico, edema resistente à furosemida	Edema: 0,2-0,4mg/kg/dia, 2-4 doses, VO (combinado com furosemida)	Contraindicada em pacientes anúricos ou em coma hepático. Cautela em nefropatas e hepatopatas
Metoprolol (Seloken®, Lopressor®)	Comprimido: 100 e 200mg Seringa com 5mg	Bloqueador adrenérgico	Inicial: 1-2mg/kg/dia, VO, de 12/12h Aumentar até efeito desejado (máximo 10mg/kg/dia)	Contraindicação: insuficiência cardíaca e asma
Metronidazol (Flagyl®)	Comprimido: 250 e 400mg Suspensão: 40mg/ml Frasco-ampola: 100ml/500mg	Antimicrobiano eficaz contra anaeróbios, tricomoníase, giardíase e amebíase	Amebíase: 35-50mg/kg/dia, VO, de 8/8h, por 10 dias Giardíase: 15mg/kg/dia, VO, de 8/8h, durante 10 dias Tricomoníase: 15mg/kg/dia, VO, de 8/8h, durante 7 dias Anaeróbios: 15mg/kg, IV, ataque 7,5mg/kg/dose, IV ou VO, de 6/6h (máximo 4g/dia)	Eventos adversos: convulsões, leucopenia transitória, neutropenia, candidíase (glossite), febre, náuseas, boca seca Cautela em pacientes com doenças do SNC, discrasias sanguíneas, nefropatias ou hepatopatias
Mexiletina (Mexitil®)	Cápsula de 100 e 200mg	Antiarrítmico classe Ib, bloqueador do canal de sódio	3-5mg/kg/dose, VO, de 8/8h	Eventos adversos: distúrbios gastrintestinais, tontura, cefaleia, visão borrada, rash
Micofenolato mofetil (Cellcept®)	Comprimido de 500mg	Imunossupressor	600mg/m²/dose, VO, 2x ao dia	Dose-dependente do protocolo de transplante Eventos adversos (mais comuns): cefaleia, hipertensão, diarreia, vômitos, supressão medular, anemia, febre, infecções oportunistas e sepse Aumenta risco de linfoma ou outros tumores

Fármaco	Apresentação	Classe	Posologia	Observações
Midazolam (Dormire®, Dormium®, Dormonid®, Sedazol®)	Frasco: 120ml (2mg/ml) Comprimido: 7,5 e 15mg Ampola: 5, 15 e 50mg	Benzodiazepínico, sedativo, pré-anestésico	6 meses-5 anos: 0,05-0,1mg/kg/dose (2-3 min). Máximo 6mg 6-12 anos: 0,025-0,05mg/kg/dose. Máximo 10mg Sedação para ventilação mecânica Intermitente: 0,05-0,15mg/kg/dose, a cada 1-2h Infusão contínua: 1-2mcg/kg/min	Eventos adversos: depressão respiratória, hipotensão e bradicardia Contraindicado em pacientes com glaucoma e choque Atenção com o uso concomitante de cimetidina, eritromicina, itraconazol, cetoconazol e inibidores da protease
Milrinona (Primacor®)	Ampola: 1mg/ml	Inotrópico, inibidor da fosfodiesterase, insuficiência cardíaca e choque cardiogênico	Crianças (dados limitados) Dose de ataque: 50mcg/kg, IV, bolo em 10min Contínuo: 0,5-1mcg/kg/min	Contraindicação: estenose aórtica grave, estenose pulmonar grave, infarto agudo do miocárdio Eventos adversos: cefaleia, arritmias, hipotensão, hipopotassemia, náuseas, vômitos, anorexia, dor abdominal, hepatotoxicidade e trombocitopenia Efeitos hemodinâmicos podem durar cerca de 3-5h após a retirada da droga Corrigir dose na insuficiência renal
Minociclina (Minomax®)	Comprimido: 100mg	Antimicrobiano	8-12 anos Inicial: 4mg/kg/dose, VO, 1x Manutenção: 4mg/kg/dia, VO, de 12/12h	Sintomas vestibulares em 30-90% Efetiva na distrofia da epidermólise bolhosa Não administrar com leite
Minoxidil (Loniten®)	Comprimido de 10mg	Hipotensor, vasodilatação arteriolar	< 12 anos: 0,2mg/kg/dia, VO > 12 anos: 5mg/dia (aumento a cada 2 dias, até máximo de 100mg)	Eventos adversos: retenção hídrica, derrame pericárdico, hipertricose
Mitomicina C (Mitocin®)	Frasco-ampola: 5mg	Quimioterápico, sarcoma, câncer de pulmão	10-20mg/m^2, durante 6-8 semanas	Eventos adversos: mielotoxicidade, pancitopenia, aplasia medular, náuseas, vômitos e estomatite

Nome	Apresentação	Indicação/classificação	Dosagem	Observação
Mivacúrio (Mivacron®)	Ampola: 2mg/ml (10ml)	Bloqueador neuromuscular não despolarizante, ação curta	0,2mg/kg, IV, push Contínuo: 5-31mcg/kg/min	Início de ação em 2min Cautela em cardiopatas, distúrbios eletrolíticos e pacientes com redução da colinesterase plasmática (efeito prolongado) Liberação histamínica
Montelucaste (Singulair®)	Comprimido de 4, 5 e 10mg Sachês: 4mg	Antiasmático, antagonista do receptor de leucotrieno	6 meses-5 anos: 4mg, VO, 1x ao dia 6-14 anos: 5mg, VO, 1x ao dia > 15 anos: 10mg, VO, 1x ao dia	Eventos adversos: cefaleia, dor abdominal, dispepsia, fadiga, tosse, elevação de enzimas hepáticas Menos frequentes: diarreia, laringite, faringite, otite, sinusite, náuseas e infecções virais Fenobarbital e RMP aumentam o clearance da droga
Morfina (Dimorf®)	Comprimido de 10 e 30mg Solução oral: 10mg/ml (26 gotas) Solução Injetável: 0,2mg/ml Cápsula de 30mg Ampola: 2mg/ml e 10mg/ml	Opioide, analgésico	0,1-0,2mg/kg/dose, SC, IM, IV, VO, a cada 4h Máximo: 15mg/dose	Eventos adversos: dependência, depressão respiratória e do SNC, náuseas, vômitos, constipação e retenção urinária, hipotensão, bradicardia, aumento de PIC, miose, espasmo do trato biliar Naloxona pode ser usada para a reversão de efeito
Mupirocina (Bactroban®)	1g creme a 2%/20mg mupirocin	Impetigo, antibiótico tópico	Aplicação local, 3x ao dia, durante 5 dias	Eventos adversos: espirros, rash, dermatite de contato
Muromonal CD3/Muromonab-CD3 (Orthoclone OKT-3®)	Ampola: 5mg/5ml	Rejeição aguda de órgão transplantado	Indução: 0,5-5mg/dia, IV, durante 10-14 dias	–

Nafazolina (Claroft®, Narix®)	Solução oftálmica Solução nasal: 1:1.000	Descongestionante nasal	1 gota da solução em cada narina, de 3/3h Máximo: 4 aplicações/dia	Eventos adversos (principalmente hiperdosagem): palidez, transpiração intensa, pupilas dilatadas, elevação da pressão arterial, hiperemia reativa, náuseas e cefaleia
Nafcilina	Comprimido: 500mg Cápsula: 250mg Sol oral: 250mg/5ml Injeção: 0,5/1/2/4 e 10g (algumas apresentações não disponíveis no Brasil)	Antibiótico, penicilina betalactamase resistente	VO: 50-100mg/kg/dia, de 6/6h IM: 100-200mg/kg/dia, de 12/12h IV: 100-200mg/kg/dia, de 6/6h	Evitar utilização em pacientes ictéricos Eventos adversos: febre, rash, aumento do TGO, flebite Pouco absorvida por via VO
Naloxona (Narcan®)	Ampola: 1ml/0,4mg Neonatal: 1ml/0,02mg	Depressão respiratória induzida por opiáceos	0,01mg/kg, IV. Dose subsequente 0,1mg/kg. Repetir a cada 3-5min Infusão contínua: 0,024-0,16mg/kg/h	Pode ser usada por via IM ou SC Cautela em cardiopatas Reversão abrupta da depressão narcótica Causa náuseas, vômitos, taquicardia, hipertensão e tremor
Naproxeno (Naprosyn®, sFlanax®)	Comprimido: 275 e 550mg Suspensão: 25mg/ml	Analgésico, anti-inflamatório, antipirético	10mg/kg/dia, VO, de 12/12h	Somente para > 1 ano Eventos adversos: náuseas, vômitos, desconforto abdominal, cefaleia, rash
Nelfinavir (Viracept®)	Frasco com 144g de pó para solução oral Comprimido: 250mg	Antirretroviral	2-13 anos: 25-30mg/kg/dose, 3x ao dia	Pode misturar com alimentos Eventos adversos: geralmente leves, diarreia, neutropenia, linfocitose, aumento de transaminases, rash, flatulência, náuseas, dor abdominal e fraqueza

Nome	Apresentação	Indicação/classificação	Dosagem	Observação
Neomicina	Comprimido: 500mg Solução: 125mg/5ml Creme e pomada: 0,5% (algumas apresentações não disponíveis no Brasil)	Antibiótico, aminoglicosídeo	50-100mg/kg/dia, a cada 6-8h, VO, durante 5-6 dias Máximo: 12g/dia	Contraindicada em obstrução intestinal Nefrotóxica e ototóxica Eventos adversos: prurido, edema, colite, candidíase e redução da cicatrização (tópico)
Neostigmina (Prostigmine®)	Ampola: 1ml/0,5mg	Agente colinesterásico	Dependente da indicação Intoxicação atropínica: 0,1mg/kg/dose, IV	Titular dose para evitar efeito colinérgico excessivo Cautela em asmáticos Eventos adversos: crise colinérgica, broncoespasmo, salivação, náuseas, vômitos, diarreia, miose, lacrimejamento, bradicardia, hipotensão, fadiga, confusão, depressão respiratória, convulsões Antídoto: atropina 0,01-0,04mg/kg/dose
Nifedipina (Adalat®)	Cápsula de 10mg Oros: cápsula 20, 30, 60mg Retard: comprimido 10 e 20mg	Bloqueador de canal de cálcio, vasodilatador	Hipertensão: 0,25-0,5mg/kg/dose, VO, ou SL, a cada 6-8h Cardiopatia hipertrófica: 0,5-0,9mg/kg/dia, VO, a cada 6-8h Máximo: 180mg/dia	Cautela em pacientes com insuficiência cardíaca e estenose aórtica Eventos adversos: hipotensão grave, edema periférico, cefaleia, náuseas, taquicardia, palpitações, síncope Urina de cor marrom-alaranjada
Nimorazol (Naxogin®)	Comprimido 500mg Xarope: 25mg/ml	Giardíase	< 10 anos: 5ml, VO, 3x ao dia, durante 2 dias > 10 anos: 10ml, VO, 3x ao dia, durante 2 dias	Eventos adversos: náuseas, pirose, vômitos

TABELAS E BULÁRIO

Nistatina (Micostatin®)	Drágea 500.000UI Suspensão: 100.000UI/ml Creme 4g = 100.000UI	Antifúngico	1-2.000.000UI/dia, VO, de 6/6h	Eventos adversos: diarreia e efeitos gastrintestinais Não é absorvido por via VO
Nitrazepam (Sonotrat®, Sonebom®)	Comprimido de 5 e 10mg	Anticonvulsivante	0,5-2mg/kg/dia, VO, de 8/8h	Eventos adversos: sonolência
Niroglicerina (Nitroglin®)	Solução injetável (0,5/0,8/5mg/ml)	Vasodilatador	Início: 0,25mcg/kg/min, IV Infusão contínua: aumentar até 5mcg/kg/min SL: 0,2-0,6mg, a cada 5min, até o máximo de 3 doses em 15min	Eventos adversos: cefaleia, meta-hemoglobinemia, alterações do TGI, visão turva Cautela em pacientes com insuficiência renal, aumento da pressão intracraniana e falência hepática
Nitrofurantoína (Hantina®)	Comprimido de 50 e 100mg Suspensão: 25mg/ml	Antibiótico	5-7mg/kg/dia, VO, de 6/6h Máximo: 400mg/dia Profilaxia ITU: 1- 2mg/kg, 1x ao dia	Eventos adversos: reações de hipersensibilidade, hemólise em portadores de insuficiência de G6PD Contraindicação: insuficiência renal grave e RN
Nitroprussiato de sódio (Nipride®)	Frasco-ampola: 2ml/50mg	Vasodilatador arteriolar e venoso, emrgência hipertensiva, hipertensão pulmonar	0,5-10mcg/kg/min (dose média 3mcg/kg/min)	Monitorização rigorosa da PA Eventos adversos: hipotensão grave (dose-dependente), acidose metabólica e sintomas de SNC Após 48h de uso, deve-se monitorar o nível sérico de tiocianato (< 12mg/l) Antídoto: tiossulfato de sódio

Nome	Apresentação	Indicação/classificação	Dosagem	Observação
Norepinefrina (Levophed®)	Ampola: 4ml/4mg	Vasopressor, choque	0,05-1mcg/kg/min, IV, infusão contínua	Início de ação rápida (1-2min) Contraindicação: trombose mesentérica ou vascular periférica, hipóxia profunda, hipercapnia ou hipotensão por hipovolemia ou durante anestesia com halotano Eventos adversos: ansiedade, bradicardia, hipertensão grave, arritmias, crise asmática, anafilaxia
Norfloxacino (Floxacin®, Floxinol®, Norfin®)	Comprimido: 400mg	Antibiótico, quinolona	400mg, VO, de 12/12h	Contraindicação: < 12 anos Eventos adversos: cefaleia, insônia, náuseas, aumento de enzimas hepáticas, leucopenia, eosinofilia, *rash*, fadiga, cristalúria Pode aumentar NS de teofilina
Nortriptilina (Pamelor®)	Cápsulas de 10, 25, 50 e 75mg Solução: 1ml/2mg	Antidepressivo	Adolescentes: 30-50mg/dia 6-12 anos: 10-20mg/dia, VO, em 2 doses	Cautela em pacientes com retenção urinária, convulsões, glaucoma, tendência suicidas, doenças cardíacas ou hepáticas ou hipertireoidismo Eventos adversos: convulsões, bloqueio cardíaco, infarto, agranulociose, trombocitopenia
Octreotida (Sandostatin®)	Ampola: 0,05/0,1 e 0,5mg LAR – Ampola: 10, 20 e 30mg	Análogo da somatostatina, hemorragia digestiva, agente antissecretório	Diarreia IV ou SC: 1-10mcg/kg/dia, a cada 12-24h Dose pode ser aumentada no nível recomendado de 0,3mcg/kg/dose a cada 3 dias Dose máxima: 1.500mcg/dia Várias outras indicações não rotuladas. Exemplo: HDA: 25mcg/hora, IV contínuo, 5 dias (0,3-1mcg/kg/h)	Eventos adversos: bradicardia, anorexia, náuseas, vômitos, dor abdominal, edema abdominal, flatulência

TABELAS E BULÁRIO

Ofloxacino (Floxina®, Ofloxacin®)	Comprimido: 200mg	Antibiótico, quinolona	200mg, VO, 1-2x ao dia	Ver norfloxacino Outros efeitos colaterais: artralgia, síndrome de Stevens-Johnson e hematúria
OKT	Ver Muromomal CD3.			
Omeprazol (Losec®, Victrix®)	Cápsula de 10 e 20mg Frasco-ampola: 40mg	Inibidor da acidez gástrica, úlcera péptica	Início: 0,6-0,7mg/kg/dose, VO, 1x ao dia. Aumentar para 2x ao dia se necessário Dose eficaz varia de 0,3-3,3mg/kg/dia	Eventos adversos: cefaleia, diarreia, náuseas e vômitos Aumenta meia-vida do diazepam, fenitoína e warfarina
Oxacilina (Staficilin®)	Frasco-ampola: 500mg/3ml	Antibiótico	100-300mg/kg/dia, VO, IM, IV, a cada 4-6h	Reação alérgica cruzada com penicilina Eventos adversos: os mesmos das penicilinas. Causa hematúria e nefrite
Oxibutinina (Ditropan®)	Comprimido: 5mg Xarope: 5mg/5ml	Bexiga neurogênica	< 5 anos: 0,4-0,8mg/kg/dia, VO, de 6/6h ou de 12/12h > 5 anos: 10-15mg/dia, VO, de 8/8h ou de 12/12h	Eventos adversos semelhantes à atropina Contraindicação: glaucoma, obstrução gastrintestinal, megacólon, colite grave e hipovolemia
Oxifenilbutazona (Tanderil®)	Drágea de 100mg Gotas: 100mg/ml Supositório: 100 e 250mg	Anti-inflamatório, analgésico	50mg, VO, 2-3x ao dia	–
Oximetolona (Hemogenin®)	Comprimido: 50mg	Anemia aplástica, disfunção de medula óssea	1-5mg/kg/dia	Eventos adversos: hepatotoxicidade, virilização, deficiência de ferro, náuseas, cãimbra, vômitos, calafrio, fechamento prematuro de epífise em criança
Oximetazolina (Afrin®)	Pediátrico: 10ml (0,025%) Adulto: 10 (0,05%)	Descongestionante da mucosa nasal, vasoconstritor	1-2 gotas em cada narina, 3x ao dia Inalação: 10-20 gotas/5ml de SF	Contraindicação: pacientes recebendo terapia com inibidores da MAO Congestão nasal rebote no uso excessivo (> 3 dias) Eventos adversos: cefaleia, confusão, hipertensão, sensação transitória de queimação, picada, ulceração de mucosa nasal, visão turva e midríase

Nome	Apresentação	Indicação/classificação	Dosagem	Observação
Palivizumab (Synagis®)	Injeção: 100mg	Anticorpo monoclonal para VSR	Profilaxia VSR: < 2 anos com doença pulmonar crônica ou lactente prematuro (< 35 semanas) e < 12 meses de vida: 15mg/kg/dose, IM, mensalmente durante período sazonal para VSR	Cautela em pacientes com trombocitopenia ou outra alteração da coagulação. Eventos adversos: rinite, *rash*, dor local, aumento de enzimas hepáticas, faringite, tosse, chiado, diarreia, vômitos, conjuntivite e anemia
Pamoato de pirvínio (Enterocid®, Pyr-pan®)	Suspensão: 10mg/ml (40ml).	Anti-helmíntico, oxiuríase	10mg/kg, VO, 1x. Segunda dose após 15 dias	Tratar todos os membros da família. Eventos adversos raros
Pancurônio (Pavulon®)	Ampola: 2mg/2ml	Bloqueador neuromuscular não despolarizante	> 1 mês: 0,04-0,1mg/kg, IV. Repetir 0,01mg/kg, a cada 25-60min, se necessário	Contraindicado em pacientes com hipersensibilidade ao medicamento e com taquicardia preexistente. Cautela em pacientes nefropatas, pneumopatas ou hepatopatas, *miastenia gravis*. Eventos adversos: taquicardia, hipertensão, salivação, fraqueza muscular residual, apneia, *rashs* transitórios
Paracetamol	Ver Acetaminofeno			
Paraldeído	Formulação: 1g/ml	Estado epiléptico, sedativo	Sedativo: 150mg/kg/dose, VO ou VR (máximo 5ml). Convulsão: 300mg/kg/dose, VR	Eventos adversos: edema pulmonar associado à doses excessivas
Pefloxacino (Peflacin®)	Ampola: 5ml/400mg. Comprimido de 400mg	Antibiótico, quinolona	8mg/kg/dia	Utilização para maiores de 12 anos. Eventos adversos: distúrbios gastrintestinais, alergia, mialgia e trombocitopenia

TABELAS E BULÁRIO

Penicilamina (Cuprimine®)	Cápsula de 250mg	Quelante de metais pesados, intoxicação por chumbo, doença de Wilson	Intoxicação: 25-50mg/kg/dia, VO, de 6/6h, durante 5 dias (máximo 1g/dia) Doença de Wilson < 6 meses: 250mg/dose, VO, 1x ao dia 6 meses-12 anos: 250mg/dose, VO, de 6/6h (máximo 2g/dia)	Eventos adversos: catarata, febre, *rash*, náuseas, vômitos, síndrome lúpus-*like*, leucopenia, leucocitose, eosinofilia, trombocitopenia e neurite óptica Pode reduzir nível sérico de digoxina
Penicilina G aquosa (Penicilina G potássica cristalina)	Frasco-ampola: 10.000.000UI, 20.000.000UI, 500.000UI e 5.000.000UI	Antibiótico	25.000-500.000UI/kg/dia, IM ou IV, a cada 4-6h	Eventos adversos: anafilaxia, *rash*, doença do soro, convulsões, leucopenia, agranulocitose, trombocitopenia Nível sérico, IV, 23 vezes maior quando comparado com IM
Penicilina G benzatina (Benzetacil®)	Frasco-ampola: 300.000, 600.000, 1.200.000 e 2.400.000UI	Antibiótico	Lactentes e pré-escolares: 300.000-600.000UI, IM, dose única Escolares/adolescentes: 900.000UI, IM, dose única	Nível sérico prolonga-se por 3-4 semanas Ver penicilina G
Penicilina G procaína (Wycillin®)	Frasco-ampola: 100.000 e 300.000UI	Antibiótico	100.000-600.000UI/dia, IM, de 12/12h	Ver penicilina G
Penicilina V (Pencilin V®)	Comprimido 500.000UI Frasco: 400.000UI/5ml	Antibiótico	25.000-50.000UI, VO, de 6/6h Profilaxia febre reumática: 250mg (400.000UI/dia), VO, de 12/12h	Dar 1 hora antes ou 2h após as refeições
Pentamidina (Pentacarinat®)	Frasco-ampola: 300mg	Tratamento de infecção por *P. carinii*, antibiótico, antiprotozoário	4mg/kg/dia, IM ou IV, 1x ao dia, durante 14-21 dias Dose máxima: 300mg	Eventos adversos: hipoglicemia, hiperglicemia, hipotensão, náuseas, vômitos, febre, hepatotoxicidade, pancreatite, anemia, megaloblástica, hipocalcemia, nefrotoxicidade e granulocitopenia Infundir IV, em 1 hora para evitar hipotensão
Pentastarch (solução a 10%)		Coadjuvante à leucoferese, expansor na reanimação	10ml/kg/dose	–

Nome	Apresentação	Indicação/classificação	Dosagem	Observação
Pentobarbital	Cápsula: 50 e 100mg Supositório: 30, 60, 120 e 200mg Injeção: 50mg/ml (não disponíveis no Brasil)	Sedativo barbitúrico	Mal convulsivo: 10-20mg/kg/dose, IV, 1x Manutenção: 5-10mg/kg/dose, a cada 20min Máximo: 40mg/kg Contínuo: 1-3mg/kg/h Outras indicações: 2-8mg/kg/dia, IV, VO, a cada 12-24h	Contraindicação: falência hepática, insuficiência cardíaca e hipotensão Adjunto no tratamento da hipertensão intracraniana Eventos adversos: hipotensão, arritmia, hipotermia, depressão respiratória e dependência
Pentoxifilina (Trental®)	Comprimido de 400, 600mg Ampola: 5ml/100mg	Antiagregante plaquetário	400mg, VO, 2-3x ao dia Dose pediátrica não definida	Eventos adversos: *flush* e distúrbios gastrintestinais
Periciazina (Neuleptil®)	Comprimido de 10mg Solução oral: 4% Gotas: 20ml com solução 1%.	Distúrbios do caráter e do comportamento	2 gotas, 1x ao dia, VO Aumentar até efeito desejado	–
Picamicina	Solução injetável: 2,5mg.	Hipercalcemia com malignidade	25mcg/kg/dose, diluído em SG a 5%, em 4-8h, IV, 1x ao dia por 4-8 dias Repetir com intervalo de 1 semana se necessário	Eventos adversos: depressão medular, diátese hemorrágica, celulite, náuseas, vômitos e hipocalcemia Contraindicação: sangramento e supressão medular
Pindolol (Visken®)	Comprimido de 5 e 10mg	Bloqueador beta-adrenérgico	5mg, VO, de 12/12h	Contraindicação: asma, bradicardia, bloqueio AV, DPOC e choque cardiogênico Eventos adversos: broncoespasmo, bradicardia, insuficiência cardíaca, insônia, fadiga, náuseas

TABELAS E BULÁRIO

Piperacilina/ piperacilina + tazobactama (Tazocin®, Tazoxil®)	Frasco-ampola: com 2g de piperacilina + 250mg de tazobactam Frasco-ampola: com 4 g de piperacilina + 500mg de tazobactam	Antibiótico	Doses referentes ao componente piperacilina < 6 meses: 150-300mg/kg/dia, IV, a cada 6-8h > 6 meses e crianças: 300-400mg/kg/dia, IV, a cada 6-8h	Penetração liquórica ocorre somente em meninge inflamada Eventos adversos: convulsões, mioclônus e febre
Piperazina (Vermilen®, Veroverm®)	Xarope: 60ml (130mg/ml) Suspensão: 100mg/ml	Anti-helmíntico, suboclusão por áscaris	*Enterobius*: 65mg/kg/dia, VO, 1x ao dia, durante 7 dias Áscaris: 75mg/kg/dia, VO, 1x ao dia, durante 2 dias	Eventos adversos: raros com desconforto abdominal, efeitos neurológicos transitórios e reações urticariformes
Piracetam (Nootropil®, Nootron®)	Comprimido: 400 e 800mg Ampola: 5ml (200mg/ml) Solução pediátrica: 60mg/ml	Ativador do metabolismo cerebral	100mg/kg/dia, IV ou VO, de 6/6h	Eventos adversos: agitação psicomotora
Pirazinamida (Pirazinon®)	Comprimido: 500mg Suspensão: 150ml (30mg/ml)	Antibiótico, tuberculose	35mg/kg/dia, VO, a cada 12-24h (máximo 2g)	Eventos adversos: toxicidade hepática, dores articulares por acúmulo de ácido úrico, *rash* e alterações gástricas
Pirimetamina (Daraprim®)	Comprimido de 25mg	Antiparasitário, antibiótico, malária, tuberculose	Malária: 0,3mg/kg, VO, de 8/8h, durante 3 dias Toxoplasmose: 2mg/kg/dia, VO, a cada 12-24h, durante 2-3 dias (máximo 100mg/dia). Depois manter 1mg/kg/dia durante 4 semanas (máximo 25mg/dia)	Eventos adversos: anemia macrocítica por deficiência de folato, discrasias sanguíneas, glossite, leucopenia, *rash*, convulsões Iniciar leucovorina para evitar complicações hematológicas

Nome	Apresentação	Indicação/classificação	Dosagem	Observação
Piroxicam (Feldene®)	Gel a 5% Cápsula, comprimido e supositório de 20mg Injeção: 40mg/2ml	Anti-inflamatório, analgésico, antipirético	0,45mg/kg/dia, VO, de 12/12h (máximo 20mg)	Eventos adversos sérios: anafilaxia, sangramento digestivo, dispepsia, insuficiência renal, broncoespasmo, trombocitopenia, síndrome de Stevens-Johnson, nefrite intersticial, hepatotoxicidade, agranulocitose
Polimixina B (Bedfordpoly B®)	Frasco-ampola: 500.000UI Tópico em associação: várias formulações	Antibiótico	1,5-2,5mg/kg/dia, IM ou IV, a cada 8 a 12h	1mg = 10.000UI Excreção renal Eventos adversos: febre, rash, dor local, tontura, parestesia, arreflexia, convulsão, coma, bloqueio neuromuscular, nefrotoxicidade
Pralidoxima (Contrathion®)	Frasco de 200mg	Antídoto na intoxicação por organofosforados, reativador da colinesterase	Usar com atropina 20-50mg/kg/dose, 1x, IM, IV, SC. Pode repetir em 1-2h	Para infusão IV, diluir 50mg/ml ou menos e infundir em 15-30min Não exceder 200mg/min Eventos adversos: rigidez muscular, laringoespasmo e taquicardia
Prazosina (Minipress®)	Cápsula de 1, 2 e 4mg	Vasodilatador arterial e venoso, agente bloqueador adrenérgico (alfa-1)	Inicial: 5mcg/kg, VO, dose teste Manutenção: 25-150mcg/kg/dia, de 6/6h Máximo: 15mg/dia ou 0,4mg/kg/dia	Eventos adversos: síncope, taquicardia, hipotensão, náuseas, cefaleia, fadiga, efeitos anticolinérgicos
Prednisolona (Prednisolon®, Predsim®, Prelone®)	Suspensão oftálmica Comprimidos de 5 e 20mg Solução oral de 100ml (6,7mg/5ml) Solução 3mg/ml (frasco com 60 e 100ml)	Glicocorticoide	Ver metilprednisolona, ver prednisona	Ver metilprednisolona, ver prednisona

Prednisona (Corticorten®, Meticorten®, Prednison®, Predson®)	Comprimido de 5 e 20mg	Glicocorticoide	Dose fisiológica: 4-5mg/m²/dia, VO, de 12/12h (20% da dose de cortisona) Dose-dependente da indicação: 0,5-2mg/kg/dia, VO, a cada 6-12h	Eventos adversos comuns aos outros glicocorticoides Ver hidrocortisona Preferir metilprednisolona em hepatopatas, pois a prednisona é convertida em metilprednisolona no fígado
Primidona (Mysoline®, Primidon®)	Comprimido de 100 e 250mg	Antiepiléptico	< 8 anos (dia 1- 3): 50mg, VO, 1x ao dia > 8 anos: 100-125mg, VO, 1x ao dia < 8 anos (dia 4-6): 50mg, VO, 2x ao dia > 8 anos: 100-125mg, VO, 2x ao dia < 8 anos (dia 7-9): 100mg, VO, 2x ao dia > 8 anos: 100-125mg, VO, 3x ao dia Depois: 125-250mg, VO, 3x ao dia; 10-25mg/kg/dia, a cada 6-8h Máximo: 2g/dia	Cautela em nefropatas, hepatopatas e insuficiência respiratória Metabolizada em fenobarbital Eventos adversos e contraindicações: ver fenobarbital Eventos adversos adicionais: vertigem, náuseas, leucopenia, linfoma, diplopia, nistagmo, síndrome lúpus-*like* Nível sérico: 5-12mg/l (monitorar também NS fenobarbital: 15-40mg/l)
Procainamida (Procamide®)	Comprimido de 300mg Ampola: 5ml/500mg	Antiarrítmico, classe Ia	IM: 20-30mg/kg/dia, a cada 4-6h Dose máxima: 4g/dia (pico de efeito em 1 hora) IV Dose de ataque: 2-6mg/kg/dose em 5min (máximo 100mg/dose). Repetir dose até máximo de 15mg/kg. Não exceder 500mg em 30min Manutenção: 20-80mcg/kg/min. Máximo: 2g/dia VO: 15-50mg/kg/dia, a cada 3-6h. Máximo: 4g/dia	Contraindicação: *miastenia gravis*, bloqueio AV total, *torsade de pointes* Eventos adversos: síndrome lúpus-*like*, Coombs +, trombocitopenia, arritmias, alterações do TGI, confusão
Prometazina (Fenergan®)	Comprimido: 25mg Ampola: 2ml/50mg Xarope: 120ml	Anti-histamínico, antiemético	Anti-histamínico: 0,1mg/kg/dose, a cada 6h, VO Vômitos: 0,25-1mg/kg/dose, a cada 4-6h, VO, IM, IV, VR	Toxicidade semelhante a outros fenotiazídicos (ver clorpromazina) Pode causar sedação profunda, visão turva e distonias

Nome	Apresentação	Indicação/classificação	Dosagem	Observação
Propafenona (Ritmonorm®)	Comprimido: 300mg Ampola: 20ml/70mg	Antiarrítmico	150mg, VO, 8/8h Dose pediátrica não estabelecida	Eventos adversos: arritmias, assistolia, *torsade de pointes*, QT prolongado, agranulocitose
Propofol (Diprivan®)	Frasco-ampola: 1% (20, 50 e 100ml) com 10mg/ml Frasco-ampola: 2% (50ml) com 20mg/ml	Anestésico, sedativo	Indução anestésica: > 3 anos: 2,5-3,5mg/kg, IV, em 20-30 s Manutenção: 2 meses-16 anos: 125-300mcg/kg/min, IV Sedação procedimento: 1mg/kg, IV, 1x; depois 0,5mg/kg, se necessário. Máximo: 40mg inicial e 20mg nas doses subsequentes	Contraindicação: hipersensibilidade à droga ou componentes da emulsão lipídica Atenção com o metabolismo lipídico Cautela em pacientes com NPP Eventos adversos: hipotensão, depressão miocárdica, queda do débito cardíaco, bradicardia, apneia, dor local, flebite, hiperlipidemia, acidose metabólica Evitar uso em pacientes com aumento da PIC Cautela em pacientes menores que 3 anos e como sedação em UTI
Propranolol (Inderal®)	Comprimido de 10, 40 e 80mg	Betabloqueador	Hipertensão Inicial: 0,5-1mg/kg/dia, VO, em 2-4 doses. Manutenção: 2-4mg/kg/dia. Máximo: 16mg/kg/dia	Contraindicação: asma, bradicardia sinusal e bloqueio AV, choque cardiogênico Cautela em nefropatas e hepatopatas, diabéticos e pacientes recebendo outros anti-hipertensivos Eventos adversos: fatiga, letargia, bradicardia, insuficiência cardíaca, sintomas do TGI, agranulocitose, broncoespasmo, *rash*, febre
Protamina (Protamina 1000®)	Ampola: com 5ml (a cada 1ml inativa 1.000UI de heparina)	Antídoto, heparina	IV: 1mg protamina inativa 115UI de heparina (porcina) ou 90UI de heparina (derivada pulmão) Dose máxima: 50mg	Taxa de infusão máxima: 5mg/min Eventos adversos: hipotensão, bradicardia, dispneia e anafilaxia

TABELAS E BULÁRIO

Quinidina (Quincardine®)	Comprimido de 200mg Injeção 80mg/ml (não disponível no Brasil)	Antiarrítmico, classe Ia	Dose-teste: 2mg/kg, IM, VO (máximo 200mg/dose) Terapêutico IV (não recomendado): 2-10mg/kg/dose, a cada 3-6h VO: 15-60mg/kg/dia, a cada 6/6h	Dose-teste devido a reação idiossincrática à quinidina Toxicidade: QRS > 0,02s Eventos adversos: sintomas do TGI, hipotensão, *rash*, bloqueio cardíaco, discrasias sanguíneas Nível sérico: 3-7mg/l
Ranitidina (Antagon®, Antak®, Zylium®, Ulcoren®)	Comprimido efervecente 150 e 300mg Comprimido de 150 e 300mg Ampola: 2ml/50mg Xarope: 150mg/ml (120ml)	Antiácido	VO: 2-4mg/kg/dia, a cada 12/12h IV: 1-2mg/kg/dia, a cada 6-8h	Eventos adversos: cefaleia, distúrbios do TGI, fadiga, insônia, sedação, artralgia, hepatotoxicidade
Remifentanil (Ultiva®)	Frasco-ampola: 1, 2 e 5mg	Analgésico, opioide	0,05-1,3mcg/kg/min, IV, infusão contínua	Ver fentanil
Resina troca-cátions (Kayexalate®, Sorcal®)	Envelope de 30g (Sorcal)	Hiperpotassemia	0,5-1g/kg/dose, a cada 4-6h, VO, ou VR	O sulfato de poliestireno de sódio acumula potássio no tubo intestinal liberando sódio (1g/kg reduz o K⁺ em 1mEq/kg)
Ribavirina (Virazole®, Viramid®)	Cápsula de 250mg Frasco-ampola: 100ml/6g	Antiviral, VSR, *Influenzae* sp.	INAL: 1,1g/dia, aerossol, 12-18h/dia por 3-7 dias (diluir 20mg/ml) IV: 2g, dose de ataque, após 1g de 6/6h por 4 dias, mais 0,5g, de 8/8h, por 6 dias	Eventos adversos: piora do desconforto respiratório, *rash*, conjuntivite, broncoespasmo, hipotensão, anemia e parada cardíaca

Nome	Apresentação	Indicação/classificação	Dosagem	Observação
Rifampicina (Rifaldin®)	Cápsula de 300mg Frasco com 100ml (100mg/5ml) Gotas 5ml (150mg/ml)	Antibiótico, tuberculose	10-20mg/kg/dia, VO, de 6/6h (para tuberculose a dose é dada 1x ao dia) Profilaxia meningococo RN: 10mg/kg/dia, VO, de 12/12h, durante 2 dias > 1 mês: 20mg/kg/dia, VO, de 12/12h, durante 2 dias Profilaxia *H. Influenzae* > 1 mês: 20mg/kg/dia, VO, de 12/12h, durante 4 dias (máximo 600mg/dia)	Cautela em pacientes com insuficiência hepática Eventos adversos: náuseas, epigastralgia, elevação de enzimas hepáticas, plaquetopenia, cefaleia, reações alérgicas, confusão, febre, discrasias sanguíneas Coloração avermelhada em secreções
Rimantadina	Comprimido de 100mg	Tratamento de *Influenzae* tipo A	5mg/kg/dia, VO, a cada 6-12h. Máximo 150mg/dia 100mg, VO, 2x ao dia durante 7 dias (início dos sintomas)	Eventos adversos: cefaleia, insônia, náuseas
Ritonavir (Kaletra®)	Cápsula 100mg	Antiviral, inibidor da protease	Início: 250mg/m²/dose, VO, de 12/12h Aumentar a cada 2-3 dias com 50mg/m²/dose, de 12/12h Máximo: 600mg/dose	Cautela em insuficiência hepática Eventos adversos: náuseas, vômitos, diarreia, cefaleia, dor abdominal e anorexia
Rocurônio (Esmeron®)	Injeção: 10mg/ml	Bloqueador neuromuscular não despolarizante de ação curta, SRI	IV: 0,6-1,2mg/kg/dose, 1x, repetir 0,1-0,2mg/kg a cada 20-30min se necessário Contínuo: 10-12mcg/kg/min	Eventos adversos: hipertensão, arritmia, taquicardia, broncoespasmo, vômitos, *rash*, soluços, edema e dor no local da injeção Pico de ação em 0,5-1min. Duração 30-40min
Salmeterol (Serevent®)	Aerossol/*spray*: 21mcg/*puff* Diskus 50mcg/inalação	β₂-agonista (longa duração)	1-2 *puffs* (21-42mcg) de 12/12h	Não deve ser usado para crise asmática Início de ação em 10-20min. Pico 3h Eventos adversos: ver albuterol

TABELAS E BULÁRIO

Saquinavir (Fortovase®)	Cápsula: 200mg	Inibidor da protease, antiviral HIV	VO: 50mg/kg/dose, 3x ao dia (dose investigacional de ACTG 397) Máximo: 600mg/dose	Eventos adversos: diarreia, náuseas e cefaleia
Somatostatina (Stilamin®)	Ampola: 3mg/1ml	Hemorragia digestiva, hipoglicemia	HAD Bolo: 3,5mcg/kg Manutenção: 3,5mcg/kg/h, IV, infusão contínua Doses até 10mcg/kg/min são descritas Máximo: 250-500mcg/h	Eventos adversos: raros, hiperglicemia, hipotensão, bradicardia, náuseas, vômitos e dor abdominal
Succinilcolina (Quelicin®)	Frasco-ampola: 100mg/5ml e 500mg/10ml	Bloqueador neuromuscular despolarizante	1-2mg/kg/dose, IV, 1x	Pré-medicar com atropina Eventos adversos: bradicardia, hipotensão, arritmias, liberação de histamina Com redução da colinesterase plasmática ocorre prolongamento da ação Pode causar hipertermia maligna
Sucralfato (Sucrafilm®)	Comprimido de 1g Flaconete de 10ml/2g (200mg/ml)	Úlcera péptica, esofagite	40-80mg/kg, VO, de 6/6h Máximo: 1g/dose	Eventos adversos: vertigem, constipação e tontura
Sulbactam	Ver ampicilina + sulbactam			
Sulfadiazina de prata (Dermacerium®)	Bisnagas com 5, 10, 15 e 30g	Antibiótico tópico, queimados	Aplicar creme, 3x ao dia	Evento adverso: neutropenia
Sulfadiazina (Neosulfazina®)	Comprimido de 500mg	Antibiótico	> 2 meses: 75mg/kg, VO, 1x, seguido de 150mg/kg/dia, VO, de 6/6h Toxoplasmose congênita (com pirimetamina e ácido fólico): 100mg/kg/dia, VO, de 12/12h durante 1 ano	Contraindicação: porfiria Eventos adversos: cristalúria, febre, *rash*, hepatite, vasculite, síndrome *lúpus-like*, supressão medular e hemólise em paciente com insuficiência de G6PD

Nome	Apresentação	Indicação/classificação	Dosagem	Observação
Sulfametoxazol + trimetoprima (Bactrim®)	Comprimido de 400mg (SMX) e 80mg (TMP) Comprimido F de 800mg (SMX) e 160mg (TMP) Suspensão 5ml = 200mg (SMX) e 40mg (TMP) Suspensão F 5ml = 400mg (SMX) e 80mg (TMP)	Antibiótico	Referente à SMX: 40mg/kg/dia, VO, de 12/12h *P. carinnii*: 100mg/kg/dia, IV, de 6/6h Profilaxia *P. carinnii*: 50mg/kg/dia, VO, de 12/12h Profilaxia ITU: 20mg/kg/dia, VO, 1x	Evitar em menores de 2 meses Eventos adversos: cristalúria, glossite, lesão hepática ou renal, irritação do TGI, *rash*, síndrome de Stevens-Johnson e hemólise em pacientes com G6PD
Sulfasalazina (Azulfin®, Salazoprin®)	Comprimido de 500mg	Antimicrobiano, retocolite ulcerativa	50-60mg/kg/dia, VO, a cada 6-8h	Ação deve-se ao composto 5-aminossaliclato, produto de sua decomposição no intestino Pouco absorvida por VO Eventos adversos: anemia com corpúsculos de Heinz, hemólise (G6PD), agranulocitose, náuseas, febre, artralgia e eritema
Sulfonato de poliestereno de cálcio (Sorcal®)	Ver resina troca-cátions			
Surfactante (Alveofact◊, Curosurf◊, Survanta◊)	Alveofact: Ampola: 1,2ml = 50mg Curosurf: Ampola: 1,5ml = 120mg ou 3ml = 240mg Survanta: Ampola: 4ml = 100mg ou 8ml = 200mg	Surfactante pulmonar	200mg/kg/dose, 1x intratraqueal; pode ser repetido após 12h (dose máxima total = 400mg/kg)	Efeitos colaterais: bradicardia e queda da saturação de oxigênio transitórias

TABELAS E BULÁRIO

Tacrolimus – FK 506 (Prograf®)	Cápsula de 1 e 5mg Ampola: 1ml/5mg	Imunossupressor, rejeição de órgãos	0,1mg/kg/dia, IV ou 0,15-0,2mg/kg/dia, VO, não dar antes de 6h do transplante	Eventos adversos: cefaleia, tremores, insônia, parestesia, hipertensão, edema, sintomas do TGI, alteração da função renal, anemia, leucocitose, trombocitopenia, hiper e hipopotassemia, hiperglicemia, atelectasia, derrame pleural, prurido, *rash*, febre, dor, anafilaxia
Teicoplanina (Targocid®)	Ampola: 200 e 400mg	Antibiótico	Dose de ataque: 10mg/kg/dose, por 3 doses, IV ou IM, de 12/12h Manutenção: 4-6mg/kg/dia, 1x ao dia, IV ou IM	Nível sérico: 10mcg/ml Eventos adversos: reações cutâneas, ototoxicidade, nefrotoxicidade, aumento de fosfatase alcalina e GGT
Teniposida (Vumon®)	Ampola: 50mg	Antineoplásico, linfoma, neuroblastoma	100mg/m²/dia, IV, por 2-3 dias ou 40-60mg/m², por 5 dias	Eventos adversos: náuseas, vômitos, febre, depressão medular, neuropatia periférica
Teofilina (Teofilab®, Teolong®)	Solução (200ml) 100mg/15ml Comprimido de 100, 200 e 300mg	Broncodilatador, apneia	Apneia Inicial: 5mg/kg/dose, VO Manutenção: 1-4mg/kg/dia, VO, a cada 8-12h Broncoespasmo: 0,8mg/kg/dose, VO, a cada 6-8h. Aumentar de acordo com nível sérico de teofilina	Nível terapêutico Apneia: 7-13mg/l BCE: 10-20mg/l Eventos adversos: náuseas, vômitos, anorexia, refluxo gástrico, nervosismo, taquicardia, convulsões e arritmias Contraindicação: porfiria
Terbutalina (Bricanyl®)	Comprimido de 2,5 e 5mg Xarope: 5ml/1,5mg Ampola: 0,5mg/ml Solução gotas: 10mg/ml	Broncodilatador	VO: < 12 anos: 0,05mg/kg/dose, 8/8h (máximo 5mg/dia) SC: < 12 anos: 0,005-0,01mg/kg/dose, repetido a cada 15-20min (máximo 0,4mg/dose) IV Dose de ataque 2-10mcg/kg Contínuo: 0,1-0,4 (máximo 1mcg/kg/min) INAL: 0,5-2,5mg em 2,5ml de SF a cada 4-6h	Eventos adversos: nervosismo, tremores, cefaleia, náuseas, taquicardia, arritmias e palpitações

Nome	Apresentação	Indicação/classificação	Dosagem	Observação
Terlipressina (Glypressin®)	Frasco-ampola: 1mg	Tratamento de hemorragias por varizes esofágicas	Adolescentes Bolo: 2mg, IV Repetir a cada 4h (até controle do sangramento de 24-48h) Dose pediátrica não estabelecida	Único medicamento com impacto na sobrevida, 2004 Eventos adversos: palidez, cefaleia, náuseas, vômitos, hipertensão, diarreia e bradicardia
Tiopental sódico (Thinembutal®, Thiopentax®)	Frasco-ampola: 500 e 1.000mg	Barbitúrico de ação curta, mal convulsivo, edema cerebral	Edema cerebral: 1,5-5mg/kg/dose, IV Anestesia Indução: 2-5mg/kg, IV, 1x Manutenção: 1mg/kg/h Infusão contínua/mal convulsivo: 10mcg/kg/min (até 90mcg/kg/min. Doses de 400mcg/kg/min. Já foram relatadas)	Eventos adversos: depressão respiratória, hipotensão, anafilaxia, redução do débito cardíaco Metabolismo hepático
Tiroxina sódica	Ver Levotiroxina			
Tobramicina (Tobramina®)	Ampola: 1,5ml/75mg Ampola: 3ml/150mg Solução oftálmica e creme	Antibiótico, aminoglicosídeo	6-7,5mg/kg/dia, IM ou IV, de 8/8h	Eventos adversos: oto, mielo e nefrotóxico Nível terapêutico Pico: 6-10mg/l Intervalo: < 2mg/l
Tolazolina (Priscoline®)	Ampola: 25mg/ml (4ml) Não disponível no Brasil	Bloqueador adrenérgico (alfa)	Dose de ataque: 1-2mg/kg, IV, em 10min Manutenção: 0,5-2mg/kg/h, IV	Monitorar PA Eventos adversos: hemorragias gastrintestinal e pulmonar

Tramadol (Tramal®)	Cápsula de 50mg Comprimido retard de 100mg Ampola: 2ml/100mg Supositório de 100mg Solução 100mg/ml	Analgésico	> 14 anos: 100mg, IV ou IM	Eventos adversos: sudorese, tonturas, náuseas, vômitos, sonolência
Ursodesoxicólico, ácido (Ursacol®)	Comprimido de 50, 150 e 300mg	Aumenta o poder solubilizante da bile em relação ao colesterol, impede a formação de cálculos de colesterol	7,5-10mg/kg/dia, VO, de 8/8h, durante 4-6 meses	Eventos adversos: diarreia, aumento de fosfatase alcalina, GGT e bilirrubinas
Vancomicina (Vancocina®)	Frasco 500mg/10ml	Antibiótico	40mg/kg/dia, IV, de 6/6h. Infecções graves ou SNC: 40-60mg/kg/dia, IV, de 6/6h Máximo: 2g/dia	Nível terapêutico Pico: 25-40mg/l Vale: < 10mg/l Eventos adversos: hipotensão, nefrotoxicidade, neutropenia, ototoxicidade, síndrome *red neck*, anafilaxia
Vasopressina (Pitressin®)	Ampola: 20U/ml (não disponível no Brasil)	Hormônio antidiurético, choque, *diabetes insipidus*	SC/IM: 2,5-10UI 2-4x ao dia Infusão contínua: 0,5U/kg/h (0,0005U/kg/h). Dobrar a dose a cada 30 min, até máximo de 0,01U/kg/h	Eventos adversos: tremor, sudorese, vertigem, dor abdominal, náuseas, vômitos, urticária
Vecurônio (Norcuron®)	Ampola: 4 e 10mg	Bloqueador neuromuscular não despolarizante	IV Ataque: 0,08-0,1mg/kg/dose Manutenção: 0,05-0,1mg/kg/h	Ação em 2-3min Menos efeitos cardiovasculares do que o pancurônio

Nome	Apresentação	Indicação/classificação	Dosagem	Observação
Verapamil (Dilacoron®)	Drágea de 40mg Comprimido de 80, 120 e 180mg Comprimido retard de 120 e 240mg Ampola: 2ml/5mg	Vasodilatador, antiarrítmico, hipotensor	Dose teste: 0,01mg/kg Inicial: IV, bolo, 50-70mcg/kg, em 2-3min TSV: 0,05-0,15mg/kg, a cada 15min (2x)	Contraindicação: choque, hipotensão, bloqueio AV de 2º e 3º graus Eventos adversos: arritmias, hipotensão, mal-estar gástrico e obstipação intestinal
Vimblastina (Faulblastina®)	Frasco-ampola: 10mg/10ml	Quimioterápico, Hodgkin, linfoma linfocítico, sarcoma de Kaposi	1x a cada 7 dias 1ª dose: 2,5mg/m² 2ª dose: 3,75mg/m² 3ª dose: 5mg/m² 4ª dose: 6,25mg/m² 5ª dose: 7,5mg/m²	Eventos adversos: náuseas, vômitos, obstipação, anorexia, faringite, enterocolite, parestesias, depressão mental, cefaleia, convulsão e alopecia
Vincristina (Vincristex®)	Ampola: 1mg	Leucemia, linfoma, neuroblastoma, Wilms, Ewing	2mg/m², IV, 1x por semana	Eventos adversos: alopecia, parestesias, ataxia, perda de peso, febre, ulceração oral e cefaleia
Zidovudina (Retrovir AZT®)	Cápsula de 100mg	Inibidor da transcriptase, HIV	Dependente do protocolo VO: 90-180mg/m²/dose, de 6/6h, máximo 200mg/dose	Eventos adversos: cefaleia, náuseas, insônia, miosite, mialgia, aumento de CPK, parestesias Cautela em nefropatas e hepatopatas

BIBLIOGRAFIA

Dicionário de especialidades farmacêuticas: DEF 2003/2004 — Jornal Brasileiro de Medicina. 32ª ed. Rio de Janeiro: Ed. Publicações Médicas; 2003.

Lee C, Nechyba C, Gunn VL. Drug doses. In: The harriet lane handbook. The Johns Hopkins Hospital. 16th ed. Philadelphia, Pennsylvania: Mosby; 2002. p. 571-889.

Taketomo CK, Hodding JH, Kraus DM. Pediatric dosage handbook. 10th ed. Hudson, Ohio: Lexi-Comp; 2003.

Zlochevsky ERM, Paes LSN, Imperial MCG, Rios MBS. Índices, fórmulas, tabelas, gráficos e bulário. In: Hirschheimer MR, Matsumoto T, Carvalho WB. Terapia intensiva pediátrica. 2ª ed. São Paulo: Atheneu; 1997. p. 1205-318.

Índice Remissivo

A

Abdome agudo 331, 349
- inflamatório 331
- obstrutivo 349

Acesso
- central 67
- vascular 67

Acidose metabólica
- na cetoacidose diabética 453

ACTH, hormônio adrenocorticotrófico 459

Adenite inguinal supurativa 366

Adenopatias 249
- generalizadas 251
- localizadas 250

Adrenalina 31, 79, 118, 426

Afecções urológicas 342

Alergia alimentar 76

Alopurinol 372

Amoxicilina 136, 407

Ampicilina 381

Anafilaxia 76
- critérios para diagnóstico 78
- tratamento 77

Analgesia 88
- avaliação da dor 89

Anestésicos tópicos 96

Aneurismas coronarianos 248

Anexite aguda 340

Angina de Plaut-Vincent 398

Angioedema 77, 432
- hereditário 425

Anorexia nervosa 531

Anti-histamínicos 79

Anti-inflamatórios não hormonais 96

Apendicite aguda 332
- lactentes 331
- pré-escolar e escolar 333

Arritmias cardíacas 171
- bradiarritmias 171
-- bloqueio atrioventricular 171
-- sinusal 171
- taquiarritmias 172
-- atrial 172
-- fibrilação atrial 172
-- *flutter* atrial 172
-- sinusal 172
-- supraventriculares 17
-- ventriculares 175

Artéria subclávia anômala 321

Artrites 479
- doença falciforme 481
- febre reumática 482
- hemartrose 481
- infecções virais 481
- neoplasias 480
- parasitárias 481
- reumatoide juvenil 486
- séptica 470, 480
- talassemias 481
- traumática 480

673

Asma 113
- crise 113
-- broncodilatadores 117
-- classificação 114
-- corticosteroides 117
-- escore de Wood-Downes 120, 121
-- oxigenoterapia 114
-- sulfato de magnésio 117
Aspiração de corpo estranho 547
Atelectasia 550
Atropina 40, 41, 86
Azul de metileno 86

B

Balanopostite 342
Betabloqueador 209, 210
Betalactâmicos 136
Bloqueador
- de canal de cálcio 210
- do receptor da angiotensina 209
- neuromusculares 45
Bolo de áscaris, obstrução por 355
Bordetella pertussis 413
Brida pós-cirúrgica, obstrução intestinal por 356
Brometo de ipratrópio 118
Broncodilatadores 79
Bronquiolite 123
- critérios de internação 124
- etiologia 123
- profilaxia 129
-- palivizumab 130
- tratamento 125
-- adrenalina 128
-- beta-adrenérgicos 127
-- brometo de ipratrópio 128
-- corticoides 128
-- DNase recombinante humana 128
-- fisioterapia respiratória 127
-- heliox 129
-- hidratação 126
-- oxigênio 127
-- ribavirina 128
Bronquiomalacia 319
Bulário 567

C

Candidíases 449
Capnografia 49
Carbúnculos 440
Catecolaminas 31
Cefaleia 257
- aguda 258
- aguda recorrente 258
- crônica progressiva 258
- migrânea 260
- tensional 260
- tratamento 259
Ceftriaxona 137, 234, 381, 387
Cefuroxima 407
Celulite 441
Cetamina 42, 99
Cetirizina 426
Cetoacidose diabética 453
Cetonemia 453
Choque 22, 61, 105
- cardiogênico 155
- classificação 22
- hipovolêmico 67
- séptico 22
-- falência orgânica no 25
-- fases do choque 26
-- manifestações clínicas 23
-- monitorização 24
-- tratamento 29
--- antibióticos 33
--- catecolaminas 31
--- drogas vasoativas 31
--- fluidos 30
--- oxigênio 30
Cisto 322
- broncogênico 322
- pulmonar congênito 323
Cistos ovarianos 339
Claritromicina 407
Clindamicina 407
Cloranfenicol 136
Clorpromazina 261
Codeína 97, 261, 379
Colecistite aguda 337

ÍNDICE REMISSIVO

Coma 53
- barbitúrico 282
- Glasgow 56
- não traumático 53
- pressão intracraniana 60

Compêndio de drogas 557
Compressão da medula espinhal 374
Conjuntivites 491
- alérgicas 496
- bacterianas 492
- fúngicas e parasitárias 495
- neonatal 493
- tóxicas ou químicas 497
- virais 494

Constipação intestinal 315
Contusões 465
Convulsão 262
- febril 266
- generalizada 262
- neonatal 266
- parcial 262
- tratamento 263

Coqueluche 413
Corticosteroides 559
- doses equivalentes 559

Cortisol 458
Corynebacterium diphtheriae 412
Cricotirotomia 51
Crise adrenal 458
- glicocorticoide, reposição de 461

Crupe 410

D

Deferoxamina 86
Dermatite 417
- atópica 417
- contato 420

Descongestionantes 407
Desidratação 291, 295
Desloratadina 426
Desmedetomidina 100
Desoxicorticosterona 461
Dexametasona 261, 374
Dexclorfeniramina

Diálise peritoneal 193, 301, 372
Diarreia aguda 287
- tratamento 290
-- antibioticoterapia 293
-- hidratação intravenosa 291

Diazepam 42, 98, 265
Diclofenaco 379
Difenidramina 428
Difteria 398, 412
Dipirona 96, 379
Distúrbios hidroeletrolíticos 295
Diuréticos 209
Dobutamina 31
Doença do soro 431
Doença falciforme 378
- crise dolorosa 378
- sequestro esplênico 380

Doença inflamatória pélvica 337
Dopamina 31, 80
Dores do crescimento 473
Drenagem liquórica 282
Drogas vasoativas, no choque 31
Duplo arco aórtico 321

E

Edema
- cerebral na cetoacidose diabética 455
- escrotal idiopático 364

Encefalopatia bilirrubínica 107
Endometriose 340
Enema 316
Enfisema lobar congênito 324
Enterocolite necrosante 332
Enterovírus 102
Epididimite 360
Epiglotite 411
Epstein-Barr vírus 398
Erisipela 441
Eritema infeccioso 243
Eritromicina 381
Erupção variceliforme de Kaposi 444

Escherichia coli 102
Escroto agudo 343, 358
Estado de mal epiléptico 262
Estenose hipertrófica de piloro 325, 351
Estreptococo alfa-hemolítico 412
Estreptococo de grupo B 102
Etomidato 43
Exantema 431
- súbito 242
Exantemáticas, doenças 236

F

Faringotonsilites 395
Fasceíte necrosante 441
Febre 386
- no paciente falcêmico 381
- por drogas 432
- sem sinais localizatórios 227
Fenitoína 265
Fenobarbital 265
Fenoterol 118
Fentanil 43, 97
Fexofenadina 427
Fisiostigmina 86
Fissura laringotraqueoesofágica 320
Fludrocortisona 461
Flumazenil 61, 86, 99
Fraturas 465
- antebraço 466
- fêmur 467
- imobilização, cuidados na 469
- mandibulares 519
- mão 465
- rádio distal 466
- supracondilianas do úmero 467
Furúnculos 440

G

Gamaglobulina intravenosa 247
Gengivoestomatite herpética 443
Glasgow, escala de coma de 69, 279
Glicemia capilar 61

Glucagon 86, 89
Gluconato de cálcio 308
Gravidez ectópica 338

H

Haemophilus influenzae 234, 411
Hematêmese 312
Hematoquezia 312
Hematúrias 219
Hemodiálise 193, 303, 372
Hemorragia
- digestiva 312
- intracraniana 375, 539
Henoch-Schönlein, púrpura de 365
Hérnia inguinal 327, 354, 362
- encarcerada 327, 328, 354, 362
- estrangulada 328, 362
Herniação cerebral 283
Herpes 443
- simples 444
- zóster 445
Hidratação, cetoacidose diabética 454
Hidrato de cloral 98
Hidrocele 363
Hidrocortisona 428, 460
Hidroxizina 426
Hipercalcemia 306
Hiperfosfatemia 309
Hiperglicemia 453
Hiperleucocitose 375
Hipermagnesemia 307
Hipernatremia 292, 300
Hiperpotassemia 301
Hipersensibilidade a medicamentos 430
Hipertensão 195
- emergência hipertensiva 207
- etiologia 197
- intracraniana 62, 264, 278
- investigação 205
- tratamento 207
Hiperventilação 280, 282

Hipofosfatemia 308
Hipomagnesemia 306
Hiponatremia 292, 298
Hipopotassemia 303
- cetoacidose diabética 453
Hipotensão 77
Hirschsprung, doença de 329

I

Ibuprofeno 261
Icterícia 106
- diagnóstico diferencial 108
- exsanguineotransfusão 110
- fototerapia 109
Impetigo 440
Imunoglobulina intravenosa 390
Infecção do trato urinário 179
- quadro clínico 180
- quimioprofilaxia 183
- tratamento 181
Ingestão de corpo estranho 555
Inibidor da enzima conversora de angiotensina 210
Insuficiência
- adrenal 459
- cardíaca 155
-- quadro clínico 157
-- tratamento 159
--- catecolaminas 160
--- diuréticos 159
--- inibidores da fosfodiesterase 161
--- vasodilatadores 162
- renal aguda 188
-- terapia de substituição renal 193
Insulinoterapia 455
Intoxicações 82
- álcool 84
- antídotos 86
- benzodiazepínicos 61, 85
- paracetamol 85
- salicilatos 85
- opioides 61

Intubação 35, 61, 63
- equipamentos 40
- nasotraqueal 46, 47
- por fibroscopia 50
- sequência rápida 35
-- agentes farmacológicos na 40
-- contraindicações 37
-- indicações 36
- traqueal 35
Invaginação intestinal 353

K

Kawasaki, doença de 245
- complicações 248
- critérios diagnósticos 246
- tratamento 247
Kernicterus 108

L

Lactulose 316
Laringites 410
Leucoaférese 375
Listeria monocytogenes 102
Litíase urinária 344
Lorazepam 265

M

Má rotação intestinal 326, 351
Macrolídeos 136
Manitol 280, 282
Máscara laríngea 50
Mastocitose 425
Mastoidite 404
Maus-tratos 543
Megacolo congênito 329
Melena 312
Meningites 232
- asséptica 390
- manejo 233
- quimioprofilaxia 235
- viral 234
Meperidina 98, 380
Metadona 98
Metilprednisolona 390, 428, 460

Metoclopramida 261
Micoses cutâneas 447
Midazolam 42, 99, 265
Miocardite 165
Mononucleose infecciosa 398
Morfina 42, 97
Mycobacterium tuberculosis 234

N

N-acetilcisteína 86
Naloxona 61, 87, 98, 264, 267, 380
Naproxeno 261
Necrólise epidérmica tóxica 432
Neisseria meningitidis 234
Neutropenia 383
Noradrenalina 31

O

Obstrução intestinal, por brida cirúrgica 356
Orquiepididimite 343, 360
Orquite 360
Osteomielite 472
Otites 401
Otomastoidite 402
Otomicose 402
Oxacilina 136
Óxido nitroso 100

P

Pancreatite aguda 335
Paracetamol 96
Parada cardiorrespiratória 17
 - terapia medicamentosa na 21
Parafimose 342
Parvovírus 243
Penicilina 136, 381
Perfuração intestinal 331
Pericardite 168
Pimecrolimus 420
Pioartrites 470
Piridoxina 264, 267
Pitiríase versicolor 449

Pneumonias 131, 140
 - complicadas 140
   -- abscesso pulmonar 142
   -- antibioticoterapia 141
   -- derrame pleural 140
   -- pneumonia necrosante 143
 - comunitárias 131
   -- agente etiológico 132
   -- critérios para hospitalização 135
   -- tratamento 134
Pneumotórax 67
Prednisolona 428
Prednisona 428
Pressão
 - de perfusão cerebral 61, 68, 280
 - intracraniana 60, 278
Priapismo 347
Pronação dolorosa 474
Propofol 43, 99, 265
Protamina 87
Proteína C-reativa (PCR) 228, 229, 231, 470, 472
Punção liquórica 62
Púrpura trombocitopênica idiopática 388

Q

Queimaduras 71
 - hidratação 74
   -- fórmula de Parkaland 74

R

Ranitidina 428
Rasburicase 372
Reações adversas a medicamentos 429
Reidratação parenteral 297
Resfriado comum 412
Resina de troca iônica 303
Ressuscitação cardiopulmonar 17
 - desfibrilação 20
 - suporte avançado de vida 17
 - suporte básico de vida 17

ÍNDICE REMISSIVO

- terapia medicamentosa 21
-- adrenalina 21
-- amiodarona 21
-- lidocaína 21
-- vasopressina 21
Rinossinusites 406
Rubéola 236

S

Sais de reidratação oral (SRO) 287
Salbutamol 118
Sangramento gastrintestinal 312
Sangue oculto 312
Sarampo 238
Sedação 88
 - avaliação da sedação 92
Sepse 101
 - classificação 102
 - diagnóstico 104
 - diagnóstico diferencial 101
 - manejo 104
Sequestro pulmonar 324
Síncope 269
Síndrome da pele escaldada 442
Síndrome
 - anticolinérgica 83
 - barbitúrica 83
 - colinérgica 83
 - de compressão da veia cava superior 372
 - de hipersensibilidade a drogas com sintomas sistêmicos 432
 - de lise tumoral 371
 - de Munchausen 534
 - de Stevens-Johnson 432
 - do *shaken-baby* 537
 - hemorrágicas 376
 - narcótica 83
 - nefrótica 212
 - simpaticomimética 83
Sinovite transitória do quadril 470
Sondagem vesical 69
Staphylococcus aureus 102, 136, 141, 412, 420, 471
Streptococcus pneumoniae 136, 234, 471
Streptococcus pyogenes 482
Succinilcolina 45
Suicídio 530
Sulfato de magnésio 307
Sumatriptana 261
Suporte Avançado de Vida 17, 61

T

Tacrolimus 420
Terapia da reidratação oral (TRO) 290, 297
Terbutalina 118
Tilt test 271
Tinea capitis 447
Tinea corporis 448
Tionembutal 42, 99
Tiopental 265
Torção de testículo 343, 359
Tosse 145
 - aguda 145
 - crônica 146
 - tratamento 146
Tramadol 98, 261, 379
Transporte pediátrico 9
 - *check-list* 11
 - fase pré-transporte 9
 - material para transporte 11
 - meio de transporte 11
Transtornos
 - ansiosos 527
 - do humor 528
 - psicóticos 529
Traqueíte bacteriana 412
Traqueomalacia 319
Traumatismo 65, 77, 343
 - bexiga e uretra 346
 - cranioencefálico 66, 277
-- classificação 277
-- critérios para admissão hospitalar 280
-- tratamento 280
 - dentoalveolares 516
-- avulsões 518

    -- fraturas 521
    -- intrusões 518
  - escrotal 347, 361
  - ocular 499
  - rim e ureter 345
  - urológico 345
  - coluna cervical 66
  - contusão pulmonar 67
  - face 511
  - raquimedular 68
  - víscera parenquimatosa 68
Triagem 3
  - índice de gravidade na emergência (ESI) 5
  - protocolos de 4
Tumor de testículo 365

U

Urticária 423, 432
  - classificação 423
  - generalizada 78
  - tratamento 426

V

Vancomicina 137, 234
Varicela 240
Varicocele 364
Vasculite 432, 482
  - doença de Kawasaki 483
  - lúpus eritematoso sistêmico 484
  - púrpura de Henoch-Schönlein 482
Vasodilatação 209, 210
Velocidade de hemossedimentação 471, 472
Ventilação máscara-bolsa 37
Via aérea difícil 39
Vírus herpes simples 102
Vírus Epstein-Barr 398
Vitamina K 87, 377
Volvo de intestino 352

Z

Zinco 292
Zolmitriptana 261